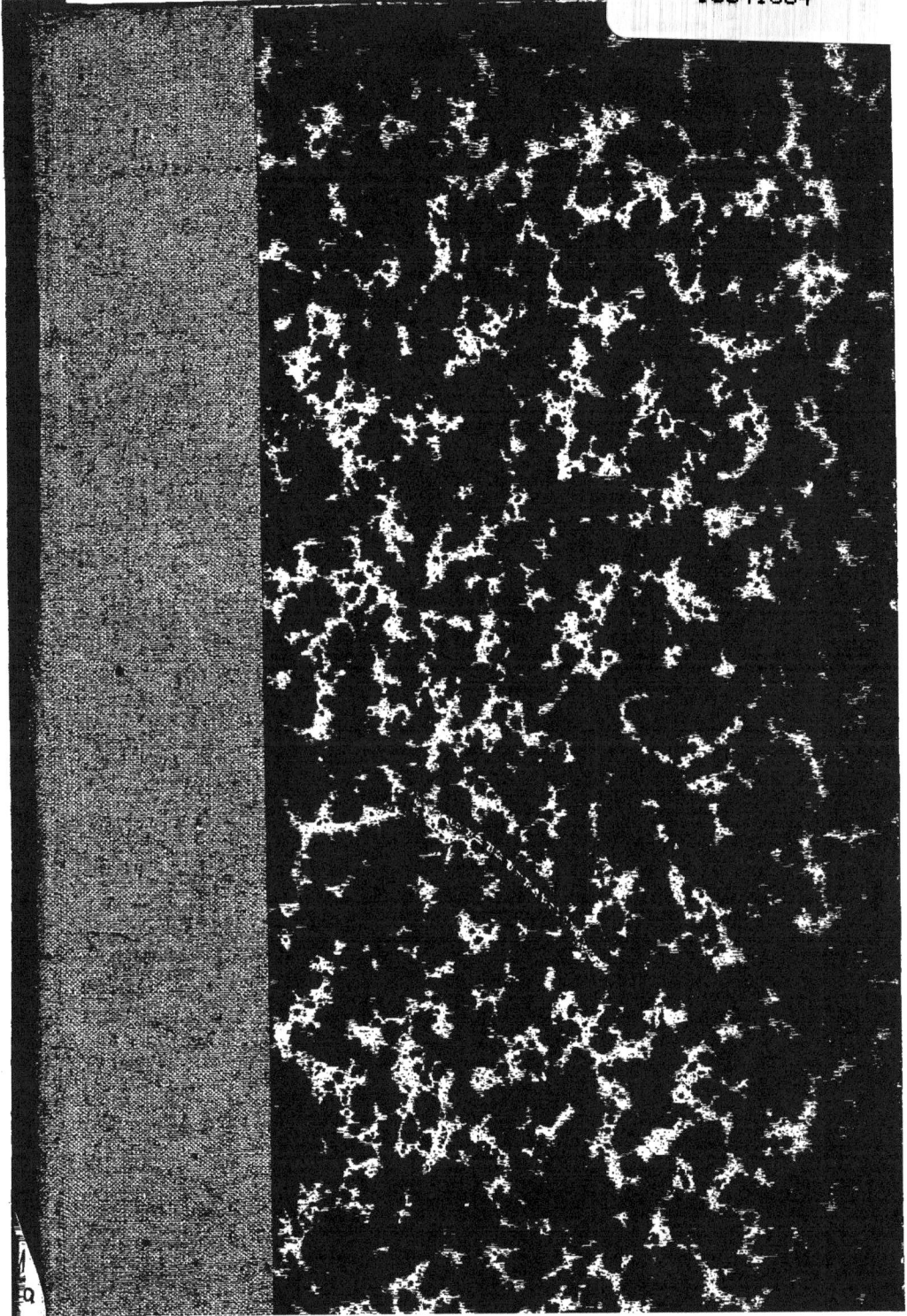

COURS ÉLÉMENTAIRE

D'ANATOMIE

GÉNÉRALE 7742

ET

NOTIONS DE TECHNIQUE HISTOLOGIQUE

PAR

S. ARLOING

CORRESPONDANT DE L'INSTITUT
DIRECTEUR DE L'ÉCOLE NATIONALE VÉTÉRINAIRE
PROFESSEUR A LA FACULTÉ DE MÉDECINE DE LYON

REVISÉ ET PUBLIÉ

PAR

X. LESBRE

Secrétaire de la Société d'anthropologie
et Professeur à l'Ecole Nationale vétérinaire de Lyon

Avec 388 figures dans le texte.

PARIS

ASSELIN ET HOUZEAU

LIBRAIRES DE LA FACULTÉ DE MÉDECINE
et de la Société centrale de médecine vétérinaire
PLACE DE L'ÉCOLE-DE-MÉDECINE

1890

COURS ÉLÉMENTAIRE

D'ANATOMIE GÉNÉRALE

ET

NOTIONS DE TECHNIQUE HISTOLOGIQUE

COURS ÉLÉMENTAIRE

D'ANATOMIE

GÉNÉRALE

ET

NOTIONS DE TECHNIQUE HISTOLOGIQUE

PAR

S. ARLOING

CORRESPONDANT DE L'INSTITUT
DIRECTEUR DE L'ÉCOLE NATIONALE VÉTÉRINAIRE
PROFESSEUR A LA FACULTÉ DE MÉDECINE DE LYON

REVISÉ ET PUBLIÉ

PAR

X. LESBRE

Secrétaire de la Société d'anthropologie
et Professeur à l'École Nationale vétérinaire de Lyon

Avec 388 figures dans le texte.

PARIS

ASSELIN ET HOUZEAU

LIBRAIRES DE LA FACULTÉ DE MÉDECINE
et de la Société centrale de médecine vétérinaire

PLACE DE L'ÉCOLE-DE-MÉDECINE

1890

PRÉFACE

Pendant longtemps, j'ai été chargé d'enseigner l'anatomie générale dans les écoles vétérinaires de Toulouse et de Lyon.

Comme on n'accorde que quelques mois à cet enseignement, j'ai dû m'efforcer d'être à la fois concis et aussi complet que possible.

A une certaine époque, pas très éloignée de nous, l'étude microscopique des tissus prit un grand essor. On put oublier un moment les applications physiologiques et médicales de l'anatomie générale qui avaient si vivement préoccupé son créateur, le célèbre Bichat. On reprocha alors à cette science d'être ardue et stérile. Il est inutile de réfuter de pareilles assertions.

Les recherches microscopiques les plus minutieuses sont indispensables au progrès de la science. Mais il ne faut pas qu'elles occupent toute la place dans un livre élémentaire ; autrement, on risque fort d'effrayer l'élève qui ne saisit pas immédiatement l'utilité d'un tel luxe de détails. Il faut se borner à en présenter les points essentiels associés, dans des proportions justes et convenables, aux propriétés physico-chimiques et physiologiques des éléments et des tissus dont la connaissance est également féconde en applications. Aussi, nous sommes-nous attaché, suivant l'exemple de notre maître M. Chauveau, à faire entrer dans un cadre uniforme, tracé autrefois par Bichat, les acquisitions nouvelles de l'histo-anatomie, de l'histochimie et de l'histo-physiologie, et à montrer, en peu de mots, l'intérêt pratique de ces notions.

Les auteurs ont fort varié sur la manière de grouper les matériaux de l'anatomie générale. Pour simplifier leur tâche, la plupart ont commencé par se soustraire à la nécessité de suivre un
ordre histologique pour la description des organes, c'est-à-dire
qu'ils ont divisé leurs livres en deux parties distinctes : la première consacrée aux tissus et systèmes (*histologie générale*) ; la
seconde, aux organes (*histologie spéciale*). Alors n'ayant plus
à classer que des tissus, ils ont pu les grouper soit d'après
la complication de leur structure, soit d'après la forme de leur
élément essentiel, soit enfin d'après des caractères empruntés
à leurs propriétés chimiques et physiologiques.

Le temps nous a toujours manqué pour diviser notre cours
de cette façon ; force nous a été de fondre plus ou moins complètement l'histologie spéciale dans l'anatomie générale. Pour
parcourir ce programme aussi philosophiquement que possible,
pour établir aux yeux de l'étudiant un lien visible entre toutes
les parties, permettant de saisir la parenté des tissus et des
organes à leur apparition et ce qui peut y avoir de commun
entre certains d'entre eux sous le rapport de la physiologie, de
la tératologie et de la pathologie, nous nous sommes condamné,
après des tâtonnements, à suivre un ordre tiré de l'embryogénie
et qui se rapproche beaucoup de la classification de Ch. Robin.

L'expérience nous a démontré que ce groupement et la
marche adoptée pour nos descriptions donnent de bons résultats. L'élève connaît son point de départ et sait où il aboutira.
Guidé par l'embryologie, il peut se livrer lui-même à des géné-
ralisations, prévoir et déduire des conclusions et des applications. Il croit à l'importance de l'anatomie générale ; il est soutenu et encouragé dans son labeur.

Une fois persuadé de l'efficacité de cette méthode, nous avons
tenu à la rendre plus fructueuse en plaçant entre les mains de
nos élèves le texte exact des leçons. Nous avons corrigé leurs
notes et, plusieurs fois de suite, nous avons fait autographier
le cours d'anatomie générale.

C'est ce cours autographié qui prend la forme d'un livre et sort aujourd'hui de l'enceinte de l'Ecole vétérinaire de Lyon, grâce à la collaboration de M. Lesbre qui a bien voulu en améliorer la forme et y introduire les changements imposés par les découvertes de ces dernières années.

M. Lesbre était naturellement désigné pour conserver à nos leçons leur caractère primitif. Nous avons eu l'honneur de le compter parmi nos élèves; pendant plusieurs années, il nous a secondé en qualité de chef des travaux, et, à l'heure actuelle, il est notre continuateur dans la chaire d'anatomie de l'Ecole vétérinaire de Lyon. Qu'il reçoive tous nos remercîments pour la mission quelque peu ingrate qu'il a acceptée.

Les études microscopiques sont, avons-nous dit, indispensables à la connaissance des caractères anatomiques des éléments et des tissus. Actuellement, l'histologie a recours à des moyens de préparation nombreux et délicats dont la description exige des ouvrages spéciaux. Néanmoins, nous avons tenu à donner une idée de la technique dans un appendice qui, à la rigueur, peut servir à l'initiation du débutant.

En résumé, ce *Cours élémentaire d'Anatomie générale* n'a aucune prétention. Il est destiné à des élèves. Il atteindra son but, s'il réussit à simplifier leur tâche, à leur faire comprendre et aimer l'anatomie générale.

Nos éditeurs, MM. Asselin et Houzeau, ont fait à ce modeste ouvrage un accueil dont nous leur sommes reconnaissant; ils n'ont reculé devant aucun sacrifice pour être utiles aux lecteurs. Dans cette intention, ils ont consenti à émailler le texte d'un grand nombre de figures schématiques qui éclairent et vivifient les descriptions.

Si cet ouvrage parvient à gagner la faveur du public, il sera juste d'attribuer aux éditeurs une bonne part du succès.

ARLOING.

Lyon, 20 mars 1890.

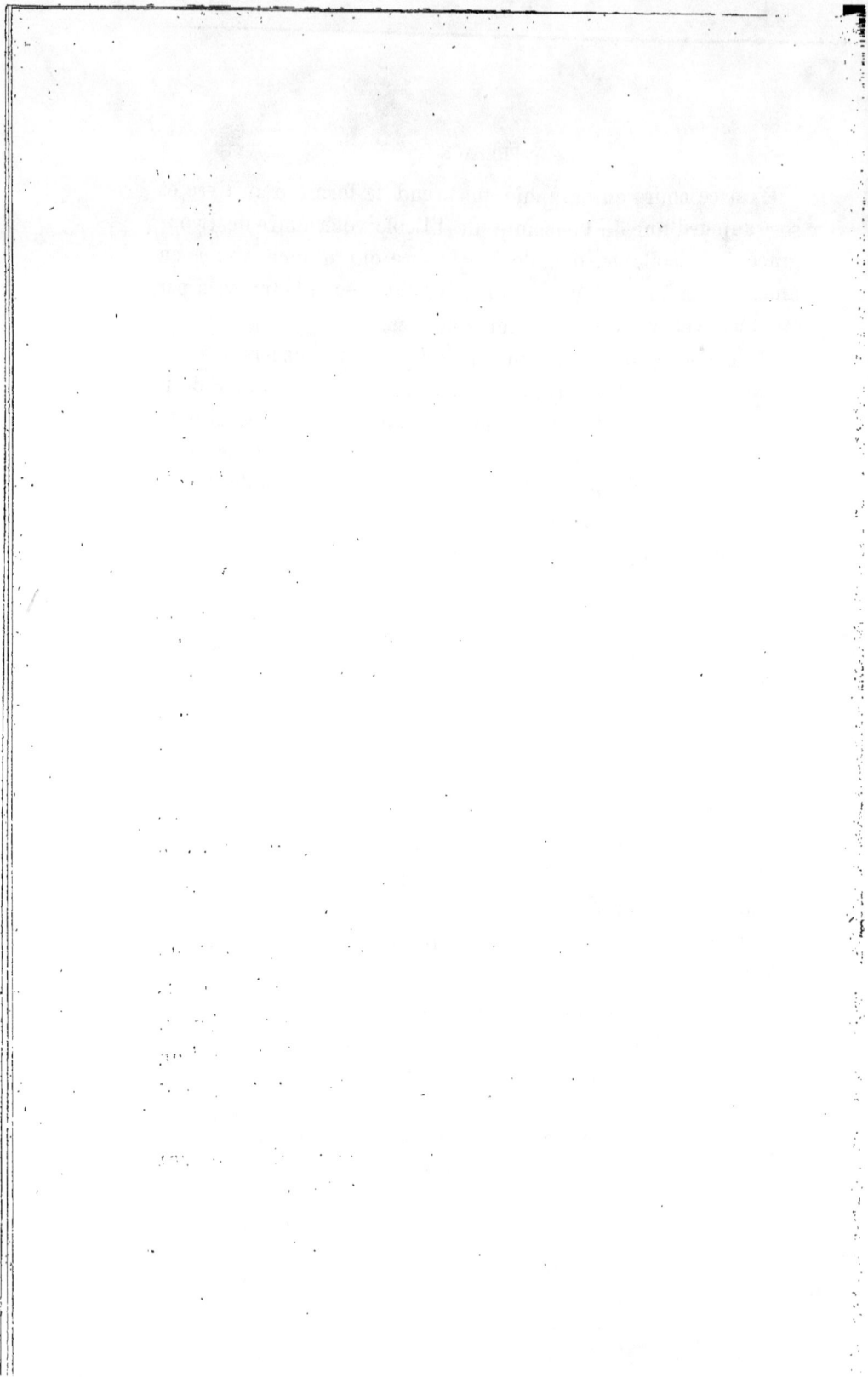

COURS
D'ANATOMIE GÉNÉRALE

PRÉLIMINAIRES

DÉFINITIONS

L'anatomie descriptive fournit à l'étudiant des notions suffisantes sur la situation, la forme, les rapports et la conformation intérieure des organes, mais incomplètes sur leur structure intime. Si l'on compare l'Économie animale à une machine ou à un édifice, on conçoit que l'on ne pourra pas plus prétendre à la connaître complètement, si l'on n'a étudié ses parties constituantes élémentaires, que l'on ne connaîtrait une machine ou un édifice, si l'on n'avait étudié les divers matériaux qui ont servi à leur construction. De même que le mécanicien ou l'architecte doivent connaître le fer, l'acier, le laiton, le marbre, le granit, le bois, en un mot tous les matériaux qu'ils mettent en œuvre ; de même le médecin doit connaître à fond la substance des organes. Que le marbre, le granit, etc., soient disposés en colonne, en plaque, en encadrement d'ouvertures, ils offrent partout les mêmes propriétés générales. De même les matériaux de l'organisation conservent partout leurs propriétés intrinsèques, quelles que soient la forme et la position des organes dans la constitution desquels ils entrent ; la substance osseuse, la substance musculaire, etc., se moulent en organes de configuration diverse, en conservant partout les mêmes propriétés anatomiques, physiques, chimiques, physiologiques. Ces parties de même nature sont tantôt isolées, tantôt réunies dans un même organe ; on les dit *similaires ou semblables ;* leur ensemble forme des *systèmes ;* c'est à leur étude que s'applique l'anatomie générale.

On peut donc la définir :

La branche des sciences zoologiques qui a pour objet la recherche et l'étude des parties similaires de l'organisme.

Ces parties sont généralement désignées sous le nom de *tissus ;* elles se résolvent sous le microscope en *éléments anatomiques.*

MAYER, en 1819, a créé le mot histologie (de ιτσος = *tissu*, λογος = *discours*) comme synonyme d'anatomie générale, et aujourd'hui encore beaucoup de personnes emploient indifféremment l'un ou l'autre de ces deux termes. Mais il y a lieu de faire quelques réserves sur cette synonymie, car les auteurs qui l'ont préconisée n'ont pas gardé au mot histologie toute sa valeur étymologique (*étude des tissus*) ; ils en ont restreint la signification à l'*étude microscopique des tissus*, ainsi qu'on peut s'en convaincre en lisant leurs ouvrages ; or l'étude microscopique des tissus n'est pas toute l'anatomie générale ; cette dernière se préoccupe en outre de leurs caractères physico-chimiques et physiologiques que l'on ne peut bien constater qu'en appelant à son aide la physique, la chimie, l'observation physiologique ou clinique et l'expérimentation. Comme le dit très justement Ch. ROBIN, la microscopie n'est pas plus l'anatomie générale que la télescopie n'est l'astronomie.

L'anatomie générale, s'il était besoin de la diviser, comprendrait non seulement l'histo-anatomie (*tributaire du microscope*, mais encore l'histo-chimie, l'histo-physiologie. Comme l'appellation *histologie* a, de par l'usage, une signification à peu près correspondante à l'histo-anatomie, conservons donc à la science en question le nom qui lui fut donné par son illustre fondateur : *anatomie générale.*

CONSIDÉRATIONS HISTORIQUES

L'anatomie générale est une science de date récente. Dans l'antiquité, Aristote et Galien avaient bien parlé des parties semblables et dissemblables des animaux, mais sans attacher à ces expressions le sens que nous leur donnons aujourd'hui. Au xviᵉ siècle, FALLOPE avait tenté sans beaucoup de succès une classification des tissus. Ce n'est qu'à la fin du xviiᵉ siècle que le microscope fut employé à l'étude des tissus et révéla l'*élément anatomique*. LEUWENHOECK, huissier de la salle des Echevins de Leyde, avait acquis une grande habileté dans l'art de la construction du microscope et dans l'ob-

servation à l'aide de cet instrument ; il signala le premier les globules du sang, la fibre musculaire striée, les spermatozoïdes (*avec
un de ses élèves* Hamm), l'apparition d'animalcules (*infusoires*) dans
les infusions organiques, etc., etc. ; ses observations indiquent une
patience infatigable, mais ses interprétations sont souvent fausses :
ce sont celles d'un amateur plutôt que d'un anatomiste. D'ailleurs
Leuwenhoeck, doué de peu d'instruction, transmettait ses découvertes à la Société royale de Londres, qui se chargeait de les publier
en latin.

A la même époque Malpighi, professeur à Bologne et à Pise,
employait aussi le microscope à l'étude de la structure intime des
organes et faisait des découvertes importantes qui sont encore citées
avec éloge : tels sont ses travaux sur la circulation capillaire, sur
la structure des glandes et de divers viscères, sur le développement
du poulet dans l'œuf, sur les trachées des insectes, sur l'appareil
séricigène du ver à soie, etc.

Ruysch, professeur à Amsterdam, s'illustra dans l'art des injections
vasculaires ; il les réussissait si bien qu'il pensait que toutes les
glandes et même l'écorce grise du cerveau sont exclusivement constituées par des lacis capillaires.

Swammerdam fit preuve d'une étonnante sagacité dans l'étude des
métamorphoses des insectes. Needham, Warthon, de Graaf, Fontana,
Glisson, Lieberkuhn, Prochaska, Boerrhave, Haller méritent aussi
d'être cités pour leurs travaux en anatomie.

Mais la plupart de ces savants commirent cette erreur, à laquelle
est si enclin l'esprit humain impatient de tout expliquer : c'est de
généraliser avant de suffisamment connaître ; et ainsi furent établies
les doctrines dites *géométriques*, *mathématiques*, *chimiques*, qui,
pendant si longtemps, asservirent les sciences biologiques en para-
lysant l'esprit de recherche et de saine observation.

En somme, jusqu'au commencement de ce siècle, les notions
acquises sur les éléments anatomiques, les tissus et la structure des
organes étaient éparses, bien incomplètes, souvent erronées ; personne n'avait songé à les rassembler pour en constituer une branche
nouvelle de l'Anatomie, l'anatomie générale : ce mérite était réservé
à un génie français, F.-X. Bichat. C'est lui le premier qui, envisageant
chaque tissu dans l'universalité de son existence chez le même animal et dans la série zoologique, posa la notion des systèmes. Dans
son *Traité des membranes*, publié en 1800, il réunit en autant de sys-

tèmes les membranes muqueuses, les membranes séreuses, les membranes fibreuses ; il rapproche les premières de la peau, avec laquelle elles sont en continuité au pourtour des ouvertures naturelles et avec laquelle elles forment une vaste membrane limitante ou tégumentaire. Son système des séreuses est plus naturel encore ; toutes ces membranes, polies, luisantes à leur face libre, lubrifiées par les sérosités, sont essentiellement destinées à favoriser le mouvement ; on en voit se former d'adventices dans des régions qui deviennent accidentellement mobiles (*pseudarthroses, bourses séreuses*).

Bichat, appliquant ces connaissances générales, démontre que l'arachnoïde est une séreuse et que comme telle elle est constituée de deux feuillets dont l'externe, méconnu jusque-là, s'est fusionné avec la dure-mère, etc.

Deux ans plus tard il publie son *Anatomie générale appliquée à la physiologie et à la médecine,* livre dans lequel il étudie les divers tissus et les systèmes qu'ils constituent par leur ensemble, aux points de vue de leurs caractères anatomiques, physiques, chimiques, physiologiques, de leurs modes de réaction dans les diverses maladies et des altérations dont ils sont susceptibles.

La systématisation des tissus fut des plus fécondes en pathologie, car elle fit distinguer dans les maladies d'un organe donné celles qui se développent sur tel ou tel des tissus composant cet organe ; par exemple il y a à envisager dans l'estomac les affections de la muqueuse, celles de la musculeuse et celles du péritoine recouvrant ; dans le poumon il faut distinguer les maladies de la membrane respiratoire, des bronches, de la plèvre viscérale ; dans les centres nerveux on ne confond plus les maladies des méninges avec celles des centres nerveux eux-mêmes. En un mot, au lieu de faire exclusivement la pathologie des organes, on fit en outre, et avec le plus grand fruit, la pathologie des tissus et systèmes.

Malheureusement, Bichat a trop dédaigné le microscope et a méconnu l'importance de l'élément anatomique. Cette tendance du créateur de l'anatomie générale a pesé longtemps sur l'esprit de ses compatriotes. Malgré les louables efforts des de MIRBEL, TURPIN, DUTROCHET, de BLAINVILLE, RASPAIL, ROYER-COLLARD, Ch. ROBIN, etc., l'histo-anatomie s'est faite en grande partie à l'étranger et principalement en Allemagne. Parmi les savants étrangers qui s'y sont le plus distingués, il faut citer : SCHLEIDEN, SCHWANN, VALENTIN, HENLE,

Reichert, Remak, J. Muller, Leydig, Max-Schultze, Frey, Kolliker, Virchow, etc.

Dans la patrie de Bichat, l'anatomie générale n'a conquis une place dans l'enseignement officiel qu'en 1862, où fut créée la chaire de Ch. Robin à la Faculté de médecine de Paris.

Depuis 1870, la France a compris qu'elle ne devait pas abandonner plus longtemps aux mains de l'étranger une de ses plus importantes conquêtes scientifiques ; aussi avons-nous assisté à la création de la chaire d'Anatomie générale du Collège de France (*occupée par M. Ranvier*) et à l'organisation de chaires et de laboratoires dans tous les établissements où l'on enseigne les sciences anatomiques [1].

Au surplus, l'anatomie générale a pris dans ces dernières années, grâce aux immortels travaux de Cl. Bernard, une importance nouvelle. De Bichat à Cl. Bernard le tissu et le système dominent la physiologie et la pathologie ; mais à partir de Cl. Bernard l'élément attire particulièrement l'attention. Ce physiologiste a effectivement démontré que les phénomènes qui se passent dans un organe sont la résultante de ceux qui s'accomplissent dans ses éléments composants, de sorte qu'il n'y a pas de physiologie ni de pathologie d'organes, mais une physiologie et une pathalogie d'éléments. Cette conception attribue à l'anatomie générale un rôle nouveau dans les sciences biologiques. Cependant l'histologie ne saurait prévaloir sur l'expérimentation physiologique ; elle pose au physiologiste des problèmes à résoudre et celui-ci trouve en elle un puissant et utile moyen d'observation.

Enfermée dans ces limites qui nous paraissent raisonnables, l'importance actuelle de l'anatomie générale, son rôle dans les sciences médicales sont encore assez considérables pour justifier l'empressement que l'on apporte presque partout à la connaître et à la répandre.

ANALYSE D'UNE PARTIE ORGANISÉE

ÉLÉMENTS, TISSUS, SYSTÈMES

Lorsqu'on soumet un fragment de tissu animal à une chaleur croissante, jusqu'à la calcination, il s'en dégage d'abord des gaz et

[1] L'Ecole vétérinaire de Lyon a institué de très bonne heure l'enseignement pratique de l'histologie.

de la vapeur d'eau, puis ledit tissu desséché et racorni s'enflamme et brûle en laissant comme résidu quelques cendres. Il faut en conclure que ce tissu renferme des éléments organiques et des éléments minéraux gazeux, liquides et solides.

Si l'on soumet ce même tissu non plus à la calcination mais à l'examen microscopique, on peut y reconnaître :

De la *substance amorphe* liquide ou plus ou moins solide,

Des *éléments figurés* ou éléments anatomiques,

Et des *granulations,* saupoudrant les éléments anatomiques ou la substance amorphe intermédiaire.

Le tableau ci-dessous expose synoptiquement le résultat de cette double analyse :

PARTIE ORGANISÉE RENFERME	ÉLÉMENTS MINÉRAUX	gazeux.	
		liquides.	
		solides	en dissolution.
			en masse amorphe.
			en cristaux.
	ÉLÉMENTS ORGANIQUES	substance amorphe.	
		granulations.	
		éléments anatomiques proprement dits	*fibres.*
			cellules.

A. — ELÉMENTS MINÉRAUX. — A l'état gazeux ils sont représentés par l'azote, l'oxygène, l'acide carbonique, l'hydrogène, tous en dissolution dans les liquides ou fixés sur certains éléments anatomiques (*oxygène sur hématies*).

A l'état liquide ils sont représentés par l'eau, qui est non seulement le véhicule de toutes les matières dissoutes, mais qui en outre baigne et imbibe tous les tissus. *Un corps privé d'humidité est un corps privé de vie*, disaient les anciens. Il suffit généralement, pour anéantir la vie, de dessécher la matière vivante; toutefois, lorsque la dessiccation est progressive et qu'elle s'exerce sur certains êtres inférieurs dits réviviscents (*anguillules, rotifères, tardigrades, etc.*), la vie peut n'être que suspendue et reprendre son activité si l'on restitue l'eau enlevée. Il y aurait donc lieu de modifier l'aphorisme précédent comme suit : *Un corps privé d'humidité est un corps privé de manifestations vitales.*

Quant aux éléments minéraux solides, ce sont des sels de soude, de potasse, de chaux, de magnésie, etc. (*chlorures; phosphates, car-*

bonates); ils sont en dissolution dans les plasmas nutritifs, ou bien précipités à l'état moléculaire dans la substance amorphe de certains tissus squelettiques, tels que le tissu osseux, ou bien encore en masses solides amorphes, comme on l'observe dans le labyrinthe membraneux, où il existe, au contact de certaines terminaisons nerveuses, une poussière calcaire, formée de grains appelés oto-lithes, otoconies. C'est là le seul exemple de matière minérale se présentant à l'état physiologique en masses solides ; mais à l'état pathologique ce fait est fréquent : la calcification ou crétification n'est rien autre chose qu'une infiltration de certains tissus par des granulations calcaires ; on l'observe par exemple dans les lésions anciennes de la tuberculose ou pommelière du bœuf.

Les solides à l'état cristallin ne se rencontrent pas sur le vivant ; mais aussitôt après la mort et surtout après le refroidissement, ils apparaissent fréquemment (*cristaux du sang, cristaux de marga-rine dans les cellules graisseuses*) ; on les trouve aussi dans divers produits pathologiques.

B. — Eléments organiques. — 1° *Substance amorphe.* — Comme l'indique son nom, la substance amorphe apparaît sous le micros-cope sans aucune forme déterminée; elle est comme coulée dans les interstices des éléments anatomiques. Elle est plus ou moins homo-gène et transparente, liquide dans le sang et la lymphe, dont elle cons-titue le plasma, dans les mailles du tissu conjonctif, solide dans les cartilages, solide et imprégnée de matière calcaire dans les os. — C'est à elle que les os et les cartilages sont redevables de leur dureté particulière.

La substance amorphe constitue non seulement le ciment qui unit les éléments anatomiques et les fixe plus ou moins dans leur forme et leur position, mais souvent encore le milieu où ils vivent en y puisant leurs aliments et en y versant leurs excrétions.

2° *Granulations.* — Les granulations sont des particules extrême-ment petites, ponctiformes, situées soit dans le protoplasma des éléments anatomiques, soit dans la substance amorphe interstitielle. Elles apparaissent sous le microscope comme des grains de pous-sière tantôt incolores (*c'est le cas le plus général*), tantôt colorées, tantôt disséminées uniformément, tantôt rassemblées par petits groupes (*cellules nerveuses*). Lorsqu'elles sont en suspension dans un liquide, elles sont animées de mouvements giratoires appelés *mouvements browniens*, du nom du botaniste anglais Robert Brown, qui les a signalés le premier dans les végétaux.

Ces granulations, très variables par leur aspect, ne le sont pas moins par leur nature chimique. Il y a :

Des *granulations graisseuses*, que l'on distingue à ce qu'elles disparaissent sous l'influence des dissolvants des matières grasses, particulièrement de l'éther et à ce qu'elles deviennent franchement et complètement noires après l'action de l'acide osmique.

Des *granulations vitellines*, qu'on rencontre dans le vitellus et les éléments du jeune embryon. Elles sont très réfringentes comme les granulations graisseuses, mais s'en distinguent par leur résistance à l'action des dissolvants des graisses.

Des *granulations pigmentaires* formées d'une substance dérivée de la matière colorante du sang (*mélanine*) et résistant à l'action de l'éther et des alcalis. Elles sont noires ou brunes dans les cellules de l'épiderme, jaunes, ocreuses dans les cellules des centres nerveux.

Des *granulations de nature variée*, qu'on apprendra à connaître plus tard, telles que les granulations glycogènes, biliaires, amyloïdes, etc.

Il est de règle générale que les cellules glandulaires, dont l'activité chimique est si puissante et si variée, accumulent à leur intérieur, sous forme de granulations ou de gouttelettes, les produits spéciaux de leur élaboration, avant qu'ils ne soient excrétés.

Il n'est pas rare de constater sur les chevaux à robe claire des tumeurs noires appelées *mélanoses* : ce ne sont autre chose que des néoplasmes envahis par des granulations pigmentaires.

3° *Éléments anatomiques proprement dits*. C'est la base de toute organisation ; la substance amorphe et les granulations sont directement préposées à leur service ou même sont leurs produits. Ils affectent deux formes typiques : la forme allongée et la forme globuleuse et, suivant le cas, on les appelle *fibres* ou *cellules*.

DE LA FIBRE

La fibre dérive souvent sinon toujours de la cellule. Elle est d'épaisseur très variable, tantôt linéaire, tantôt à double contour. La fibre connective et la fibre élastique sont homogènes ; les réactifs chimiques ou colorants agissent uniformément sur toute leur masse. La fibre musculaire et la fibre nerveuse sont hétérogènes, c'est-à-dire qu'on y distingue une membrane d'enveloppe et un contenu, ce dernier étant lui-même formé de plusieurs parties différentes. La fibre

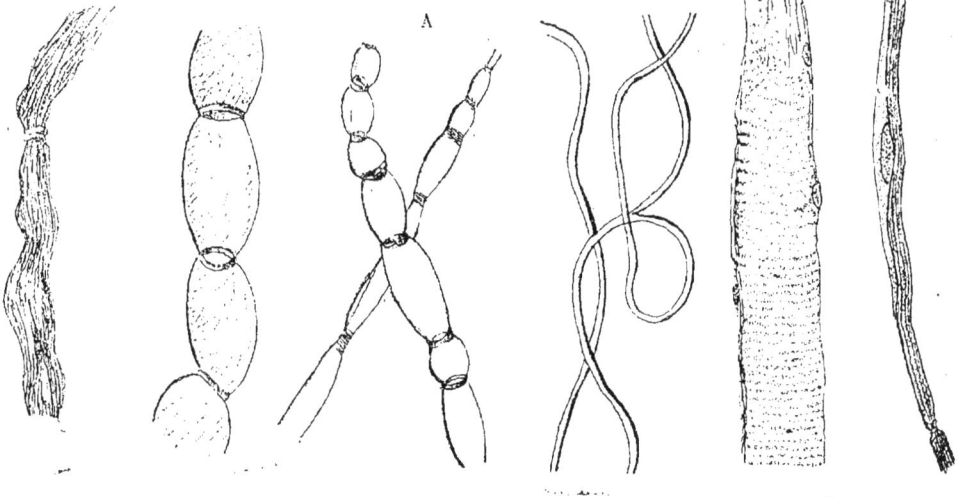

A
Faisceaux connectifs. — Fibres élastiques.   Fibre musculaire. Fibre nerveuse
Fig. 1. — Exemples divers de fibres.

est simple (*fibres connectives*) ou ramifiée (*fibres élastiques, fibres musculaires du cœur*) ; elle jouit de propriétés diverses et remplit des usages très différents : les unes ont un rôle purement mécanique résultant soit de leur ténacité et de leur inextensibilité (*fibres connectives*), soit de leur élasticité (*fibres élastiques*); les autres, celles qui ont gardé des traces de leur origine cellulaire, telles que la fibre musculaire et la fibre nerveuse, ont des propriétés d'un ordre plus élevé ; par exemple, la fibre nerveuse est douée de neurilité ou névrilité, c'est-à-dire de la propriété de recevoir des excitations et de les transmettre ; la fibre musculaire possède la propriété de se raccourcir sous l'influence d'un stimulant (*contractilité*) et devient ainsi l'agent du mouvement.

DE LA CELLULE

La cellule est l'élément anatomique par excellence, le point de départ de toute organisation. Elle jouit des attributs essentiels de tout être vivant : la nutrition et la reproduction, et constitue à elle seule une multitude d'êtres inférieurs dits monocellulaires dans les deux règnes animal et végétal (exemple les *amibes*, les *rhizopodes*,

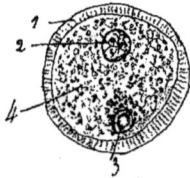

Fig. 2. — Ovule d'un mammifère.

1, zone pellucide simulant une membrane d'enveloppe. — 2, vésicule germinative avec deux taches germinatives. — 3, vésicule de Balbiani. — 4, vitellus.

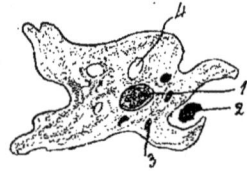

Fig. 3. — Un amibe en contraction.

1, noyau. — 2, particule alimentaire. — 3, particule alimentaire déjà absorbée. — 4, vacuole protoplasmique.

la plupart des *infusoires*, les *bactériens*, etc.). Il n'est pas jusqu'aux animaux supérieurs qui, à l'état de germe (*œuf* ou *ovule*), ne soient formés d'une seule cellule (fig. 2).

Nous étudierons donc la cellule comme un être complet au double point de vue anatomique et physiologique.

ANATOMIE DE LA CELLULE

Constitution. — La cellule est une petite masse de matière vivante, de nature essentiellement albuminoïde (*protoplasma*), avec ou sans noyau, pourvue ou non d'une membrane d'enveloppe.

Chez les végétaux, elle est le plus souvent emprisonnée dans une membrane d'enveloppe épaisse et rigide formant utricule ; c'est ce qui lui a valu le nom qu'elle porte, nom que quelques auteurs ont cherché en vain à remplacer par celui de *globule*.

La cellule la plus simple et en même temps la plus active est représentée par une masse molle, granuleuse, de *protoplasma ;* elle rappelle les êtres monocellulaires désignés sous le nom de monères, on l'appelle *cytode, cytoblaste, protoblaste.*

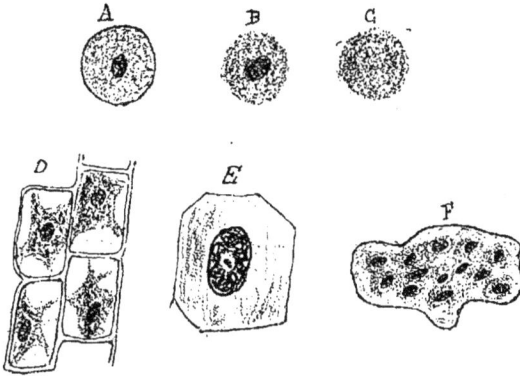

Fig. 4.

A, cellule comprenant protoplasma, noyau et membrane d'enveloppe. — *B*, cellule dépourvue de membrane d'enveloppe. — *C*, cellule réduite à une masse de protoplasma. — *D*, cellules végétales rétractées dans leurs enveloppes de cellulose. — *E*, cellule dont le noyau montre sa structure filamenteuse. — *F*, cellule à noyaux multiples de la moelle des os.

A un degré d'organisation plus élevé, la cellule est formée d'une masse protoplasmique à l'intérieur de laquelle existe un *noyau,* petite masse bien délimitée qui présente souvent un ou plusieurs corpuscules brillants, sorte de noyaux du noyau, qu'on appelle *nucléoles.* Le noyau n'est point homogène ; indépendamment du ou des nucléoles qu'il peut renfermer, il est formé d'une membrane d'enveloppe, souvent très visible et lui donnant l'aspect kystique, et d'un contenu plus ou moins granuleux qui, vu à un fort grossissement se montre composé par un filament pelotonné dont les replis enchevêtrés et anastomosés dessinent un réseau ; ce filament, très avide de matières colorantes, se résout en granulations d'une substance appelée chromatine ou nucléine ; il baigne dans le *suc nucléaire* ou *nucléoplasme* qui occupe ses intervalles.

Arrivée au terme de son développement, la cellule peut se recouvrir d'une membrane d'enveloppe d'abord très mince, qui s'épaissit ensuite et forme au protoplasma une sorte de coque protectrice. Dans les végétaux cette membrane se charge de cellulose et peut acquérir une grande épaisseur par le dépôt de nouvelles couches à sa face interne, de telle sorte qu'elle forme un enceinte rigide à l'intérieur de laquelle le protoplasma se rétracte souvent. C'est à elle que les tissus végétaux sont redevables de leur dureté souvent très grande ; elle leur forme une sorte de substratum squelettique. Dans les cellules animales, la membrane d'enveloppe des cellules est toujours mince et souple, de manière à suivre tous les changements de forme du protaplasma dont elle n'est que la couche périphérique condensée.

Donc, au point de vue morphologique, la cellule la plus compliquée est formée d'une membrane d'enveloppe, d'une masse de protoplasma (utricule azoté des botanistes), d'un ou plusieurs noyaux (jusqu'à 30 dans les myéloplaxes), au sein desquels on peut rencontrer un ou plusieurs nucléoles.

Les cellules jeunes et en général celles qui prolifèrent activement n'ont pas de membrane d'enveloppe ; celle-ci semble en effet, mettre obstacle aux échanges nutritifs et, quand on voit une cellule s'en revêtir, on peut dire qu'elle est à son déclin.

Formes. — La cellule affecte des formes variées. La forme typique et primordiale est sphérique, toutes les autres n'en sont que des dérivées. En effet la cellule sphérique peut se déprimer fortement

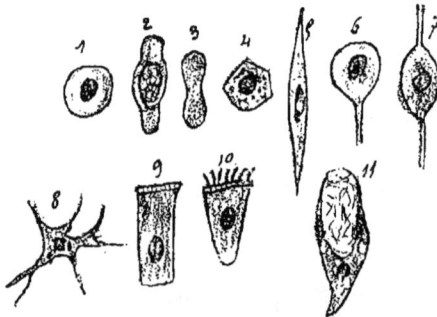

Fig 5. — Cellules de diverses formes.

1, sphérique. — 2, discoïde biconvexe. — 3, discoïde biconcave. — 4, polygonale. — 5, fusiforme. — 6, unipolaire. — 7. bipolaire. — 8, étoilée. — 9, cylindrique. — 10, conique à cils vibratiles. — 11, caliciforme.

vers ses pôles, et donner la cellule discoïde soit biconvexe, soit biconcave ; elle peut se déprimer en différents points de la périphérie et devenir polyédrique avec un nombre de faces variables, ou bien polygonale lorsqu'elle est très aplatie ; elle devient fusiforme

lorsque, s'allongeant suivant un diamètre, elle s'étire à ses deux extrémités ; si elle pousse des prolongements en divers points de sa
surface, elle devient étoilée ou stellaire et, suivant le nombre de ses
prolongements, on la dit unipolaire, bipolaire... multipolaire. Par
allongement, la cellule sphérique peut encore revêtir la forme cylindrique ou conique; les cellules cylindriques ou coniques sont assez
souvent surmontées d'un plateau de substance amorphe nu ou hérissé de cils vibratils. Enfin, la base de la cellule conique peut
se déprimer en cupule; on obtient alors la cellule calciforme ou
urcéolée.

Composition chimique. — La composition chimique des cellules
est encore assez obscure; cependant, grâce à l'emploi des réactifs
sous le microscope, on est parvenu à acquérir quelques données
importantes.

La cellule est formée par une matière protéique dont voici les
principales réactions :

Traitée par les alcalis (potasse, soude, ammoniaque) ou les acides
organiques (acide acétique, oxalique, formique), la cellule jeune pâlit
et devient diffluente; ses contours s'effacent et finissent par disparaître. Cette modification est lente ; on l'enraye dans sa marche en
neutralisant l'un par l'autre l'alcali ou l'acide employé.

Une cellule vieille, revêtue d'une membrane d'enveloppe, traitée
par les mêmes réactifs, se gonfle, se ramollit, s'éclaircit par suite
de la pénétration endosmotique du liquide alcalin ou acide à son
intérieur, mais ne se dissout pas. Les cellules de la corne, celles
des couches superficielles des épithéliums stratifiés se comportent
de cette façon.

Nous avons indiqué plus haut la nature chimique et les différentes
réactions des granulations ou gouttelettes qu'on rencontre si souvent
dans les cellules. Ajoutons que les granulations glycogènes prennent, sous l'influence de l'eau iodée, une belle coloration brun acajou ; les granulations graisseuses, une coloration noire, au contact
de l'acide osmique.

L'emploi des matières colorantes montre que les différentes parties constituantes de la cellule n'ont pas la même composition chimique. Si l'on fait agir sur une cellule, une solution de carmin, on voit
le protoplasma se colorer en rose, le noyau (nucléine) en rouge
plus foncé et la membrane d'enveloppe, si elle existe, est à peine

teintée ; le réactif fait élection sur certaines parties de la cellule. De même le picrocarminate d'ammoniaque, composé d'une solution d'acide picrique (jaune) et d'une solution de carmin (rouge), aura une double élection ; le carmin se fixera en quantité inégale sur le noyau et le protoplasma, tandis que l'acide picrique communiquera la couleur jaune à la membrane d'enveloppe. Lorsqu'on fait agir une solution de nitrate d'argent (au 1/300e) sur une lame formée par des cellules exactement accolées bord à bord (endothéliums), on voit l'argent se réduire non indistinctement dans toute la masse des cellules, mais au pourtour de chacune d'elles ; de telle sorte que leurs contours primitivement invisibles sont très nettement indiqués par un réseau de lignes noires.

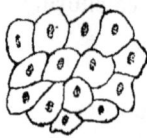

Fig. 6. — Lambeau d'endothélium mésentérique après imprégnation au nitrate d'argent.

L'emploi de ces divers réactifs et de beaucoup d'autres révèle, avons-nous dit, des différences dans la composition chimique des parties constituantes de la cellule ; il est encore de la plus haute importance au point de vue de la technique histologique. Aujourd'hui, c'est à l'aide de ces réactifs que l'histologiste parvient à colorer d'une façon spéciale presque chaque élément et chaque partie d'élément de manière à rendre évidents les moindres détails de structure et de texture. Tous ses efforts tendent à trouver des réactifs nouveaux. Il ne faut pas désespérer de voir un jour les préparations microscopiques devenir de véritables marqueteries où l'œil même peu exercé pourra tout distinguer.

PHYSIOLOGIE DE LA CELLULE

La cellule, représentant un être complet, doit être étudiée au point de vue de ses fonctions de reproduction, de ses fonctions végétatives et de ses fonctions de relation.

Reproduction. — La cellule se reproduit par *segmentation* ou par *bourgeonnement,* c'est-à-dire par fissiparité ou par gemmiparité.

Dans le premier cas, on voit d'abord le noyau s'étrangler par le milieu, puis se diviser ; le protoplasma, subissant en quelque sorte l'attraction du noyau, en fait autant, et ainsi se produisent deux cellules au lieu d'une seule, qui, à leur tour, peuvent se diviser de la même manière et indéfiniment, de telle sorte que la multiplication se fait en suivant une progression géométrique dont la raison est 2 (fig. 7).

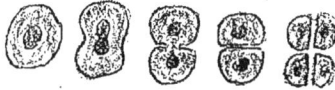

Fig. 7. — Schéma de la reproduction par scissiparité.

Si la cellule est pourvue d'une membrane d'enveloppe épaisse, elle fait scission à l'intérieur de cette dernière, qui n'y prend aucune part; la segmentation est dite endogène (fig. 8).

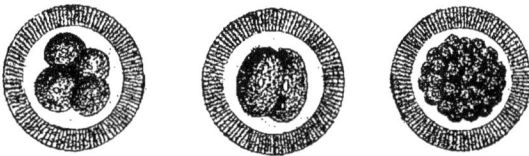

Fig. 8. — Segmentation du vitellus d'un ovule de mammifère type de scissiparité endogène.

Dans le cas de gemmiparité, la cellule pousse des bourgeons à sa périphérie, qui en se détachant constituent autant de jeunes cellules entourant celle qui leur a donné naissance. Le bourgeonnement du protoplasma est presque toujours précédé et comme déterminé par le bourgeonnement du noyau. S'il existe une membrane d'enveloppe, elle ne participe pas en général à cette gemmiparité qu'on dit alors endogène; elle devient bientôt trop petite

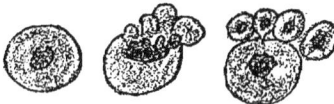

Fig. 9. — Schéma de la reproduction par gemmiparité.

pour contenir le groupe des éléments nouveaux, elle éclate et disparaît pour les mettre en liberté. Ceux-ci peuvent d'ailleurs se recouvrir chacun d'une membrane d'enveloppe spéciale.

Les cellules cartilagineuses, les hématies de l'embryon de poulet se multiplient par fissiparité totale; l'ovule des vertébrés nous offre un exemple de fissiparité endogène. Enfin l'ovule de la plupart des invertébrés, les cellules de l'ectoderme des insectes nous présentent le phénomène de la gemmiparité.

Quel que soit le mode de reproduction, le noyau remplit un rôle prépondérant et initial : c'est en quelque sorte l'organe de génération de l'élément anatomique. Il existe, il est vrai, des cellules sans noyau, mais il est plus que probable qu'elles contiennent de la substance nucléaire diffuse non [limitée, et partant invisible, à laquelle il faut rapporter les phénomènes de reproduction dont elles sont le siège.

D'ailleurs on a découvert récemment que, au moment de la pro-

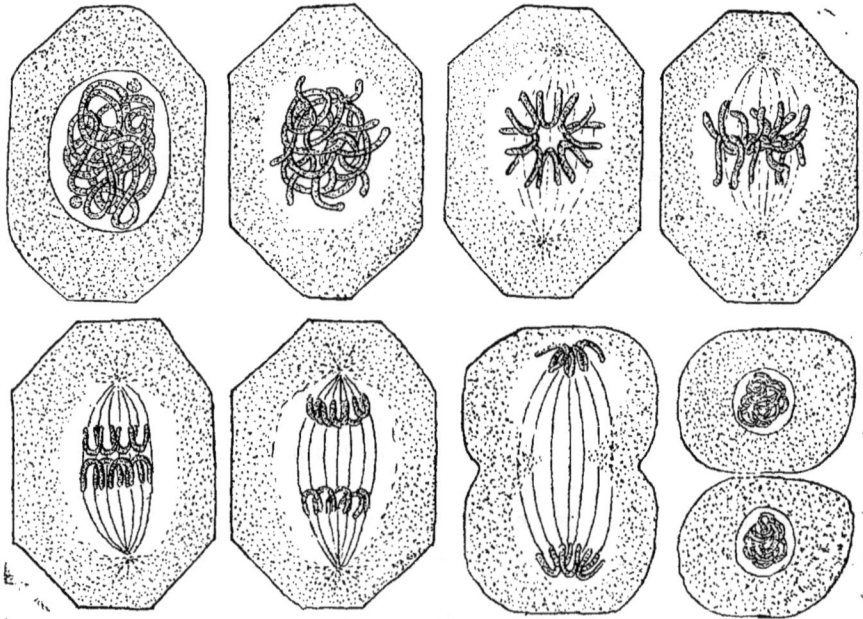

Fig. 10.

1, On voit l'enveloppe du noyau, son filament pelotonné et deux nucléoles. — 2, la membrane nucléaire et les nucléoles ont disparu, le filament tend à se dérouler et s'est brisé en divers points. — 3, le filament s'est brisé en segments infléchis qui rayonnent en étoile (aster). — 4, les segments se sont adossés sous forme de plaque équatoriale et le fuseau de direction est déjà esquissé. — 5, ce dernier est très net et les deux rangées de la plaque équatoriale commencent à se disjoindre. — 6 et 7, les deux rangées glissent le long des fils du fuseau de direction et viennent former une étoile à chaque extrémité de la cellule (amphiaster). — 8, les deux asters se sont transformés en noyaux et le protoplasma s'est clivé dans leur intervalle.

lifération cellulaire, le noyau subit des modifications remarquables que les auteurs ont fait connaître sous le titre de karyokinèse ou caryolyse (fig. 10) : La membrane d'enveloppe disparaît ainsi que le ou les nucléoles. Le filament nucléaire s'épaissit et déroule ses nombreux replis, il devient très visible; puis il se fragmente en une dizaine de segments repliés, d'abord rayonnant en étoile (aster), qui se réunissent bientôt en deux rangées adossées de manière à constituer un amas aplati appelé *plaque équatoriale, plaque nucléaire.*

Au-dessus et au-dessous de cette plaque on voit se dessiner, dans le protoplasma, des stries convergentes qui forment ce que l'on appelle le *fuseau de direction.* Alors les deux rangées de la plaque équatoriale se disjoignent, et leurs segments respectifs, glissant le long des fils du fuseau précédent, viennent s'accumuler à ses extrémités en deux amas étoilés constituant l'*amphiaster* ou *diaster.* Les filaments de chaque étoile de cet amphiaster se recourbent en S, se soudent les uns aux autres, se pelotonnent et se couvrent d'une membrane d'enveloppe de manière à constituer bientôt deux noyaux semblables au noyau primitif dont ils procèdent. En même temps le fuseau disparaît et le protoplasma se clive entre les deux noyaux nouveaux, et ainsi se forment deux cellules aux lieu et place d'une seule.

Ces phénomènes de karyokinèse ont d'abord été observés chez les végétaux (STRASBURGER, BUTSCHLI), ensuite chez les animaux (FLEMMING, HERTWIG). Mais il est des cellules sur lesquelles il a été impossible de les observer jusqu'à présent. Ce doit être cependant un procédé général de la reproduction cellulaire, car les recherches de FOL ont démontré que l'ovule lui-même avant de subir la segmentation présente des figures caryolytiques.

C'est le moment de revenir en quelques mots sur la fécondation. La vésicule germinative (noyau de l'ovule) ne disparaît pas comme on le croyait; elle devient simplement diffuse en perdant son nucléole (tache germinative) et sa membrane d'enveloppe ; puis elle se transforme comme ci-dessus en amphiaster (fig. 11), et marche vers la périphérie du vitellus qu'elle soulève en une éminence qui se détache et constitue un, quelquefois deux globules polaires. Réduite à un aster elle rentre alors dans le vitellus et se condense en une petite masse qu'on appelle pronucléus femelle. L'ovule étant alors pénétré par un spermatozoïde, voici ce qui se passe : la tête de ce spermatozoïde forme au sein du vitellus un autre noyau (pronucléus mâle) qui se porte à la rencontre du pronucléus femelle et se fusionne avec lui de manière à produire le *noyau vitellin* qui

va présider, encore par karyokinèse, à la segmentation de l'œuf. De la
sorte la fécondation consiste essentiellement dans le mariage du
noyau de la cellule mâle (tête du spermatozoïde) avec le noyau de
la cellule femelle (vésicule germinative expurgée de globules
polaires). On ne sait pourquoi celle-ci émet au préalable les globules polaires, peut-être est-ce là une ébauche de gemmiparité
rappelant en quelque sorte un procédé de prolifération qu'on
observe sur l'ovule d'un grand nombre d'animaux inférieurs.

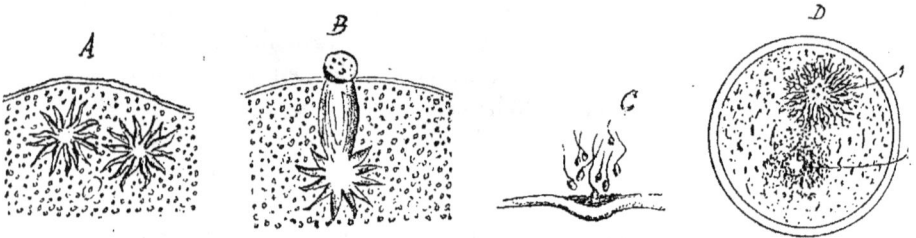

Fig. 11. — Figures caryolytiques dans l'œuf de l'étoile de mer et phénomènes
intimes de la fécondation (d'après Fol).

A, portions de l'œuf montrant l'amphiaster. — B, expulsion du premier globule polaire. — C, entrée
d'un spermatozoïde dans la membrane vitelline. — D, le pronucléus mâle (1) va se fusionner avec le
pronucléus femelle (2).

Quant à la vésicule embryogène, elle n'a pas l'importance qu'on
lui avait attribuée tout d'abord et que pourrait indiquer son nom ;
elle disparaît en effet avant la fécondation, et n'est pour rien dans
la segmentation du vitellus.

Théorie du blastème. — Aujourd'hui on peut considérer comme
acquis que toute cellule vient d'une cellule préexistante (*omnis cellula a cellula*), de même que tout enfant procède de parents.

Mais il n'y a pas longtemps qu'on soutenait encore la possibilité
de la génération spontanée des cellules dans les liquides organiques dits blastèmes. Le plasma sanguin, le plasma lymphatique, le
plasma interstitiel auraient pu remplir le rôle de blastème ou cyto-
blastème, c'est-à-dire de pâtes à cellules. Par précipitation auraient
pu se former dans ces liquides des granulations s'agrégeant en noyaux ;
ceux-ci, formant autant de centres d'attraction auraient appelé autour
d'eux des dépôts protoplasmiques, et ainsi se seraient formées de
toutes pièces des cellules, comme par une sorte de cristallisation organique (fig. 12).

Cette théorie fut émise en 1802 par de Mirbel à propos de la cel-

lule végétale ; elle fut plus ou moins soutenue sur le terrain de la botanique, de la zoologie et de la pathologie, par Turpin, Dutrochet, Raspail, Schleiden, Royer-Collard et transportée en histologie par Schwann en 1838. Elle fut vivement com-
battue (1840-1850) par les anatomistes allemands, Remak, Reichert, Kolliker et Jean Muller, qui soutinrent que les élé-
ments anatomiques ne sont pas plus sus-
ceptibles de génération spontanée que les êtres vivants complets.

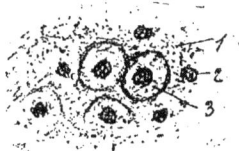

Fig. 12. — Schéma de la genèse des cellules dans un blastème.

1, granulations. — 2, noyau.
3, cellule complète.

Les partisans du blastème faisaient à la théorie cellulaire un certain nombre d'objections qui aujourd'hui n'auraient plus de raison d'être, mais qui ne laissaient pas que d'être embarras-
santes à cette époque. Ainsi on ne savait pas qu'il existait des cel-
lules dans le tissu conjonctif et dans le tissu osseux, et cependant on voyait souvent ces tissus engendrer des néoplasmes très riches en cellules. On croyait que le cambium était une substance gélatineuse amorphe et on avait constaté qu'il engendre les éléments d'accroissement de la tige des végétaux. On croyait que dans l'ovule fécondé la vésicule germinative disparaissait et n'avait aucun lien avec le noyau vitellin qui lui succède. Force était bien d'admettre dans ces divers cas et d'autres encore une genèse blastématique.

Mais ces arguments s'évanouirent d'eux-mêmes lorsqu'on eut découvert la cellule du tissu conjonctif, la cellule du tissu osseux, et lorsque van Beneden et Fol eurent montré que le noyau vitellin ne se forme point du tout par genèse, mais suivant un procédé qui le rattache à des noyaux préexistants.

Il y a quelques années, on a publié un fait qui paraissait plaider d'une façon éloquente en faveur de la théorie du blastème. M. Onimus ayant recueilli de la sérosité de vésicatoire, dans laquelle l'examen microscopique ne révélait aucun élément figuré, l'enferma dans une petite vessie de baudruche qu'il plaça dans une plaie en suppuration ; au bout de vingt-quatre heures il retira la vessie, la lava soigneusement à l'extérieur et en examina de nouveau le contenu : il y découvrit alors de nombreuses cellules incolores (leucocytes). Or, comme elles n'existaient pas vingt-quatre heures auparavant, l'auteur en conclut qu'elles s'étaient formées spontanément dans cette lymphe amorphe que l'on avait mise dans un milieu propre aux fonctions vitales.

M. Lortet, répéta, à l'Ecole vétérinaire de Lyon, les mêmes expériences, et arriva à d'autres conclusions que M. Onimus. Il vit que les leucocytes en question procédaient de la plaie même où était placée la petite vessie en baudruche. Ces éléments, doués d'une grande contractilité (mouvements amiboïdes) peuvent s'insinuer facilement entre les fibres de la membrane de baudruche et la traverser de façon à pénétrer dans la sérosité intérieure ; ils sont d'ailleurs aidés dans ce passage par un mouvement liquide endosmotique. La preuve que les choses se passent bien ainsi est que si l'on remplace le liquide organisé (sérosité de vésicatoire) par un autre qui ne l'est pas, une dissolution de gomme ou de sucre, les autres conditions de l'expérience restant les mêmes, on trouve également des cellules dans ce liquide. De plus, si on place la sérosité de vésicatoire dans une ampoule de caoutchouc imperméable, on ne trouve plus de cellules comme précédemment. Donc celles-ci provenaient de l'extérieur par une simple migration à travers une membrane organique. L'expérience d'Onimus ne saurait être invoquée en faveur de la théorie du blastème.

En somme, la grande discussion sur la génération spontanée qui agita si longtemps le monde savant est à peu près close aujourd'hui ; et l'on admet que ce mode de génération n'existe pas plus en histologie qu'en zoologie. (Voir les admirables travaux de M. Pasteur à ce sujet.)

Théorie de la substitution. — Cependant Ch. Robin vint prétendre qu'il n'y avait pas parité entre la génération des cellules par un liquide organique au sein de l'organisme vivant et la génération des microphytes ou des microzoaires dans le milieu extérieur. Le liquide organique, lymphe plastique de Hunter, serait exsudé par des cellules ou bien résulterait de leur dissolution ; ce serait une véritable pâte vivante bien propre à la genèse des éléments anatomiques qui y apparaîtraient comme les cristaux dans une solution saturée.

Ainsi donc, pour Robin, la cellule paraît indispensable au développement d'autres cellules ; seulement, dans certains cas, elle ne les engendrerait pas directement, mais par l'intermédiaire d'un blastème qu'elle produirait par exsudation ou dissolution : c'est la théorie de la substitution.

Robin donnait pour exemple l'apparition du noyau vitellin après la disparition par dissolution de la vésicule germinative. Nous savons aujourd'hui ce que vaut cet argument. Il citait aussi la genèse des cellules dans les couches profondes des épithéliums ; mais là comme ailleurs, il n'existe pas de blastème ; il est démontré qu'il y a une couche de cellules dites génératrices d'où procèdent directement toutes les autres.

Et, d'ailleurs, pourquoi faire des différences si radicales entre le *milieu intérieur* où vivent les éléments anatomiques et le *milieu extérieur* où vivent les individus ? Le premier dérive du second et est tout aussi inerte que lui ; il n'y a de vivant dans les organismes que les éléments anatomiques, et eux seuls peuvent engendrer la vie.

Que si l'on nous demandait comment ont apparu sur la terre les premiers êtres vivants, les premières cellules, nous répondrions simplement qu'on n'en sait rien, et qu'il n'y a actuellement aucun argument scientifique à tirer de cette question.

Fonctions végétatives de la cellule. — Elles se réduisent en dernière analyse à la *nutrition*, c'est-à-dire aux échanges que fait la cellule avec le milieu ambiant.

La cellule absorbe de l'oxygène et dégage de l'acide carbonique. On le démontre, en plaçant un fragment de tissu vivant, composé de cellules, dans une éprouvette remplie d'oxygène et renversée sur un bain de mercure : on constate au bout d'un certain temps une absorption notable d'oxygène et une exhalation d'acide carbonique. Ce n'est donc pas, à proprement parler, le poumon qui respire, ce sont les éléments anatomiques. L'organe spécial de la respiration (quand il existe) n'a pas d'autre but que de faciliter les échanges entre le liquide nutritif et l'air extérieur libre ou dissous. Le liquide nutritif lui-même est le simple véhicule des produits échangés ; de sorte qu'il faut aller jusqu'à l'élément anatomique pour surprendre le phénomène essentiel de la respiration, qui n'est en somme qu'une combustion de carbone.

Les cellules végétales chargées de chlorophylle opèrent sous l'influence de la lumière un échange gazeux qui paraît être inverse de celui de la respiration. En effet, elles absorbent de l'acide carbonique, fixent le carbone de ce gaz et exhalent de l'oxygène ; mais ce phénomène, d'ordre essentiellement nutritif, n'exclut pas les échanges de nature respiratoire, qui deviennent évidents lorsque ces mêmes cellules ne sont pas soumises à l'action de la lumière.

La cellule absorbe aussi des liquides ; ce sont des solutions aqueuses de matières azotées et non azotées, et de matières minérales.

Parmi ces divers aliments de la cellule, certains sont incorporés et identifiés à sa substance, qu'ils renouvellent constamment : on dit qu'ils sont *assimilés;* d'autres sont brûlés par l'oxygène ; d'autres, qui sont en quantité excédante, ne sont pas utilisés d'emblée mais emmagasinés dans le protoplasma : c'est ce qu'on observe dans les cellules adipeuses qui emmagasinent l'excédent des graisses jusqu'à ce que l'organisme en ait besoin, ainsi que dans les cellules du foie, qui retiennent au passage le sucre surabondant du sang de la veine porte en le faisant passer à l'état de glycogène, et qui le versent progressivement dans le sang au fur et à mesure des besoins. D'autres enfin servent à des élaborations diverses dont les produits s'accumulent dans la cellule avant d'en être excrétés (graisse, bile, glycogène, ptyaline, pepsine, alcaloïdes, etc.).

Les cellules sont comme autant de petits laboratoires où s'opèrent des synthèses et des analyses chimiques très compliquées et très variées. Avec les mêmes matériaux les unes font de la bile, les autres de la salive, d'autres du lait, etc., etc.

En même temps qu'ils absorbent, les éléments anatomiques excrètent. Ils excrètent les produits de leur élaboration spéciale, les produits qu'ils avaient emmagasinés, et enfin les déchets de leur nutrition : acide carbonique, urée, ptomaïnes, etc., etc. Ces derniers sont délétères, et s'ils s'accumulaient autour des éléments qui les ont évacués, ils finiraient par les frapper de mort. De là la nécessité du renouvellement du milieu intérieur où vivent les éléments, comme du milieu extérieur où vit l'individu, c'est-à-dire la nécessité de la circulation du fluide nutritif.

Accroissement. — L'accroissement est la conséquence de la nutrition ; c'est un accroissement d'intussusception. Il peut se faire régulièrement ou irrégulièrement et peut ainsi modifier la forme primitive de l'élément.

L'accroissement d'un élément n'est pas indéfini ; il est contenu dans des limites assez fixes pour chacun d'eux. Il est rare, du moins dans les animaux, qu'un élément anatomique atteigne la limite de la visibilité à l'œil nu (un dixième de millimètre); il faut cependant signaler comme étant dans ce cas l'ovule des mammifères, les globules sanguins de quelques reptiles ou batraciens, et certaines cellules dites géantes (plusieurs ont 1 centimètre), que l'on trouve dans la moelle des os, dans le placenta et dans un grand nombre de lésions pathologiques.

Les éléments anatomiques des végétaux sont beaucoup plus volumineux que ceux des animaux, et comme ils sont presque tous bien individualisés par une membrane d'enveloppe épaisse et rigide, ils sont d'une étude incomparablement plus facile. Nous prendrons pour unité de mesure des éléments anatomiques le millième de millimètre exprimé abréviativement par la lettre grecque μ.

Altération de la nutrition. — La nutrition des cellules est susceptible d'augmenter ou de diminuer d'intensité. Dans le premier cas, il y a prolifération excessive conduisant à la néoplasie ou hyperplasie, c'est-à-dire à une production pathologique. Dans le second cas, l'élément dégénère, sa substance subit une sorte de désintégration consistant dans l'envahissement par de fines granulations graisseuses, amyloïdes, calcaires, etc., et il meurt. Par exemple, les tubercules de la pommulière chez la vache, les tubercules de la morve chez le cheval, subissent souvent la crétification ou bien la caséification, parce que les cellules de leur centre dégénèrent en s'infiltrant de granulations calcaires ou de granulations graisseuses.

Fonctions de la vie animale ou de relation de la cellule. — Les mieux connues sont la contractilité et l'électro-motricité. — Les globules blancs de la lymphe sont animés de mouvements

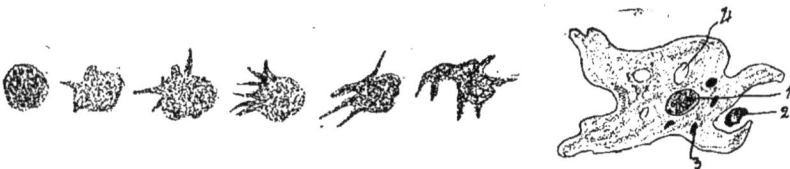

Fig. 13. — Formes successives d'un globule blanc au repos et pendant la contraction.
Un amibe en train d'englober une particule alimentaire.

particuliers appelés amiboïdes ou amœboïdes, parce qu'on les a très bien observés chez des animaux monocellulaires, les amibes. Si on étudie sous le microscope de la lymphe fraîchement recueillie et placée dans une chambre à air de Ranvier, maintenue entre 38 et 40° au moyen de la platine chauffante, on voit ces globules émettre des prolongements dans tous les sens, devenir étoilés, changer incessamment de forme et ramper sur la plaque de support. En abaissant la température ou en supprimant la source d'oxygène, les globules meurent et prennent alors la forme sphérique (fig. 13).

Cette motilité curieuse appartient à toute cellule jeune ; elle a même été observée dans l'utricule azoté des végétaux. Il est possible de la provoquer à l'aide d'un courant électrique qu'on fait passer dans la préparation entre les deux lames de verre.

La connaissance de ces mouvements offre un certain intérêt pratique. Dans la nutrition des amibes, ils jouent un rôle considérable : la cellule qui compose cet animal englobe à son intérieur des particules alimentaires solides en poussant des prolongements qui se réunissent par leurs extrémités. De semblables faits existent probablement chez les animaux supérieurs. Ainsi on voit des globules rouges inclus dans des globules blancs ; n'auraient-ils pas été emprisonnés par ces derniers, en vertu de leurs mouvements amiboïdes ? C'est très probable, d'autant plus que si l'on injecte dans le sang de fines particules solides (bleu d'aniline ou vermillon), on ne tarde pas à les voir à l'intérieur des globules blancs où elles se sont introduites non pas mécaniquement, mais plutôt à la faveur des mouvements amiboïdes. Il ne faut donc pas regarder les inclusions de globules rouges comme des faits pathologiques.

En raison de l'existence de ces mouvements, les anatomistes sont portés à croire que les cellules lymphatiques peuvent effectuer des migrations lointaines, sortir des vaisseaux et se répandre dans les interstices des tissus pour retourner plus tard dans la circulation, après avoir rempli certaines fonctions relatives à la nutrition de ces tissus. Si la nutrition est troublée par l'inflammation, elles se mortifient dans les espaces interorganiques et constituent le pus (?). Quelques anatomo-pathologistes pensent que les éléments des tissus irrités ne participent pas à la formation des globules du pus.

On explique aussi par cette propriété la résorption des extravasations sanguines ou ecchymoses. Ces dernières qui sont le fait d'un traumatisme, se traduisent à l'extérieur, sur la peau dépourvue de pigment, par une tache rouge qui devient successivement bleuâtre, jaune, verdâtre, etc., et qui disparaît graduellement de la périphérie au centre. Ces colorations diverses par lesquelles passent les ecchymoses résultent de modifications éprouvées par la matière colorante du sang (*hémoglobine*), renfermée dans les hématies. On croit que celles-ci finissent par se résoudre en granulations qui sont absorbées, digérées sur place ou transportées ailleurs, par les globules blancs qui affluent dans la région ecchymotique.

L'Electromotricité, ou propriété d'engendrer des courants, s'observe chez les cellules.

On peut construire une pile dans laquelle les disques de cuivre et de zinc superposés de la pile de Volta sont remplacés par des tranches de tronc de choux ou de moelle de sureau, stratifiées de façon que la surface naturelle d'un tronçon soit en contact avec la surface de section du tronçon voisin. En réunissant par un fil métallique les deux éléments extrêmes, on obtient un courant que décèle le galvanomètre. Or, comme ces fragments de végétaux sont formés de cellules, on en conclut que celles-ci sont autant de petites piles qui donneraient chacune un courant s'il était possible de réunir par un conducteur la surface avec l'intérieur.

Enfin, les cellules sont, dans le système nerveux, douées de *neurilité*, c'est-à-dire de sensibilité ou de motricité. Ces propriétés physiologiques s'expliquent encore difficilement ; mais elles appartiennent évidemment aux cellules nerveuses.

Fin des cellules. — Il est peu de cellules qui durent autant que l'individu qu'elles composent ; plusieurs générations d'éléments anatomiques se succèdent pendant la vie de ce dernier, de telle sorte que l'on pourrait dire que la vie totale n'est qu'une succession de morts partielles.

Certaines cellules restent à l'état indifférent ou embryonnaire ; telles paraissent être les cellules lymphatiques. D'autres se différencient en cellules caractéristiques des tissus et spécialisent plus ou moins leurs fonctions ; telles sont les cellules conjonctives, épithéliales, nerveuses. D'autres enfin se métamorphosent en fibres ; telles sont les cellules qui donnent naissance aux fibres musculaires.

Plus la cellule s'éloigne de son état primitif, moins elle est capable de prolifération. Par exemple les cellules lymphatiques se reproduisent très activement ainsi que les cellules des divers tissus conjonctifs et des épithéliums, tandis que les cellules nerveuses, les hématies adultes et les fibres diverses sont à peu près incapables de reproduction.

Les cellules meurent et se détruisent de diverses façons :

1° *Par étisie.* — Celles qui constituent l'épiderme diminuent de

vitalité en approchant de la superficie, se dessèchent, se racornis-
sent et se détachent sous forme de lamelles inertes, comme par une
mue insensible.

2° *Par hydropisie.* — Celles qu'on observe sur la membrane limitante interne à l'état d'épithélium meurent par hydropisie et se
dissolvent dans le mucus. Celles situées dans l'intimité de l'organisme
se détruisent de préférence par dégénérescence granulo-graisseuse,
colloïde, amiboïde, ou granulo-calcaire, et leurs cadavres une fois
désagrégés sont mangés par les cellules amiboïdes ou bien persistent
en formant un noyau mort au sein des tissus vivants (nécrobiose).

Dans les végétaux, les cellules meurent le plus souvent par
étisie ; mais à part les cellules de l'écorce qui desquament incessamment, les autres persistent à l'état mort enfermées dans leur
membrane d'enveloppe comme dans un cercueil et y subissent une
espèce de momification. Cette dernière continue comme par le passé
à remplir son rôle squelettique.

Dans la tige du seigle et des équisétacées on remarque des cellules imprégnées d'acide silicique qui meurent de très bonne heure,
mais qui persistent pour lui communiquer une certaine ridigité.

TISSUS

On désigne sous le nom de tissu tout groupement régulier
d'éléments anatomiques se reproduisant constamment de la même
manière dans les parties semblables (KOLLIKER).

Suivant qu'il entre dans sa structure une ou plusieurs sortes
d'éléments, le tissu est *simple ou composé :* un épithélium est un
tissu simple, le tissu conjonctif est un tissu composé.

Dans la distinction des tissus, il faut tenir grand compte de la
texture, c'est-à-dire de l'arrangement des éléments qui entrent dans
leur structure, car elle influe énormément sur leurs propriétés. Considérons par exemple le tissu conjonctif lâche et un tendon : quelles
différences entre les propriétés physiques et physiologiques de l'un
et de l'autre !... et pourtant ils sont formés des mêmes éléments
mais arrangés différemment, lâchement unis dans le premier, très
condensés dans le second. De même, en industrie, on fait avec la
même matière première, la soie, par exemple, des étoffes très différentes suivant le mode de tissage (velours, satin, etc.).

Il en résulte que les tissus ne sont pas seulement caractérisés par leur structure, mais encore par leur texture.

Dans un tissu composé ou complexe, on distingue des éléments *fondamentaux* et des éléments *accessoires*. Prenons comme exemple le tissu musculaire à fibre striée ; l'élément fondamental, caractéristique, est la fibre striée contractile ; l'élément accessoire sert de support ou de trait d'union aux éléments fondamentaux du tissu ; c'est, dans l'exemple choisi, le tissu conjonctif avec des vaisseaux et des nerfs. De même, dans le tissu nerveux, l'élément fondamental est la cellule nerveuse et les éléments accessoires sont ceux du tissu conjonctif et des vaisseaux,

Les propriétés des tissus, variables pour chacun d'eux, sont des propriétés *anatomiques, physiques, chimiques, physiologiques*.

a. — La constitution, la forme, le volume et l'arrangement des éléments d'un tissu déterminent ses *propriétés ou caractères anatomiques*.

b. — La couleur, la ténacité, l'élasticité d'un tissu, sa manière de se comporter vis-à-vis de la chaleur, de la lumière, etc., en constituent les *propriétés ou caractères physiques*.

c. — L'étude de la constitution chimique et de l'action des divers réactifs entre dans le domaine des *propriétés ou caractères chimiques*. La connaissance de ces propriétés nous est d'un grand secours au point de vue de la technique microscopique et de la détermination des matériaux qui servent à la nutrition des tissus.

d. — Enfin les *propriétés physiologiques* comprennent le développement du tissu, le mode d'apparition de ses éléments anatomiques, sa nutrition, son accroissement, sa régénération quand elle est possible, et même ses réactions en présence des causes morbides.

Lorsqu'on fait l'étude complète d'un tissu, il faut passer en revue, dans l'ordre sus-indiqué, ces différentes propriétés.

SYSTÈMES

Un tissu envisagé dans son ensemble forme un système. Il y a par conséquent autant de systèmes que de tissus.

Tout ce qui est muscle forme le système musculaire, tout ce qui est os, forme le système osseux ; et les systèmes organiques ont les mêmes attributs dans toute la série animale. Le système osseux, chez la grenouille, a les mêmes usages, est formé du même tissu que chez les vertébrés supérieurs. Les systèmes conjonctif, adipeux, etc., ont les mêmes attributs dans les mollusques et dans les animaux supérieurs.

La notion des systèmes a reçu des applications à la pratique. Elle a permis de comprendre certaines sympathies morbides qui semblent tout d'abord inexplicables. Par exemple, on voit très souvent le rhumatisme articulaire se promener d'une articulation à l'autre et même se compliquer de péricardite. De même, il n'est pas rare de voir apparaître des synovites au cours d'une pleurésie ou d'une pleuropneumonie. Comment expliquer cette propagation de lésions, si ce n'est par le fait que les synoviales, le péricarde, la plèvre appartiennent au même système, le système séreux ?

Nous avons déjà insisté dans les préliminaires sur l'importance physiologique et pathologique du système, inutile de nous étendre davantage en ce moment.

DIVISION DU DOMAINE DE L'ANATOMIE GÉNÉRALE

DANS QUEL ORDRE CONVIENT-IL DE PARCOURIR LE DOMAINE DE L'ANATOMIE GÉNÉRALE ?

Etudierons-nous les tissus en suivant l'ordre de leur compli-cation, procédant des tissus simples aux tissus complexes et sans nous occuper de leur relations anatomiques, physiologiques, embryogé-niques ? C'est un procédé qui peut avoir du bon au point de vue pédagogique, mais il est peu philosophique. Il a l'inconvénient de séparer des tissus qui ont beaucoup d'affinités physiologiques et la même origine.

Rangerons-nous les tissus d'après leur composition chimique ou d'après leurs caractères physiologiques ? Cela ne vaudrait pas mieux car ces caractères sont, les premiers, encore assez mal connus, les seconds trop variables pour servir de base à une classification.

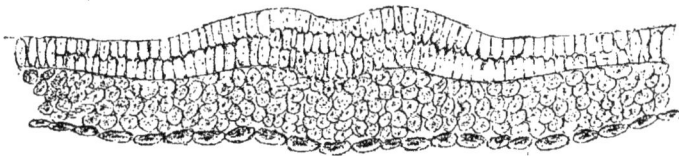

Fig. 14. — Coupe transversale d'un blastoderme de poulet après vingt-quatre heures d'incubation. — L'ectoderme, le mésoderme et l'éndoderme sont nettement dis-tincts.

Il est préférable, à notre avis, de grouper les tissus et systèmes d'après leur provenance embryogénique. En montrant la parenté des tissus et des organes à leur apparition, on est conduit aux idées générales qui profitent le plus à la physiologie, à la pathologie et à la tératologie.

Au moment où l'embryon est étalé en un point de la surface de l'œuf, il est constitué par trois feuillets cellulaires : l'*ectoderme*, le *mésoderme* et l'*endoderme* (fig. 14).

Le mésoderme se fissure ensuite de chaque côté de la ligne médiane pour former la cavité pleuro-péritonéale et cette fente le partage en deux lames dont l'une s'unit à l'ectoderme pour constituer la *somatopleure* et l'autre s'unit à l'endoderme pour former la *splanchnopleure*. (Voir *Embryologie*.)

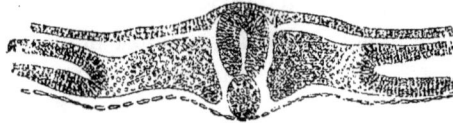

Fig. 15. — Coupe transversale d'un blastoderme de poulet au troisième jour de l'incubation. La fente pleuro-péritonéale formée dans le mésoderme sépare la somatopleure et la splanchnopleure.

Chacun des trois feuillets blastodermiques est la source des tissus et systèmes spéciaux indiqués dans le tableau suivant :

LE MÉSODERME FOURNIT
- LIQUIDES NUTRITIFS
  - sang.
  - lymphe.
  - chyle.
- TISSUS ET SYSTÈMES
  - conjonctif.
  - adipeux.
  - fibreux.
  - élastique.
  - cartilagineux.
  - osseux.
  - musculaire.
- SYSTÈMES
  - séreux.
  - vasculaire
    - sanguin.
    - lymphatique.

L'ECTODERME FOURNIT
- TISSUS ET SYSTÈMES
  - nerveux.
  - épidermique
    - épiderme
      - cutané
        - poils.
        - productions cornées.
      - muqueux. Email.
    - épithélium des glandes ectodermiques.
  - cristallinien.

L'ENDODERME FOURNIT
- TISSU ET SYSTÈME
  - épithélial
    - épithéliums proprement dits.
    - épithélium des glandes endodermiques.

Dans les traités d'histologie et dans les cours complets d'anatomie générale, on examine, à la suite des tissus, la structure des organes, appareil par appareil (organes des appareils digestif, respiratoire, etc.), ou en les groupant d'après leur structure ou leurs fonctions (muqueuses, glandes, etc.). Les limites de ce cours ne nous permettent pas de procéder ainsi; nous nous bornerons à étudier les organes principaux et nous suivrons encore la classification embryogénique indiquée dans le tableau ci-dessous.

On remarquera que ces organes se développent aux dépens de deux feuillets conjugués de l'embryon (ectoderme et mésoderme, endoderme et mésoderme), tandis que les tissus et systèmes se développent aux dépens d'un seul feuillet. Nous les rangerons donc en deux groupes suivant qu'ils procèdent de la somatopleure ou de la splanchnopleure.

Bien que le mode de développement et surtout la provenance blastodermique de certains organes, tels que le poumon, le rein, les organes génitaux internes, ne soient pas encore parfaitement connus, nous les avons fait rentrer néanmoins dans notre classification, en nous basant sur des probabilités.

ORGANES FORMÉS PAR LA SOMATOPLEURE	MEMBRANES DERMO-PAPILLAIRES		externe. Peau et phanères. internes. Muqueuses dermo-papillaires et phanères (dents).
	GLANDES ECTODERMIQUES	en grappe	glandes salivaires. glandes sébacées mamelles.
		en tube	glandes sudoripares. rein.
	PARENCHYMES PSEUDO-GLANDULAIRES		poumon. testicule. ovaire.
ORGANES FORMÉS PAR LA SPLANCHNO-PLEURE	MEMBRANES MUQUEUSES PROPREMENT DITES		gastrique. intestinale.
	GLANDES ENDODERMIQUES		glandes gastro-pepsiques. glandes de Lieberkuhn. glandes de Brünner. foie. pancréas.

Tel est l'ordre que nous adopterons pour parcourir ensemble le domaine de l'anatomie générale. Il répond le mieux aux exigences de ce cours et aux bénéfices que vous devez en retirer.

PREMIÈRE PARTIE

LIQUIDES. — TISSUS. — SYSTÈMES

LIQUIDES DÉRIVANT DU MÉSODERME

Les liquides sont au nombre de deux, la *lymphe* et le *sang*. On en indique souvent un troisième, le *chyle*, mais ce dernier n'est qu'une variété de lymphe ou plutôt une portion de la lymphe renfermée à certains moments (digestion intestinale) dans un département spécial de l'appareil vasculaire lymphatique.

La *lymphe* est le milieu nutritif commun à tous les éléments et à tous les tissus, chez tous les animaux ; elle sert aussi à la respiration chez les invertébrés. Elle existe donc non seulement dans les vaisseaux lymphatiques, mais encore dans tous les interstices organiques.

Le sang, au contraire, est un liquide nutritif propre aux animaux vertébrés, spécialisé pour l'acte respiratoire et contenu dans un système vasculaire fermé.

Le premier liquide est caractérisé morphologiquement par la présence de la cellule lymphatique, cellule incolore ou leucocyte ; le second se différencie par l'adjonction d'un autre élément cellulaire, le globule rouge, ou hématie, auquel il doit le rôle qu'il joue dans la respiration.

I. — LYMPHE

Elle vient d'être définie.

Etudions successivement ses caractères anatomiques, physiques, chimiques, physiologiques.

Caractères anatomiques. — Ils diffèrent suivant que la lymphe est située dans les vaisseaux ou extraite de l'organisme.

Dans les vaisseaux, où elle circule, sous l'influence de la force *a tergo*, de la contractilité des parois vasculaires, de l'action des muscles et de l'aspiration thoracique, la lymphe présente, nageant dans un liquide presque incolore (plasma), des éléments figurés de deux sortes, les cellules et les globulins.

A. — *Cellules lymphatiques (leucocytes, globules blancs).* — Pour étudier cet élément sous un état aussi rapproché que possible de l'état physiologique, on procède de la manière suivante :

On recueille une goutte de lymphe sur un animal vivant (par une fistule lymphatique), on la dépose sur une plaque de verre, au centre d'une surface entourée d'une rainure circulaire (chambre à air de Ranvier), on recouvre d'une lamelle et on transporte la pré-

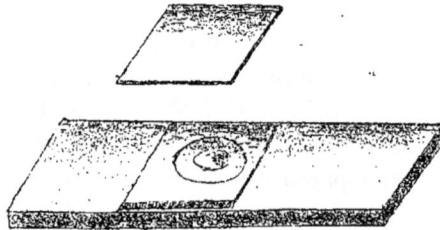

Fig. 16. — Chambre à air de M. Ranvier.

paration sous le microscope où elle est maintenue à la température de 38 à 40 degrés, au moyen de la platine chauffante. *(V. l'Appendice de technique.)* Les leucocytes sont emprisonnés avec une certaine quantité d'oxygène, soumis à une température voisine de celle des mammifères; par conséquent, ils sont placés dans les conditions suffisantes et nécessaires pour qu'ils continuent à vivre en dehors de l'organisme.

En prenant les précautions que nous venons d'indiquer, les cellules lymphatiques manifestent des mouvements amiboïdes; elles

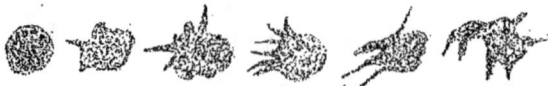

Fig. 17. — Formes successives d'un globule blanc au repos et pendant la contraction.

changent de forme sous les yeux de l'observateur et se déplacent à la surface de la lamelle, par une sorte de reptation (fig. 17).

Si on laisse refroidir la préparation, les cellules lymphatiques s'immobilisent peu à peu et tendent à prendre une forme arrondie, enfin meurent, deviennent sphériques et laissent voir à l'intérieur un noyau bouillonné que l'on a pris souvent et longtemps pour un noyau multiple. Ranvier a montré qu'il s'agissait d'un noyau unique bourgeonnant. Ces cellules n'ont pas de membrane d'enveloppe ; leur protoplasma subit simplement une légère condensation à la périphérie. A leur intérieur, on trouve des granulations de glycogène et des granulations graisseuses, les premières décelées par l'eau iodée qui les colore en rouge acajou, les secondes se colorant en noir par l'acide osmique.

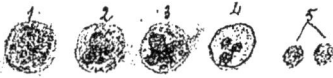

Fig. 18.

1, leucocyte vivant, mais au repos. — 2 et 3, leucocytes morts montrant leur noyau bourgeonnant. — 4, leucocyte après l'action de l'acide acétique. — 5, deux globulins.

En résumé, tant que les cellules lymphatiques sont vivantes, elles paraissent homogènes comme des lambeaux déchiquetés de matière organisée, demi-solides, contractiles et constamment en train de changer de forme ; quand elles sont mortes, elles sont immobiles, sphériques, granuleuses et nucléées.

Le *nombre* des cellules de la lymphe varie avec les espèces et, dans une même espèce, suivant une foule de conditions. Il est plus considérable chez les herbivores que chez les carnivores. Chez un animal donné, il est plus grand à la sortie qu'à l'entrée d'un ganglion lymphatique.

Les *dimensions* de ces globules sont également variables. Chez l'homme, ils ont de 8 à 9 μ ; mais ils sont plus gros chez le fœtus où ils peuvent atteindre jusqu'à 19 μ.

Voici d'ailleurs un moyen mnémotechnique de retenir les dimensions des globules blancs des animaux mammifères. Il suffit d'ajouter de 1 à 2 μ au diamètre des globules rouges d'un animal pour avoir celui des globules lymphatiques, opération qu'on a formulée ainsi :

$$V = v + 1 \text{ à } 2 \text{ μ.}$$

Action de différents réactifs sur le globule blanc.

L'eau et l'acide acétique ont pour effet de tuer le leucocyte et de faire apparaître son noyau.

L'ammoniaque, la soude, la potasse, font disparaître le noyau et déterminent la formation de petites vacuoles intérieures.

Le carmin colore uniformément toute la masse, contrairement à ce qui arrive pour les cellules ordinaires dont le noyau se teint plus fortement que le protoplasma. Si on ajoute ensuite de l'acide acétique, le noyau bourgeonnant devient visible.

L'air entretient les mouvements amiboïdes de la cellule lymphatique ; sans air elle meurt. L'oxygène est le principe vivifiant indispensable à cet élément. Quand le leucocyte se trouve pourvu abondamment de ce gaz dans l'organisme, il montre un surcroît d'activité qui le rend apte, d'après un grand nombre d'observateurs, à sortir des vaisseaux et à se promener dans les interstices organiques. Si l'oxygène vient à lui manquer en dehors de ses voies naturelles, il meurt et devient un globule de pus. Au sein de la lymphe endiguée dans les canaux lymphatiques où l'oxygène est très peu abondant, les globules blancs sont à peu près arrondis et peuvent circuler facilement. Si on extrait l'oxygène d'une portion de l'économie, les cellules lymphatiques qui y sont contenues deviennent rondes et immobiles. C'est ainsi qu'un morceau de phosphore, contrairement à tout autre corps étranger, peut être introduit au sein des tissus sans déterminer de suppuration, parce que cette substance absorbe, en vertu d'une affinité chimique spéciale, tout l'oxygène des tissus voisins ; les globules blancs sont dès lors immobilisés où ils se trouvent et incapables d'affluer au point irrité pour former du pus.

Une basse température produit les mêmes effets que la privation d'oxygène ; de là l'indication d'employer des affusions d'eau froide, des applications de glace pour prévenir ou modérer la suppuration.

Différences chez les animaux à sang froid. — Les cellules lymphatiques des animaux à sang froid montrent un ou deux noyaux, même à l'état vivant ; elles sont moins volumineuses que les hématies, car celles-ci sont ici beaucoup plus grosses que dans les vertébrés à sang chaud.

Chez le triton, les globules lymphatiques sont énormes, toujours étoilés et composés d'un gros noyau et d'une mince couche de protoplasma. Ils sont au contraire très petits chez les poissons.

B. — *Globulins.* — Les globulins sont des éléments peu volumineux de 3 à 4 μ au plus, incolores, tantôt isolés, tantôt réunis au nombre de 10 à 30. Traités par l'acide acétique, ils forment des amas qui ont quelques analogies avec des globules lymphatiques.

Les globulins sont très abondants dans les gaines lymphatiques, périvasculaires (cerveau, foie). M. Pouchet leur attribue une grande importance dans la genèse des leucocytes et même des hématies.

C. — *Leucocyte de Semmer.* — On appelle ainsi un globule signalé pour la première fois par Semmer, globule sphérique pourvu de un à deux noyaux et intermédiaire, par ses dimensions, au leucocyte et au globulin. Pouchet pense qu'il représente la phase de transition du globulin au leucocyte. On peut se demander au contraire si cet élément ne serait pas une cellule lymphatique sur le point de mourir, car on sait qu'elle revêt toujours la forme sphérique quand elle perd sa vitalité.

Lymphe en dehors des vaisseaux. — Lorsque la lymphe est en dehors des vaisseaux, elle se coagule et le caillot est égal aux $\frac{45}{1000}$ du poids total du liquide. Le coagulum montre au microscope un réticulum de filaments de fibrine avec épaississement aux entre-croisements, réticulum dans les mailles duquel sont emprisonnés des globules plus ou moins déformés.

Il y a lieu de distinguer ces filaments fibrineux des fibres connectives et des stries du mucus. L'acide acétique qui dissout les fibres connectives rend au contraire les stries du mucus plus visibles, et n'exerce pas d'action sur la fibrine de la lymphe. L'acétate ou le sulfate de rosaniline teint en rose les filaments fibrineux, tandis qu'il laisse les fibres connectives incolores.

Ces deux réactifs permettent de faire une distinction qui est parfois importante.

Caractères physiques. — *Quantité.* — La lymphe est le liquide le plus abondant qui existe dans l'organisme. Chez les animaux inférieurs, elle est répandue dans tous les interstices des tissus ; chez les animaux supérieurs elle remplit le système de canaux spéciaux, destinés à la ramener dans le sang et elle imbibe tous les tissus, particulièrement le tissu conjonctif, qui est leur substratum commun. Krause évalue sa quantité totale à un tiers du poids du corps, Ludwig à un quart environ.

M. Colin a pu recueillir en vingt-quatre heures, par une fistule faite au canal thoracique d'une vache, 95 kilogrammes 286 grammes de lymphe.

Malgré cette énorme quantité, ce liquide ne se présente jamais accumulé en masses considérables parce qu'il est toujours contenu dans de fins canaux ou infiltré dans les interstices élémentaires.

Couleur. — La lymphe a une couleur citrine plus ou moins accusée due à une matière colorante, l'*hémaphéine*. Quelquefois elle est rosée, et emprunte cette coloration qui, du reste, est variable, à des globules sanguins qui se sont accidentellement introduits dans le système lymphatique par un mécanisme encore discuté aujourd'hui.

Ils peuvent refluer des veines dans le canal thoracique à cause de l'absence ou de l'insuffisance des valvules à l'embouchure de ce dernier.

Ils peuvent aussi pénétrer dans le système lymphatique à la périphérie, et cela toutes les fois que la tension augmente dans les vaisseaux sanguins périphériques. M. Laulanié a démontré que la ligature de la jugulaire entraîne après douze heures l'apparition de globules rouges dans la lymphe qui revient des régions où existe la stase sanguine (canaux lymphatiques collatéraux de la carotide); le nombre de ces globules augmente jusqu'à la quarantième heure.

Quelle est l'interprétation du fait signalé par M. Laulanié ? — Existe-t-il des communications à la périphérie entre le système vasculaire lymphatique et le système vasculaire sanguin ? — M. Sappey les a admises ; il a cru à l'existence de capillicules réunissant les deux systèmes. Si ces communications existent, on conçoit qu'elles puissent se dilater sous l'influence d'une tension vasculaire exagérée, comme celle que provoque la ligature d'une veine, et laisser passer les hématies dans la lymphe.

Pour d'autres histologistes qui ont toujours nié l'existence des capillicules de M. Sappey, les hématies s'extravaseraient des vaisseaux en suivant le chemin frayé par les globules blancs, chemineraient passivement dans les mailles du tissu conjonctif et arriveraient ainsi dans les vaisseaux lymphatiques, car, d'après ces anatomistes, ceux-ci s'ouvriraient dans les mailles du tissu conjonctif. Enfin, pour d'autres, la sortie des hématies des vaisseaux qui les renferment se ferait par effraction, c'est-à-dire par déchirure des capillaires. Ces deux dernières hypothèses sont confirmées par la couleur rouge de la lymphe qui revient des parties enflammées.

Indépendamment de la présence accidentelle des hématies, la couleur de la lymphe varie suivant les espèces animales, suivant que les sujets sont à jeun ou en digestion, enfin suivant la région où elle est recueillie. Dans le canal thoracique d'un animal en digestion, la lymphe est devenue du chyle ; elle est lactescente à cause de la présence d'un grand nombre de granulations graisseuses ; chez l'animal à jeun, la lymphe, même celle du canal thoracique, est transparente. D'autres modifications résultent des échanges incessants de nature variable qui ont lieu entre les éléments anatomiques et la lymphe qui les baigne. La lymphe qui revient d'une région dont les organes fonctionnent activement est toujours opalescente.

Saveur, odeur. — La lymphe est alcaline, de saveur un peu salée, inodore, à moins qu'elle ne soit à l'état de chyle, et, dans ce cas, elle possède une odeur spermatique à froid et une odeur de corps gras, à chaud.

Coagulabilité. — Extraite de l'organisme, elle ne tarde pas à se coaguler. Elle se prend d'abord en gelée et ultérieurement se divise comme le sang, en caillot fibrineux et en sérum. Le premier équivaut, en poids, aux $\frac{45}{1000}$ de la masse totale, et se fait remarquer par sa faible rétractilité. Le coagulum sanguin est au contraire très rétractile et égal aux $\frac{350}{1000}$ de la masse totale. Battue immédiatement à la sortie des vaisseaux, la lymphe est dépouillée de sa fibrine ; le reste devient incoagulable. La fibrine se dispose en grumeaux qui s'accolent les uns aux autres.

Densité. — La lymphe, prise dans le canal thoracique, a pour densité 1,022. Celle de son sérum est de 1,010. La différence tient aux globules.

Caractères chimiques. — *Réaction.* — L'alcalinité de la lymphe est moindre que celle du sang. Quévenne a montré que, pour en neutraliser 100 grammes, il faut 35 centigrammes d'acide lactique, tandis que pour neutraliser 100 grammes de sang il faut 50 centigrammes du même acide. L'alcalinité est due à des sels de soude.

Composition chimique. — La composition chimique de la lymphe varie suivant l'endroit où elle est recueillie et suivant les conditions où se trouve placé l'animal. Nous donnons ci-après la proportion moyenne des différentes matières qu'on rencontre dans la lymphe :

PRINCIPES MINÉRAUX

	Pour 1000
Eau.	910 à 965
Chlorure de sodium . .	4 à 6
Chlorure de potassium.	
Carbonate de soude . .	1 à 2
Phosphates alcalins . .	0,5 à 2
Sulfate de soude et de	
potasse	0,23 à 0,50

PRINCIPES ORGANIQUES

	Pour 1000
Urée. . . . . }	3 à 8
Glycose. . . . . }	
Corps gras	0,24 à 9
Albumine.	5 à 22
Fibrine	0,08 à 6,5
Peptone.	3 à 5,5
Hémaphéine.	0,06

GAZ

	Pour 100
Oxygène.	0 à 0,43
Acide carbonique.	37,5 à 47
Azote	1,13 à 1.60

Parmi les substances qui subissent les plus grandes variations, il faut citer : 1° la graisse, qui devient si abondante après certaines digestions qu'elle donne à la lymphe des lymphatiques intestinaux un aspect lactescent qui la fait distinguer sous le nom spécial de chyle ; 2° la fibrine dont la proportion augmente à la sortie des ganglions, après l'action du curare et l'établissement d'une fistule lymphatique.

Quant à la masse globulaire, sa composition chimique représente un mélange de myosine et d'une matière protéique insoluble, associée à des traces d'albumine, de graisse phosphorée et de sels minéraux.

Caractères physiologiques. — *Origine des éléments de la lymphe.* — On est fixé sur l'origine du plasma ; il procède du plasma du sang. On peut le démontrer par l'expérience suivante : Si l'on injecte dans la jugulaire une substance dont la présence soit facile à déceler comme du ferrocyanure de potassium, et qu'on recueille de la lymphe au moyen d'une fistule faite à un lymphatique quelconque, on voit au bout de peu de temps le ferrocyanure de potassium apparaître dans la lymphe. Les conclusions se déduisent aisément.

L'origine des globules est l'objet de discussions encore pendantes, conséquence nécessaire des opinions diverses qui règnent sur la nature et le rôle des cellules des ganglions lymphatiques et du tissu conjonctif. On s'est demandé s'il existe des organes spéciaux préposés à la fabrication des cellules de la lymphe. Beaucoup d'histologistes admettent, comme tels, les ganglions lymphatiques, les organes lymphoïdes (follicules clos, rate, hypophyse, conarium) ; d'autres refusent à ces organes une pareille fonction. Robin et ses élèves regardent les ganglions lymphatiques comme des glandes dont le rôle est de modifier le plasma; ils admettent que les cellules peuvent y prendre naissance aux dépens du plasma ou par multiplication (fissiparité, bourgeonnement) de celles qui y existent déjà, mais pas plus là que dans tout autre département du système lymphatique.

Quoi qu'il en soit, un fait incontesté aujourd'hui, c'est que les globules blancs sont capables de prolifération. M. Ranvier en examinant une préparation de lymphe pendant dix-huit heures a vu tous les globules se reproduire sous ses yeux. Conséquemment les cellules lymphatiques se multiplieraient elles-mêmes dans tous les points du système circulatoire lymphatique et particulièrement dans les ganglions.

Rôle. — Le plus grand nombre des anatomistes et des physiologistes croient que la lymphe est le liquide nutritif par excellence. On a objecté à cette manière de voir la présence des vaisseaux sanguins dans des organes très riches en lymphatiques, tels que les ganglions de ce nom. Les auteurs de cette objection pensent que la lymphe a pour fonction d'entraîner au dehors des tissus les déchets abandonnés par les éléments anatomiques.

Cet argument n'est pas péremptoire; la lymphe ne peut exclure le sang, attendu que ce dernier remplit des fonctions spéciales relatives à la respiration des tissus. Et puis, du moment que nous avons admis que le plasma sanguin une fois sorti des vaisseaux forme la lymphe, nous ne pouvons plus dénier à celle-ci la qualité nutritive. Mais, quelle part revient aux éléments figurés dans la nutrition? Les cellules lymphatiques sont autant de petites glandes agissant sur le plasma de la lymphe, y déversant du sucre par suite de la transformation de leurs granulations glycogènes, empruntant çà et là certains produits qu'elles vont offrir directement aux éléments anatomiques. Par exemple, on a remarqué que, pendant le développement de la gaine myélinique des tubes nerveux, les leucocytes se chargent de granulations graisseuses qu'ils vont déposer autour de ces éléments. En outre, grâce à leurs mouvements amiboïdes qui leur permettent d'absorber des particules solides, les globules blancs seraient des organes de déblaiement. Ils feraient disparaître les débris d'éléments anatomiques détruits ainsi que certains corps étrangers, accidentellement introduits dans l'organisme. (Voir plus haut ce que nous avons dit à propos de la résorption des extrava-

sations sanguines et de la fin des cellules.) Ce seraient en quelque
sorte les vidangeurs de l'organisme.

II. — CHYLE

On a donné ce nom à la lymphe qui circule dans les lymphatiques de l'intestin et du mésentère (chylifères), pendant les digestions. Ce n'est donc qu'une variété de lymphe, et encore une variété
temporaire, puisque les chylifères reçoivent de la lymphe ordinaire,
après l'absorption des produits des digestions.

Caractères anatomiques. — *Granulations du chyle.* — Examiné
au microscope, le chyle présente, à côté des leucocytes semblables
à ceux de la lymphe, de fines granulations douées du mouvement
brownien, noires ou brillantes, isolées ou réunies en amas : ce
sont des granulations graisseuses revêtues d'une mince enveloppe
albuminoïde.

Müller a mis la constitution de ces granulations en évidence à
l'aide des réactions suivantes : traitées par l'acide acétique, elles se
dépouillent de leur enveloppe albuminoïde, s'agglomèrent et se
fusionnent en gouttes de graisse libre plus ou moins volumineuses,
très réfringentes, c'est-à-dire brillantes au centre, brun bleuâtre à la
périphérie. Traitées par l'éther, elles abandonnent leur graisse au
véhicule, tandis que leur enveloppe albuminoïde se dépose au fond
du vase avec les leucocytes.

Les deux substances qui constituent les granulations du chyle proviennent des produits de la digestion : la graisse est absorbée à l'état
d'émulsion et de saponification, les albuminoïdes à l'état de peptone.

Rôle. — Il se borne à servir de véhicule aux produits absorbés
par les lymphatiques des villosités intestinales.

III. — SANG

Le sang est un liquide nutritif moins général que la lymphe, car
il n'existe que chez les vertébrés. Les invertébrés, distingués déjà
par Aristote sous le nom d'animaux exsangues, ont pour fluide

nutritif un liquide transparent généralement incolore qui n'est autre chose que de la lymphe. C'est bien à tort qu'on l'appelle sang blanc.

D'ailleurs, le sang est lui-même une lymphe modifiée, appropriée à la fonction respiratoire par l'adjonction d'un élément nouveau, le globule rouge ou hématie.

Le tableau ci-dessous a pour but de montrer l'analogie et les différences qui existent entre les deux liquides :

	LYMPHE	SANG
Eau..	961 p. 100	790
Hématies.	0	127
Fibrine.	2,5	3
Albumine.	27,5	70
Sels	9	10
Oxygène	0,00 à 4,30	150 à 200
Acide carbonique..	350 à 430	260 à 380
Azote.	10 à 20	10 à 20

Le sang diffère donc de la lymphe par de légères modifications de la composition chimique consistant surtout : 1° dans l'augmentation de l'oxygène, de l'albumine, de la fibrine ; 2° dans la diminution de l'eau ; 3° dans la présence des hématies.

A. — Du sang à l'intérieur des vaisseaux.

Le sang circule dans un système vasculaire clos sur le trajet duquel existe un organe pulsatile, le cœur. Son cours est favorisé, dans les artères, par l'élasticité et la contractilité de ces vaisseaux et, dans les veines, par la présence de valvules, par la force *a tergo,* par la contraction des muscles et par l'aspiration thoracique.

Il est intéressant d'étudier le sang vivant, en mouvement dans les vaisseaux. Pour cela, on s'adresse à de minces membranes vasculaires et transparentes, telles que la langue, le poumon, la membrane interdigitée de la grenouille, l'aile de la chauve-souris, le mésentère, l'épiploon du rat ou du cochon d'Inde. Placés dans des conditions convenables pour l'examen microscopique,

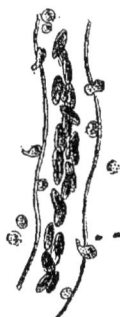

Fig. 19. — Capillaire sanguin de la grenouille montrant à son centre la colonne des globules rouges et, contre sa paroi ou en train de la traverser, des globules blancs.

ces organes permettent de s'assurer que le sang est constitué par un liquide incolore (plasma) dans lequel nagent des globules blancs semblables à ceux de la lymphe et, de plus, des globules rouges. Ces derniers donnent au sang la couleur qui le caractérise ; ils circulent toujours dans l'axe du vaisseau, tandis que les globules blancs circulent au contact immédiat des parois vasculaires. Ceux-ci progressent beaucoup moins vite que ceux-là ; on dirait qu'une viscosité particulière les fait adhérer à la face interne du vaisseau et il ne faut rien moins que le choc des globules rouges entraînés par le courant central pour les en détacher par intermittence. En raison de cette particularité, Acherson avait appelé couche inerte la couche périphérique d'une colonne sanguine intravasculaire (fig. 19).

B. — Du sang hors des vaisseaux.

Le sang est liquide au sortir des vaisseaux ; abandonné à lui-même, il se prend bientôt en une masse tremblotante, puis solide, de sorte qu'on peut renverser le vase qui le contient, sans qu'il s'en échappe. Plus tard, le *caillot* se rétracte en exprimant un liquide à peu près incolore, le sérum.

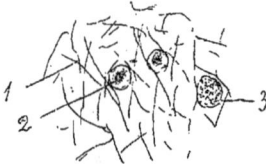

Fig. 20. — Eléments figurés du caillot sanguin.

1, réticulum fibrineux ; — 2, globule rouge ; 3, globule blanc.

La coagulation résulte de la précipitation de la fibrine dissoute, sous forme de filaments nombreux et entrecroisés, qui emprisonnent les globules dans leurs mailles. Plus tard, ce réseau fibrineux en se rétractant exprime du caillot dont il est le substratum, un sérum remarquable par son aspect incolore ou à peine ambré, ce qui démontre bien que le sang ne doit pas sa coloration caractéristique à sa partie fluide, mais aux globules qu'il tient en suspension. Toutefois, il est certains invertébrés possédant du sang, c'est-à-dire un liquide rouge qui présente la matière colorante de ce liquide en état de dissolution ; et cette matière colorante ne paraît guère différer de l'hémoglobine. Beaucoup d'annélides sont dans ce cas ; mais un pareil sang est plutôt une lymphe colorée, car il ne présente pas la caractéristique anatomique du sang : l'hématie ; on ne connaît guère que le siponcle, parmi les invertébrés, qui présente du vrai sang (Rouget).

C. — Coagulation du sang.

On connaît comment le sang se coagule, mais on ne sait pas pourquoi. Les explications les plus diverses ont été données de ce phénomène :

On a prétendu que le sang se coagule lorsqu'il est au contact de l'air ou d'un corps étranger, lorsqu'il se refroidit, lorsqu'il devient riche en acide carbonique, lorsqu'il cesse de circuler, etc. Discutons successivement la valeur de ces hypothèses.

Le sang ne se coagule pas parce qu'il est au contact de l'air ou au repos, car on voit ce phénomène s'effectuer à l'intérieur des vaisseaux, par exemple dans le cœur et les gros vaisseaux pendant l'agonie, à l'intérieur des varices et des anévrismes et sur les points enflammés de la face interne des vaisseaux ou du cœur.

Le refroidissement, loin d'être une cause de coagulation, retarde au contraire son apparition. Si on plonge une éprouvette pleine de sang dans un mélange réfrigérant (glace et sel marin), la coagulation est tellement retardée que les globules rouges ont le temps de gagner le fond du vase avant d'être emprisonnés dans les mailles du réseau fibrineux.

Le contact du sang avec un corps étranger (parois inertes du vase où on le reçoit) semble constituer une cause plus efficace de coagulation ; car on peut conserver indéfiniment liquide, jusqu'à la putréfaction, du sang renfermé dans une portion de veine comprise entre deux ligatures (Glénard). Mais alors, comment expliquer la formation des caillots, dans l'organisme vivant ? On a allégué dans ce cas que la membrane interne des vaisseaux était devenue plus ou moins rugueuse. C'est là certainement une cause qui favorise la coagulation, toutefois elle ne saurait s'appliquer à toutes les circonstances, car on a vu des caillots se former dans les vaisseaux, sur des points parfaitement lisses (caillots de l'agonie).

Schmidt a cru résoudre le problème en admettant, dans le sang, l'existence de deux substances, l'une *fibrinogène*, l'autre *fibrinoplastique*, dont la copulation, en présence d'un ferment spécial, aboutirait à la formation de la fibrine et à la coagulation. Le ferment se formerait surtout aux dépens des globules blancs ou des hématoblastes de Hayem, pendant qu'ils se détruisent. La destruction de ces éléments serait favorisée par les causes qui ont été invoquées plus haut comme causes directes de la coagulation. Cette hypothèse recule la difficulté sans la résoudre ; car il reste à démontrer l'existence de ce ferment *fibrinogène*. En résumé, la cause de la coagulation est encore inconnue. On ne sait même pas si la fibrine préexiste dans le sang ou si elle se forme au moment même de la coagulation comme produit du dédoublement d'un principe immédiat plus complexe.

Caractères du coagulum. — Le caillot est constitué, immédiatement après sa formation, par un réseau fibrineux qui retient dans ses mailles les éléments figurés et le sérum ; son volume est égal à celui de la masse liquide. Après un temps variable, douze à vingt-quatre heures, ce caillot revient sur lui-même, et, en se rétractant, fait transsuder le sérum, au sein duquel il semble flotter.

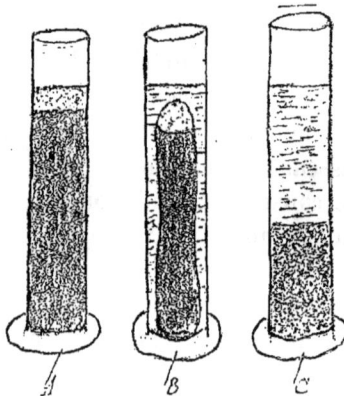

Fig. 21.

A. Sang fraichement coagulé montrant le caillot blanc et le caillot rouge.
B. Le même 24 heures plus tard ; le caillot rétracté flotte dans le sérum.
C. Sang défibriné, après quelques heures de repos : les globules rouges ont précipité.

Généralement, le caillot est rouge dans presque toute sa hauteur ; blanc seulement à la partie supérieure (couenne). Cette particularité s'explique par la densité relative des globules rouges et des globules blancs ; ceux-là étant plus lourds que le plasma et ceux-ci plus légers, il tend à se faire entre ces deux catégories d'éléments une séparation et une superposition par ordre de densité. La séparation est arrêtée plus ou moins vite par la coagulation, car les filaments fibrineux immobilisent les globules dans leurs mailles, mais elle peut durer assez longtemps pour qu'il ne reste plus d'hématies dans les couches supérieures ; celles-ci renferment presque exclusivement des globules blancs. L'explication de ce phénomène étant connue, on conçoit que le caillot blanc ou couenne sera d'autant plus abondant que les globules blancs seront plus nombreux par rapport aux rouges et que la coagulation se sera effectuée plus tardivement ou plus lentement. Cette dernière influence étant au moins aussi considérable que la première, on ne devra pas conclure d'une façon absolue qu'un caillot blanc abondant répond à un sang pauvre en hématies ou riche en leucocytes.

Les pathologistes, il y a vingt ans, attribuaient une importance exagérée au caillot blanc, dont l'abondance était pour eux l'indice d'un état inflammatoire grave (*crusta phlogistica*, *crusta inflammatoria*) ou d'une anémie prononcée, tandis qu'elle peut résulter quelquefois d'un simple retard dans la coagulation, retard dû à une multitude de causes extérieures.

Si on retire la fibrine par le battage, on empêche le sang de se coaguler. Traité de la sorte et abandonné au repos, le sang laisse déposer ses globules au fond du vase qui le renferme, et le sérum surnage. Si la séparation s'est faite dans une éprouvette graduée, on constate que la hauteur occupée par les globules est à peu près égale à celle occupée par le sérum.

L'examen du caillot nous a fourni une analyse grossière du sang ; nous la résumerons sans commentaire dans le tableau suivant :

1er Sang dans les vaisseaux.
- plasma
  - fibrine latente.
  - sérum
    - albumine.
    - sels.
- globules
  - hématies
  - leucocytes.

2e Sang hors des vaisseaux.
- caillot
  - fibrine.
  - leucocytes.
  - hématies.
- sérum

CARACTÈRES ANATOMIQUES

Les parties figurées, visibles au microscope, sont : 1° la fibrine (après la coagulation); 2° les globules blancs; 3° les globules rouges.

a. FIBRINE. — Les filaments fibrineux du sang ayant absolument les mêmes caractères que ceux de la lymphe coagulée, nous sommes dispensés d'en reparler ici.

b. GLOBULES BLANCS. — De même, les notions acquises sur les globules lymphatiques s'appliquent en tous points aux globules blancs du sang. Nous ajouterons seulement qu'on peut obtenir ceux-ci en grande abondance, pour l'examen microscopique, en puisant dans les couches supérieures d'une masse sanguine en repos et sur le point de se coaguler. On profite de la séparation naturelle qui s'effectue entre les deux sortes de globules, par suite de leur différence de densité.

c. GLOBULES ROUGES. — Le globule rouge est l'élément caractéristique du sang ; c'est pourquoi on l'appelle encore hématie. Il a été découvert par Swammerdam chez la grenouille, par Malpighi chez le hérisson et par Leuwenhoëk chez l'homme. C'est une cellule dont l'importance physiologique est due à l'hémoglobine qu'elle renferme ; elle est particulière aux animaux vertébrés ; toutefois M. Rouget l'a signalée chez un annélide, le siponcle.

Volume. — Le volume des globules rouges dans la série animale est en général d'autant plus petit que la respiration est plus active.

On donne de ce fait l'explication suivante : si l'on suppose tous les globules rouges d'un animal entassés et fusionnés en une masse compacte, la surface sera à son minimum ; au contraire, si cette masse est fragmentée, la surface augmentera d'étendue, l'absorption de l'oxygène par elle sera plus active et conséquemment la respiration et les combustions organiques augmenteront d'activité. C'est ainsi que les globules rouges des vertébrés à sang froid (poissons, reptiles, batraciens) sont énormes, relativement à ceux des mammifères ; ils peuvent même dans certains cas (Protée) atteindre la limite de la visibilité à l'œil nu (fig. 26).

Toutefois, ce principe n'est vrai que d'une façon générale, car la capacité respiratoire dépend encore du nombre des globules et de leur richesse en matière colorante.

Forme. — Dans les mammifères, excepté les caméliens (chameau, lama, etc.), les globules rouges sont discoïdes. Vus de face, ils sont exactement circulaires, clairs au centre, ombrés à la périphérie ou inversement, selon la position de l'objectif. Vus de profil, ils sont allongés et rappellent plus ou moins la forme d'un bissac ou d'un biscuit. Ces différents aspects donnent des notions très précises sur la forme de l'hématie : elle est aplatie suivant un de ses diamètres et constitue un disque circulaire aminci au centre, renflé à la périphérie. Cette configuration explique pourquoi l'hématie vue de face est alternativement claire au centre, foncée à la périphérie ou claire à la périphérie, foncée au centre, suivant la position de l'objectif.

La surface n'étant pas plane, il est impossible que tous ses points soient à la fois au foyer de la lentille ; tantôt c'est la périphérie qui est au point, alors elle est brillante et le centre est obscur, tantôt c'est l'inverse, alors le centre est clair et la périphérie obscure.

L'hématie des mammifères est dépourvue de noyau, caractère plus constant que la forme, puisque le contour de l'hématie est elliptique dans le groupe des Caméliens.

Arrangement en pile ou en amas. — Dans une préparation fraîche, les globules paraissent s'attirer les uns les autres ; ils s'accolent par leurs faces ou leurs bords, de façon à se grouper en séries analogues aux piles de monnaie

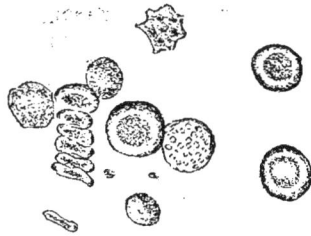

Fig. 22. — Eléments du sang d'un mammifère (homme); on voit des hématies libres ou assemblées en pile, des globules blancs et deux microcytes; un globule rouge est déformé et épineux.

(homme, lapin), ou en amas irréguliers (cheval, bœuf) (fig. 23 et 24).

Ces modes de groupement, toujours semblables chez un même animal, ne sont pas déterminés par la coagulation de la fibrine, attendu qu'on les observe sur du sang préalablement défibriné. Ils résultent probablement d'une attraction qui s'exerce entre tous les corps plats mobiles dans un liquide (Welcker).

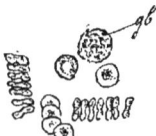

Fig. 23. — Arrangement des hématies en piles. *gb.* globule blanc.

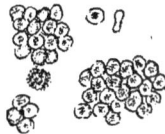

Fig. 23 bis. — Arrangement des hématies en amas.

Dimensions. — Elles sont indiquées dans le tableau ci-dessous, en millièmes de millimètre.

Homme	$7\mu,5$
Chien	7
Lapin	7
Cobaye	7 à 8
Cheval	6,5
Bœuf	6
Mouton	5 à 5,5

HÉMATOBLASTES OU MICROCYTES DE HAYEM. — M. HAYEM désigne ainsi des granulations déjà signalées par ZIMMERMANN et décrites récemment par Bizzozéro sous le nom de *disques sanguins*, granulations très adhésives et se rassemblant souvent en petits groupes qui dans le sang sorti des vaisseaux sont autant de centres de coagulation.

Comme ces corpuscules sont particulièrement abondants dans les sangs appauvris qui sont en voie de régénération globulaire, M. Hayem pense que ce sont des microcytes (cellules minuscules) qui

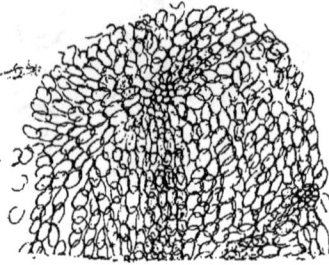

Fig. 24. — Sang de grenouille coagulé en préparation, et montrant 2 groupes d'hématoblastes qui ont été des centres de coagulation.

se transforment plus tard en hématies. C'est pourquoi il les appelle hématoblastes. Cette hypothèse n'est pas admise par tout le monde. Nous dirons plus loin, en effet, que beaucoup de personnes tendent à admettre que les éléments formateurs des hématies ne sont autre chose que les cellules lymphatiques ou globules blancs; mais ce qui paraît incontestable à l'égard des microcytes sanguins, c'est qu'ils jouent un rôle dans le phénomène de la coagulation car on les voit amoncelés partout où se forme un caillot, sur les bords d'une plaie vasculaire, par exemple (fig. 24).

Globules rouges des oiseaux, des reptiles et des poissons. — Dans les oiseaux les hématies sont elliptiques comme chez les caméliens; elles ont la configuration d'une petite graine de melon. Quand on les examine de face, on les voit claires au centre, ombrées à la périphérie, de profil elles paraissent fusiformes : ce sont donc des ovoïdes aplatis. Ces éléments présentent un gros noyau central, tandis que les globules elliptiques du chameau, outre leur petitesse, en sont dépourvus, comme les globules des autres mammifères. Les dimensions des hématies des oiseaux varient entre 9 et 18μ.

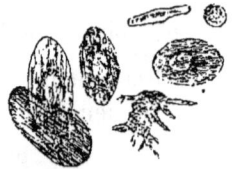

Fig. 25. — Sang de grenouille : on voit 5 hématies dont une de profil et 2 globules blancs dont un en contraction amiboïde.

Les globules rouges de la grenouille sont ellipsoïdes et nucléés comme ceux des oiseaux, mais ils sont plus volumineux; leurs dimensions varient entre 25 à 28μ pour le grand axe et 15 à 18 μ pour le petit. Ils sont six fois moins nombreux que chez les mammifères.

Le Protée qui vit dans les lacs souterrains de la Carniole a des globules rouges aussi volumineux que des ovules de mammifères, (un dixième de millimètre), par conséquent visibles à l'œil nu.

Les globules rouges des poissons sont petits, elliptiques, sauf dans

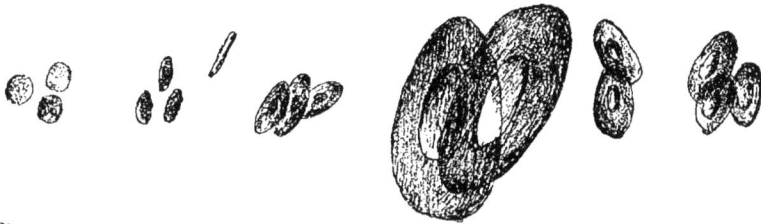

Fig. 26. — Variétés de globules rouges du sang : mammifères et caméliens, oiseaux, protée, salamandre, grenouille.

un genre où ils sont discoïdes comme dans les mammifères mais ils sont toujours nucléés. En résumé :

Globules rouges circulaires dans les mammifères excepté les Caméliens, et dans un genre de poissons.

Globules rouges elliptiques chez les oiseaux, les reptiles les poissons (excepté un genre) et chez les Caméliens.

Globules rouges dépourvus de noyau dans tous les mammifères.

Globules rouges nucléés dans tous les vertébrés autres que les mammifères.

Structure intime du globule rouge. — L'examen auquel nous nous sommes livrés jusqu'à présent ne nous a donné aucun renseignement sur la présence ou l'absence d'une membrane d'enveloppe à la surface de l'hématie. A ce sujet, les auteurs ne sont pas d'accord ; Robin nie l'existence de cette membrane ; M. Ranvier l'admet et nous partageons cette opinion, car nous avons montré autrefois à propos d'un travail de M. Béchamp, qu'en traitant du sang par l'alcool au tiers la matière colorante sort des globules et se précipite au fond du vase, laissant dans le liquide de petites vessies flottantes formées par la membranc d'enveloppe de ces éléments. Si cette membrane n'existait pas, la dissolution des globules serait complète. Au surplus on la rend très évidente en traitant la préparation ci-dessus par la teinture d'iode.

Fig. 26 *bis*. — Globule rouge de grenouille plissé et donnant l'illusion d'un stroma rayonné.

On a ensuite discuté sur le contenu de l'hématie. On a admis l'existence d'un fin stroma filamenteux fixé sur les divers points de la membrane (fig. 26 *bis*) d'enveloppe, ou jeté du noyau (quand il existe) à cette membrane. Ce stroma, comparable à une éponge, emprisonnerait dans ses mailles la matière essentielle de l'hématie. Partant de cette idée, Brucke distinguait dans le globule la matière *oïkoïde* (stroma) et la matière *zooïde* ou hémoglobine.

Lieberkuhn, Robin, Ranvier admettent l'homogénéité de la substance du globule, car si on soumet les globules rouges d'un jeune têtard à l'action d'un courant électrique, on voit les granules vitellins qu'ils renferment se déplacer avec rapidité à leur intérieur, d'un point à un autre. Une telle mobilité est incompatible avec l'existence d'un stroma, dans les mailles duquel les granules vitellins s'engageraient avec peine.

En résumé, le globule rouge est constitué par une masse homogène, visqueuse, entourée d'une mince membrane d'enveloppe, pourvue ou non d'un noyau. Il conserve ses différentes formes caractéristiques, par suite d'un équilibre osmotique entre sa substance et le plasma où il nage.

CARACTÈRES PHYSICO-CHIMIQUES DES HÉMATIES

Densité. — La densité des hématies est 1,080; celle du plasma, 1,020; celle des leucocytes 1,011. Nous savons comment on explique par ces différences la formation du caillot blanc ou couenne.

Elasticité. — Les globules rouges sont élastiques; on les voit s'allonger, se déformer pour traverser les capillaires dont le calibre est inférieur à leur diamètre et reprendre ensuite leur forme primitive. Au niveau d'une bifurcation on en voit quelques-uns s'arrêter sur l'éperon médian, et, sollicités par les deux courants, s'incurver en croissant, puis s'engager dans l'une des deux branches de la bifurcation et reprendre alors leur forme primitive.

Dicroïcité. — Les globules rouges sont dicroïques. A la lumière directe, ils sont rouge vermillon (c'est la couleur du sang examiné à l'œil nu dans un vase opaque). Par transparence, ils ont une couleur jaunâtre, ocreuse, tirant un peu sur le vert. C'est ainsi que nous les voyons sous le microscope.

Dessiccation. — Soumis à la dessiccation, les globules rouges prennent un aspect étoilé qu'il ne faut pas confondre avec un état pathologique. Lorsqu'on fait des préparations, si on n'a pas soin de les fermer immédiatement, l'évaporation qui se produit sur les bords de la lamelle concentre le sérum et rompt l'équilibre osmotique, gardien de la forme normale des globules, de sorte que les hématies prennent un contour étoilé, se plissent à leur surface, quelquefois même se creusent de vacuoles par augmentation du mouvement exosmotique. Il y a dans ce fait un enseignement pour celui qui se livre à l'examen du sang; il doit soustraire ce liquide aux causes d'évaporation, et, pour cela, faire et luter avec rapidité la préparation microscopique.

Les déformations produites par la dessiccation sont aussi déterminées par l'addition de liquides plus concentrés que le sérum : le globule devient d'abord mamelonné puis épineux.

Il ne faut pas confondre l'aspect que prennent les hématies sous ces diverses influences avec celui qui résulte de la pénétration d'une grande quantité de graisse dans le torrent circulatoire. En effet, lorsqu'on injecte du lait dans les vaisseaux sanguins d'un animal vivant, les granulations graisseuses de ce liquide se déposent autour des globules rouges et leur donnent une apparence étoilée (LABORDE et COUDEREAU); mais l'éther, en dissolvant ces granulations suffit à restituer au globule son apparence normale. Une alimentation riche en matières grasses donne lieu aux mêmes phénomènes.

Eau. — Soumis à l'action de l'eau, le globule rouge s'imprègne de ce liquide et devient sphérique; en même temps, il abandonne son hémoglobine, se décolore, perd son enveloppe par déchirure et finit par disparaître dans le liquide ambiant. Ces phénomènes se remarquent à la suite de l'adjonction au sang d'une solution saline moins concentrée que le sérum. Il faut bien les connaître, afin de les éviter lorsqu'on se livre à l'examen microscopique du sang.

Alcool absolu et dilué. — L'alcool absolu coagule instantanément toute la masse du sang, comme les acides et tous les sels métalliques (perchlorure de fer, sulfate de cuivre etc. etc.), propriété qui permet d'employer ces substances comme hémostatiques.

L'alcool étendu de deux fois son poids d'eau (alcool au tiers) ne coagule plus le sang. Il détermine seulement la précipitation d'une masse de fines granulations au fond du vase. Les globules deviennent incolores et un double contour très net démontre l'existence d'une membrane d'enveloppe à leur surface. Quant aux granulations elles contiennent l'hémoglobine sortie par exosmose du globule et précipitée ensuite par le contact de l'alcool. ESTOR et BÉCHAMP appelaient ces granulations des *microzymas* (petits ferments) et supposaient qu'elles formaient les globules en s'accolant intimement. Nous avons démontré que leur production dans l'alcool est un phénomène purement chimique.

Acide osmique. — L'acide osmique au centième fixe les globules dans leur forme et permet d'en faire des préparations microscopiques durables ; en outre, il coagule l'albumine contenu dans le sérum.

Chaleur. — Une chaleur de 70° coagule l'albumine du sang et celui-ci se prend en masse. A une température plus élevée, les globules fondent après avoir pris les formes les plus bizarres.

Froid. — Electricité. — Le froid, outre qu'il retarde la coagulation du sang, agit sur les globules comme l'eau, c'est-à-dire qu'il les décolore et les déforme. L'électricité a la même action.

Urée. — L'urée, à faible dose, ramène les globules à la forme sphérique, sans les décolorer ; à forte dose, elle les détruit (Kolliker) ; de là l'explication de certains accidents qui accompagnent l'urémie.

Bile. — L'action de la bile sur les globules sanguins a été expérimentée par Kuhne ; elle est très curieuse. Les globules pâlissent, puis disparaissent sans laisser aucune trace. On comprend, en conséquence, les dangers de l'ictère grave et les accidents nerveux qui compliquent souvent cette maladie.

Ether et chloroforme. — Même en très petite quantité, ces agents rendent les globules sphériques et enlèvent leurs matières grasses.

Oxygène et acide carbonique. — L'oxygène gonfle légèrement les hématies ; l'acide carbonique les aplatit davantage. Suivant quelques personnes, ces modifications de forme ne seraient pas étrangères à la différence de couleur qui existe entre le sang artériel et le sang veineux.

Ozone. — L'ozone détruit les globules rouges.

Composition chimique du globe rouge. — L'hématie est constituée par deux matières organiques : l'une incristallisable, l'autre susceptible de cristalliser. La première a reçu le nom de *globuline* (Denis de Commercy). Elle est blanchâtre, insoluble dans l'eau, coagulable par l'alcool. La globuline est formée principalement d'albumine et de lécithine. Cette composition explique les effets désastreux de l'albuminurie sur le sang et ceux de l'anémie sur le système nerveux. L'albumine rejetée avec les urines manque à la nutrition des globules rouges du sang, et, quand ceux-ci sont privés de lécithine, substance nutritive de prédilection du système nerveux, les fonctions de ce système sont profondément troublées (anémie, chlorose). — La seconde est cristallisable on l'appelle *hémoglobine* ou *hématocristalline.* On l'obtient en traitant le sang par l'éther, le chloroforme et l'alcool. Les cristaux se forment spontanément sous le microscope dans le sang du cochon d'Inde. On prépare facilement l'hémoglobine en laissant tomber du sang dans de l'éther : on voit alors se former une solution brune au fond de laquelle se déposent des cristaux dans l'espace de douze à vingt-quatre heures. Ils se forment aussi dans le sang enfermé dans un tube scellé à la lampe et maintenu pendant un mois à la température de 38°.

Les cristaux d'hémoglobine n'appartiennent pas au même système cristallin chez tous les animaux. Ce sont des prismes hexagonaux chez l'écureuil ; des tétraèdres chez le cochon d'Inde ; des tablettes rhomboïdales souvent enchevêtrées les unes dans les autres, chez l'homme (fig. 27). On n'a pas étudié jusqu'à présent les formes cristallines de l'hémoglobine du sang de nos grandes espèces domestiques.

La composition chimique de l'hémoglobine est la suivante :

Carbone . . .	53,85 p. 100	Soufre . . .	0,92 p. 100
Hydrogène . . .	7,32 —	Fer	0,43 —
Azote	16,17 —	Oxygène . .	24,81 —

Elle est très importante à connaître, au point de vue de la détermination du régime alimentaire et du traitement médical des anémies.

Dérivés de l'hémoglobine. — L'hémoglobine est très instable : dissoute dans l'eau, elle se décompose en peu de temps, surtout si la température dépasse 15° ; il en est de même lorsqu'elle est traitée par les acides et les bases. Dans tous les cas, elle se dédouble en hématine ou hématosine et en hématoïdine. La première renferme du fer ; l'autre n'en contient pas. L'hémoglobine exposée un certain temps à l'air se décompose spontanément.

L'hématine traitée par le sel marin et l'acide acétique cristallisable donne naissance au chlorhydrate d'hématine qui cristallise en longues aiguilles assemblées en faisceaux (sel de Teichmann).

Les transformations chimiques de l'hémoglobine sont intéressantes à connaître au point de vue médico-légal. Par exemple, si on soupçonne la nature sanguine d'une tache ancienne située sur un linge ou sur des vêtements, on la traitera d'abord par l'acide acétique, puis par une solution de sel marin ; l'examen microscopique montrera ensuite des cristaux de chlorhydrate d'hématine. Il est rare qu'on soit appelé pour faire l'examen médico-légal d'un sang

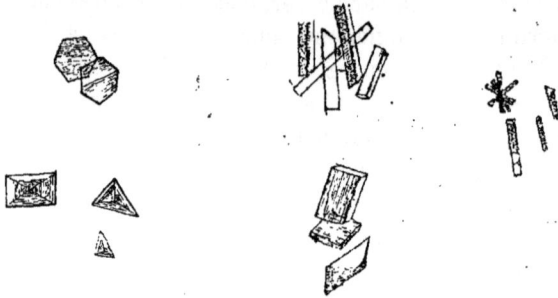

Fig. 27. — Cristaux d'hémoglobine : chez l'écureuil, chez le cochon d'Inde et chez l'homme. — A droite on voit des cristaux de chlorhydrate d'hématine.

relativement frais ; mais, le cas échéant, on pourrait rencontrer des cristaux non altérés d'hémoglobine et se baser sur leur forme pour déterminer la provenance du sang.

La couleur d'une solution hémoglobinique varie suivant le degré de concentration et d'oxygénation de l'hémoglobine. En solution concentrée, elle est rouge vermeil ; diluée, elle est rouge orangé, verdâtre, si elle est très étendue. Privée d'oxygène, l'hémoglobine devient terne ou bleuâtre.

La polychroïcité que nous venons d'indiquer résulte de la nature des rayons du spectre réfléchis par cette substance dans les divers états où nous l'avons supposée. Elle rend compte des différences de couleur du sang artériel et du sang veineux, de la teinte du sang chez les asphyxiés, ainsi que de certains changements que présente la coloration de la peau de l'homme, coloration qui est rose quand le sang est riche en hémoglobine, jaunâtre ou verdâtre dans les cas d'anémie.

C'est à la fixation de l'oxygène sur les globules que le sang artériel doit sa couleur rutilante et à la perte de ce même gaz que le sang veineux doit sa couleur vineuse.

Caractères spectroscopiques du sang. — L'hémoglobine arrête

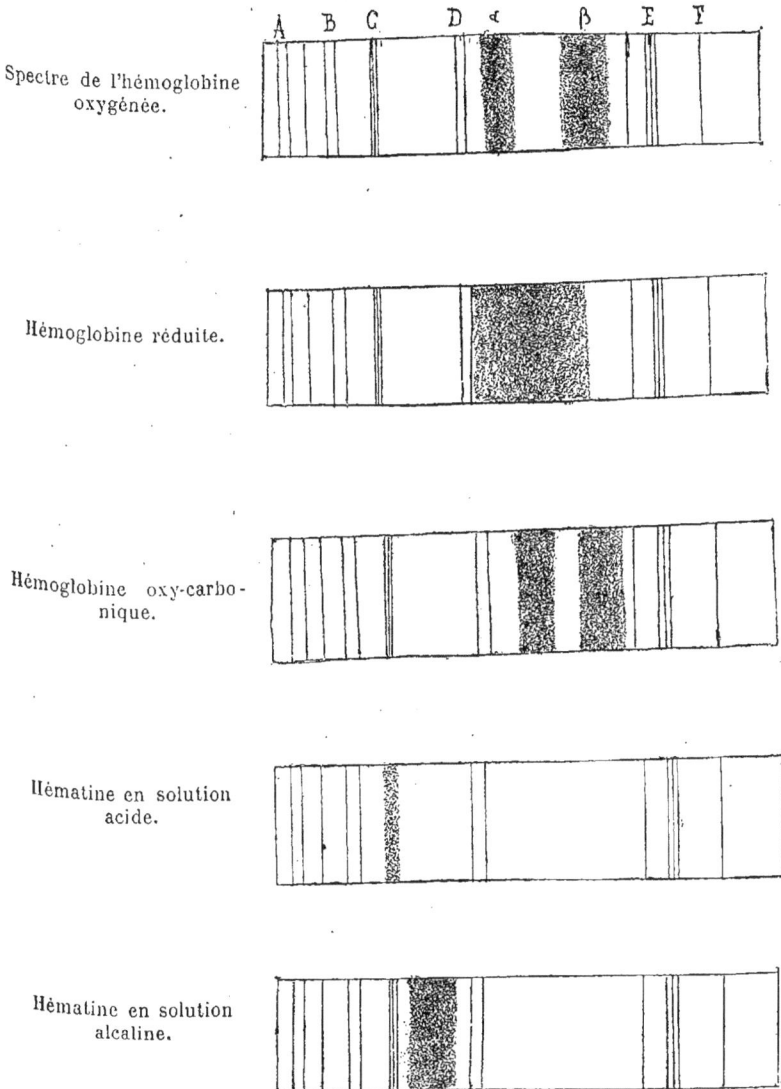

Spectre de l'hémoglobine
oxygénée.

Hémoglobine réduite.

Hémoglobine oxy-carbo-
nique.

Hématine en solution
acide.

Hématine en solution
alcaline.

Fig. 28.

certains rayons du spectre et produit dans ce dernier des bandes
d'absorption variables dans leur nombre et leur siège, suivant que

l'hémoglobine est oxygénée, réduite ou bien associée à l'oxyde de carbone (fig. 28).

L'hémoglobine oxygénée produit deux bandes d'absorption situées entre les lignes D et E de Frauenhofer, dans le jaune et le vert. La première bande commence à droite de la ligne D (raie du sodium) ; la seconde, plus large et plus diffuse sur ses bords, se termine en deçà de la ligne E. L'espace clair compris entre les bandes obscures est à peu près égal à la deuxième bande d'absorption.

Le spectroscope permet de découvrir une quantité infinitésimale d'hémoglobine alors que tous les autres moyens d'analyse ont été impuissants. On s'en sert avantageusement pour l'examen des liquides animaux. Toutefois, il importe de savoir que le picrocarminate d'ammoniaque présente au spectroscope les mêmes bandes d'absorption que l'hémoglobine oxygénée. On distinguera ces deux substances par l'emploi des agents réducteurs (fer réduit, sulfate de protoxyde de fer, sulfhydrate d'ammoniaque) ; ceux-ci modifieront le spectre de l'hémoglobine et ne changeront rien à celui du picrocarminate.

Avec l'hémoglobine réduite, on n'a plus qu'une seule bande d'absorption aussi large que les deux bandes réunies de l'hémoglobine oxygénée et commençant un peu à gauche de la ligne D : c'est la bande de Stokes.

Le sang défibriné agité avec de l'oxyde de carbone (hémoglobine oxycarbonique) détermine deux bandes d'absorption qui diffèrent de celles de l'hémoglobine oxygénée en ce qu'elles sont portées un peu plus à droite (115 au lieu de 108 et 140 au lieu de 135). Les mêmes bandes sont obtenues avec le sang des animaux empoisonnés par l'oxyde de carbone et certains gaz d'éclairage.

Cl. BERNARD a démontré que l'oxyde de carbone se substitue à l'oxygène des globules et forme avec l'hémoglobine une combinaison beaucoup plus stable que l'hémoglobine oxygénée ; de sorte que les hématies, malgré la teinte rutilante qu'elles prennent, ne sont plus propres à absorber de l'oxygène.

Le spectre de l'hémoglobine oxycarbonée n'est nullement modifié par les agents réducteurs.

L'hématine en solution acide produit dans le spectre une bande d'absorption située dans le rouge et répondant à la raie C.

L'hématine en solution alcaline donne une bande d'absorption également large et diffuse située vers le milieu de l'espace compris entre les raies C et D.

Comme on le voit, la raie D, qui coïncide avec celle du sodium, établit la limite entre les bandes d'absorption de l'hématine et celles de l'hémoglobine. Les premières sont à gauche, les secondes à droite de cette raie.

L'examen spectroscopique du sang, très simple à faire, rend des services considérables en pathologie et en médecine légale. MAURICE DE THIERRY a fait construire un hémaspectroscope pour rechercher des quantités infinitésimales de sang dans un liquide, et déceler sa présence dans les taches sur le linge, le bois et les métaux.

L'hémoglobine bien que très altérable, peut être conservée en dehors de l'organisme dans une solution de sel marin et d'albumine : c'est une des raisons pour lesquelles ces deux substances sont indispensables à la nutrition.

On peut faire l'examen spectroscopique du sang à l'intérieur des vaisseaux. Pour cela, il faut interposer entre une source de lumière et le colimateur de l'instrument une partie vascularisée très mince, telle que la membrane interdigitale ou la langue d'une grenouille, le mésentère d'un petit mammifère, etc. On voit alors le spectre de l'hémoglobine oxygénée sous forme de bandes vacillantes.

On en conclut que jamais dans le sang en circulation l'hémoglobine n'est complètement désoxygénée. D'ailleurs, l'analyse des gaz, avec la pompe à mercure, démontre que le sang veineux lui-même n'a pas moins de 13 à 15 p. 100 d'oxygène. Mais lorsque le sang stagne dans un point de l'organisme, il abandonne son oxygène (qui n'est pas renouvelé) aux éléments des tissus voisins, se charge d'acide carbonique et donne alors le spectre de l'hémoglobine réduite. Plus il est riche en oxygène, plus il met de temps pour se réduire.

HÉNOCQUE a imaginé récemment un spectroscope qui permet d'apprécier la réduction de l'hémoglobine du sang, à travers l'ongle, lorsque la circulation est arrêtée par une ligature appliquée à la racine d'un doigt.

On peut voir le spectre du sang sans se servir du spectroscope ; il suffit pour cela de regarder à contre-jour, devant une lumière intense, celle du soleil par exemple, l'espace compris entre deux doigts qui se touchent par leurs bords. Ces bords font l'office de prismes, décomposent la lumière, et le sang qui circule dans leurs capillaires détermine les bandes d'absorption caractéristiques.

PROPRIÉTÉS PHYSIOLOGIQUES DU SANG

Nous ne traiterons ici que des propriétés physiologiques des hématies.

Contractilité. — On a dit quelquefois que les hématies sont douées de contractilité. Ce fait est extrêmement douteux; s'il a été

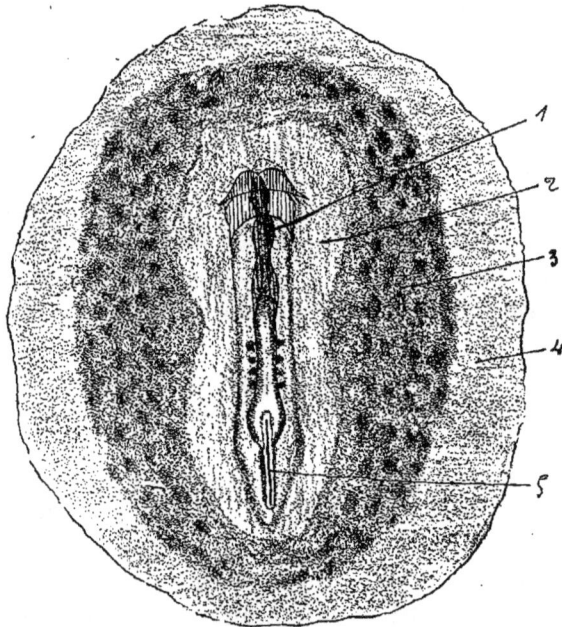

Fig. 29. — Embryon et blastoderme de poulet vers la 26ᵉ heure de l'incubation.
1, embryon. — 2, aire transparente. — 3, aire vasculaire marbrée des îlots de Wolf. — 4, partie de l'aire opaque qui entoure l'aire vasculaire. — 5, sillon primitif disparaissant à l'arrière de la gouttière médullaire.

constaté, ce doit être chez l'embryon, sur des cellules embryonnaires en train de se transformer en globules sanguins. Toutefois, FRIEDREICH, MUNK assurent avoir rencontré dans de l'urine des hématies adultes contractiles. KLEBS prétend que cette contractilité est mise en jeu par l'eau, et s'explique de cette façon les déformations des globules rouges sous l'influence de ce liquide. Nous avons dit ce qu'il faut penser à cet égard.

Quant aux autres observations de contractilité des hématies, n'auraient-elles pas été faites sur les cellules lymphatiques qui, dans les anémies se chargent d'hémoglobine et ressemblent à des globules rouges ? (Hayem.)

Formation des globules rouges. — L'apparition des globules rouges se fait par deux poussées successives : l'une a lieu pendant

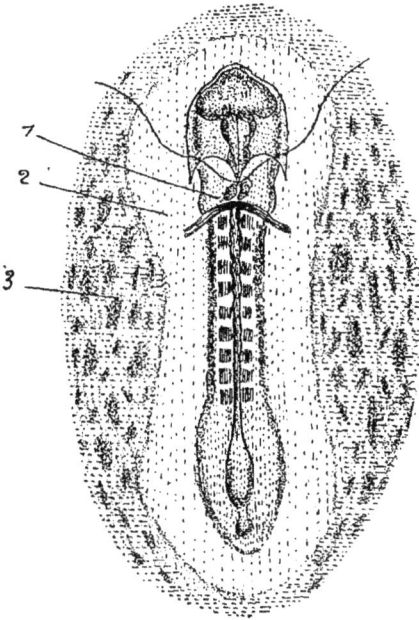

Fig. 30. — Embryon de poulet vers la 36ᵉ heure de l'incubation
(le cœur est encore double).

1, embryon. — 2, aire transparente — 3, aire vasculaire dont les marbrures indiquent les îlots de Wolf.

la vie embryonnaire ; l'autre pendant le développement fœtal et la période qui suit immédiatement la naissance.

Première poussée. — Autour de l'embryon, constitué par une simple masse allongée, couchée à la surface de l'œuf, on voit une zone où apparaissent les premiers vaisseaux sanguins : c'est l'aire vasculaire bordée par un sinus elliptique en voie d'accroissement (aire périphérique). Des îlots de couleur rouge sont épars dans l'aire vasculaire, ce sont les îlots de Wolf ou de Pander ; en s'étendant de proche en proche, ils forment des cordons anastomosés en réseau et envahissent toute l'aire vasculaire (cordons de His).

D'autres vaisseaux se forment à l'intérieur même de l'embryon et se portent à la périphérie pour s'aboucher bientôt avec ceux de l'aire vasculaire. Il y a donc formation discontinue du système vasculaire.

Voici comment le sang apparaît à l'intérieur de ce système : les

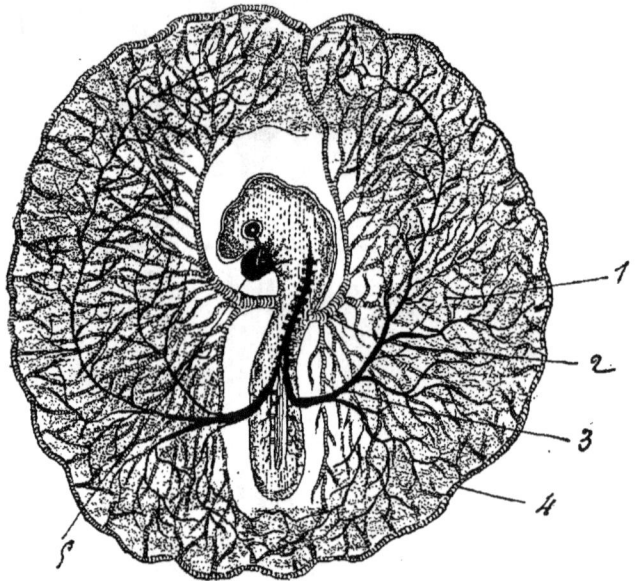

Fig. 31. — Embryon de poulet au 4ᵉ jour de l'incubation, pour montrer la circulation embryo-vitelline.

1, réseau de l'aire vasculaire. — 2, veines omphalo-mésentériques aboutissant au sinus veineux. 3, artères omphalo-mésentériques. — 4, sinus terminal. — 5, cœur.

cordons de His sont constitués par des cellules entassées dont les destinations sont différentes ; les cellules extérieures aplaties forment paroi aux futurs vaisseaux : ce sont les cellules *vaso-formatives;* les cellules sphériques centrales forment le sang : ce sont les cellules *héma-formatives* (fig. 34). Ces dernières subissent des transformations sur la nature desquelles l'entente n'est pas parfaite. D'après les uns, elles se chargeraient d'hémoglobine, sécréteraient une mince enveloppe et changeraient de forme. D'après les autres, les cellules héma-formatives se réduiraient à leur noyau par dissolution du protoplasma, le noyau constituerait l'hématie, le protoplasma dissous, le liquide où elle nage.

La première supposition est spécialement en rapport avec la formation des globules rouges nucléés. La deuxième s'adapte plus particulièrement à la formation des hématies sans noyau des mammifères. Toutefois rien n'est moins probable que les hématies des mammifères soient de simples noyaux; il est bien plus rationnel d'ad-

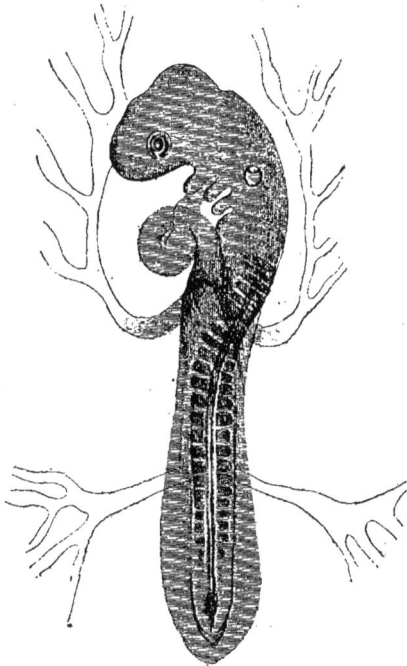

Fig. 32. — Embryon de poulet du 4ᵉ jour avec les vaisseaux omphalo-mésentériques qui le reliaient à l'aire vasculaire. (LAULANIÉ.)

mettre que ce sont des cellules complètes dont le noyau a disparu par suite de la haute différenciation qu'elles ont subie, différenciation qui les a frappées d'impuissance absolue de reproduction. Tandis que dans les ammamaliens, les hématies moins bien spécialisées ont mieux conservé leur structure cellulaire primitive. D'ailleurs, dans l'embryon des mammifères, on rencontre des globules rouges nucléés.

Deuxième poussée. — Elle commence au moment où l'embryon

devient fœtus, et se continue quelque temps après la naissance. On l'étudie facilement sur le mésentère ou l'épiploon d'un jeune lapin.

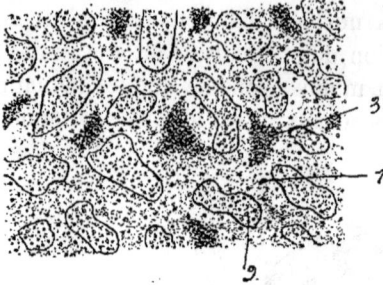

Fig. 33. — Cordons de His de l'aire vasculaire anastomosés en réseau, et dans lesquels on voit déjà des taches sanguines.

1, cordons de His. — 2, maille du réseau desdits cordons. 3, taches sanguines.

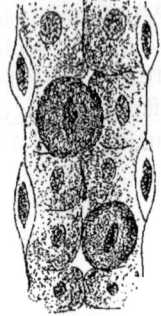

Fig. 34. — Segment d'un cordon de His montrant les cellules vaso-formatives et les cellules héma-formatives ainsi que deux hématies déjà différenciées.

Examinées au microscope, ces membranes montrent un réseau vasculaire dont les plus fines branches offrent des diverticules en

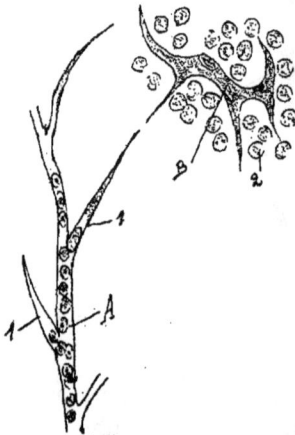

Fig. 35.

A, un capillaire poussant des pointes d'accroissements, 1. — B, cellule vaso-formative située dans un amas d'éléments lymphatiques formant une tache laiteuse.

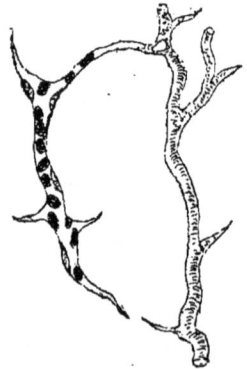

Fig. 36. — Une cellule vaso-formative remplie d'hématies et soudée à un capillaire voisin.

culs-de-sac qu'on appelle *pointes d'accroissement*, pour indiquer que ce sont des vestiges de vaisseaux nouveaux (fig. 35). Au voisinage de ces pointes d'accroissement, M. RANVIER a signalé l'existence des *taches laiteuses,* agglomérations de cellules arrondies petites, parmi lesquelles on en remarque d'autres plus volumineuses et étoilées qui ne sont autre chose que des cellules vaso-formatives : en effet, on voit se former à leur intérieur, par un procédé qu'on ne connait pas, des hématies, puis elles se canalisent et prennent l'aspect de réservoirs sanguins irréguliers qui bientôt s'abouchent avec les capillaires voisins au niveau de leurs pointes d'accroissement. Dès lors, la circulation s'établit à leur intérieur, leur calibre se régularise et ainsi se trouvent augmentés le domaine de l'appareil vasculaire et la masse du sang en circulation.

Les cellules étoilées des taches laiteuses sont donc à la fois vaso-formatives et héma-formatives. On en observe de semblables dans nombre de points où s'édifient des réseaux capillaires, notamment dans le foie embryonnaire. En résumé, les hématies paraissent se former en dehors des voies de la circulation ; elles n'y entrent et ne deviennent mobilisables qu'après leur achèvement.

Destruction des globules. — Les globules sont soumis à un vieillissement et à une destruction incessante. Dans une préparation microscopique, on en voit qui se laissent envahir d'emblée par certains réactifs, alors que d'autres résistent plus ou moins longtemps à cette imbibition : les premiers sont morts, les seconds ont une vitalité plus ou moins considérable. Lorsque les globules rouges se détruisent, ils se désagrègent en granulations pigmentaires qui sont recueillies par les globules blancs, digérés par eux ou bien transportés à la base de l'épiderme ou des épithéliums colorés (iris, choroïde).

Cette destruction s'exagère dans certains états pathologiques (fièvre palustre). Elle se fait dans tous les points du système circulatoire, mais plus particulièrement dans la rate qui est en quelque sorte le cimetière des hématies, ainsi qu'en témoigne la constitution de sa pulpe.

Lorsque le sang se répand loin des vaisseaux, ses globules rouges meurent et subissent de même la désintégration granulo-pigmentaire.

Régénération des globules. — Les hématies se détruisant sans cesse et leur nombre, à l'état physiologique restant à peu près constant, il y a lieu d'admettre leur régénération ; mais le processus de cette régénération est encore très discuté. M. Hayem fait jouer le rôle principal, dans ce phénomène, aux hématoblastes ou plaques sanguines de Bizzozero, car il a remarqué que vers la fin des maladies aiguës ces granulations augmentent considérablement en nombre pour diminuer progressivement au fur et à mesure de la régénération globulaire pendant la convalescence ; elles sont également abondantes chez les femmes enceintes, chez les nouveau-nés, chez les anémiques, chez les individus qui ont éprouvé des pertes de sang, en un mot toutes les fois que la masse globulaire appauvrie va se reconstituer.

M. Pouchet fait dériver le globule blanc et le globule rouge d'un noyau primordial (*globulin*) qui en se chargeant d'hémoglobine donnerait l'hématie et en se recouvrant d'une couche protoplasmique donnerait le leucocyte. L'hématie une fois formée est incapable de proliférer ; tandis que le leucocyte pourrait donner naissance à de nombreux noyaux libres ou globulins susceptibles de se transformer en globules rouges, de sorte que ceux-ci se régénéreraient d'une façon indirecte par l'intermédiaire des globules blancs. Mais cette théorie a le défaut de ne pouvoir s'appliquer aux hématies nucléées des amammaliens, et de partir d'un élément plus qu'hypothétique : le noyau libre.

Recklinghausen s'efforça de démontrer que les globules blancs se transforment directement en globules rouges en se chargeant d'hémoglobine, en changeant de forme et en perdant leur noyau (s'il s'agit des mammifères). Il affirma même avoir assisté *de visu* à cette métamorphose dans du sang conservé vivant sous le microscope, grâce à une chambre humide. En effet on rencontre souvent, dans le sang, des leucocytes chargés d'hémoglobine en granulations ou diffuse ; on peut se demander s'ils ne sont pas en voie de transformation. D'autre part, ces éléments se reproduisent avec une telle activité et dans des points si nombreux de l'organisme, qu'il est difficile d'admettre qu'ils se détruisent dans la même proportion ; ils se transforment donc, et ce ne peut être qu'en hématies puisqu'ils se déversent incessamment dans le sang par le canal thoracique et la grande veine lymphatique sans cependant s'y accumuler, du moins à l'état physiologique.

S'il en est réellement ainsi, rien n'est plus juste que de définir le sang : « une lymphe différenciée ». Mais on objecte que dans l'embryon les hématies ont une origine toute différente, puisqu'elles se forment avant même que les globules blancs n'aient apparu, et qu'il est peu probable que la genèse de ces éléments puisse varier ainsi suivant les âges.

Dans ces derniers temps, on s'est posé la question de savoir si les globules rouges nucléés des amammaliens ne seraient pas capables de prolifération; Busrculi affirme la possibilité de ce phénomène et M. Renaut, de Lyon a constaté un fait qui le rend très vraisemblable : il a trouvé dans l'appareil vasculaire d'une grenouille qu'il avait rendue préalablement exsangue en lui coupant la pointe du cœur, des hématies plus petites et plus pâles que les autres avec un gros noyau et des figures polaires; n'était-ce pas l'indice d'une reproduction prochaine karyokynétique? — C'est très possible, surtout s'il s'agit de globules jeunes qui peuvent facilement faire retour à leur structure cellulaire primitive; mais cela ne paraît pas être le procédé de la régénération normale. Quant aux hématies des mammifères, l'absence de noyau indique assez qu'elles sont absolument incapables de reproduction ; leur différenciation est poussée si loin qu'elles agissent comme de simples blocs d'hémoglobine, par leurs seules qualités physico-chimiques.

En résumé, le problème de l'hématopoïèse attend encore une solution. On ne connaît avec certitude ni l'élément générateur du globule rouge, ni le lieu de cette genèse. On cite cependant comme organes hématopoïétiques la rate, la moelle des os et le foie. La rate servirait concomitamment à la destruction et à la régénération des hématies, employant les résidus des anciennes à l'édification des nouvelles. La moelle des os quand elle n'est pas envahie par la graisse, serait aussi le siège d'une active production de globules sanguins. Quant au foie, il renferme dans l'embryon et le fœtus de nombreuses cellules angioplastiques qui en font un foyer d'hématopoïèse ; mais après la naissance ce rôle paraît se réduire à une sorte de dépuration que le sang de la veine porte chargé des matières de la digestion, éprouve en tamisant à travers cet organe avant d'arriver au cœur.

Que deviennent les globules sanguins après la transfusion? — La transfusion est une opération pratiquée depuis bien longtemps avec des résultats tantôt excellents, tantôt déplorables. Si le sang n'était qu'une simple solution nutritive il n'y aurait sans doute aucun inconvénient à en faire la substitution d'un animal à un autre, quelque éloignés qu'ils soient dans la classification zoologique. Mais c'est un véritable tissu et la transfusion est comparable à une greffe. Aussi ne faut-il pratiquer cette opération qu'entre animaux de même espèce ou d'espèces très voisines, de telle sorte que les hématies continuent à vivre dans le nouveau milieu où elles sont transplantées. Si elles y meurent, elles agissent comme des corps étrangers, déterminent des coagulations partielles, et peuvent occasionner de graves désordres. Or de nombreuses expériences démontrent que ces éléments sont extrêmement susceptibles aux changements de milieu. — Injectez du sang d'oiseau (à globules elliptiques) dans les vaisseaux d'un mammifère (à globules circulaires) et vous verrez ses globules disparaître rapidement par destruction et dissolution, et vice versa. Vous constateriez le même phénomène dans la transfusion entre mammifères d'espèces trop différentes. D'où il faut conclure que cette opération du domaine de la médecine humaine ne doit être pratiquée qu'entre individus de même espèce et de même famille si possible.

PROBLÈMES RELATIFS A LA RICHESSE DU SANG

Si l'on veut apprécier dans un organisme la richesse du trésor respiratoire qu'il possède, il faut résoudre les trois problèmes suivants :

1° Quelle est la masse du sang proportionnellement au poids de l'animal;

2° Quel est le nombre d'hématies contenues dans un volume déterminé de sang;

3° Quelle est la richesse des globules rouges en hémoglobine.

1° **Masse du sang.** — Pour évaluer la masse du sang proportionnellement au poids total de l'animal, différents procédés ont été mis en usage.

Le plus simple consiste à saigner l'animal jusqu'à ce que mort s'ensuive et à recueillir le sang ; mais il en reste toujours dans les vaisseaux, plus ou moins suivant les cas, de sorte que le résultat obtenu n'a pas une grande valeur.

VALENTIN a perfectionné ce procédé de la manière suivante : après avoir recueilli le sang fourni par la saignée, il fait passer dans les vaisseaux un liquide légèrement albumineux, incolore, (sérum artificiel) jusqu'à ce que ce liquide sorte avec les caractères qu'il avait à son entrée dans le système vasculaire. Il balaye ainsi tout le sang qui pouvait être resté dans ce dernier, et en obtient une solution dont il juge de la teneur en la comparant à des dissolutions titrées de sang. Additionnant alors la quantité recueillie pendant la saignée et celle calculée d'après la coloration du liquide de lavage, VALENTIN détermine la masse totale du sang.

Ce moyen meilleur que le précédent offre néanmoins une cause d'erreur résultant de la participation de la matière colorante des muscles à la coloration de la solution de lavage des vaisseaux.

M. MALASSEZ a indiqué une méthode basée sur la numération des globules :

On compte d'abord le nombre d'hématies par millimètre cube que contient le sang (je suppose que ce nombre soit de cinq millions); on recueille ce dernier par une saignée pratiquée à blanc (la quantité recueillie sera, si vous le voulez, un kilogramme). Puis on lave les vaisseaux avec du sérum artificiel jusqu'à ce que celui-ci sorte incolore, et, comme une certaine quantité de sang a pu échapper à ce lavage, on broie le cadavre tout entier dans une nouvelle quantité de sérum, l'on exprime ensuite, par compression de la pulpe ainsi produite. On ajoute le liquide exprimé au liquide de lavage et l'on détermine la teneur en globules par millimètre cube du mélange (ce sera par exemple 200,000). — Pour connaître la quantité de sang incorporée à ce mélange, c'est-à-dire celle qui restait dans le corps après la saignée, il n'y aura qu'à comparer sa teneur globulaire à celle du sang normal; dans le cas choisi pour exemple la proportion est de 5,000,000 : 200,000 = 25. — Si la quantité du dit mélange est de cinq kilogrammes, nous devons conclure qu'il renfermait $\frac{5,000}{25}$ = 200 grammes de sang que nous ajouterons au kilogramme obtenu par la saignée pour obtenir la quantité totale, c'est-à-dire 1,200 grammes.

Le tableau ci-dessous indique les résultats fournis par la saignée poussée le plus loin possible :

Homme adulte . . . 1/13 du poids du corps.
Homme nouveau-né. 1/19 — —
Chien . . . . 1/17 — —
Cheval . . . . . . 1/18 — —

Mouton	1/24 du poids du corps.
Porc	1/26 — —
Bœuf	1/29 — —

Les chiffres donnés pour l'homme adulte semblent un peu forts relativement aux chiffres des autres espèces : c'est qu'on les a obtenus en recueillant le sang sur des décapités. La décapitation, en effet, est un des meilleurs moyens d'exsanguification, car elle ouvre des vaisseaux nombreux, volumineux et voisins du cœur ; celui-ci continuant à battre quelques instants, le système circulatoire se vide facilement et, par suite, plus complètement.

On remarquera que les chiffres donnés ci-dessus sont en concordance avec l'activité respiratoire et l'énergie des animaux qui les ont donnés.

Dans toutes les espèces, le jeune sujet a moins de sang que l'adulte.

2° **Nombre des globules.** — Le sang peut être abondant sans être riche ; sa richesse dépendant du nombre des globules rouges et de la proportion d'hémoglobine qui entre dans la constitution de chaque globule. Les globules rouges sont tellement nombreux dans le sang que leur numération paraît tout d'abord impossible. Dans une gouttelette de ce liquide, les globules en nombre prodigieux se pressent et se recouvrent les uns les autres ; néanmoins on est parvenu à les compter en remplissant les indications suivantes :

1° Diluer le sang pour en écarter les globules, au moyen d'un liquide inoffensif pour ceux-ci (sérum artificiel composé d'eau, d'albumine et de chlorure de sodium) ;

2° Titrer la dilution et déterminer la quantité de sang qui occupe le champ du microscope ;

3° Aligner les globules pour faciliter leur numération.

Compte-globules de Malassez. — Ces indications ont été réalisées dans le procédé de M. Malassez. Cet observateur s'est primitivement servi d'un appareil comprenant un *mélangeur* (mélangeur Potain) et un *capillaire artificiel.*

Le mélangeur (fig. 37) est un tube de verre capillaire présentant sur son trajet, au voisinage de l'une de ses extrémités, une dilatation ampullaire dans l'intérieur de laquelle a été emprisonnée une petite perle de verre. La longueur du tube est telle que son volume intérieur représente une fraction déterminée la $\frac{1}{100}$ partie par exemple, de la portion dilatée. Un trait placé au-dessus et au-dessous de la dilatation indique le point où ces proportions se trouvent très exactes. La longue portion est effilée en pointe à son extrémité libre ; la courte peut s'introduire dans un tube de caoutchouc assez long pour aller commodément de la bouche à la main. Pour faire un mélange au moyen de cet instrument, on en plonge la pointe dans une goutte de sang ou dans un vaisseau, et l'on aspire lentement à l'extrémité du tube de caoutchouc, jusqu'à ce que le sang arrive au niveau du trait A. Retirant alors la pointe de l'instrument, on la plonge dans le sérum artificiel et l'on continue à aspirer jusqu'à ce que le mélange soit parvenu au niveau du trait B qui surmonte l'ampoule. On obtient ainsi une dilution au 100ᵉ qu'on rend homogène en agitant le mélangeur.

Il s'agit alors de compter les globules qu'elle contient dans un volume donné. Pour cette opération on se sert du capillaire artificiel. Le capillaire artificiel (fig. 38) consiste en une rainure étroite creusée sur la face inférieure d'une étroite languette de verre renversée et fixée sur une plaque porte-objet. La languette de verre est relevée à une de ses extrémités sous forme d'un tube cylindrique très court sur lequel on peut adapter un tube de caoutchouc. La capacité de l'instrument, c'est-à-dire le volume de liquide qu'il contient pour une longueur donnée, est indiquée sur chaque plaque. Les chiffres inscrits par le constructeur donnent les fractions de millimètre cube à laquelle cette longueur correspond.

Fig. 37.
Mélangeur Potain.

On remplit ce capillaire avec le sang dilué ; on le porte sous le microscope et on l'examine en se servant d'un oculaire quadrillé et d'un objectif qui n'est pas inférieur au nº 4 de Vérick. On voit alors une fraction du capillaire très grossie, divisée en petits carrés par

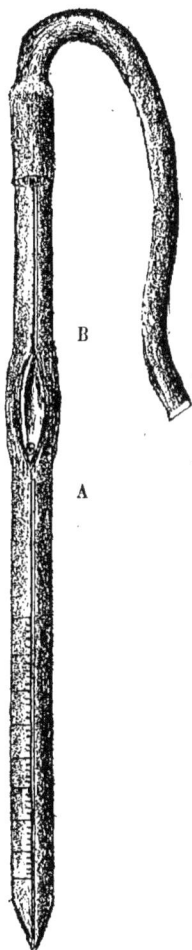

l'image du quadrillage de l'oculaire et dans lesquels les globules sont assez espacés pour être comptés facilement, en procédant

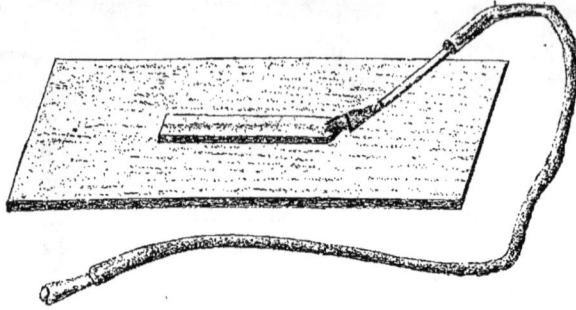

Fig. 38. — Capillaire artificiel du compte-globules Malassez.

d'un carré à l'autre (fig. 39). Le nombre fourni par cette opération est multiplié par le coefficient de la dilution (par 100 si elle est au 100ᵉ) et par le rapport (déterminé par le constructeur de l'appa-

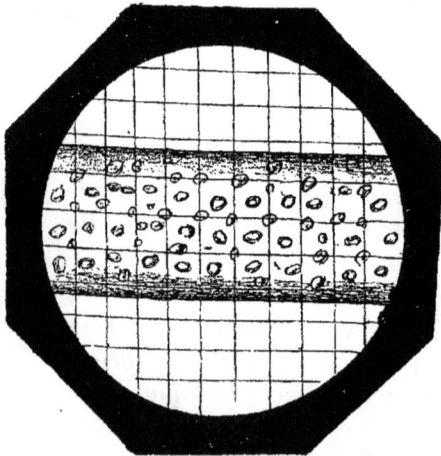

Fig. 39. — Image du capillaire artificiel rempli de la dilution sanguine et vu au microscope avec un aculaire quadrillé.

reil), qui existe entre un millimètre cube et la capacité de la longueur du capillaire sur laquelle a porté la numération. La formule générale suivante s'applique à ces calculs :

$$N = n \times R \times D$$

N représentant le nombre de globules par millimètre cube ;

n représentant le nombre de globules comptés sous le microscope ;

R représentant le dénominateur de la fraction de millimètre cube sur laquelle on a fait la numération ;

D représentant le titre de la dilution.

Compte-globules ou hématimètre de Hayem. — Cet instrument est construit sur le même principe que le précédent. Le sang est

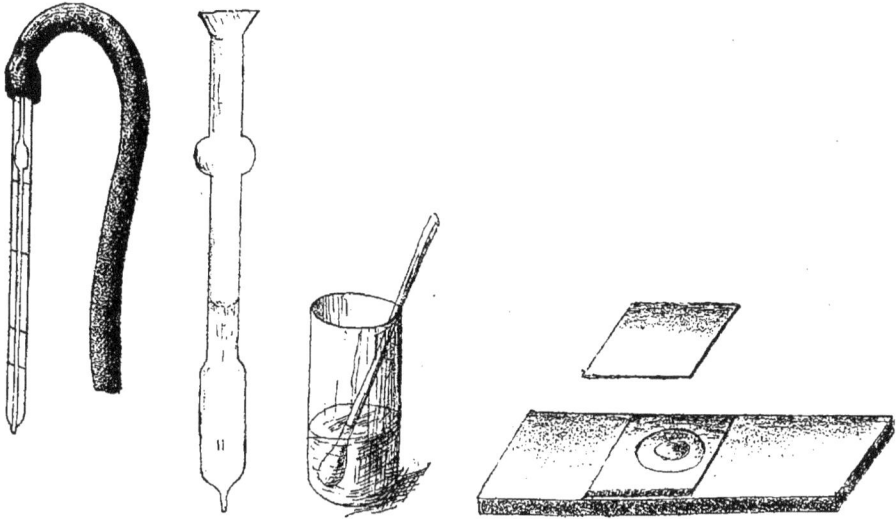

Fig. 40.

Pipettes pour recueillir : le sang; le sérum artificiel. — Mélangeur. — Plaque de support creusée d'une petite cuvette calibrée, et lamelle de recouvrement.

recueilli et mesuré avec une pipette graduée (fig. 40). — Le sérum artificiel avec une autre pipette. Les deux liquides sont portés dans le mélangeur ; celui-ci consiste en une petite éprouvette, où l'on agite le sang et le sérum avec une petite palette de manière à obtenir une dilution très uniforme.

On prend une goutte du mélange que l'on place dans une sorte de cuvette calibrée disposée sur la plaque de support et on recouvre d'une lamelle. Les globules se déposent, en vertu de leur poids, au fond de cette cuvette, côte à côte. Il est alors facile de les compter en surmontant le microscope d'un oculaire quadrillé.

M. NACHET a modifié l'hématimètre Hayem, de manière à dispenser de l'emploi de l'oculaire quadrillé et à permettre la numération avec un grossissement quelconque. Pour cela, il a adapté dans la platine du microscope, à la place du porte-diaphragme, un tube (fig. 42) contenant un système de lentilles qui vient former au

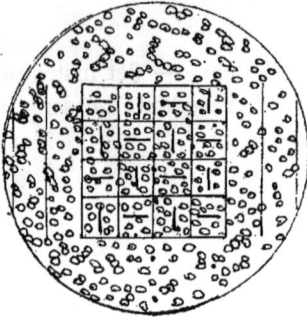

Fig. 41. — Image de la cuvette porte-objet vue au microscope avec un oculaire quadrillé.

foyer du microscope une image réduite d'un quadrillé contenu dans le tube, représentant un carré de $\frac{1}{5}$ de millimètre de côté.

Nouveau compte-globules de Malassez. — Depuis 1879, M. MALASSEZ a remplacé le capillaire artificiel de son instrument par une chambre humide graduée. Cette pièce, représentée figure 43, rappelle par sa disposition générale la chambre humide à air de Ranvier. Elle porte sur son fond le quadrillage qui était autrefois gravé dans l'oculaire. Elle est recouverte par une lamelle qui presse toujours de la même manière ; de sorte que l'on obtient une couche de dilution sanguine d'une épaisseur rigoureusement exacte ($\frac{1}{5}$ ou $\frac{1}{10}$

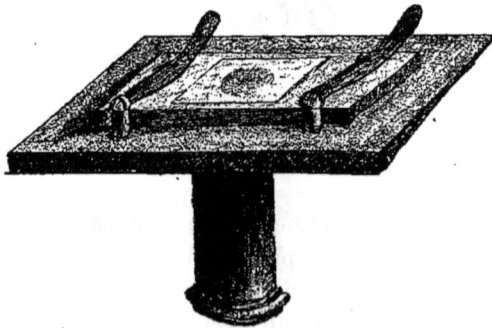

Fig. 42. — Diaphragme muni d'un système de lentilles graduées permettant de supprimer l'oculaire quadrillé.

de millimètre). La chambre humide graduée de Malassez est un perfectionnement de la cellule de l'hématimètre de Hayem.

Voici les résultats obtenus à l'aide de ces appareils :

Dans un millimètre cube de sang

L'homme possède { 4.300.000 globules rouges dans les capillaires du dos de la main.
4.000.000 dans l'artère radiale.
La femme possède 3.500.000   —   en moyenne.
Les mammifères en général 2 à 6.000.000.
Les oiseaux 400.000 à 4.000.000.
Les poissons 200.000 à 700.000.

Le nombre des globules rouge varie donc non seulement avec les espèces, mais encore suivant le sexe et même, chez un même sujet,

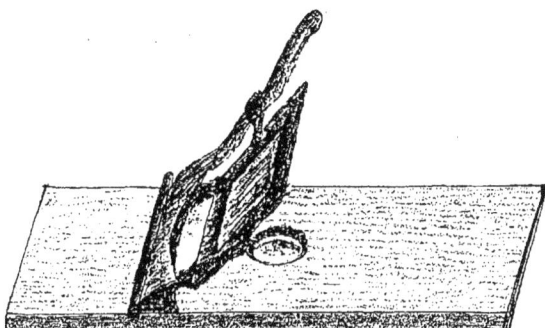

Fig. 43. — Chambre humide graduée du nouveau compte-globules de Malassez.

suivant les régions où l'on puise le sang. Les hématies sont plus nombreuses dans les capillaires que dans les gros vaisseaux, elles sont plus nombreuses également dans les veines que dans les artères correspondantes.

L'anémie est caractérisée par une diminution considérable du nombre des globules rouges. Celui-ci peut tomber dans quelque cas d'anémie extrême au chiffre de 500,000, 450,000 par millimètre cube. Dès que le nombre de globules s'abaisse, chez l'homme, à 2,000,000, on peut dire qu'il y a anémie intense.

Proportion entre les globules rouges et les globules blancs du sang. — A l'état normal, cette proportion varie suivant la région où le sang a été puisé. Il y a environ 1 globule blanc pour 350 à 400 hématies. Ce rapport peut s'élever à $\frac{1}{100}$ ou $\frac{1}{105}$, dans le sang de la rate ou de la pie-mère.

D'après ces chiffres, on voit que, chez l'homme, il y a par millimètre cube 6 à 8,000 globules blancs pour 4,000,000 de rouges. Cette proportion, qui, à l'état physiologique, est sujette à de

grandes variations, change beaucoup dans certaines maladies. Dans
la *leucocythémie*, le nombre des globules blancs augmente considérablement ; il peut même dépasser celui des rouges. On a
signalé des cas où le sang contenait trois globules blancs pour une
hématie ; il prend alors une teinte rouge groseille et même lactescente.

La leucocythémie peut n'être qu'un symptôme de certaines maladies ; on dit alors, de préférence, qu'il y a leucocytose.

L'augmentation du nombre des globules blancs se fait toujours
aux dépens des globules rouges ; elle donne lieu à une variété
d'anémie non moins grave que l'anémie proprement dite.

3° **Richesse des globules rouges en hémoglobine.** — Il est permis
de comparer les globules sanguins à des pièces de monnaie dont
l'ensemble constituerait le trésor respiratoire. L'hémoglobine en
serait le métal précieux, la globuline le métal accessoire. Si nous
comparons ce mélange à l'alliage de nos pièces de monnaie, il est
utile de déterminer le titre de l'alliage. La moyenne de ce titre peut
être obtenue par l'étude du pouvoir colorant du sang. Le procédé
théorique qui permet cette détermination est le suivant :

De l'hémoglobine pure est mise en dissolution dans une certaine
quantité d'eau ; cette hémoglobine donne à la liqueur une coloration
d'autant plus foncée que la quantité dissoute sera plus considérable.
On prépare ainsi des dissolutions de titre connu très diversement
teintées dont on se sert comme étalons pour apprécier la richesse en
hémoglobine d'un sang donné.

Si l'on applique ce procédé sans artifice, il est long, car on opère
par tâtonnements. De plus il est difficile, car l'hémoglobine
s'altère rapidement, prend une teinte noirâtre par formation d'hématine, de sorte que l'expérimentateur est obligé de renouveler
à chaque dosage, les solutions étalons. Pour obvier à ces inconvénients, M. Malassez a remplacé l'hémoglobine par une solution
de picro-carminate d'ammoniaque, dont la coloration et les caractères spectroscopiques sont fort analogues à ceux de l'hémoglobine.

Hémochromomètre de Malassez. — L'hémochromomètre ou l'hé-
mocolorimètre que cet auteur a inventé se compose : 1° d'un petit
réservoir surmontant une pipette graduée où l'on fait un mélange
titré de sang et d'eau distillée (fig. 44) ; 2° d'un petit vase

prismatique en forme de coin, où l'on met une solution aqueuse de picrocarminate d'ammoniaque. La forme angulaire de ce vase fait que la solution qu'il renferme peut servir à tous les dosages, car cette dernière a une coloration d'autant plus intense qu'on l'examine dans un point où elle est en couche plus épaisse.

La dilution du sang à essayer et la solution du picrocarminate d'ammoniaque sont placées l'une à côté de l'autre, en regard de deux petites fenêtres percées dans l'enveloppe de l'instrument; la première reste fixée, tandis que la solution étalon peut être élevée ou abaissée au moyen d'une crémaillère. Les choses étant ainsi

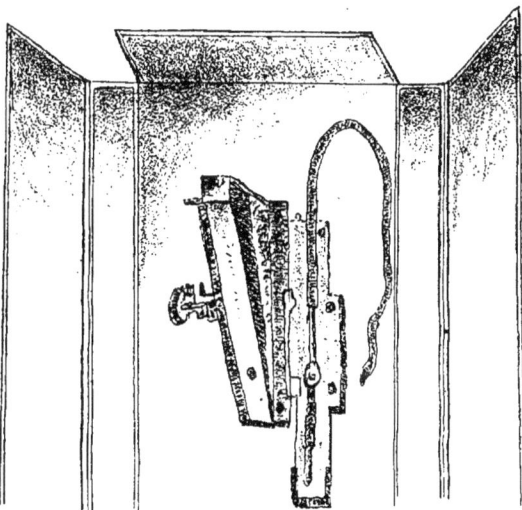

Fig. 44. — Hémochromètre Malassez (disposition ancienne).

disposées, l'observateur compare la coloration des deux solutions, en les examinant à contre-jour par les deux fenêtres sus-indiquées, et il déplace la solution étalon, jusqu'à ce qu'il juge la coloration exactement semblable de part et d'autre. Alors il lit la graduation en regard de laquelle s'est arrêté le cran de la solution étalon, et il n'a plus qu'à consulter une table dressée par l'inventeur, où se trouvent indiquées les quantités d'hémoglobine correspondant à telle ou telle graduation de l'appareil. Le pouvoir colorant du sang étant obtenu, il s'agit de connaître sa capacité respiratoire. C'est là tout l'intérêt de l'opération. On y arrive en consultant une autre table

annexée à l'hémochromomètre, qui donne très exactement le pouvoir
absorbant pour l'oxygène.

La détermination du pouvoir absorbant du sang pour l'oxygène,
suivant la quantité d'hémoglobine qu'il renferme, est facile à faire :
pour cela, on se sert de solutions artificielles et titrées d'hémoglobine dans lesquelles on fait arriver de l'oxygène et qu'on porte
ensuite sur la pompe à mercure. L'oxygène absorbé se dégage, on
en mesure le volume et le poids, et ainsi sont établies les tables de
l'hémochromomètre.

M. MALASSEZ a modifié dernièrement cet instrument. L'étalon

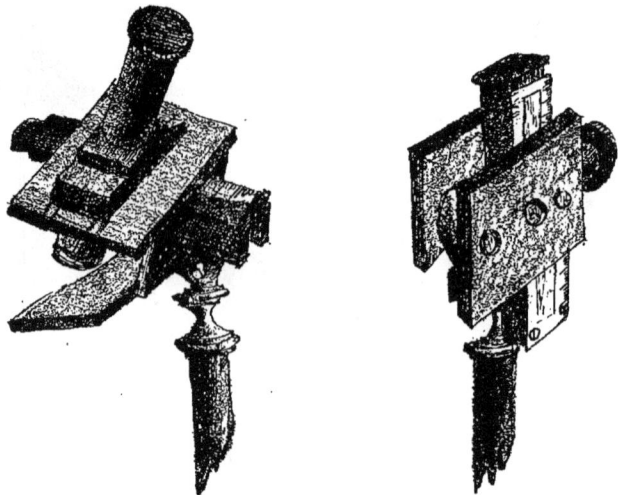

Fig. 45. — Hémochromomètre Malassez (disposition nouvelle).

(gélatine picrocarminée) est représenté par une petite cuvette de
verre à faces parallèles, fixée en face d'une des fenêtres de la monture. La solution sanguine est déposée dans une cuvette mobile à
faces inclinées (analogue à celle qui renfermait la solution étalon
dans l'ancien appareil). On fait glisser cette cuvette devant la
deuxième fenêtre jusqu'à égalité de teintes. Pour mieux apprécier
celles-ci, leurs images sont ramenées sur la ligne médiane au
moyen de deux prismes à double réflexion totale, et vues à travers
un oculaire grossissant.

Le nouvel appareil est monté sur un pied, on le manie à peu
près comme un microscope (fig. 45).

Voici les résultats donnés par l'hémochromomètre de M. MALASSEZ :

Homme....	12^{gr}8	d'hémoglobine par mille de sang.	
Chien......	13, 8	—	—
Porc.......	13, 2	—	—
Bœuf	13, 3	—	—
Mouton	11, 2	—	—
Lapin......	8, 4	—	—
Coq........	8, 5	—	—
Canard.....	8, 1	—	—

La quantité est donc moindre chez les oiseaux que chez les mammifères, et parmi les premiers, les oiseaux aquatiques sont les moins bien partagés.

Les quelques chiffres suivants ont trait à la capacité respiratoire du sang.

1^{mmc} de sang renfermant $\begin{cases} 0^{mmg}048 \text{ d'hémoglobine fixera } 0^{mmc}100 \text{ d'oxygène.} \\ 0,\quad 134 \qquad\qquad — \qquad\quad 0,\quad 280 \qquad — \end{cases}$

On peut les résumer en disant que le volume d'oxygène qu'un sang peut absorber est à peu près égal à deux fois le poids correspondant de l'hémoglobine qu'il contient. Ces résultats ont, comme on le pense, une valeur bien supérieure à ceux donnés par la numération des globules pour l'appréciation de la richesse du sang :

TISSUS DÉRIVANT DU MÉSODERME

TISSU CONJONCTIF

CHAUSSIER l'appelait *tissu lamineux*, BICHAT *tissu cellulaire*, de BLAINVILLE *tissu régénérateur* ou *plastique*. C'est Jean MULLER qui lui a donné le nom de *tissu conjonctif;* les Anglais emploient les termes équivalents de *tissu connectif*.

Ces dénominations répondent aux diverses idées qu'on s'est faites de la structure ou du rôle de ce tissu. CHAUSSIER le croyait constitué par des lames nombreuses extrêmement minces superposées ou entre-croisées. BICHAT le supposait creusé d'une infinité d'aréoles ou cellules communiquant les unes avec les autres et capables de se distendre sous l'influence de l'insufflation, de là le nom de tissu cellulaire qu'il lui avait donné. Aujourd'hui le nom de tissu conjonc tif est généralement adopté, parce qu'il ne préjuge rien sur la structure et exprime l'un de ses usages indiscutables, celui de relier entre elles les différentes parties du corps.

Le tissu conjonctif se présente sous trois états principaux qui nous autorisent à distinguer trois variétés : *le tissu conjonctif lâche, le tissu conjonctif réticulé* et *le tissu conjonctif lamelleux*.

CARACTÈRES ANATOMIQUES

Tissu conjonctif lâche. — Le tissu conjonctif lâche se rencontre dans les différentes parties du corps et en particulier sous la peau qu'il unit aux parties sous-jacentes, de manière à permettre une mobilité plus ou moins grande du tégument. Pour prendre une bonne idée de ses caractères anatomiques, il faut l'observer aux différentes phases de son évolution.

1° Si, à l'aide du curare, on immobilise un jeune têtard sur une plaque de support creusée d'un petit godet, si on le recouvre d'une lamelle et qu'on examine au microscope l'expansion transparente de la queue de cet animal, on voit qu'elle est constituée par du tissu *conjonctif lâche embryonnaire*, c'est-à-dire par des cellules très petites, dépourvues de membrane d'enveloppe, formées par un noyau elliptique et une petite quantité de protoplasma accumulé surtout aux extrémités du grand axe du noyau. Ces éléments, que M. Robin appelle *noyaux embryoplastiques*, sont plongés en nombre considérable dans une substance amorphe semiliquide, coagulable par les acides et l'alcool, que l'on suppose sécrétée par les cellules elles-mêmes (fig. 46).

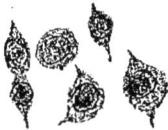

Fig. 46. — Tissu conjonctif embryonnaire.

A un stade plus avancé de son développement, ce même tissu se montre constitué par des cellules étoilées, reliées par leurs prolongements, formant de la sorte un véritable réseau au sein de la substance fondamentale amorphe. Dans les mailles de ce réseau circulent des cellules rondes analogues au leucocytes, auxquelles on donne le nom de *cellules migratrices* (fig. 47). Tel est le tissu conjonctif à sa première période appelée *cellulo-formative* (Renaut), parce que à ce moment les cellules sont les seuls éléments figurés du tissu conjonctif.

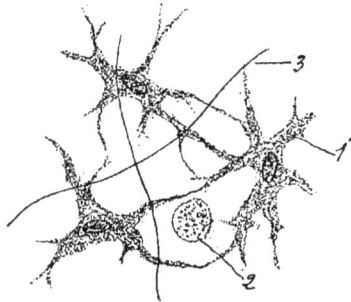

Fig. 47. — Tissu conjonctif de la gélatine de Warthon.

1, cellule étoilée dite cellule fixe. — 2, cellule migratrice. — 3, premières fibrilles connectives.

2° Mais on voit bientôt apparaître entre les cellules, au sein de la substance amorphe, de très fines fibrilles isolées ou agglomérées en faisceaux plus ou moins volumineux : ce sont des *fibrilles* et des *faisceaux connectifs* qui s'entre-croisent de mille façons de manière à constituer une toile plus ou moins inextricable dans le tissu de laquelle sont intercalées les cellules (fig. 48). Les faisceaux connectifs d'un certain volume présentent une très mince membrane d'enveloppe, à l'intérieur de laquelle on voit un certain nombre de fibrilles qui en coupe apparaissent comme autant de petits points. Pour mettre cette membrane en évidence, il faut faire agir sur la préparation qu'on examine, une solution étendue d'acide acétique ou d'acide formique : les faisceaux se gonflent irrégulièrement, deviennent moniliformes, leur membrane d'enveloppe se déchire au niveau des renflements, laissant de petites bandes circulaires ou spiroïdes autour des points rétrécis (fig. 49).

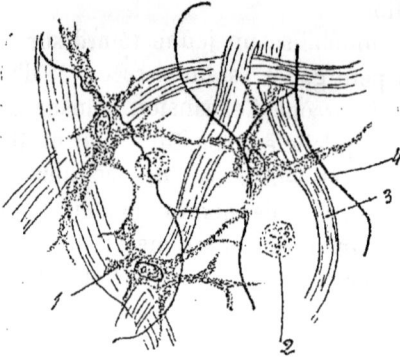

Fig. 48. — Tissu conjonctif adulte.

1, cellules fixes. — 2, cellules migratrices. — 3, faisceaux connectifs entre-croisés. — 4, fibres élastiques anastomosées.

Cette seconde période caractérisée par l'apparition et le dévelop-

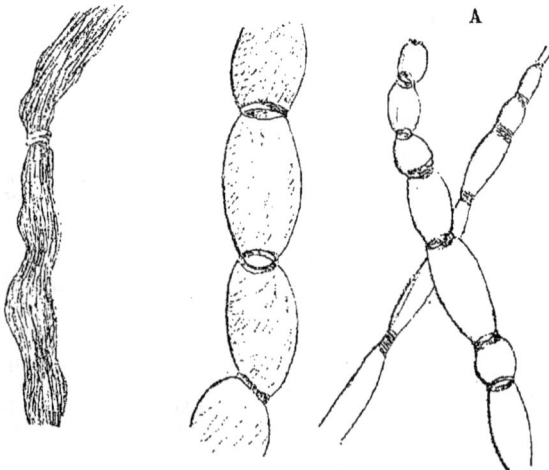

Fig. 49. — Faiceaux connectifs isolés dont l'un montre très bien son contenu fibrillaire, tandis que les autres gonflés par l'acide formique présentent des débris annulaires de la membrane d'enveloppe.

pement des fibrilles et des faisceaux connectifs est appelée *télo-formative.*

3° Le tissu conjonctif, achevant son évolution, gagne enfin un élément nouveau, la *fibre élastique*, qui lui donne une plus grande solidité. Il est alors constitué : 1° par un réseau de cellules étoilées dites cellules fixes, cellules plasmatiques du tissu conjonctif ; 2° par des cellules migratrices en tout semblables aux globules lymphatiques ; 3° par des fibrilles et des faisceaux connectifs plus ou moins nombreux, plus ou moins entre-croisés ; 4° enfin, par des fibres élastiques anastomosées les unes avec les autres, et en nombre variable suivant le degré de solidité et d'élasticité du tissu conjonctif envisagé (fig. 50).

Cette dernière période de l'évolution du tissu conjonctif s'appelle *élastico-formative*.

Tel est le mode de développement du tissu conjonctif en général et spécialement du tissu conjonctif lâche. Mais ce tissu, au lieu de parcourir les trois périodes sus-indiquées, peut s'arrêter à la première ou à la deuxième. C'est ainsi que la gélatine de Warthon (*in cordon ombilical*) n'est autre chose que du tissu conjonctif lâche arrêté à la période cellulo-formative ; on y trouve un réseau de cellules étoilées plongées dans une substance amorphe abondante, des cellules migratrices et de rares fibrilles connectives : c'est ce qu'on appelait autrefois le *tissu conjonctif muqueux* (fig. 47).

Fig. 50. — Deux fibres élastiques isolées du tissu conjonctif lâche.

Revenons maintenant avec plus de détails sur la structure du tissu conjonctif lâche adulte.

Pour en obtenir de bonnes préparations, on emploie des injections interstitielles de liquides divers (eau, solution de Ag O, Az O⁵ de picrocarmin, d'acide osmique) qui forment en s'interposant entre les éléments du tissu, des boules d'œdème artificiel. On prend sur ces boules d'œdème, avec de petits ciseaux, un lambeau que l'on étale rapidement en préparation microscopique. C'est là un procédé de dissociation excellent ; néanmoins, M. Ranvier en l'employant a été conduit à une fausse interprétation : il crut que les cellules fixes étaient indépendantes les unes des autres, et appliquées à la manière d'un endothélium discontinu à la surface des faisceaux connectifs, de telle façon que les mailles circonscrites par ces faisceaux auraient été assimilables à autant de petites cavités séreuses communicantes et le tissu entier à un espace séreux infiniment cloisonné (fig. 51).

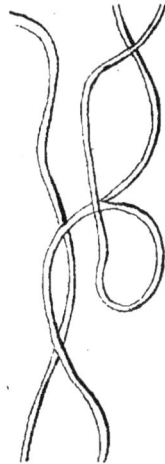

M. RENAUT a étudié le tissu conjonctif sur de minces lamelles de ce tissu, comme on en trouve au-dessous de l'épaule et à l'union des membres abdominaux avec le tronc ; ces lamelles fixées par l'alcool, colorées par l'éosine, montrent très bien le réseau des cellules fixes, tel que nous l'avons fait connaître, c'est-à-dire non ordonné par rapport aux faisceaux connectifs.

On peut aussi faire une bonne étude du tissu conjonctif en employant les bases et les acides, qui permettent d'opérer une véritable analyse. Sous l'influence de ces réactifs, les fibrilles et les faisceaux connectifs pâlissent et disparaissent ; il ne reste que les fibres élastiques et les cellules, qui deviennent surtout très visibles après l'action du picrocarminate d'ammoniaque. L'acide picrique se fixe

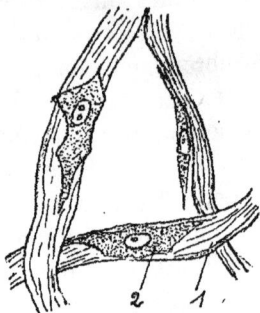

Fig. 51. — Schéma d'une maille conjonctive d'après M. Ranvier.

1, faisceaux connectifs.
2, cellules fixes.

sur les premières et le carmin sur les secondes. L'éosine permet d'étudier les prolongements anastomotiques des cellules fixes.

Tissu conjonctif réticulé. — Ainsi nommée à cause de sa texture en réseau, cette variété de tissu conjonctif est constituée par les

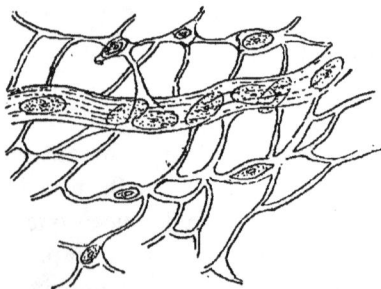

mêmes éléments que le tissu conjonctif lâche. C'est un tissu délicat qui sert de charpente aux ganglions lymphatiques et à d'autres organes parenchymateux ; on le rencontre aussi dans certaines muqueuses (*tissu adénoïde*).

On croit en Allemagne, que ce tissu est exclusivement composé de cellules étoilées, anastomosées en réseau. M. RAN-

Fig. 52. — Tissu conjonctif réticulé d'un ganglion lymphatique (avec un capillaire sanguin).

VIER assure qu'il a une structure plus complexe. D'après cet auteur, il serait formé par de délicates fibrilles connectives entre-croisées, tapissées au niveau des entre-croisements ou nœuds, par des cellules ramifiées (fig. 52).

Tissu conjonctif lamelleux. — Ce tissu se rencontre dans certains organes parenchymateux (*foie, rein*) et dans les nerfs ; il doit son nom à sa disposition en lames superposées qui, lorsqu'elles sont enroulées, figurent autant de cylindres emboîtés les uns dans les autres. Si on examine au microscope un fragment d'une de ces lames, on y trouve des cellules fixes, des fibres connectives et de la substance fondamentale ; les fibres élastiques sont absentes ; en outre, les fibres connectives, au lieu d'être entre-croisées d'une façon plus ou moins inextricable, sont toutes dirigées dans le même sens et parallèlement les unes aux autres ; les cellules sont étalées sur les deux faces de la lame ainsi formée, où elles figurent une sorte d'endo-thélium discontinu.

Lorsqu'on soumet une coupe microscopique de rein à l'action du pinceau, qui balaie tous les éléments parenchymateux de la glande, on ne conserve que les vaisseaux et le tissu conjonctif intertubulaire ; celui-ci se montre sous forme de lamelles engai-nantes autour des tubes de Bellini, lamelles d'autant moins

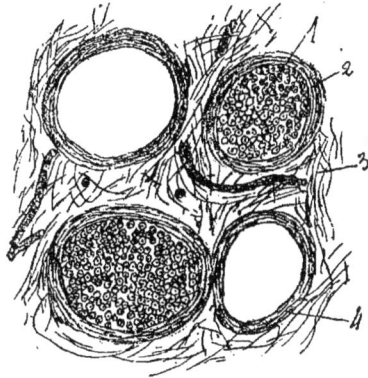

Fig. 53. — Coupe transversale d'un nerf.
1, faisceau de fibres nerveuses.— 2, tissu conjonctif lamelleux engainant le faisceau.— 3, tissu conjonctif lâche interfasciculaire. — 4, un faisceau nerveux vidé de son contenu pour mieux montrer sa gaine lamelleuse.

serrées les unes contre les autres qu'on s'éloigne davantage de la lumière de ces conduits ; elles présentent au niveau de leurs faces adjacentes des cellules dont les noyaux sont surtout très visibles après l'action des matières colorantes. Le tissu conjonctif inters-titiel du foie est à peu près disposé de la même façon. Dans l'un et l'autre de ces organes, le tissu peut devenir le siège d'irritations qui en amènent l'hypertrophie et, consécutivement, l'atrophie, l'étouffement des éléments essentiels de ces organes (néphrite interstitielle, hépatite interstitielle ou cirrhose). En résumé, le tissu conjonctif lamelleux, au lieu d'être répandu diffusément dans les interstices, à la manière du tissu conjonctif lâche, est modelé sur les parties qu'il sépare de manière à leur former des enveloppes stratifiées (fig. 53).

Vaisseaux et nerfs du tissu conjonctif. — Sous quelque forme qu'on l'envisage, le tissu conjonctif est toujours parcouru par des vaisseaux sanguins et par des nerfs ; mais il les supporte plutôt qu'il n'en profite ; c'est à peine s'il en reçoit quelques capillaires pour sa nutrition propre ; certains histologistes pensent même que ce tissu ne renferme aucun vaisseau sanguin qui lui soit spécialement destiné.

Quant aux lymphatiques, ils cheminent en abondance dans le tissu conjonctif et ils y prennent origine suivant un mode que l'on discute encore. BICHAT pensait que les lymphatiques s'ouvrent par leurs radicules dans les mailles de ce tissu ainsi qu'à la surface des séreuses par des orifices dont les uns seraient en rapport avec l'absorption, les autres avec l'exhalation, orifices qu'il nommait : *bouches absorbantes et bouches exhalantes.* De la sorte les sérosités des séreuses et du tissu conjonctif ne seraient autre chose que de la lymphe incessamment renouvelée, grâce à une sorte de drainage opéré par les canaux lymphatiques. Les découvertes de l'histologie moderne sont venues corroborer cette hypothèse. En effet, on trouve les éléments de la lymphe dans les mailles conjonctives et dans les cavités séreuses (*cellules migratrices*). Dans la grenouille le tissu conjonctif sous-cutané est en grande partie remplacé par d'énormes réservoirs ou sacs lymphatiques qui paraissent être des mailles conjonctives extraordinairement dilatées. D'autre part, on a signalé à la surface des séreuses notamment sur le péritoine du centre phrénique des pores lymphatiques tels que les avait conçus BICHAT. Que faut-il de plus pour démontrer que les séreuses et le tissu conjonctif ne sont que des annexes du système lymphatique ? On n'a jamais vu, il est vrai, les bouches par lesquelles les lymphatiques s'ouvrent dans le tissu conjonctif, mais ne sont-elles pas suffisamment démontrées par la facilité avec laquelle une injection fine passe de celui-ci dans ceux-là ou *vice versa.* Et d'ailleurs les lymphatiques naîtraient-ils par des culs-de-sac fermés qu'ils n'en seraient pas moins aptes en vertu de l'endosmose et de la capillarité à absorber et drainer la lymphe interstitielle, de la même façon que les radicelles des plantes, quoique non perforées, absorbent dans le sol les matériaux de la sève. Les cellules migratrices ne seraient pas arrêtées davantage par ces culs-de-sac, comme bien on pense.

En résumé, le tissu conjonctif doit être considéré comme un vaste parenchyme de nutrition infiltrant tous les interstices de l'organisme.

A l'état frais, le tissu conjonctif est blanc, opaque; desséché, il est jaunâtre et translucide. Ce changement est dû à l'évaporation de l'eau, car en mouillant le tissu conjonctif desséché on lui fait reprendre sa blancheur et son opacité primitives.

Il est plus ou moins élastique et tenace, suivant le nombre des éléments fibrillaires, surtout des fibres élastiques qu'il renferme.

Il résiste longtemps à la macération dans l'eau froide, principalement lorsqu'il est condensé. Sous l'influence de l'eau bouillante, il donne une solution gélatineuse qui se prend en masse par le refroidissement, l'action de l'alcool et des acides. Il s'agit d'une variété de gélatine appelée *géline*.

En se combinant à l'acide tannique, le tissu conjonctif forme le cuir ou tannate de gélatine dont les usages industriels dérivent de son imputrescibilité et de son imperméabilité. Pour la fabrication des cuirs on a recours à la peau, dont le derme n'est qu'une épaisse couche de tissu conjonctif condensé, et à l'écorce de chêne ou aux feuilles de sumac parce qu'elles contiennent du tannin.

Nous avons fait connaître, à propos de la technique histologique, l'action des acides et des bases sur le tissu conjonctif, ajoutons qu'en raison même de cette action, il faut éviter d'employer dans les injections hypodermiques des solutions trop acides ou trop alcalines.

Nutrition. — Bien que le tissu conjonctif soit peu ou point vasculaire, il se nourrit activement comme le démontre sa grande faculté de prolifération et de régénération. Fort souvent, il devient le siège de néoplasmes volumineux à croissance très rapide (sarcômes). L'activité de sa nutrition s'explique par la lymphe qui l'imbibe et qui circule dans ses mailles en vertu de la capillarité. Les cellules migratrices ne sont peut-être pas sans importance dans le transport des éléments nutritifs. Les produits de déchet sont repris par les vaisseaux lymphatiques.

Développement. — Mal connu. Du reste, ce point de son histoire se rattache à la question fort controversée de la génèse des éléments fibrillaires dans les plasmas. — Ces éléments naissent-ils spontanément dans le plasma? ou dérivent-ils de cellules mésodermiques qui se sont allongées beaucoup et dont le protoplasma s'est segmenté en fibrilles? Les auteurs se rangent généralement à la première idée. Toutefois Robin, bien qu'il soit partisan de la théorie du blastème, préfère la seconde manière de voir. Il admet que chaque faisceau connectif dérive d'une cellule allongée, ou bien d'une série de cellules juxtaposées : la membrane d'enveloppe du faisceau dont l'explication est un embarras pour les histologistes qui donnent à cet élément une origine blastématique, n'est, pour Robin, que la membrane d'enveloppe de la ou des cellules primordiales. M. Laulanié, s'appuyant sur des préparations empruntées au tissu muqueux répandu à la surface de l'allantoïde, a émis une opinion mixte. Pour lui, les faisceaux connectifs ne résultent pas de la transformation du protoplasma des cellules; mais leur développement n'est pas indépendant de l'action de ces cellules; il résulterait d'une élaboration exercée par elle sur la substance fondamentale.

Quant aux éléments cellulaires, nous en avons indiqué l'origine et le développement à propos des caractères anatomiques du tissu conjonctif lâche.

SYSTÈME CONJONCTIF

Etendue. — Le tissu conjonctif, particulièrement le tissu conjonctif lâche, est très répandu. Il existe dans tous les points de l'organisme, ainsi qu'on peut s'en convaincre en examinant un mouton ou un veau après l'insufflation. L'air insufflé dans un point du tissu conjonctif sous-cutané se répand sous la peau, dans les interstices musculaires et jusqu'entre les feuillets du médiastin, autour du cœur, etc., etc...

En remplaçant l'insufflation par une injection hydrotomique, on voit l'eau s'infiltrer en tous sens et gagner progressivement tous les points de l'organisme pour constituer un immense œdème.

Ces deux observations démontrent que le système conjonctif est présent partout et partout continu à lui-même; elles permettent de comprendre pourquoi l'œdème ou infiltration du tissu conjonctif a une grande tendance à envahir les parties déclives, et pourquoi une blessure de la trachée ou une déchirure du poumon (*in* coqueluche, toux quinteuse) déterminent souvent un emphysème plus ou moins général qui donne à l'animal un aspect chimérique.

Le système conjonctif peut donc être comparé à une vaste éponge dans les porosités de laquelle sont logés les organes et leurs éléments fondamentaux.

Distribution. — Le système conjonctif comprend des *organes premiers de constitution et des organes premiers d'interposition.* Ceux-là forment des membranes autour de différents organes : pie-mère allantoïde, périoste, périchondre. Ceux-ci sont des cloisons qui séparent et unissent les organes ou leurs parties constituantes (tissu conjonctif intermusculaire sous-cutané, sous-muqueux), etc...

Le tissu conjonctif d'interposition est le réceptacle de la graisse, mais il est des points que celle-ci n'envahit jamais ou presque jamais, par exemple : le pourtour des orifices naturels, le tissu conjonctif sous-muqueux, etc. Un pareil envahissement eût entraîné l'atrésie ou même l'oblitération des cavités viscérales. Tandis qu'en d'autres points, le tissu adipeux peut s'accumuler en épaisse couche, par exemple : sous le péritoine, sous la peau. Chez le porc, la graisse forme sous la peau un véritable pannicule qui n'est autre chose que le lard.

En dessous du pannicule adipeux (lorsqu'il existe), on remarque, là où la peau est mobile, une mince lame conjonctive désignée sous le nom de *fascia superficialis*. La plupart des abcès sous-cutanés se forment sous le fascia superficialis, qui favorise la diffusion du pus; pour les ouvrir, il faut donc inciser la peau, le pannicule adipeux et ledit fascia.

Quant aux autres variétés du tissu conjonctif, nous en avons fait connaître la distribution à propos de leurs caractères anatomiques.

Rôle. — Le système conjonctif joue un rôle mécanique et un rôle nutritif.

A. — Le tissu conjonctif sert de charpente à tous les organes parenchymateux qu'il sépare et réunit tout à la fois. C'est le tissu interstitiel par excellence. Grâce à ses fibres élastiques, il peut remplir un rôle passif dans la locomotion : sous l'épaule il concourt à ramener le membre thoracique à sa position normale, lorsqu'il a été porté en avant, en même temps qu'il facilite le jeu de ce membre sur le tronc ; dans l'aîne, il joue le même rôle relativement aux membres abdominaux. C'est le même tissu qui maintient appliqués contre le ventre, le fourreau chez le mâle, les mamelles chez la femelle, en acquérant toutefois un grand nombre de fibres élastiques.

B. — Quant au rôle nutritif, il en est redevable à la lymphe qui le gorge et l'imbibe comme une éponge.

Altérations morbides. — Lorsque le tissu conjonctif vient à subir une solution de continuité, il se régénère avec la plus grande facilité en passant par les phases successives de son développement normal (cellulo-formative, télo-formative, élastico-formative). Par exemple, toute plaie superficielle, qui n'est en somme qu'une plaie conjonctive, ne tarde pas à se couvrir de petits bourgeons mous, très vasculaires, végétant souvent avec exubérance et que les cliniciens appellent improprement des *bourgeons charnus* : ce n'est autre chose que du tissu conjonctif embryonnaire qui comble ladite plaie et qui, après organisation complète et densification, formera la cicatrice. Nous signalerons plus loin le mode de régénération de l'épiderme.

De même si une solution de continuité se produit dans un tissu incapable de régénération (muscle, tendon, ligament cervical, cartilage complémentaire de la troisième phalange), on voit le tissu conjonctif faire tous les frais de la restauration : c'est ainsi qu'un muscle coupé en deux devient digastrique par intercalation d'une cicatrice conjonctive. C'est donc le tissu cicatriciel par excellence.

Sa plasticité est telle qu'elle s'exerce parfois d'une manière nuisible ; il n'est pas rare de le voir proliférer jusqu'à étouffer les éléments essentiels des organes ; il en résulte les *scléroses* du foie, du rein, des centres nerveux, de la peau, etc... On le voit aussi produire fréquemment des excroissances ou tumeurs qu'on appelle *sarcômes* et qui sont plus ou moins consistantes et plus ou moins graves suivant le degré d'évolution où il s'arrête (sarcômes cellulaires, sarcômes fibreux).

Son inflammation, désignée sous le nom de *phlegmon*, est très souvent suppurative et donne naissance aux abcès.

Quand le tissu conjonctif s'infiltre de sérosité, il constitue l'œdème qui gagne toujours les parties déclives du corps ou des membres.

Nous devons noter en terminant que le tissu conjonctif cicatriciel se rétracte au fur et à mesure qu'il devient plus fibreux et que sa substance amorphe se résorbe, de sorte que les parties qu'il unit sont plus ou moins tiraillées et peuvent éprouver des déformations plus ou moins gênantes. Une cicatrice à la face est susceptible de dévier les traits de la physionomie; sur un membre elle peut modifier l'angularité de ses rayons articulaires, etc... Autant de conséquences contre lesquelles le chirurgien doit toujours être en garde.

TISSU FIBREUX

Le tissu fibreux est un dérivé du tissu conjonctif. Les faisceaux connectifs de ce dernier en s'accumulant, en refoulant et comprimant l'élément cellulaire et l'élément élastique, forment le tissu fibreux, qui grâce à cette différence de texture devient apte à remplir un rôle exclusivement mécanique.

Ch. ROBIN distingue le tissu tendineux du tissu fibreux proprement dit (ce dernier comprenant la sclérotique, l'albuginée et autres membranes fibreuses qui précéderaient chez l'embryon le tissu tendineux); mais rien dans la structure de ces organes n'autorise cette distinction.

Le tissu fibreux affecte la forme de cordes et de membranes; étudions sa texture sous ces deux états.

CARACTÈRES ANATOMIQUES

A. TENDONS. — Un tendon filiforme de la queue du rat, étendu sur une plaque de verre, fixé à ses deux extrémités avec une goutte de paraffine, traité par les réactifs appropriés, convient très bien pour prendre une excellente idée de la structure de ces organes.

A l'état embryonnaire il est transparent, et dans la substance homogène fondamentale qui le constitue, on voit des rangées de cellules cylindroïdes nucléées, ajoutées bout à bout (période cellulo-formative du tendon).

Plus tard, apparaissent les fibres connectives. Elles se disposent en faisceaux simplement parallèles aux rangées de cellules; mais comme elles deviennent de plus en plus nombreuses, elles finissent par comprimer et déformer les cellules. L'examen d'une coupe transversale démontre la texture fasciculée des fibrilles connectives et la disposition des cellules. On aperçoit les faisceaux de fibrilles adossés les uns aux autres, laissant entre eux des triangles curvilignes occupés par les cellules. Par suite de la compression qu'elles ont éprouvée de la

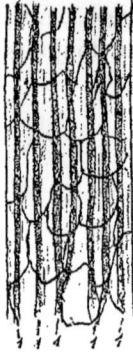

Fig. 54.
Tendon de la queue du rat imprégné au Ago Azo⁵.

1, rangées de cellules entre lesquelles existent les faisceaux fibreux.

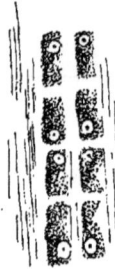

Fig. 55.
Cellules tendineuses d'un tendon élémentaire (fort grossissement).

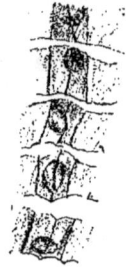

Fig. 56.
Quelques cellules tendineuses isolées montrant leurs crêtes d'empreinte (d'après M. Ranvier).

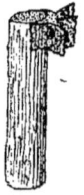

Fig. 57.
Schéma d'un faisceau tendineux et d'une cellule modelée à sa surface.

part des faisceaux connectifs, les cellules affectent habituellement la forme de prismes à faces concaves dont les bords sont prolongés en lamelles plus ou moins déchiquetées qu'on appelle *crêtes d'empreinte* (RANVIER). Elles recouvrent incomplètement la surface des faisceaux connectifs, de telle sorte que ceux-ci isolés et traités par l'azotate d'argent semblent revêtus d'un endothélium discontinu.

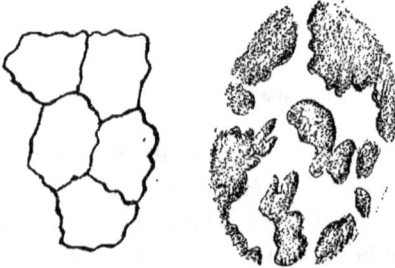

Fig. 58. — Endothélium superficiel et réseau de cellules conjonctives sous-jacentes, après l'action du Ago, Azo⁵.

A la périphérie, on voit à l'aide du nitrate d'argent :

1° une enveloppe conjonctive réduite à un réseau de cellules étoilées, plongées dans une substance fondamentale amorphe ; 2° un revêtement endothélial continu; 3° une gaine conjonctive tapissée elle-même d'un endothélium et à l'intérieur de laquelle le tendon peut jouer comme dans une petite séreuse, d'autant mieux que cette gaine renferme une petite quantité de sérosité, où nageraient des cellules migratrices.

Telle est la structure des *tendons élémentaires;* ajoutons cependant que quelques fibres élastiques extrêmement fines sont entremêlées aux faisceaux connectifs, et qu'on ne trouve pas trace de vaisseaux.

Les tendons volumineux ou composés sont constitués par des agglomérations de tendons simples dépouillés de leur enveloppe séreuse et réunis les uns aux autres par du tissu conjonctif qui forme en outre à la

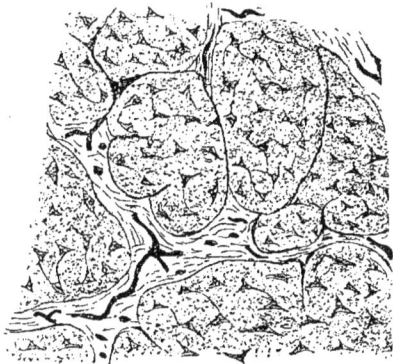

Fig. 59. — Coupe transversale d'un tendon composé montrant ses faisceaux constituants avec la section étoilée de leurs cellules, — ainsi que les travées conjonctives interfasciculaires parcourues par quelques vaisseaux.

périphérie une épaisse enveloppe sur laquelle se juxtapose une sorte de gaine séreuse avec double endothélium, comme dans chacun des tendons simples. Les travées conjonctives interstitielles sont parcourues par quelques vaisseaux qui ne pénètrent jamais dans le tissu tendineux lui-même (fig. 59).

En certains points de leur longueur où les tendons sont exposés à de durs frottements, ils présentent des renflements nodulaires et prennent la consistance du fibro-cartilage; c'est ce que l'on constate sur le tendon supérieur du coraco-radical dans la coulisse bicipitale, sur le tendon du perforant dans la gaine sésamoïdienne, etc.

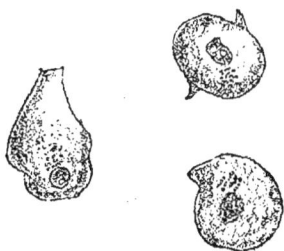

Fig. 60.— Cellules tendineuses isolées d'un nodule Sésamoïde.

Dans ces points les cellules tendineuses sont gonflées, plus ou moins sphériques et chargées d'une substance claire, hyaline qui se répand dans les faisceaux voisins, substance dite chondrigène à laquelle il faut rapporter la consistance spéciale du nodule tendineux. Ces modifications font transition du tendon au cartilage et marquent le premier terme d'une évolution qui aboutit à la production d'os sésamoïdes (fig. 60).

Dans les oiseaux un grand nombre de tendons s'ossifient sans qu'il y ait un grand remaniement de leurs éléments ; les cellules tendineuses se transforment sur place en cellules osseuses, les faisceaux sont simplement envahis par la substance calcaire et transformés en autant de fibres de Sharpey ; la seule modification anatomique notable qui soit résultée de cette ossification consiste dans une vascularisation beaucoup plus grande.

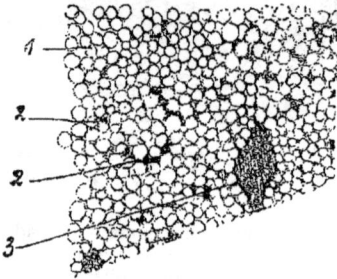

Fig. 61. — Coupe transversale d'un tendon ossifié d'oiseau.

1, faisceaux fibreux transformés en fibres de Sharpey. — 2, cellules tendineuses devenues cellules osseuses. — 3, section d'un canal de Havers.

B. Ligaments. — Les ligaments diffèrent des tendons par la direction des fibres connectives qui les constituent. Au lieu d'être rectilignes comme dans ces derniers, elles sont spiroïdes et susceptibles d'un certain déroulement ; d'où résulte pour le ligament une certaine extensibilité dont le tendon est incapable. En outre, la substance fondamentale amorphe est plus abondante dans le ligament que dans le tendon.

C. Aponévroses. — Il faut distinguer les aponévroses contentives et les aponévroses d'insertion.

Ces dernières ne sont que des tendons étalés, par conséquent, elles en ont toute la structure.

Quant à la structure des aponévroses de contention, elle présente quelques caractères spéciaux. L'aponévrose fémorale de la grenouille, qu'on peut examiner directement sous le microscope, est constituée par deux plans de fibrilles croisées à angle droit, entre lesquels existent de la substance fondamentale et des cellules aplaties, moulées sur les espaces interfasciculaires des deux plans fibreux, et conséquemment pourvues sur les deux faces de nombreuses crêtes d'empreinte (fig. 62). La face superficielle de l'aponévrose est recouverte d'un endothélium, la face profonde émet des fibrilles connectives qui s'enfoncent dans les muscles et se confondent avec le périmysium de ces organes. Telle est l'aponévrose contentive la plus simple.

Mais la structure de ces membranes se complique souvent par la présence de nombreux plans de fibrilles, qui, par leur enchevêtrement inextricable, donnent aux cellules les aspects les plus divers et les plus bizarres. Quelquefois la face superficielle des aponévroses complexes n'est pas revêtue d'un endothélium continu; fort souvent, il est interrompu par places. Sa couche profonde renferme souvent des fibres élastiques.

D. — De quelques organes spéciaux constitués par du tissu fibreux. — 1° **Disques intervertébraux.** — Ils sont interposés entre les surfaces amphiarthrodiales des corps vertébraux, surfaces revêtues de cartilage d'encroûtement. Ces disques sont constitués : 1° par des plans

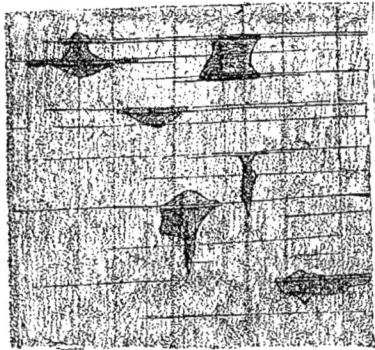

Fig. 62. — Aponévrose fémorale de la grenouille.

concentriques de fibres connectives, arciformes, implantées à chacune de leurs extrémités sur les surfaces articulaires ; 2° par des cellules dont l'irrégularité de forme est en rapport avec l'intrication des fibres ; un certain nombre d'entre elles, voisines de la périphérie du disque, sont arrondies et chargées de chondrine. Au centre, on trouve une matière pulpeuse, vestige de la notocorde. (Voir plus loin la description de cette dernière.)

2° **Cornée.** — De prime abord, on est étonné de voir la cornée transparente rangée parmi les membranes fibreuses, à côté de l'albuginée, de la sclérotique. Ce n'est pourtant rien autre chose qu'une portion de la membrane fibreuse de l'œil différenciée en vue du passage des rayons lumineux. Ses fibres sont pour la plupart assemblées en nombreuses lamelles stratifiées dans le sens de son épaisseur ; quelques-unes sont disposées perpendiculairement à ces lamelles pour les unir. Quant aux cellules, elles sont disposées dans l'intervalle des lames et anastomosées entre elles à travers des fentes que présentent ces dernières, de manière à former un vaste réseau qui occupe toute l'épaisseur de la membrane (fig. 63). RECKLINGHAUSEN a montré que la cornée renferme en outre des cellules migratrices qui peuvent passer d'un espace interlamellaire à l'autre, grâce à leurs fentes de communication, et qui s'accumulent en grand nombre dans le cas d'inflammation (KÉRATITE).

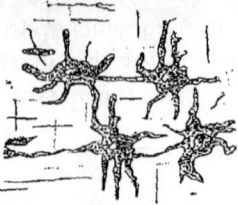

Fig. 63.
Cellules fixes de la cornée.

Pendant la vie intra-utérine la cornée est vasculaire ; mais comme les vaisseaux nuiraient à sa transparence et produiraient du chromatisme, on les voit disparaître après la naissance en se retirant graduellement à la périphérie. Toutefois ils restent là prêts à reconquérir leur ancien domaine sous l'influence de l'inflammation. Nous dirons plus loin que les nerfs sont très abondants dans la cornée et nous ferons connaître leur trajet et leur terminaison.

Cette membrane est recouverte en avant par la conjonctive réduite à un épithélium stratifié pavimenteux et en arrière par la membrane de l'humeur aqueuse ou membrane de Descemet ou de Demours, composée : 1° d'une couche anhiste se colorant fortement par le carmin et appelée *élastique postérieure,* par opposition à une couche semblable qui existe souvent sous l'épithélium conjonctival et qu'on appelle *élastique antérieure ;* 2° d'une couche de cellules aplaties formant un mince épithélium.

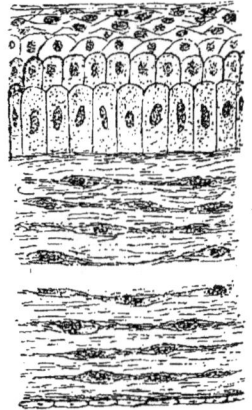

Fig. 64. — Coupe de la cornée montrant l'épithélium conjonctival, la couche fibreuse et la membrane de Demours.

Quant aux modifications qui valent à la cornée sa diaphanéité, elles résident surtout dans la réfringence de la substance fondamentale, qui est juste égale à celle des éléments figurés, de telle sorte que ceux-ci y disparaissent, comme disparaît une baguette de verre plongée dans du baume du Canada. Cette substance amorphe est très semblable sinon identique à celle qui gonfle les cellules des nodules tendineux.

Le problème de la structure de la cornée a été l'un des plus difficiles qu'ait eu à résoudre la technique histologique. C'est grâce aux imprégnations avec le nitrate d'argent et le chlorure d'or, qu'on a pu démontrer le réseau de cellules de cette membrane, les lacunes des lames à travers lesquelles se font leurs anastomoses, le trajet des nerfs, etc. Nous ne sommes pas entrés dans tous les détails de cette étude ; il nous a suffi de bien établir la nature fibreuse de cette membrane et d'expliquer sa translucidité.

E. — VAISSEAUX ET NERFS DU TISSU FIBREUX. — Les vaisseaux sanguins sont très rares dans le tissu fibreux. Ils sont même complètement absents dans les tendons simples, et, dans les tendons composés, nous avons vu qu'ils ne dépassent pas les cloisons conjonctives interfasciculaires. Lorsqu'un tendon composé traverse une synoviale vaginale, les vaisseaux lui parviennent par le méso-tendon, qui acquiert de ce fait une très grande importance dans la nutrition de l'organe. Aussi s'il vient à être détruit comme dans certains cas de mollettes ou de vessigons, voit-on la portion de tendon isolée dans la cavité synoviale, s'altérer par manque de nutrition.

Les lymphatiques font défaut dans les tendons. Mais M. RANVIER en a signalé dans l'aponévrose rotulienne du chien et dans l'aponévrose du carpe. La plupart des aponévroses sont sans doute dans le même cas, et cette différence entre les tendons et les aponévroses rend compte de certains phénomènes pathologiques : le tendon mis à nu se nécrose et s'exfolie ; l'aponévrose, dans les mêmes conditions, peut résister à la destruction ; mais elle donne lieu souvent à une angéioleucite. C'est ainsi que les blessures du poignet s'accompagnent fort souvent de l'engorgement des lymphatiques du bras et des ganglions de l'aisselle.

Naguère, on disait que le tissu fibreux à l'exception de la dure-mère ne possède pas de nerfs. On ne pouvait donc s'expliquer la douleur très vive dont ce tissu est le siège à l'état pathologique (entorses) ; mais tout récemment GOLGI a découvert des fibres de Remak dans les tendons.

CARACTÈRES PHYSICO-CHIMIQUES DU TISSU FIBREUX

À l'état frais, le tissu fibreux est blanc, opaque, avec des reflets brillants plus ou moins nacrés sur les surfaces naturelles. Il est très flexible, souple et à peu près inextensible, propriétés qui lui permettent de remplir admirablement le rôle de corde de transmis-

sion et de ligament. En se desséchant, il se rétracte, devient dur et
translucide. Il résiste longtemps à la macération, mais se dissout
dans l'eau bouillante en formant de la gélatine. Les bases, les acides
agissent sur lui comme sur le tissu conjonctif.

CARACTÈRES PHYSIOLOGIQUES

Le développement et la régénération de ce tissu s'opèrent, sauf
un peu plus de lenteur, de la même manière que dans le tissu
conjonctif. C'est sur la régénération possible du tissu fibreux qu'est
basée l'opération de la ténotomie plantaire, dans laquelle on coupe
le tendon du perforant pour remédier à la bouleture. Aussitôt après
cette opération les abouts du tendon coupé s'écartent et le boulet
se renverse ; plus tard ils s'unissent par un tissu fibreux cicatriciel
qui allonge l'organe de toute son épaisseur ; mais plus tard encore
ce tissu se rétracte et amène les abouts tendineux presque au contact l'un de l'autre, de telle sorte que le boulet se redresse comme
ci-devant. Toutefois, il est possible de lutter contre cette rétractilité cicatricielle par une gymnastique fonctionnelle convenable du
tendon opéré.

La nutrition du tissu fibreux est peu active ; aussi résiste-t-il longtemps aux causes de destruction, par exemple, à l'action du pus.
Mais quand une fois il est envahi par la nécrose, celle-ci a plus de
tendance à envahir les parties circonvoisines qu'à se limiter, car la
force de réaction d'un tissu quelconque contre le mal est proportionnelle à l'intensité de sa nutrition.

Bien que peu vasculaires, les tendons s'enflamment quelquefois, et
l'on distingue l'inflammation superficielle ou (péritendinite) qui intéresse surtout le tissu conjonctif fasciculant de l'organe, et l'inflammation profonde portant sur les faisceaux tendineux eux-mêmes (ten-
dinite). Dans ce dernier cas le tendon revient à l'état embryonnaire ; ses
cellules se réveillent et prolifèrent ; ses fibres tendent à disparaître ;
il perd beaucoup de sa ténacité, subit des déchirures interstitielles,
puis se cicatrise et se rétracte en formant des nodosités. Rien n'est
plus fréquent que de voir se produire ces altérations sur le tendon
perforant antérieur du cheval, et surtout sur sa bride carpienne de
renforcement : c'est ce qui donne naissance à l'engorgement de
tendon et consécutivement à la bouleture.

SYSTÈME FIBREUX

Distribution. — Ce système est très répandu dans l'organisme, particulièrement dans l'appareil locomoteur.

Il comprend trois groupes d'organes :

1° Organes premiers membraneux (aponévroses, enveloppes diverses) ;

2° Organes premiers funiculaires (ligaments, tendons) ;

3° Organes premiers fibro-squelettiques.

Ces derniers remplacent certaines parties du squelette, telles sont les intersections fibreuses du grand droit, tenant lieu de côtes abdominales, la ligne blanche continuant le sternum jusqu'au pubis, la bride fibreuse constituant le sourcil de l'orbite chez les carnassiers, etc.

Rôle. — Le tissu fibreux remplit partout un rôle mécanique, soit qu'il transmette à distance l'action développée par les muscles, soit qu'il forme des gaines contentives, ou des enveloppes protectrices.

Les tendons, les aponévroses d'insertion sont autant de cordes parfaites qui réunissent pour cela deux conditions essentielles : la souplesse et l'inextensibilité. La sclérotique, l'albuginée du testicule et de l'ovaire, etc... protègent des organes délicats. Les aponévroses de contention affermissent la contraction des muscles comme de véritables maillots. Toutefois, l'inextensibilité de certaines coques fibreuses peut avoir dans certains cas des inconvénients sérieux, c'est lorsque leur contenu vient à s'enflammer, car celui-ci ne peut se gonfler librement ; il est comme étranglé et ses nerfs sont comprimés ; il en résulte de vives douleurs et quelquefois même la gangrène. Voilà pourquoi l'orchite, l'ophthalmie, le panaris, etc., sont des maux si violents.

Cependant les enveloppes fibreuses peuvent se prêter à un accroissement de volume qui se fait d'une manière lente et progressive, par exemple au développement de tumeurs ; c'est qu'alors elles subissent concurremment un accroissement interstitiel qui suit celui de leur contenu.

TISSU ÉLASTIQUE

Synonymie. — Ce tissu a reçu différentes dénominations : *tissu fibreux jaune, tissu fibreux élastique, tissu élastique.* Nous adopterons cette dernière parce qu'elle est plus brève et plus exacte, attendu que si le tissu fibreux jaune est toujours élastique, le tissu élastique n'est pas toujours jaune ni fibreux.

CARACTÈRES ANATOMIQUES

L'élément fondamental de ce tissu est la fibre élastique. Il se présente sous plusieurs aspects : On trouve 1° des fibres fines, onduleuses, ramifiées et anastomosées; 2° d'autres plus volumineuses ayant jusqu'à 9 µ, sorte de bandelettes homogènes délimitées par deux traits parallèles et pourvues de branches latérales qui les mettent en communication avec les voisines. Toutes ces fibres, sur le vivant, sont fixées à leurs extrémités et rectilignes; mais aussitôt qu'on les isole, elles deviennent onduleuses et leurs ramifications s'enroulent en crosse à leur extrémité.

Les fibres élastiques fines s'observent dans le tissu conjonctif lâche. Les fibres élastiques rubanées se remarquent particulièrement dans le dartos; aussi les appelle-t-on quelquefois *fibres dartoïques* (fig. 65).

Sous de forts grossissements, la fibre élastique paraît denticulée sur ses bords. Cette particularité avait été signalée depuis longtemps déjà par KOLLIKER et ROBIN. RANVIER l'a étudiée de nouveau en se servant de l'acide osmique, et a constaté qu'elle était due à la constitution de la fibre; loin d'être simple comme on le croirait après un examen fait à un faible grossissement, la fibre élastique est en effet formée de grains soudés bout à bout.

3° Une troisième variété de fibres élastiques se rencontre dans l'épaisseur de l'aorte. Ce sont de grosses fibres larges, percées de

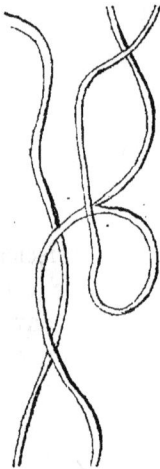

Fig. 65.
Fibres élastiques
rubanées.

entes transversales plus ou moins nombreuses. Cette disposition fut étudiée sur le bœuf, par QUEKETT, KOLLIKER et ROBIN (fig. 66).

4° Enfin, dans les petites artères, le tissu élastique est disposé en membranes minces percées de trous de distance en distance (membranes fenêtrées); la coloration par la fuschine prouve que ces membranes

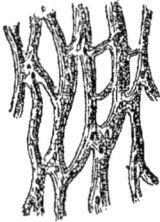

Fig. 66. — Réseau de grosses fibres fenêtrées de l'aorte du bœuf.

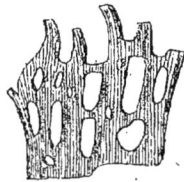

Fig. 67. — Membrane fenêtrée de la tunique interne d'une artère.

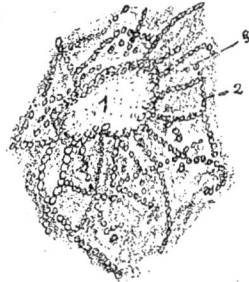

Fig. 68. — Plaques et grains élastiques de la gaîne lamelleuse d'un nerf.
1, plaque élastique. — 2, réseau de grains élastiques. — 3, substance fondamentale.

sont constituées par du tissu élastique. On croit qu'elles dérivent d'un réseau de fibres aplaties, soudées bord à bord excepté au niveau des fenêtres. Sur l'une des faces de ces membranes, il n'est pas rare de rencontrer de fines fibres élastiques en relief.

M. RANVIER a signalé dans le tissu conjonctif lamelleux des nerfs, de véritables plaques et des grains de tissu élastique (fig. 68).

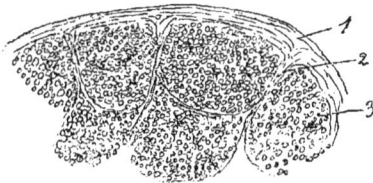

Fig. 69. — Coupe transversale du ligament cervical.
1, enveloppe conjonctive. — 2, cloisons conjonctives. — 3, faisceaux de fibres élastiques sectionnées.

Texture. — Il faut l'étudier dans les organes où le tissu élastique forme la masse principale, comme le ligament cervical et la tunique abdominale des grands herbivores. On constate sur des coupes longitudinales et mieux sur des coupes transversales de ces organes que les fibres élastiques sont associées en faisceaux volumineux réunis les uns aux autres et enveloppés en totalité par du tissu conjonctif lâche. Les fibres de chaque faisceau paraissent cimentées par une substance amorphe douée d'une grande affinité pour le carmin et parsemée de quelques rares cellules étoilées. Cette substance fondamentale et les cellules qu'elle renferme sont évidemment de nature conjonctive de telle sorte qu'on peut comparer le tissu élastique à une variété de tissu conjonctif dont l'élément élastique serait devenu prédominant et se serait ordonné en faisceaux.

Vaisseaux et nerfs. — Les vaisseaux, quoique un peu plus abondants que dans le tissu fibreux, sont cependant rares dans le tissu élastique; ils sont confinés dans le tissu conjonctif interstitiel et ne pénètrent jamais dans les faisceaux élastiques eux-mêmes. Les nerfs font complétement défaut.

CARACTÈRES PHYSICO-CHIMIQUES

Jaune dans la plupart des cas, le tissu élastique est quelquefois blanc. Son élasticité est parfaite, mais elle a des limites au delà desquelles ce tissu se déchire rapidement.

Exposé à l'air il se dessèche, prend la consistance de la corne, devient brunâtre, translucide. Néanmoins sa composition anatomique n'est pas changée, de sorte qu'on peut utiliser la dessiccation pour durcir ce tissu et le couper en tranches minces pour l'observation au microscope. Il suffit de lui rendre l'eau qu'il a perdue pour lui restituer sa forme, son élasticité et sa couleur primitives.

Le tissu élastique résiste beaucoup à la macération, aux acides et aux bases; on comprend donc sa conservation prolongée au milieu des foyers purulents.

L'eau bouillante à la pression ordinaire racornit sans le dissoudre le tissu élastique. Si la température est portée à 140° au moyen d'une marmite de Papin, il donne une solution d'élasticine, substance isomère de la gélatine, mais qui s'en distingue, parce qu'elle ne se prend pas en masse par le refroidissement et que sous l'influence des acides forts elle donne de la leucine et non du glycocolle. En vertu de sa résistance aux acides et aux alcalis le tissu élastique échappe à l'action des sucs digestifs; il est rejeté avec les excréments, tel qu'il a été ingéré.

CARACTÈRES PHYSIOLOGIQUES

Développement. — **Régénération.** — De même que le tissu conjonctif dont il n'est qu'une variété, le tissu élastique est primitivement composé exclusivement de cellules (période cellulo-formative). Ces cellules s'ordonnent en séries parallèles, puis on voit apparaître dans leurs intervalles les fibres élastiques qui deviennent de plus en plus nombreuses tandis que les cellules se raréfient. Mais .comment apparaissent ces fibres élastiques? — HENLE ROBIN les font dériver des cellules préexistantes et particulièrement de leurs noyaux, aussi les appellent-ils fibres de noyaux. RANVIER, POUCHET et la plupart des histologistes modernes pensent que les fibres élastiques apparaissent sous forme de grains alignés dans la substance fondamentale intercellulaire, sous l'influence des cellules, mais non comme résultat de leur métamorphose. Nous partageons cette dernière opinion et nous la généralisons en disant qu'il n'y a dans l'organisme que cellules et produits de cellules. Les produits cellulaires sont l'œuvre du protoplasma; ils peuvent être figurés et se déposer soit dans les cellules comme les cylindres contractiles dans la cellule musculaire, soit hors des cellules comme les faisceaux connectifs et les fibres élastiques.

Les fibres élastiques seraient un produit d'une élaboration plus difficile que les fibres connectives, car elles se forment beaucoup plus tardivement et ne paraissent guère susceptibles de régénération. En effet, quand on coupe le ligament cervical ou tout autre organe formé de tissu élastique, la solution de continuité se comble avec du tissu conjonctif. Cependant Ch. ROBIN admet qu'à la longue un certain nombre de fibres élastiques apparaissent dans la cicatrice.

Le tissu élastique étant privé de nerfs est insensible; on peut le piquer, le brûler, le déchirer sans provoquer de douleur.

Nutrition. — C'est un tissu de nutrition lente qui résiste beaucoup aux diverses causes de destruction; mais une fois atteint par le mal, il réagit très faiblement; aussi les nécroses du ligament cervical constituant essentiellement le *mal de nuque*, le *mal d'encolure*, le *mal de garrot* sont-elles très envahissantes et extrêmement tenaces. C'est que, en effet, non seulement la nutrition du tissu élastique est faible par suite de la rareté des vaisseaux, mais encore ce tissu contient très peu de cellules et l'observation, démontre que ce sont les agents essentiels de la réaction contre le mal, ceux qui dans la nécrose creusent le sillon disjoncteur entre la partie détruite et la partie saine.

Altérations. — Le tissu élastique de la paroi des artères subit

quelquefois, particulièrement chez l'homme alcoolique et chez le
vieillard, la dégénérescence graisseuse de ses éléments, qui ainsi se
ramollissent et perdent toute résistance et toute élasticité. Il en
résulte des plaques d'*athérôme* au niveau desquelles les ruptures
donnant lieu à des hémorrhagies mortelles sont imminentes. Parfois
les éléments élastiques des vaisseaux s'infiltrent de granulations calcaires, et la paroi de ceux-ci se trouve ainsi calcifiée par plaques
autour desquelles apparaissent des foyers de ramollissement. Cette
dernière dégénérescence s'observe sur les animaux domestiques,
même sur les jeunes; on l'a signalée notamment chez le veau.

Le tissu élastique ne forme jamais de tumeur.

SYSTÈME ÉLASTIQUE

Distribution. — Le système élastique est largement représenté
dans l'organisme, surtout chez les grands animaux. Non seulement
ses éléments se rencontrent plus ou moins clairsemés dans le tissu
conjonctif et dans le tissu fibreux, mais il forme en outre la base du
ligament cervical et de la tunique abdominale, chez les grands quadrupèdes, des ligaments rétractiles des griffes, chez les carnivores, de l'enveloppe du corps caverneux et du clitoris chez tous
les animaux, etc... Dans le tube digestif on le rencontre : sur le plan
latéral du pharynx, au niveau de la petite courbure de l'estomac,
etc... Dans l'appareil respiratoire il existe au-dessous de la plèvre,
afin de favoriser l'ampliation de la cavité thoracique et du poumon,
dans la paroi des alvéoles de ce dernier, entre les nombreuses
pièces cartilagineuses de l'arbre trachéo-bronchique et du larynx.
C'est lui qui constitue les cordes vocales. Enfin dans l'appareil
circulatoire, il existe abondamment dans les vaisseaux, surtout
dans les grosses artères qui lui sont redevables de leur coloration
jaune et de leur grande élasticité.

Rôle. — Partout mécanique, dérivant de sa propriété physique
essentielle.

TISSU ADIPEUX

Le tissu adipeux est regardé par quelques auteurs comme une partie intégrante du tissu conjonctif; car il se développe toujours au sein de ce tissu, en empruntant ses éléments. Ce qui le caractérise comme tissu autonome, c'est sa vascularisation spéciale et très riche contrastant avec la pauvreté en vaisseaux du tissu conjonctif ambiant.

CARACTÈRES ANATOMIQUES

L'élément fondamental est la *cellule adipeuse* ou *cellule graisseuse*, dont l'aspect varie suivant les procédés que l'on emploie pour en faire l'étude. Prise sur l'animal vivant ou fraîchement tué, elle est sphérique, très réfringente, noirâtre à la périphérie, claire et brillante au centre. Prise sur un animal gras et déjà refroidi, elle est polyédrique et montre souvent à son intérieur des cristaux de margarine en amas rayonné. Traitée par l'acide acétique, la cellule se rétracte et met en évidence sa membrane d'enveloppe à travers laquelle on voit perler des gouttelettes de graisse. L'azotate d'argent, à 1/300ᵉ décèle non seulement l'existence de la membrane d'enveloppe, mais encore celle d'un protoplasma et d'un noyau (fig. 71).

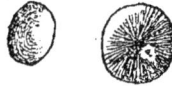

Fig. 70.—Cellule adipeuse fraîche, et avec des cristaux de margarine dans son intérieur.

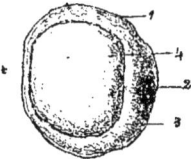

Fig. 71. — Cellule adipeuse après l'action du nitrate d'argent. 1, membrane d'enveloppe. — 2, noyau. — 3, protoplasma. — 4, goutte de graisse.

Par conséquent, l'élément du tissu adipeux qu'on aurait pu prendre de prime abord pour une simple vésicule pleine de graisse, est en quelque sorte une cellule obèse dont le protoplasma et le noyau ont été refoulés contre la membrane d'enveloppe par une goutte de graisse qui s'est déposée à son centre. D'ailleurs sur l'embryon on peut assister à l'envahissement graisseux de ces cellules, car on en voit qui présentent à peine quelques granulations graisseuses, d'autres qui ont déjà des gouttelettes, et l'on devine que ces gouttelettes n'ont qu'à augmenter de volume, à se fusionner en une seule goutte pour constituer une cellule adipeuse typique (fig. 72).

L'acide osmique est très propre à mettre en évidence toutes les parties de la cellule graisseuse ; la graisse, colorée en noir, contraste avec le protoplasma et le noyau qui prennent simplement une teinte grisâtre. L'éther, le chloroforme, la benzine et tous les dissolvants des matières grasses ratatinent la cellule adipeuse, en enlevant une partie de son contenu.

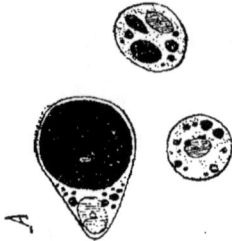

Fig. 72. — Cellules adipeuses d'un embryon après l'action de l'acide osmique.

Graisse libre. — En dehors des voies circulatoires, la graisse n'est jamais libre ; elle est toujours en dépôt dans des éléments anatomiques. Mais dans le sang et notamment dans la lymphe qui revient de l'intestin pendant la digestion (*chyle*) on rencontre des gouttelettes sphéroïdales de graisse libre qui sont sans doute absorbées par les globules blancs et transportées par eux là où l'organisme en a besoin. Ces gouttelettes sont extrêmement fines, en état d'émulsion ; si elles s'assemblaient en gouttes, il en résulterait des embolies graisseuses. Elles offrent sous le microscope de grandes analogies avec les granulations pigmentaires ; mais on a un moyen facile de les reconnaître, c'est de les traiter par les dissolvants des graisses (*alcool, éther*) : on voit alors la préparation s'éclaircir par la disparition de toutes les granulations graisseuses, et, après évaporation du réactif dissolvant, la graisse se dépose sur la plaque porte-objet.

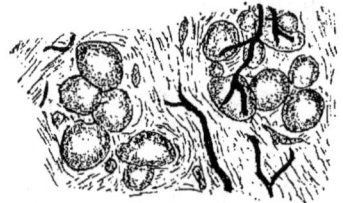

Fig. 73. — Texture du tissu adipeux (on voit quelques ramuscules vasculaires en noir).

Texture. — Les cellules adipeuses se groupent de manière à former des lobules polyédriques plus ou moins volumineux. Ces lobules sont séparés les uns des autres et même pénétrés par le tissu conjonctif qui forme une sorte de charpente au tissu adipeux (fig. 73). En examinant une préparation traitée par le nitrate d'argent, on reconnaît très bien que les cellules sont comme emprisonnées dans les mailles du tissu conjonctif.

Vaisseaux et nerfs. — Le tissu adipeux possède de nombreux vaisseaux sanguins. Chaque lobule présente deux réseaux capillaires : l'un, superficiel, dont les mailles ont deux à trois fois le diamètre des vaisseaux ; l'autre, profond ou intra-lobulaire, dont les mailles de $0^{mm},03$ à $0^{mm},06$, entourent en quelque sorte les cellules adipeuses, comme on dirait d'une balle en caoutchouc dans un filet.

Aucun nerf n'est spécialement destiné à ce tissu.

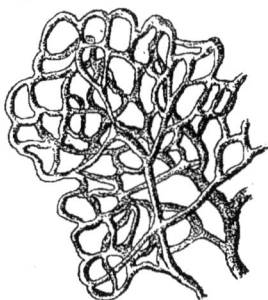

Fig. 74. — Réseau capillaire sanguin d'un lobule adipeux.

CARACTÈRES PHYSICO-CHIMIQUES

La couleur et la consistance de la graisse sont variables. Celle de l'homme est jaune et semi-fluide ; celle du cheval présente à peu près les mêmes caractères ; au contraire, celle du bœuf est plus blanche et plus consistante ; celle du mouton l'est encore davantage (*suif*). La graisse du porc tient le milieu entre celle du bœuf et celle du cheval, on l'appelle *axonge*.

Ces différences de consistance ne s'appliquent évidemment qu'à la graisse refroidie (*figée*), car à la température du corps la graisse est toujours fluide. Elles tiennent aux proportions variables dans lesquelles les trois principes immédiats de la graisse sont associés (*stéarine*) (*solide*), *margarine* (*molle*), *oléine* (*liquide*).

Quelquefois la graisse renferme des matières colorantes fixées sur l'oléine. Ce sont ces matières qui donnent au tissu adipeux des insectes et du jaguar une couleur rouge orangé, et à celui des tortues une couleur verte.

La graisse du bouc a une odeur extrêmement pénétrante et désagréable due à l'acide hircique. Dans les autres animaux, elle présente l'odeur *sui generis* de l'espèce à laquelle appartient l'animal envisagé.

Soumise à l'action du froid, la graisse se solidifie, se fige. On a profité de cette propriété, en chirurgie, pour établir le diagnostic du lipôme dans quelques cas embarrassants.

L'eau chaude fait entrer la graisse en fusion. Celle-ci sort des cellules et vient flotter sur l'eau en masses sphéroïdales non miscibles.

Chauffé à feu doux, le tissu adipeux abandonne sa graisse, et laisse comme résidu les débris des cellules avec le tissu conjonctif de charpente.

Traitée par les bases, la graisse donne naissance à des stéarates, margarates, oléates de potasse, de soude, etc., qui ne sont autre chose que des savons, et à de la glycérine, sorte d'alcool polyato- mique qu'on appelait autrefois le principe doux des huiles. Les savons à base alcaline sont solubles dans l'eau et ont des usages multiples dans l'économie domestique. Il est probable qu'il s'en produit dans l'intestin et que c'est là un moyen d'absorption des graisses.

La graisse des cadavres enfouis ou immergés se saponifie quel- quefois sous l'influence de la chaux contenue dans le sol ou dans l'eau ; il en résulte un savon insoluble qui se conserve très long- temps.

L'alcool, la benzine, l'éther, le chloroforme, le sulfure de carbone, les essences dissolvent les graisses et sont employés dans la tech- nique histologique comme dans l'industrie du dégraissage.

CARACTÈRES PHYSIOLOGIQUES

Développement. — Le développement du tissu adipeux est tardif ; il n'y en a pas trace dans l'embryon. Il commence sur quel- ques points déterminés de l'économie, variables suivant les espèces. Chez le fœtus de lapine, on voit apparaître le tissu adipeux au bord supérieur du cou, au-devant du poitrail, au-dessus des premières apophyses épineuses dorsales, autour des reins, dans l'orbite, et enfin, dans l'épiploon. Ce développement par places de prédilection démontre que toutes les cellules du tissu conjonctif ne sont pas également aptes à l'adiposité. Il se fait toujours à proximité des vais- seaux sanguins. On voit le long de ces derniers, dans les régions où la graisse va apparaître, de nombreuses cellules étoilées et anas- tomosées (*réseau périvasculaire*) qui ne se distinguent pas tout d'abord des cellules fixes du tissu conjonctif, mais qui se chargent bientôt de gouttelettes de graisse de plus en plus nombreuses et volumi- neuses (fig. 75). Ces gouttelettes distendent l'élément, le font passer à la forme sphérique, puis elles se fusionnent en une seule goutte, en même temps que le protoplasma se recouvre d'une membrane d'enveloppe, et ainsi se produisent les cellules adipeuses par une sorte d'obésité des cellules conjonctives. Un réseau capillaire de nouvelle formation et qui se développe sans doute comme dans les taches laiteuses du grand épiploon du lapin, se modèle sur ces nouveaux éléments disposés en amas et le tissu adipeux est tout entier formé.

Ce mode de développement est facile à étudier dans l'épiploon ou le mésentère d'un fœtus ou d'un très jeune animal (fig. 76).

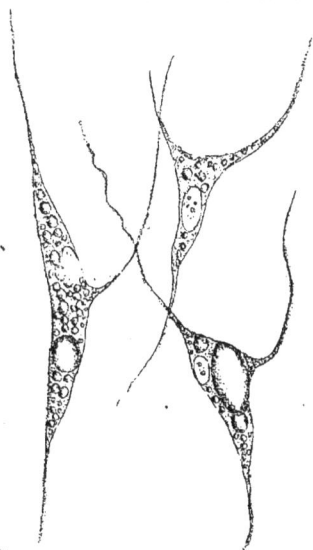

Fig. 75. — Cellules conjonctives en train de subir la transformation adipeuse.

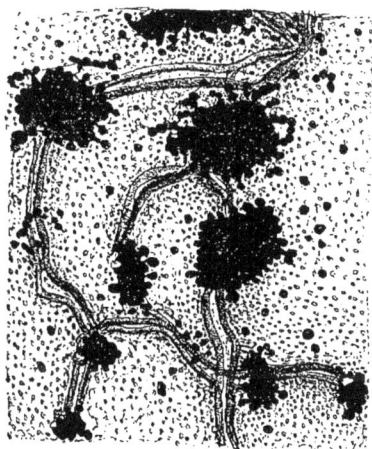

Fig. 76. — Epiploon d'un fœtus traité par l'acide osmique pour montrer le développement des lobules adipeux le long des vaisseaux.

Origine de la graisse. — D'où vient la graisse qui charge les cellules adipeuses ? Est-elle apportée toute formée par les cellules migratrices ? ou bien se forme-t-elle sur place par élaboration des cellules adipeuses fonctionnant comme autant d'organites grandulaires ? — Il est infiniment probable que les deux processus existent. Le plus souvent la graisse est en excès dans l'alimentation ; l'excédent vient alors se déposer dans les cellules adipeuses. Mais quand un animal s'engraisse, qui est nourri exclusivement d'aliments azotés, il faut bien admettre que la graisse est formée sur place par l'activité propre des cellules adipeuses.

On s'est demandé si toutes les cellules du tissu conjonctif peuvent subir la transformation graisseuse ? C'est possible, lorsque l'engraissement est poussé exceptionnellement loin (*polysarcie*).

Le tissu adipeux est plus ou moins abondant aux différents âges de la vie. Ainsi, dans le premier âge, les animaux montrent une grande tendance à la formation de la graisse ; pendant la période d'accroissement, le tissu adipeux diminue beaucoup, pour reprendre à l'âge adulte une notable extension ; enfin, chez les sujets très avancés en âge, ou bien il augmente beaucoup aux dépens des autres tissus, ou bien il diminue considérablement.

De pareilles fluctuations s'observent sous l'influence d'états alternatifs de santé et de maladie.

SYSTÈME ADIPEUX

Distribution. — Le système adipeux est très répandu. Sous la peau il peut s'accumuler en un véritable pannicule de plusieurs centimètres d'épaisseur ; c'est ce qu'on observe notamment chez le porc où ce pannicule reçoit le nom de lard. Chez le bœuf et le mouton, la graisse sous-cutanée n'atteint jamais un pareil développement et elle se dépose de préférence en certaines régions telles que l'auge, le flanc, le pli du grasset, la base de la queue, etc., qui sont autant de *maniements* pour juger du degré d'engraissement. Dans certains moutons, le maniement de la queue est si développé que cet appendice en est considérablement élargi et aplati. Les solipèdes, en raison de leur mode d'utilisation, ne s'engraissent guère, si ce n'est l'âne qui, malgré un régime le plus souvent chétif, présente du tissu adipeux en abondance.

Dans toutes les espèces, le tissu adipeux ne s'accumule guère sous les muqueuses, ni au pourtour des ouvertures naturelles, ni sous la plèvre, car dans ces divers points il eût pu apporter un obstacle mécanique à l'accomplissement de fonctions importantes. Au contraire, il se développe en abondance sous le péritoine pariétal, et entre les lames des diverses duplicatures qu'on appelle mésentères ou épiploons. Il se développe aussi sous le péricarde viscéral, dans les interstices musculaires, etc., etc.

Enfin il est des points où la graisse existe toujours, l'animal serait-il en inanition, c'est à l'état de coussinets, à la base de l'oreille, dans la fosse temporale, dans l'orbite, autour des reins, dans le tissu conjonctif rétro-péritonéal, entre les lobules de la mamelle, etc. C'est ce qu'on pourrait appeler de la graisse de cons-titution.

Rôle. — Le tissu adipeux joue trois rôles différents : mécanique, physique, nutritif.

Le rôle est mécanique quand le tissu forme des coussins protec-teurs autour des organes exposés aux chocs extérieurs ; tel est l'usage des coussinets graisseux de la fosse temporale, de l'oreille, de la plante des pieds. Tel est aussi le rôle du coussinet adipeux de l'orbite qui, de la manière que l'on sait, met le corps clignotant en mouvement.

Sous la peau, le tissu adipeux joue un rôle physique, en formant une couche mauvaise conductrice qui protège à la fois contre le froid extérieur et contre la déperdition de la chaleur propre du corps. Aussi constate-t-on que le pannicule graisseux est d'une ma-nière générale d'autant plus abondant qu'on envisage des animaux habitant un pays plus septentrional, ou dont le pelage est moins fourni. Par exemple, il est extrêmement développé chez les cétacés, mammifères à peau très peu pileuse qui vivent dans les mers froides.

Il peut arriver que ce rôle physique de la graisse soit pour ainsi dire trop bien rempli, et qu'elle apporte un obstacle trop considé-rable à la dispersion de la chaleur intérieure : c'est ce qu'on observe dans l'homme obèse, dans le porc fin gras ; ils sont anhélants au moindre exercice, car la ventilation pulmonaire est obligée de suppléer à l'insuffisance de rayonnement de la peau.

Enfin, le tissu adipeux remplit un rôle nutritif consistant à mettre en réserve les matériaux excédents de l'alimentation et à constituer pour ainsi dire un magasin d'abondance, où l'organisme puisera quand viendra la disette ou la maladie. Un sujet gras supporte beaucoup plus longtemps l'abstinence qu'un sujet maigre, car il peut vivre quelque temps aux dépens de sa graisse par une sorte d'autophagie. Mais il ne faut pas oublier qu'en faisant ainsi provi-sion de graisse, l'organisme peut s'encombrer, se gêner en vue de besoins qui ne se feraient peut-être jamais sentir : c'est ce qui arrive dans l'obésité.

Altérations. — Il y a obésité quand presque tout le domaine du

tissu conjonctif est envahi par la graisse. L'obésité extrême constitue la polysarcie. En pareil cas la graisse infiltre la profondeur des
organes et gêne le fonctionnement de leurs éléments : c'est une
véritable maladie.

Il ne faut pas confondre l'adiposité telle que nous venons de la
dire et qui n'est en somme qu'une surcharge graisseuse, avec la
dégénérescence graisseuse, qui se produit dans des conditions tout
opposées lorsque la nutrition languit, et qui consiste en une désintégration de la substance des éléments anatomiques aboutissant
rapidement à leur mort. Par exemple, c'est par altération de nutrition et dégénérescence graisseuse que se produisent les plaques
d'athérôme dans les artères ; c'est par le même procédé qu'un muscle
frappé de paralysie s'atrophie d'une manière progressive, etc.

Le tissu adipeux forme quelquefois des tumeurs qu'on appelle
lipômes. Ce sont des fibro-lipômes si le tissu conjonctif qui les
infiltre est très abondant et condensé.

TISSU ET SYSTÈME DE LA NOTOCORDE

Lorsqu'on suit l'évolution du fœtus, on voit se succéder un certain nombre de tissus de support ou de charpente ; d'abord la
notocorde, puis le tissu cartilagineux, enfin le tissu osseux. Ces
tissus dérivent du feuillet moyen du blastoderme ; nous devons
cependant faire une réserve en ce qui concerne la notocorde, car
plusieurs embryologistes modernes soutiennent qu'elle provient,
par involution, de l'endoderme.

La notocorde ou corde dorsale est une tige qui se développe en
dessous des centres nerveux primitifs ou *névraxe* et leur sert de
soutien en attendant que la colonne vertébrale se soit édifiée. Elle
forme à elle seule tout le squelette de l'amphioxus. Elle persiste
pendant toute la vie au centre des corps vertébraux des poissons,
qu'elle embroche comme les grains d'un chapelet. Mais elle n'est
que transitoire dans les vertébrés supérieurs et voici comment se
fait sa disparition : une fois incluse dans les protovertèbres par
fusion de leurs moitiés primitivement indépendantes (voir fig. 77),
la notocorde est comprimée et s'étrangle de distance en distance,
de telle sorte qu'elle devient moniliforme. En règle générale, ses

étranglements répondent au centre des corps vertébraux et ses renflements aux espaces intervertébraux (fig. 78). Quelque temps après la naissance, et plus ou moins tôt suivant les régions de la colonne vertébrale et suivant les espèces, la notocorde disparaît à l'intérieur des vertèbres, il n'en reste plus que quelques vestiges en déliquium au centre des disques intervertébraux, encore disparaissent-ils vers la fin de la vie, alors que ces derniers deviennent totalement fibreux.

Chez l'homme, on rencontre des traces de la notocorde jusqu'à l'âge de soixante ans environ. Chez nos grands animaux domestiques, elle disparaît de très bonne heure, en commençant par l'apophyse odontoïde de l'axis et par le sacrum.

Caractères anatomiques. — La notocorde comprend dans sa structure : 1° une membrane d'enveloppe anhiste, de 4 à 5 μ d'épaisseur, que CADIAT compare à juste titre à la capsule du cristallin ou cristalloïde ; 2° un contenu formé de grosses cellules

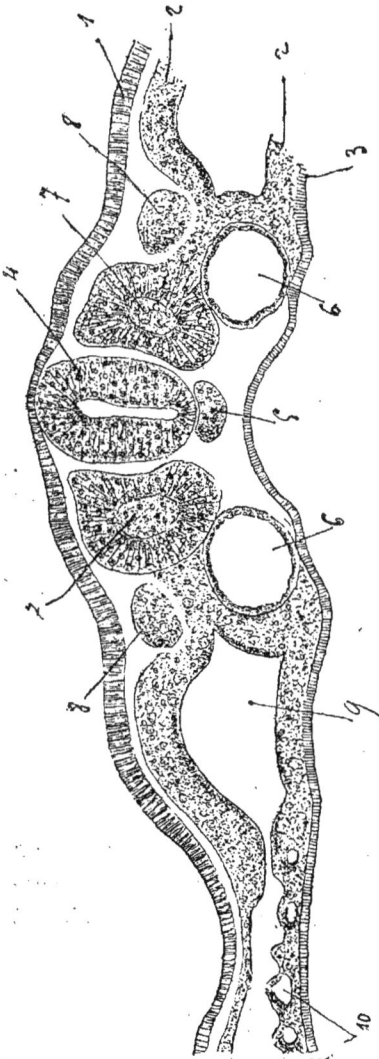

Fig. 78.
Corde dorsale incluse après l'axe des corps vertébraux.

1, notocorde. — 2, corps vertébraux. — 3, intervalles dans lesquels se forment les disques intervertébraux.

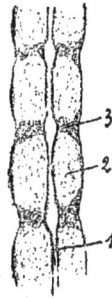

Fig. 77. — Coupe transversale d'un embryon de poulet au début du 3° jour de l'incubation.

1, ectoderme. — 2, mésoderme — 3, endoderme. — 4, névraxe. — 5, notocorde. — 6, aortes. — 7, protovertèbres. — 8, ébauche du corps de Wolf. — 9, fente pleuro-péritonéale ou cœlome. — 10, vaisseaux de l'aire vasculaire.

pressées les unes contre les autres, pourvues d'un noyau et

d'une membrane d'enveloppe (fig. 79). Plus tard ces cellules prennent une disposition rayonnée particulière (fig. 80), due à ce que le noyau et le protoplasma sont refoulés à la périphérie, tandis que le centre se creuse d'une grande vacuole. La coupe de l'organe rappelle alors celle de la moelle de sureau.

Il est donc acquis que les éléments de la corde dorsale subissent une déchéance progressive qui conduit à leur résorption, et que par conséquent ils n'ont aucun rôle dans le développement de la colonne vertébrale et de ses disques fibreux.

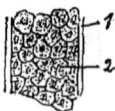

Fig. 79. — Un segment de la notocorde montrant : 1, sa gaine amorphe; — 2, ses éléments cellulaires.

Nous rappellerons enfin que la pulpe du centre de ces derniers n'accuse point une cavité synoviale comme les anciens anatomistes l'a-

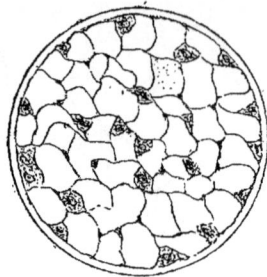

Fig. 80. — Coupe transversale de la notocorde pour montrer l'aspect réticulé que lui donne la rétraction des cellules dans leurs membranes d'enveloppe.

vaient prétendu, mais s'explique tout simplement par un vestige de la notocorde en ramollissement.

TISSU CARTILAGINEUX

Il succède à la notocorde comme tissu squelettique. Dans un grand nombre de poissons (poissons cartilagineux), il forme le squelette définitif. Mais dans les autres vertébrés il est remplacé bientôt en grande partie par le tissu osseux.

CARACTÈRES ANATOMIQUES

La cellule cartilagineuse est l'élément fondamental du tissu cartilagineux. Cette cellule, dont les dimensions varient de 15 à 20 μ, est formée par une masse de protoplasma très sensible aux matières colorantes, renfermant un noyau avec nucléole, et des granulations de glycogène et de graisse. Les premières se décèlent par la teinte brun acajou qu'elles prennent sous l'influence de l'eau iodée, les secondes par la teinte noire que leur donne l'acide osmique; les unes et les autres constituent sans doute des matériaux de nutrition.

La cellule cartilagineuse a pour caractéristique d'être enfermée dans une cavité appelée capsule cartilagineuse creusée à l'intérieur d'une substance fondamentale qui entre aussi dans la composition du tissu. Toutefois la cellule est indépendante des parois de sa capsule et celle-ci ne saurait être assimilée à une membrane d'enveloppe. En effet, sur une coupe fraîche traitée par l'eau ou la teinture d'iode, on voit la cellule cartilagineuse se rétracter dans sa cavité ou même en sortir tout entière et laisser ainsi cette dernière partiellement ou complètement vide. Si la capsule était une véritable membrane d'enveloppe, elle participerait évidemment à cette rétraction.

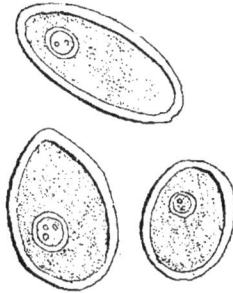

Fig. 81. — 3 cellules cartilagineuses dans leurs capsules (cartilage de la tête du fémur de la grenouille).

On empêche la rétraction des cellules cartilagineuses dans leurs cavités en traitant le tissu par l'acide picrique ou bien par l'acide osmique.

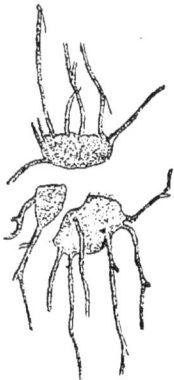

Fig. 82.— 3, cellules ramifiées du cartilage de la tête d'un mollusque céphalopode.

L'ensemble formé par la cellule et la capsule cartilagineuses porte le nom de *chondroplaste*. Le chondroplaste est l'unité génétique du cartilage.

La cellule cartilagineuse, qui dans le plus grand nombre des cas est plus ou moins sphérique ou ovoïde, est étoilée dans le cartilage corniculé du larynx (RANVIER), dans le cartilage de certains mollusques (poulpes, calmar) et dans quelques enchondrômes (glandes salivaires) (fig. 82). Le cartilage du calmar renferme des cellules qui émettent en un point de leur surface de longs prolongements ramifiés, anastomosés avec les prolongements analogues des cellules voisines. Les cellules cartilagineuses du poulpe sont plus irrégulières encore; la capsule cartilagineuse répète absolument la disposition de la cellule, d'où résulte un véritable réseau creusé dans le tissu. BUDGE et KLEIN croient que c'est là une disposition générale et que, même lorsque les capsules

paraissent arrondies, elles sont réunies par de très fins canalicules
où circule le plasma nutritif.

Les chondroplastes ne sont pas disséminés confusément dans le
tissu cartilagineux; ils sont réunis par groupes que M. Renaut appelle
groupes isogéniques pour indiquer que ce sont comme autant de
familles issues chacune d'une cellule originelle. Si l'accroissement du
cartilage envisagé se fait en tous sens, les
groupes isogéniques sont *coronaires*, c'est-
à-dire constitués par des cellules réunies
en cercle. Si cet accroissement se fait
exclusivement dans un sens, les groupes
isogéniques sont *axiaux*, c'est-à-dire
composés de cellules superposées ; ces
derniers s'observent notamment dans le
cartilage en voie d'ossification. Lorsque
les cellules d'un même groupe isogé-
nique sont peu nombreuses, elles sont
assez souvent contenues dans la même
capsule appartenant à la cellule unique qui vient de leur donner
naissance par scissiparité.

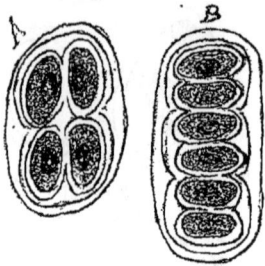

Fig. 83. — 2, groupes isogéniques : l'un coronaire *A* ;
l'autre axial *B*.

Quant à la substance fondamentale, elle est répandue comme une
coulée entre les chondroplastes et donne au tissu sa consistance
spéciale et ses autres caractères physiques. Rien n'autorise à croire
qu'elle se soit formée par couches successives et concentriques
autour des cellules. D'ailleurs, à la lumière polarisée elle ne montre
pas les deux bandes obscures perpendiculaires (croix de saint André)
qui caractérisent toute matière feuilletée examinée dans de semblables conditions.

A cette substance fondamentale peuvent s'adjoindre des fibres
connectives ou des fibres élastiques.

De là la classification suivante des cartilages :

Cartilages.
à substance fondamentale amorphe.   Cartilages hyalins.
à substance fondamentale striée de fibres connectives. .... Cartilages fibreux ou fi-bro-cartilages.
à substance fondamentale striée de fibres élastiques anastomotiques.. Cartilages élastiques ou réticulés.

Cartilage hyalin. — A l'état embryonnaire le cartilage hyalin est
demi-fluide, car sa substance fondamentale n'a pas encore acquis sa

consistance caractéristique. Les cellules, logées dans des cavités de cette dernière, sont extrêmement nombreuses et très rapprochées les unes des autres, constituées chacune par un gros noyau entouré d'une mince couche de protoplasma.

Plus tard les cellules cartilagineuses grandissent par augmentation d'épaisseur de leur protoplasma ; la substance fondamentale devient plus abondante, se durcit et le tissu devient adulte (fig. 84). M. Renaut pense que les modifications de la substance hyaline primitive ne s'arrêtent pas là et qu'il se produit par différenciation, à son intérieur, une substance plus solide formant une espèce d'éponge trabéculaire destinée à favoriser par capillarité l'imbibition nutritive.

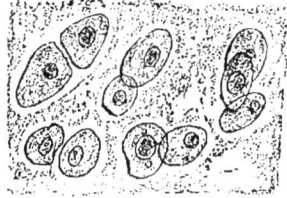

Fig. 84. — Coupe dans le cartilage hyalin (la substance fondamentale est amorphe).

Les cartilages hyalins se divisent en temporaires et en permanents ; les premiers sont destinés à subir le phénomène de l'ossification ; ils se distinguent des seconds en ce qu'ils renferment des vaisseaux, tandis que ceux-ci n'en ont généralement pas.

La substance fondamentale des vieux cartilages est assez souvent envahie par des granulations graisseuses ou bien par des granulations calcaires ; dans le premier cas, le cartilage perd beaucoup de sa résistance ; dans le deuxième cas, il prend la dureté de l'os, on dit qu'il est *calcifié*. Nous verrons plus tard que la calcification n'a rien de commun avec l'ossification.

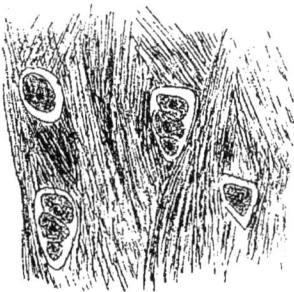

Fig. 85. — Coupe dans un cartilage fibreux (la substance fondamentale est striée de fibrilles connectives).

Fibro-cartilage. — Le fibro-cartilage constitue la plaque complémentaire de la troisième phalange chez les solipèdes. Il est formé : 1° par des cellules disposées comme dans le cartilage hyalin, c'est-à-dire entourées d'une légère couche de substance fondamentale amorphe ; 2° par une substance fondamentale nettement fibreuse, parcourue par une multitude de fibrilles connectives entre-croisées en tous sens et disparaissant sous l'action des acides et des bases (fig. 85).

Cette structure ne diffère de celle du tissu fibreux hyalin, d'un nodule tendineux par exemple, qu'en ce que les cellules ne sont point claires et gonflées de substance chondrigène.

Cartilage élastique. — Le cartilage élastique ou réticulé est celui dont la substance fondamentale est chargée de fibres et de grains élastiques dessinant un réseau très opaque dans les mailles duquel les chondroplastes sont déposés (fig. 86). Une préparation de ce cartilage traitée par le picrocarminate montre le réseau élastique coloré en jaune verdâtre et les cellules teintées de rouge. L'épiglotte, les aryténoïdes, la conque, certaines pièces de l'appareil hyoïdien sont formés de cartilage réticulé. Dans l'épiglotte, l'élasticité est encore augmentée

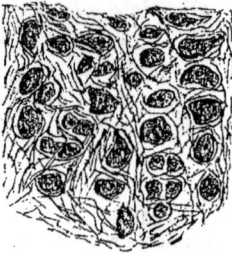

Fig. 86. — Coupe dans un cartilage élastique (la substance fondamentale est semée d'un réseau de fibres et de grains élastiques).

par des incisures transversales qui entament alternativement les deux faces. Ces incisures logent de petites glandes sous-muqueuses.

Vaisseaux et nerfs. — A l'exception des cartilages temporaires, qui sont vasculaires, tous les autres sont absolument dépourvus de vaisseaux et de nerfs. Aucun doute ne saurait exister à cet égard, car l'homogénéité, la transparence de ce tissu, en coupes minces, ne permettraient pas à ces organes d'échapper à l'œil de l'observateur s'ils existaient[1].

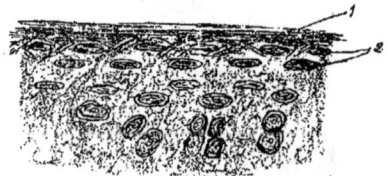

Fig. 87. — Schéma de l'union du périchondre avec le cartilage sous-jacent.
1, périchondre aves ses fibres arciformes. — 2, cartilage superficiel dont les chordroplastes s'aplatissent de plus en plus.

Périchondre. — La plupart des cartilages sont enveloppés d'une membrane fibreuse appelée périchondre.

Le périchondre est composé de deux couches : l'une externe ren-

[1] Cependant dans les grands animaux domestiques où certains cartilages, tels que les cerceaux de la trachée, le cartilage de prolongement du scapulum, prennent une épaisseur considérable, on constate que ces cartilages sont vasculaires quoique permanents.

fermant fibres élastiques, vaisseaux et nerfs ; l'autre interne, ne possédant ni vaisseaux, ni nerfs et ni fibres élastiques. Cette dernière est exclusivement composée de fibres connectives arciformes qui pénètrent dans le cartilage (fibres arciformes périchondrales) et de cellules disposées régulièrement en strates entre les fibres, cellules qui au fur et à mesure qu'elles approchent du cartilage s'arrondissent, s'entourent de chondrine et deviennent, par une transition insensible, de véritables cellules cartilagineuses. Il résulte de cette disposition que le périchondre n'est pas seulement en contact avec le tissu cartilagineux, mais fait corps avec lui et contribue à son accroissement.

CARACTÈRES PHYSICO-CHIMIQUES

La couleur du cartilage varie suivant les variétés qu'on envisage. Le cartilage hyalin est blanc bleuâtre, le cartilage fibreux blanc brillant, le cartilage réticulé jaunâtre.

Tous les cartilages sont élastiques, surtout les cartilages réticulés : toutefois, en vieillissant, ils perdent une partie de cette qualité.

Par la dessiccation, le cartilage se racornit et devient translucide ; il reprend ses caractères primitifs quand on lui restitue l'eau qu'il avait perdue.

Il résiste longtemps à la macération dans l'eau froide. Il se dissout dans l'eau bouillante en donnant une variété de gélatine isomère de la géline qu'on appelle chondrine ou cartilagéine.

Les acides, les bases ont sur le cartilage fibreux la même action que sur le tissu conjonctif, c'est-à-dire qu'ils dissolvent la trame connective. La teinture d'iode, le chlorure d'or, l'éosine hématoxylique sont des réactifs qui colorent d'une manière différente la substance fondamentale et les cellules cartilagineuses, et, pour cela, sont utilisés dans la technique histologique :

Voici la composition chimique du cartilage :

Matières grasses	2 à 5 p. 100
Sels divers	6 —
Eau	50 à 70 —
Chondrine	30 environ —

CARACTÈRES PHYSIOLOGIQUES

Développement. — Les cartilages se développent aux dépens du feuillet moyen du blastoderme. Ils apparaissent d'abord à droite et à gauche de la notocorde où ils constituent les prótovertèbres. Dans les membres ils forment primitivement une colonne continue, sorte de squelette inarticulé qui se fragmente plus tard en pièces distinctes. Celles-ci peuvent rester unies par du tissu fibreux interposé (synarthroses, amphiarthroses) ou bien devenir seulement contiguës (diarthroses); dans ce dernier cas, la cavité articulaire se produit par fissuration, de la même manière que l'on voit se former la cavité pleuro-péritonéale dans le mésoderme primitif, et bientôt la synoviale apparaît par différenciation de la paroi de cette fissure. Le périchondre conservant sa continuité constitue les premiers ligaments.

Accroissement. — Les cartilages s'accroissent par multiplication de leurs cellules, et par chondrification de la couche profonde du périchondre.

Les cellules cartilagineuses sont susceptibles de proliférer activement par sissiparité : une cellule en donne deux, puis quatre, puis huit, etc..., et ainsi se constituent les groupes isogéniques. Les cellules nouvelles, d'abord contenues dans la capsule de la cellule mère, s'enveloppent chacune d'une capsule indépendante, et ainsi s'accroît le cartilage dans toute sa masse.

Nous avons dit comment il s'accroît à la surface par le périchondre qui est pour lui une matrice en même temps qu'un enveloppe.

Nutrition. — Une fois leur accroissement achevé, les cartilages se nourrissent avec lenteur, par imbibition des sucs nourriciers extravasés des vaisseaux sanguins du périchondre, imbibition qui paraît plus rapide dans les cartilages fibreux que dans les cartilages hyalins, la nutrition des premiers étant sensiblement plus active que celle des seconds. Nous avons dit plus haut que dans les cartilages ordinaires la substance fondamentale est absolument pleine, qu'il n'y a pas de *canaux du suc* et que l'imbibition nutritive se fait par dialyse et capillarité.

En raison de sa faible activité nutritive, le cartilage résiste beaucoup aux causes de destruction ; mais dès qu'il est atteint il ne peut réagir contre le mal, qui l'envahit progressivement. C'est ainsi que la nécrose du cartilage complémentaire de la troisième phalange, qui donne lieu au javart cartilagineux, n'a pas de tendance à se délimiter et à s'éliminer ; elle détruirait insensiblement tout l'organe, attaquerait même l'articulation du pied, si on ne s'opposait pas à sa marche par l'emploi de caustiques énergiques ou par l'extirpation totale du fibro-cartilage. A propos du javart cartilagineux, il y a lieu de faire une application pratique de la différence qui existe au point de vue de l'activité nutritive entre le cartilage hyalin et le cartilage fibreux : le javart en talon est moins grave que celui qui siège en avant ; il cède souvent aux injections caustiques, tandis que ce dernier nécessite à peu près toujours l'opération de l'extirpation. C'est que le cartilage en question est d'autant plus fibreux qu'on envisage des parties plus postérieures.

Régénération. — Malgré l'affirmation contraire de LEGROS, nous considérons la régénération du cartilage comme impossible et nous en donnons la preuve dans ce qui se passe après l'opération du javart cartilagineux : la solution de continuité se comble exclusivement avec le tissu fibreux.

SYSTÈME CARTILAGINEUX

Le système cartilagineux est très répandu dans l'organisme, surtout pendant la période embryonnaire où la plupart des pièces squelettiques sont cartilagineuses. Chez l'adulte, les cartilages subsistent dans les appareils locomoteur, respiratoire et des sens. Dans l'appareil locomoteur le cartilage se rencontre en prolongement sur le scapulum, la troisième phalange, les côtes, en couches minces d'encroûtement sur les surfaces articulaires diarthrodiales et amphiarthrodiales, sur les coulisses tendineuses, sur le sommet renflé des premières apophyses épineuses dorsales, etc. ; en disques ou croissants interarticulaires (fibro-cartilages) dans les articulations de la tempe et du grasset, etc. Dans l'appareil respiratoire, il forme les cartilages des naseaux, les deux tiers inférieurs de la cloison médiane du nez, les cartilages du larynx (l'épiglotte et les aryténoïdes sont formés de cartilage élastique), les cerceaux de la trachée, les pièces losangiques des bronches. Enfin, dans les appareils des sens, on le remarque à l'état de corps clignotant, de cartilage conchinien (élastique, sauf chez les solipèdes) de cartilage annulaire et de cartilage scutiforme.

Suivant que les cartilages sont dépourvus de périchondre, ou qu'ils sont complètement ou incomplètement enveloppés par cette membrane, on les dit *apérichondraux* (cartilages articulaires), *holopérichondraux* (la grande majorité des cartilages), ou *mésopérichondraux* (cartilages de prolongement de l'omoplate). L'absence de périchondre sur les cartilages d'encroûtement indique assez qu'ils se nourrissent par imbibition du plasma extravasé des vaisseaux de l'os sous-jacent et peut-être aussi de la synovie qui baigne leur surface libre.

De quelques particularités de structure offertes par les cartilages.

Outre l'absence du périchondre, les *cartilages articulaires* présentent quelques particularités de texture qu'il est bon de connaître.

Ils comprennent dans leur épaisseur quatre étages superposés : 1° un étage inférieur à substance fondamentale calcifiée, qui repose immédiatement sur le tissu osseux avec lequel il se confond insensiblement ; 2° un étage (cartilage ossifiant) dans lequel les chondroplastes sont ovoïdes et implantés perpendiculairement à la surface osseuse ; 3° un étage à chondroplastes à peu près arrondis ; 4° enfin un étage dont les chondroplastes sont aplatis et disposés parallèlement à la surface articulaire. En résumé, les chondroplastes sont d'autant moins volumineux et plus aplatis dans le sens de la surface articulaire qu'ils sont plus voisins de celle-ci. Ce sont des cellules cartilagineuses aplaties qu'on avait prises autrefois pour un revêtement synovial.

L'arrangement des chondroplastes en groupes isogéniques axiaux dans la couche profonde des cartilages articulaires indique un accroissement dans le sens de leur épaisseur et une ossification concomitante. Ces cartilages représentent en effet des restes du squelette cartilagineux, qui luttent par un accroissement incessant contre l'ossification qui les envahit à leur face profonde, et cet accroissement, qui prévient une ossification totale, paraît être stimulé par le mouvement des jointures, car l'immobilité prolongée entraîne ce qu'on appelle improprement l'*éburnification* des surfaces articulaires.

Les cartilages costaux se font remarquer par le volume considérable de leurs chondroplastes et par la facilité avec laquelle ils s'infiltrent de granulations graisseuses et calcaires.

Rôle. — Les cartilages jouent un rôle mécanique subordonné à leur consistance et à leur élasticité. Ils maintiennent la béance des voies respiratoires, aident passivement à l'expiration (cartilages costaux), protègent l'articulation et l'os du pied contre les compressions qui auraient pu résulter de l'élasticité du sabot (cartilage complémentaire de la troisième phalange). A l'extrémité supérieure des omoplates, ils atténuent les réactions des membres antérieurs en même temps qu'ils adaptent plus exactement les épaules sur le tronc. Les cartilages articulaires forment des coussins protecteurs pour les os en contact et concourent à amortir les réactions qui résultent de la percussion des membres sur le sol; de plus, ils facilitent, par leur poli, les mouvements des articulations. Lorsque ces cartilages sont usés ou ossifiés, les mouvements deviennent difficiles et douloureux, les surfaces osseuses se rayent, quelquefois même se soudent (ankylose).

Altérations. — Les cartilages peuvent offrir plusieurs altérations, parmi lesquelles nous citerons : 1° l'infiltration calcaire ou calcification, consistant dans le dépôt de granulations calcaires au sein de la substance fondamentale, quelquefois même dans les cellules. On l'observe très fréquemment chez les oiseaux, ainsi que dans les cartilages costaux et laryngiens de nos grands animaux domestiques ; 2° les déformations consécutives aux fractures, déformations résultant de l'élasticité du cartilage ; elles ne sont pas sans inconvénient lorsqu'elles siègent sur la trachée ; 3° l'infiltration graisseuse que nous avons signalée ; elle est très commune dans les cartilages costaux ; 4° le ramollissement, que l'on peut observer dans le cas d'arthrite sur les cartilages d'encroûtement, et qui donne naissance à l'altération dite *velvétique*. On voit les cellules proliférer abondamment et former des séries verticales qui se font jour dans la cavité articulaire ; dès lors, le cartilage se creuse d'une multitude de lacunes verticales entre lesquelles persistent des filaments de substance fondamentale, et prend l'aspect du velours. De là le nom donné à cette altération ; 5° dans les arthrites chroniques le cartilage d'encroûtement forme quelquefois sur les marges articulaires de petits prolongements qui se pédiculisent et deviennent libres un beau jour dans l'articulation. Ces corps libres de nature cartilagineuse peuvent atteindre le volume d'une amande et éprouver la calcification; ils déterminent une gêne plus ou moins grande

dans l'exécution des mouvements de l'articulation ; 6° enfin, le tissu
cartilagineux peut former des tumeurs appelées chondrômes ; elles
se montrent sur des points où ces tissus existent normalement ou
bien dans des régions où le tissu cartilagineux est absent (mamelles,
glandes salivaires), etc...

TISSU OSSEUX

Le tissu osseux forme la charpente des animaux vertébrés (*ostéo-
zoaires*).

CARACTÈRES ANATOMIQUES DU TISSU OSSEUX

Ce tissu a pour élément fondamental la cellule osseuse ou cellule de
Virchow. La cellule osseuse est une petite masse de protoplasma, allongée, sans membrane d'enveloppe, munie d'un noyau avec nucléole,
pourvue à sa périphérie d'un nombre plus ou moins considérable de
prolongements ramifiés, par lesquels elle se met en communication
avec les cellules voisines. Elle mesure 18 à 25 µ de longueur et
6 à 11 µ de largeur. M. Ranvier a nié autrefois l'existence des prolongements de la cellule osseuse ; aujourd'hui personne ne les met
en doute.

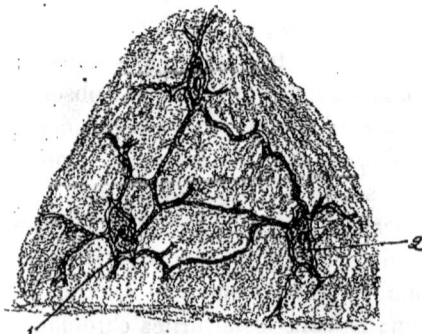

Fig. 88. — Trois ostéoplastes avec leurs anastomoses.
1, cellules osseuses. — 2, cavités osseuses.

Telle que nous venons de
la décrire, la cellule osseuse
diffère très-peu de la cellule
fixe du tissu conjonctif ; mais
elle est caractérisée par son
inclusion dans une cavité qui
en présente exactement la
forme (cavité osseuse et canalicules osseux). La cellule osseuse ou cellule de Virchow
et la cavité ramifiée qui la
renferme forme en quelque
sorte l'unité histologique du
tissu osseux : c'est l'*ostéoplaste* (fig. 88).

Les cavités osseuses sont creusées dans une substance fondamentale imprégnée de matière minérale, principalement calcaire. Cette substance est translucide et grisâtre en coupe mince, blanche et opaque en coupe épaisse; elle a pour base l'osséine qui se transforme en gélatine par ébullition dans l'eau.

Texture. — Il y a lieu de l'étudier dans le *tissu spongieux* et dans le *tissu compacte.*

1° Le premier est composé de lamelles entre-croisées de un demi à un millimètre d'épaisseur limitant des aréoles remplies de moelle. Ces lamelles osseuses sont formées par des ostéoplastes répandus sans ordre dans une couche de substance fondamentale (fig. 88).

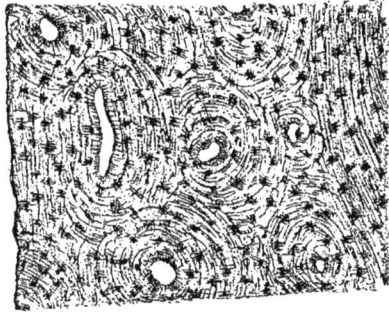

Fig. 89. — Coupe transversale de tissu osseux compacte.

On voit très bien les systèmes de Havers, les systèmes intermédiaires et les ostéoplastes.

2° Dans le tissu compacte les éléments ont une disposition régulière dont on peut faire une bonne étude en examinant successivement sous le microscope, à un faible grossissement, une coupe transversale et une coupe longitudinale de la diaphyse d'un os long. Sur la coupe transversale on voit des orifices placés de distance en distance, comme autant de trous dont serait parsemée la préparation. Tout autour de ces orifices la substance fondamentale se dispose en lamelles concentriques emboîtées les unes dans les autres, sur lesquelles s'enlèvent des taches noires étoilées qui ne

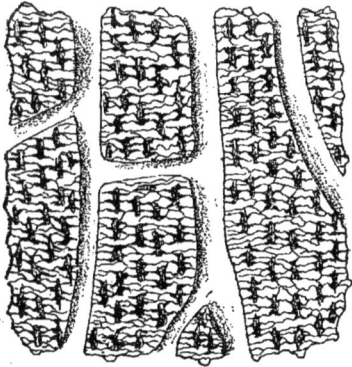

Fig. 90. — Coupe longitudinale de tissu osseux compacte.

!, on voit très bien les canaux de Havers et leurs anastomoses.

sont autre chose que les ostéoplastes. Ceux-ci se montrent régulièrement disposés sur les limites des lamelles (fig. 89).

Une coupe longitudinale de tissu compacte se montre sillonnée par des canaux parallèles anastomosés de distance en distance au moyen de branches transversales ou obliques, entourés chacun d'un système de lamelles juxtaposées de substance fondamentale où se trouvent disséminés les ostéoplastes. Les canaux portent le nom de *canaux de Havers;* ils s'ouvrent à leurs extrémités dans les aréoles du tissu spongieux; les plus superficiels lancent des branches qui s'ouvrent sur la surface de l'os, rendue ainsi finement poreuse; ceux voisins du canal médullaire y débouchent également par de nombreux rameaux. Envisagés avec leurs systèmes de lamelles concentriques, ils constituent des *systèmes de Havers.* Le système de Havers est l'unité morphologique du tissu osseux compacte, et la preuve, c'est que le fémur de la grenouille est formé par un seul système de Havers.

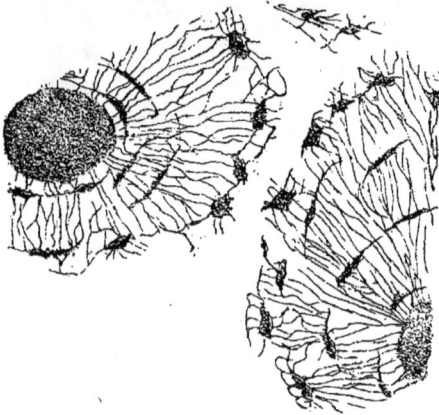

Fig. 91.
Coupe transversale de deux systèmes de Havers
(fort grossissement).
On voit les canalicules récurrents.

La plupart des os compactes sont donc des agrégats de systèmes de Havèrs placés parallèlement les uns aux autres. Toutefois ces systèmes laissent entre eux des espaces occupés par ce que l'on appelle les *systèmes intermédiaires.*

Systèmes de Havers. — Etudié à un plus fort grossissement, le système de Havers présente des particularités intéressantes. Le canal qui en occupe le centre dont le diamètre varie de $0^{mm},02$ à $0^{mm},04$ n'a pas de paroi propre; il renferme un vaisseau sanguin et quelques éléments médullaires. Les lamelles concentriques de substance fondamentale sont plus ou moins nombreuses, alternativement homogènes et striées en travers; la plus interne est toujours homogène. Les ostéoplastes sont situés sur les limites de ces lamelles; ils communiquent les uns avec les autres et avec le canal de Havers par les canalicules osseux. Les canalicules osseux des ostéoplastes les plus excentriques ne communiquent guère avec ceux des systèmes voisins, ils se réfléchissent plutôt vers le centre du système (*canalicules récurrents de Ranvier*) (fig. 91). L'existence des canalicules récurrents tend à donner au système de Havers une certaine autonomie et démontre sa valeur dans la constitution du tissu osseux compacte. Assez souvent on rencontre au sein des systèmes, des cavités atrophiées; M. Ranvier appelle ces ostéoplastes avortés des *confluents lacunaires*.

Systèmes intermédiaires. — Ils ont la même structure et la même texture que les systèmes de Havers, seulement la disposition des lamelles qui les constituent est subordonnée à la forme des espaces qu'ils remplissent.

Fibres de Sharpey. — On rencontre aussi entre les canaux de Havers des fibres de Sharpey dont on parlera à propos du développement, car ce sont les fibres directrices de l'ossification (fig. 92).

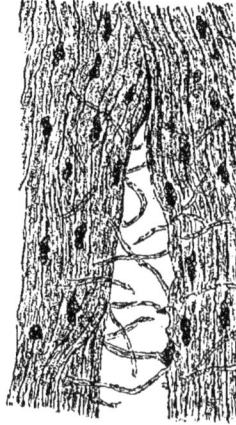

Fig. 92. — Fibres de Sharpey isolées entre 2 lamelles osseuses qu'on a disjointes.

CARACTÈRES PHYSICO-CHIMIQUES

La substance de l'os est composée de matières organiques et de matières minérales incorporées intimement et néanmoins susceptibles d'être isolées par la calcination (qui réduit l'os à sa partie minérale) ou par les acides (qui isolent la partie organique).

Le tableau ci-dessous donne l'énumération et la proportion de ces différentes matières, d'après Berzélius :

Matières organiques	solubles	32,17
	insolubles	1,13
Matières inorganiques	phosphate de chaux	51,40
	carbonate de chaux	11,30
	fluate de chaux	2
	phosphate de Na O et de Mg O	1,16
	chlorure de sodium	1,20

Les matières organiques solubles dans l'eau bouillante sont représentées par l'osséine, variété de gélatine propre au tissu osseux. Les matières inorganiques insolubles dans l'eau bouillante (si ce n'est sous pression) sont constituées par de l'élasticine. Les unes et les autres entrent pour un tiers dans la constitution des os.

Les matières minérales sont, pour la plus grande partie, des sels à base de chaux : phosphate tribasique, carbonate, fluate. Ce dernier donne aux os le degré de dureté qui les rapproche de l'ivoire. En raison de leur richesse en phosphates, les os servent à la préparation du phosphore.

L'eau en ébullition dissout les matières organiques solubles des os et les réduit à peu près à leurs matières minérales.

Les acides ramollissent les os, en formant avec leur partie inorganique des composés solubles qui abandonnent la partie organique. La décalcification des os par les acides est mise à profit par la technique histologique pour ramollir le tissu osseux afin de pouvoir faire des coupes minces avec le rasoir.

Par l'incinération les matières organiques sont brûlées ; l'os réduit à sa matière minérale devient très friable.

A l'état frais le tissu osseux est blanc rosé ; après macération il est d'une grande blancheur. Ce changement résulte de la dissolution de la matière colorante du sang.

La dureté du tissu osseux varie suivant l'abondance du fluate de chaux ; elle est à son maximum dans la portion tubéreuse du temporal, qui fait feu au briquet.

Les os sont doués d'une certaine élasticité qu'ils doivent aux substances organiques qui entrent dans leur composition, et qui est d'autant plus grande que celles-ci sont elles-mêmes plus abondantes. Par conséquent cette élasticité est d'autant plus grande que l'individu envisagé est plus jeune ; on sait en effet que les matières organiques se résorbent avec l'âge et que les os des sujets vieux sont particulièrement fragiles.

Avant d'étudier les caractères physiologiques du tissu osseux, nous croyons bon de parler du système osseux ; notre étude aura ensuite l'avantage de porter sur des objets connus.

SYSTÈME OSSEUX

Le tissu osseux forme les os, organes premiers, dont l'ensemble constitue le squelette.

On distingue des *os longs* des *os courts*, des *os plats* et des *os allongés* ; ceux-ci diffèrent des os longs par l'absence de canal médullaire.

Tous comprennent dans leur structure du tissu compacte et du tissu spongieux, une enveloppe connue sous le nom de périoste, de la moelle, les vaisseaux et des nerfs.

Dans des os courts, la substance compacte est à la périphérie et la substance spongieuse au centre. Dans les os longs, cette dernière est reléguée aux extrémités ou épiphyses ; tandis que la diaphyse est creusée d'un canal médullaire dont les parois sont exclusivement formées de substance compacte. Dans les os plats, on trouve deux lames compactes entre lesquelles existe une substance spongieuse plus ou moins abondante (diploë), suivant l'âge des individus. Dans les os allongés, il existe une couche périphérique de tissu compacte et une masse centrale de substance spongieuse.

Nous n'avons pas à revenir sur les caractères de la substance osseuse ; il nous reste à étudier les autres parties constituantes des os.

a. Périoste. — C'est une enveloppe extérieure fibreuse qui joue un grand rôle dans le développement, l'accroissement et la régénération des os. On l'enlève facilement par râclage sur un os frais. Elle en recouvre toute la surface, à l'exception des surfaces articulaires et des points qui donnent attache aux ligaments et aux tendons ; son épaisseur est plus considérable sur les épiphyses des os longs que partout ailleurs ; toutes choses égales d'ailleurs elle est plus grande sur des os jeunes que sur des os vieux.

Le périoste est décomposable en deux couches : *La couche superficielle*, considérée par Ch. Robin comme le périoste proprement dit, essentiellement fibreuse, renferme des faisceaux de fibres connectives emprisonnant des cellules, un réseau de fibres élastiques, des vaisseaux et des nerfs. (Voyez fig. 100.)

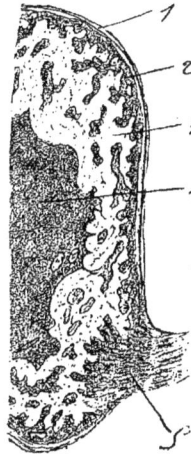

Fig. 93. — Coupe dans un os long d'embryon.

1. périoste. — 2, moelle sous-périostée (couche ostéogène). — 3, travées osseuses. — 4, moelle du canal médullaire. — 5, insertion d'un ligament.

La couche profonde (couche ostéogène d'Ollier, moelle sous-périostée de Robin) ne renferme pas de nerfs ; les faisceaux connectifs laissent entre eux des espaces où s'accumulent des cellules d'autant plus volumineuses et nombreuses qu'elles sont plus voisines de l'os. Particularité fort remarquable : les faisceaux connectifs les plus profonds s'enfoncent, avec les fibres élastiques qu'ils contiennent, dans la substance osseuse et constituent ce que nous avons appelé des *fibres de Sharpey*. Les nombreux vaisseaux de la couche interne du périoste s'engagent dans les canaux de Havers qui s'ouvrent à la surface du tissu compacte, ou bien dans les trous nourriciers.

Le nom de couche ostéogène donné par M. Ollier à la zone profonde du périoste, indique le rôle important qui lui est dévolu dans le développement et la régénération des os. Plus le sujet est jeune plus la couche ostéogène est développée ; elle disparaît chez les sujets très âgés. Aussi les résections sous-périostées ont-elles beaucoup plus de chance de succès chez les jeunes que chez les vieux sujets.

b. CAVITÉS MÉDULLAIRES. — On trouve à l'intérieur des os des cavités de différentes formes et de différentes grandeurs remplies par la moelle. Ces cavités dites *médullaires* portent le nom d'*espaces médullaires* lorsqu'il s'agit des aréoles du tissu spongieux et de *canaux médullaires*, quand il s'agit des vastes cavités dont est creusée la diaphyse des os longs.

Nous verrons plus loin que les canaux de Havers eux-mêmes ne sont autre chose que des espaces médullaires oblitérés par l'ossification ; nous savons d'ailleurs qu'ils renferment, avec des vaisseaux sanguins, quelques éléments de la moelle, et qu'ils communiquent soit avec les espaces médullaires du tissu spongieux, soit avec le canal médullaire diaphysaire.

c. MOELLE. — La moelle des os est une matière molle, tremblotante, se figeant par le refroidissement, de couleur rosée, jaunâtre ou grisâtre, suivant les cas. On distingue, sous ce rapport, trois variétés de moelle : 1° la moelle rouge ou moelle sanguine qu'on observe chez le fœtus et le jeune sujet dans tous les os, ainsi que chez le sujet adulte dans la plupart des os du tronc et de la tête ; 2° la moelle jaune ou adipeuse qu'on observe dans les os des membres chez l'adulte en bon état d'embonpoint et qui peut envahir plus tard les autres os ; 3° la moelle grise ou gélatiniforme qu'on observe dans l'extrême vieillesse, ou bien sous l'influence d'affections chroniques très débilitantes.

On rencontre dans la moelle des os (fig. 94) :

1° *Un réseau vasculaire sanguin* plus ou moins riche, commu

niquant avec celui du périoste par l'intermédiaire des trous nourriciers ;

2° *Une charpente délicate de tissu conjonctif;*

3° *Un réseau de cellules étoilées et anastomosées analogues à
celles du tissu conjonctif* (réseau périvasculaire);

4° *Des cellules à noyau bourgeonnant* (médullocèles), imprégnées
quelquefois d'hémoglobine, douées
dans tous les cas de mouvements
amiboïdes. Ces cellules ne sont
autre chose, croit-on, que des cellules lymphatiques ;

5° *Des myéloplaxes* ou cellules
géantes se présentant sous forme
de plaque protoplasmiques à bords
plus ou moins déchiquetés, quelques-unes anastomosées par leurs
prolongements (d'après RENAUT et
MALASSEZ) et renfermant de deux
à trente noyaux. Ces éléments se
rencontrent surtout à la périphérie de la moelle, au contact de
l'os, et particulièrement dans les
os en voie de formation.

Telle est la structure de la moelle,
du jeune sujet. Chez l'adulte bien
portant, les cellules fixes de la
moelle disposées autour des vais-

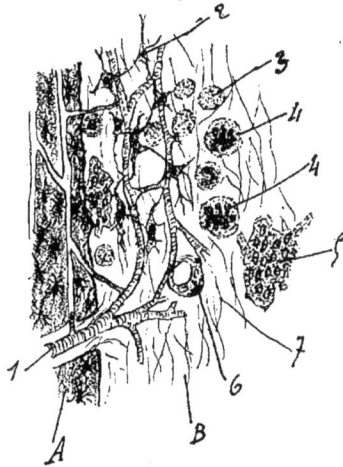

Fig. 94. — Moelle osseuse au contact de
la paroi du canal médullaire d'un os
(fig. demi-schématique.)

A, lame osseuse. — B, moelle.

1, artère nourricière.— 2, cellules étoilées périvasculaires. — 3, leucocytes. — 4, cellules à noyau bourgeonnant — 5, myéloplaxes. — 6, cellule adipeuse.
— 7, fibrilles connectives.

seaux, se chargent de graisse, s'arrondissent et refoulent leurs éléments
à ce point que, chez les sujets très gras et à graisse riche en stéarine, la moelle des os longs figure un cylindre de suif après le
refroidissement. Mais que le sujet dont la moelle est adipeuse vienne à
maigrir, la graisse sera résorbée, les cellules qui la contenaient
tendront à retourner vers leur constitution primitive, les gouttelettes graisseuses nageront dans un protoplasma séreux, alors la
moelle tout entière deviendra gélatiniforme.

VAISSEAUX ET NERFS DES OS. — Les os, malgré leur apparence pier-
reuse, sont fortement irrigués par le sang. Trois riches réseaux
vasculaires s'épuisent dans leur épaisseur, savoir : les vaisseaux de la

moelle, les vaisseaux contenus dans les canaux de Havers, les vaisseaux périostiques. Les vaisseaux périostiques communiquent avec
le réseau de Havers par les porosités que nous avons signalées
à la surface de l'os ; celui-là communique avec les vaisseaux de la
moelle par les orifices déjà mentionnés au moyen desquels les
canaux de Havers s'ouvrent dans les cavités médullaires. Enfin
les vaisseaux du périoste communiquent directement avec ceux
de la moelle par les trous nourriciers de premier ou de second ordre.

Il n'y a pas de lymphatiques dans les os.

Les *nerfs,* comme nous l'avons vu, s'arrêtent à la couche superficielle du périoste ; ils ne pénètrent pas dans la substance osseuse ;
mais ils se répandent dans la moelle, en passant par les trous nourriciers. Aussi avait-on remarqué dans les amputations pratiquées avant
l'emploi des anesthésiques que le patient manifestait de la douleur seulement aux moments où l'instrument atteignait le périoste et la
moelle.

CARACTÈRES PHYSIOLOGIQUES

Développement. — Le tissu osseux remplace les cartilages temporaires ou le tissu fibreux dans l'organisme, par un processus physiologique appelé *ossification.* Nous devons donc étudier l'ossifica-
cation du tissu fibreux et l'ossification du cartilage.

Ossification du tissu fibreux. — On constate d'abord la calcification des faisceaux connectifs ; en même temps, les vaisseaux se développent en grand nombre et envahissent tous les espaces compris
entre les faisceaux calcifiés ; puis de jeunes cellules, arrondies, sur
la provenance desquelles on discute encore (les uns les font venir
des vaisseaux par diapédèse, les autres croient qu'elles résultent de
la prolifération sur place des cellules migratrices, d'autres enfin
les font procéder des cellules fixes du tissu conjonctif) accompagnent les vaisseaux et remplissent les mailles délimitées par les
fibres calcifiées (fibres de Sharpey).

Il semble donc que le tissu fibreux destiné à devenir osseux commence par se gorger de moelle dans tous ses espaces interfasciculaires.

Après la médullisation du tissu fibreux, commence l'ossification
proprement dite. En effet, dans chacun de ces espaces interfascicu-

laires remplis de cellules jeunes et occupés au centre par un vaisseau sanguin, on voit les cellules (ostéoblastes) se déposer couche
par couche contre les parois de l'espace
formé par les fibres de Sharpey devenues
travées directrices, et sécréter? successivement des strates de matière fondamentale dans lesquels elles s'englobent
et deviennent *ostéoplastes*. Leur arrangement et leur emprisonnement par
couches successives se continuant, l'espace interfasciculaire est bientôt rempli par la substance osseuse, sauf le
centre, où persiste un vaisseau. On obtient de la sorte un véritable système de Havers. Les mêmes phénomènes se déroulant simultanément dans
tous les espaces interfasciculaires de
la membrane fibreuse, l'ossification
ne tarde pas à être complète. (Voyez
fig. 100.)

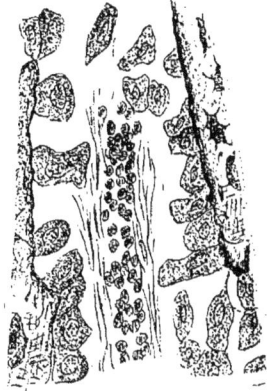

Fig. 95. — Un espace interfasciculaire du tissu fibreux en ossification. Au centre on voit un
vaisseau sanguin, et, à la périphérie, des ostéoblastes ainsi
qu'une lamelle osseuse déjà formée.

Ossification du cartilage. — C'est un processus complexe par
lequel le tissu osseux se substitue complètement et graduellement
au tissu cartilagineux. Il commence dans certains points (noyaux
d'ossification) et s'étend ultérieurement en tous sens jusqu'à la
soudure des noyaux primitifs. Le cartilage qui doit s'ossifier subit
d'abord une calcification intérieure dans les points destinés à devenir
noyaux d'ossification et une calcification sous-périchondrale. Cette
modification lui permet de continuer son rôle de support, malgré
le travail physiologique désorganisateur dont il est le siège dans sa
profondeur.

Que va-t-il se passer dans la diaphyse ? Les vaisseaux, qui,
comme on le sait, existent normalement dans les cartilages temporaires, bourgeonnent, poussent des pointes au sein des noyaux
d'ossification futurs et ces nouvelles branches vasculaires se font
place dans la substance fondamentale calcifiée en exerçant sur elle
une sorte d'action corrosive et dissolvante encore peu connue. En
sortant du noyau diaphysaire, elles montent dans la direction des
épiphyses, à peu près parallèlement les unes aux autres, s'envoyant

de distance en distance des branches anastomotiques. En même temps,
on voit les chondroplastes proliférer activement au-devant des vaisseaux et former des groupes isogéniques axiaux séparés par des
bandes ou rivières parallèles de substance fondamentale. Cette
ordonnance sériée des chondroplastes est un phénomène précur-

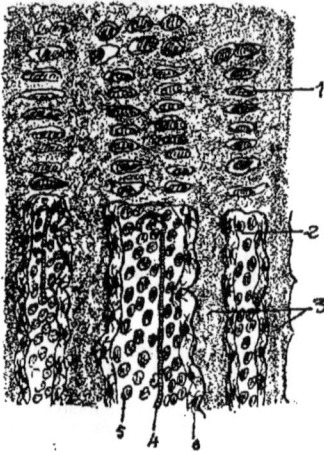

Fig. 96. — Coupe longitudinale
demi-schématique de la diaphyse
d'un os long ou voie d'ossification.

1, cartilage dont les éléments sont disposés
en groupes isogéniques axiaux. — 2, espaces
médullaires résultant de la confluence des cavités des chondroplastes. — 3, bandes de substance fondamentale cartilagineuse formant
des travées directrices de l'ossification. —
4, vaisseau central d'un espace médullaire. —
5, ostéoblastes. — 6, lamelle osseuse déjà formée.

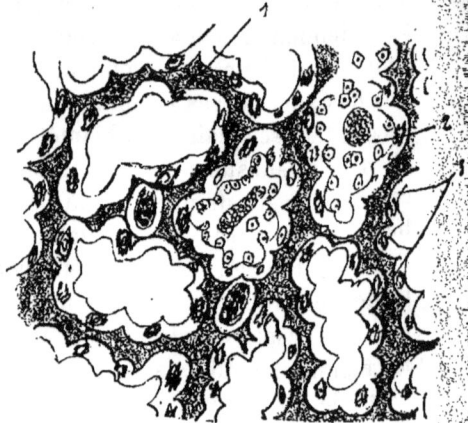

Fig. 97. — Coupe transversale d'une diaphyse cartilagineuse en voie d'ossification.

1, travées directrices de substance fondamentale.
— 2, espace médullaire avec un vaisseau dans son
centre. — 3, premières lamelles osseuses formées.

seur de l'ossification, que Broca a désigné sous le nom de *rivulation*. (Voir fig. 96, 97, 98.)

Les vaisseaux continuant à bourgeonner et à corroder la substance
fondamentale au-devant d'eux, ouvrent successivement les capsules
cartilagineuses superposées, les font communiquer les unes avec les
autres et les transforment finalement en grands espaces lacunaires
longitudinaux séparés les uns des autres par des bandes irrégulières
de substance fondamentale appelées travées directrices de l'ossification. Chacun de ces espaces, occupé dans son axe par le vaisseau
qui en a déterminé la formation, se remplit de cellules jeunes formant une sorte de moelle embryonnaire ; ces cellules, appelées
ostéoblastes parce qu'elles sont les éléments formateurs de l'os, ont

une origine sur laquelle on discute encore ; les uns les font naître sur place par prolifération des cellules cartilagineuses ; les autres pensent qu'elles sont amenées par les vaisseaux et que ce sont ou bien des globules blancs extravasés ou bien des cellules du tissu conjonctif périvasculaire.

Quoi qu'il en soit, on voit bientôt les ostéoblastes se déposer couche par couche à la périphérie de ces lacunes, devenir étoilées et anastomotiques et sécréter une matière amorphe qui les enveloppe et se charge de molécules minérales, matière amorphe qui n'est autre que l'osséine. Les ostéoblastes ainsi englobés sont devenus ostéoplastes. La lacune médullaire se rétrécit de plus en plus et peu à peu elle se comble de lamelles osseuses formées concentriquement qui ne laissent dans l'axe qu'un canal où persiste son vaisseau : elle s'est ainsi transformée en un système de Havers.

On comprend maintenant que les bandes interlacunaires de substance fondamentale aient été appelées travées directrices de l'ossification, car c'est à leur surface que se déposent les premières lamelles osseuses.

En résumé : 1° calcification périchondrale et calcification endochondrale par places (noyaux d'ossification) ; 2° envahissement des noyaux d'ossification par les vaisseaux, et rivulation du cartilage ; 3° médullisation du cartilage ; 4° développement du tissu osseux proprement dit, telle est la succession des phénomènes dans le cartilage diaphysaire en voie d'ossification.

Dans l'*épiphyse* (constituée par du tissu spongieux), l'ossification ne s'opère pas exactement comme dans la diaphyse. Les vaisseaux qui pénètrent par les trous nourriciers de second ordre ou périarticulaires, bourgeonnent et se distribuent *irrégulièrement* dans la masse épiphysaire, de telle sorte que les chondroplastes ne se rangent pas en séries parallèles et que les cavités qui résultent de leur confluence sont irrégulières et fréquemment communicantes. Ces cavités séparées par des travées réticulées de substance fondamentale ne se laissent jamais complètement envahir par la substance osseuse ; elles restent à la phase de médullisation, et c'est ce

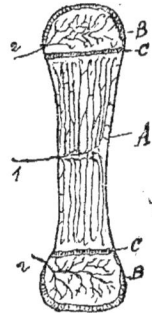

Fig. 98. — Schéma de la vascularisation d'un os long en ossification.

A diaphyse. — B, B épiphyses. — C, C, cartilages de conjugaison,

1, vaisseau diaphysaire s'épuisant en branches axiales parallèles. — 2, vaisseaux épiphysaires avec leur arborisation irrégulière.

qui a valu au tissu ainsi constitué ses caractères et son nom de tissu
spongieux. (Voyez fig. 98 et 99.)

En somme, le tissu osseux spongieux ne diffère du tissu osseux

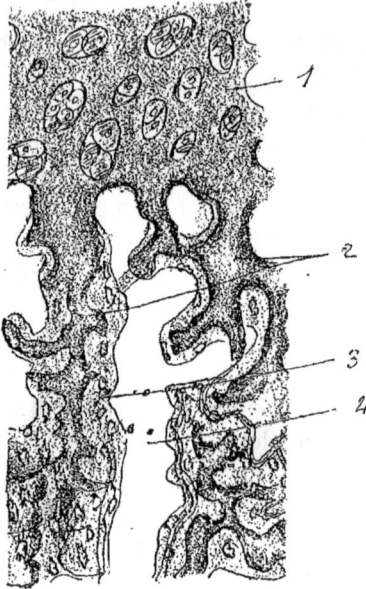

Fig. 99. — Épiphyse cartilagineuse en
ossification.

1, cartilage dont les éléments prolifèrent en
groupes irréguliers. — 2, travées directrices de substance fondamentale. — 3, lamelle osseuse déjà formée. — 4, espace médullaire vidé de son contenu.

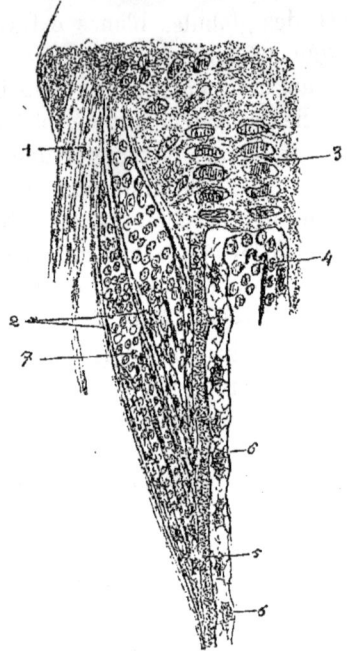

Fig. 100. — Encoche d'ossification (fig.
demi-schématique.)

1, terminaison du périoste dans l'encoche d'ossification. — 2, fibres arciformes périostiques.
— 3, cartilage sérié de la ligne d'ossification.
— 4, espace médullaire d'un futur canal de
Havers. — 5, travée de substance fondamentale
cartilagineuse établissant séparation entre l'os
endochondral et l'os périostique. — 6, lamelle
osseuse déjà formée. — 7, espaces médullaires
sous-périostés en voie d'ossification.

compact que par une ossification incomplète guidée par un bourgeonnement vasculaire non ordonné.

Accroissement. — L'os formé par l'ossification d'une pièce cartilagineuse s'appelle os endochondral. Aussitôt formé, il s'accroît en
diamètre et en longueur : en diamètre par l'ossification du périoste,
en longueur par l'ossification des cartilages épiphysaires.

Ossification du périoste. — La couche profonde du périoste est un
véritable tissu fibreux en état de médullisation. Les faisceaux fibreux

connus sous le nom de fibres arciformes se dirigent obliquement à la surface de l'os et limitent des espaces presque parallèles à cette dernière qui sont remplis d'ostéoblastes avec un vaisseau dans le centre, espaces dans lesquels vont se couler des systèmes de Havers nouveaux, suivant le mode déjà décrit. (Voyez fig. 100 et 103.) Les fibres arciformes servent de travées directrices et deviennent plus tard des fibres de Sharpey. M. RENAUT a montré qu'elles comprennent des fibres élastiques.

L'os s'entoure ainsi sans cesse de nouvelles couches qui en accroissent le diamètre. Ces couches figurent sur la coupe horizontale de la diaphyse des os à peu près cylindriques des circonférences concentriques réunies par des rayons, ainsi que M. LAULANIÉ l'a montré sur les phalanges du poulain. L'accroissement cesse lorsque la propriété ostéogène du périoste disparaît.

Pendant que les nouvelles couches se déposent à sa surface, l'os se résorbe dans son centre. On voit d'abord disparaître l'os endochondral, puis les couches, les plus profondes de l'os périostique. Les os longs, de pleins qu'ils étaient d'abord, se creusent donc d'un canal médullaire, et, à un moment donné, ils ne renferment plus un atome de l'os endochondral ; ils dérivent tout entiers du périoste. Conséquemment, les pièces du squelette passent par les trois phases suivantes : cartilage, os endochondral, os périostique.

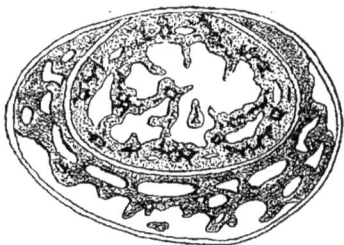

Fig. 101. — Coupe transversale d'un os long d'embryon pour montrer l'os endochondral et l'os périostique inclus l'un dans l'autre.

DUHAMEL, puis FLOURENS, ont mis parfaitement en évidence le mode d'accroissement des os par le périoste, en soumettant de jeunes animaux à une alimentation alternativement garancée et non garancée. On constate en effet que les couches d'os formées pendant l'administration de la garance sont rouges et que, vu l'alternance avec le régime ordinaire, la coupe de la diaphyse d'un os long présente des zones alternes rouges et blanches. Or, après suppression de la garance, on voit les zones rouges s'avancer graduellement vers le centre et finalement disparaître par résorption au contact de la moelle. Donc le périoste dépose incessamment de nouvelles couches en même temps que la moelle détruit les couches anciennes.

Une démonstration non moins frappante est fournie par cette expérience de Duhamel : si on entoure la diaphyse d'un os long d'un jeune animal, d'un anneau d'argent placé en dessous du périoste, on voit avec le temps cet anneau s'éloigner de la surface de plus en plus et finalement tomber dans le canal médullaire.

Chose curieuse, ce sont les mêmes éléments qui accroissent l'os à sa surface et le détruisent à son intérieur ; ils sont *ostéoblastes* sous le périoste, *ostéoclastes* dans le canal médullaire. Ces éléments, qui remanient sans cesse le tissu osseux, appartiennent à la moelle, et la moelle infiltre tout l'os et se répand même à sa surface sous forme de couche profonde du périoste.

Ossification des cartilages de conjugaison. — L'os s'accroît en longueur par les cartilages de conjugaison interposés entre ses divers noyaux d'ossification.

Duhamel, Flourens, Ollier en ont donné la preuve par l'expérience suivante : si on implante sur le tibia d'un jeune lapin vivant trois clous, dont un sur une épiphyse et les deux autres sur la diaphyse et qu'on en mesure les intervalles, on constate au bout de quelques mois que la distance des deux clous de la diaphyse n'a pas changé, tandis que celle comprise entre ces derniers et le clou de l'épiphyse a notablement augmenté. D'où il faut conclure que le cartilage de conjugaison est le centre de l'accroissement de l'os en longueur.

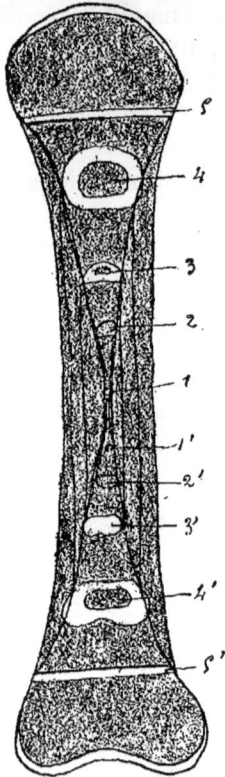

Fig. 102. — Schéma de Kolliker représentant l'accroissement d'un os long.

Les chiffres 1,1', 2,2', 3,3', 4,4' marquent les différentes étapes de son accroissement en longueur qui s'est fait au niveau des cartilages de conjugaison 5,5' ; les lignes longitudinales concentriques partant des encoches d'ossification marquent les formations du périoste.

D'ailleurs cet accroissement cesse quand ce cartilage a disparu par ossification, c'est-à-dire quand les noyaux d'ossification sont soudés. Ce phénomène, qui marque le terme de la croissance de l'individu et le commencement de l'âge adulte, a lieu chez l'homme entre vingt et vingt-cinq ans, chez le cheval entre trois et cinq ans.

Tant qu'il persiste, le cartilage de conjugaison s'accroît activement de manière à maintenir son épaisseur malgré l'ossification qui l'envahit sans cesse; mais à un moment donné, l'ossification l'emporte sur son accroissement, les vaisseaux de la diaphyse se rencontrent avec ceux de l'épiphyse, et c'est ainsi que s'opère la fusion des noyaux d'ossification.

Par vascularisation et médullisation de sa couche profonde, le périchondre devient périoste, au fur et à mesure que le cartilage sous-jacent s'ossifie. Il se termine en plongeant dans l'épiphyse cartilagineuse au sein d'une rainure qu'on appelle *encoche d'ossification*. L'encoche d'ossification est le point de départ des fibres arciformes qui se portent obliquement sur la surface de l'os et forment comme nous l'avons dit, les travées directrices de l'ossification périostique.

Ossification de la moelle. — La moelle rouge paraît agir dans le canal médullaire des os longs, en sens inverse de la couche ostéogène du périoste, car elle détruit l'os à son intérieur pendant qu'il s'accroît à sa surface.

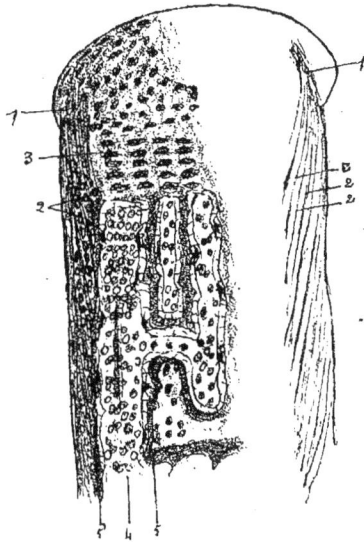

Fig. 103. — Schéma de l'ossification d'un os long à l'union de la diaphyse et de l'épiphyse.

1, encoche d'ossification. — 2, fibres arciformes périostiques. — 3, cartilage sérié de la ligne d'ossification.

Cependant la structure de l'une et de l'autre est si semblable que nous nous demandons avec Ch. Robin si la couche dite ostéogène n'est point tout simplement une couche de moelle superficielle, et si la substance osseuse ne serait point baignée tout entière dans la moelle comme dans une gangue qui la modèle en la remaniant sans cesse par un double processus de formation et de destruction. Les mêmes éléments pourraient, suivant les circonstances, être *ostéoblastes* ou *ostéoclastes*; c'est ainsi que la moelle rouge qui d'ordinaire détruit le tissu osseux est capable d'en édifier dans certains cas, quitte à le résorber plus tard.

La moelle adipeuse a perdu ses propriétes ossifiantes ; mais elle peut les recouvrer par l'inflammation.

En vertu de ce remaniement incessant, on conçoit très bien que le tissu osseux soit capable d'un certain accroissement interstitiel. A l'état normal, son accroissement se fait surtout, comme nous l'avons dit, par juxtaposition sous le périoste et aux points de contact des noyaux d'ossification ; mais à l'état parthologique il est commun de constatér un accroissement par intussusception.

Altérations du tissu osseux. — Nous avons vu que, contrairement aux apparences, ce tissu est très vasculaire ; on peut ajouter qu'une irrigation sanguine abondante est indispensable à sa nutrition. Quand, pour une cause ou pour une autre, elle cesse ou devient insuffisante, l'os ou la portion d'os intéressée se *nécrose* et s'élimine par inflammation disjonctive. C'est ce que l'on observe toutes les fois que le périoste est arraché ou meurtri, ou que la moelle est détruite. Quelquefois, à la suite d'un décollement partiel du périoste, l'os se nécrose à sa surface dans les points correspondants ; mais avant que la nécrose ait eu le temps d'être éliminée, le périoste décollé forme de nouvelles couches osseuses qui la maintiennent emprisonnée ; il en résulte un *séquestre*. On peut voir des os entiers enfermés à l'état de séquestre dans un os nouveau d'origine périostique.

Lorsque l'afflux sanguin est trop abondant, comme dans l'inflammation, les lamelles osseuses se résorbent et le tissu disparaît (ostéite raréfiante), ou bien, au contraire, ces lamelles se forment en surabondance, le tissu augmenté de compacité (ostéite condensante) ; les vaisseaux eux-mêmes peuvent être étouffés par ce mouvement hypertrophique ; l'os privé de sang se nécrose consécutivement. Si l'os en voie de développement, s'arrête après la phase de médullisation ou pendant la première période de l'ossification à l'état dit spongoïde, il y a rachitisme.

Application des propriétés ostéogènes du périoste. — Il est aujourd'hui démontré qu'un lambeau de périoste, de même qu'un fragment de moelle rouge, greffé dans un point quelconque de l'organisme, continue à former du tissu osseux ; c'est ainsi qu'on peut faire pousser des cornes sur l'oreille d'un lapin ou la crête d'un coq. Cette propriété a été utilisée en chirurgie, pour la première fois par Larghi, de Verceil (Lombardie). M. Ollier en a obtenu des résultats très encourageants dans la rhinoplastie. Ce même chirurgien a également posé les règles des résections osseuses sous-périostées consistant à enlever des portions d'os malades en respectant le périoste ; celui-ci conservant ses propriétés ostéogènes forme une espèce de moule, à l'intérieur duquel les parties réséquées se régénèrent. M. Ollier a pu de cette façon restaurer des articulations entières avec leurs mouvements.

Distribution : Le *squelette*.

Rôle : *Mécanique*. Les os supportent l'édifice animal et servent de leviers aux forces représentées par les muscles.

TISSU MUSCULAIRE

Le tissu musculaire, agent essentiel du mouvement, se contracte tantôt d'une manière brusque et énergique, tantôt d'une manière lente et progressive. Dans le premier cas, il est de couleur rouge plus ou moins foncée, et a pour élément fondamental une fibre volumineuse, striée en travers d'une façon caractéristique ; dans le second cas, il est de couleur rose pâle et a pour élément une fibre grêle en fuseau, dépourvue de stries transversales.

Le tissu musculaire foncé ou à fibres striées forme les muscles de l'appareil locomoteur, et, d'une manière générale, tous ceux dont la contraction est soumise à l'influence de la volonté ; il forme aussi la couche charnue du cœur, de l'œsophage, etc. Le tissu musculaire pâle ou à fibres lisses constitue plus spécialement les tuniques contractiles des viscères, des vaisseaux, des canaux glandulaires, dont l'action échappe à la volonté. Mais il ne faudrait pas croire que tout muscle involontaire est nécessairement à fibres lisses, ni que tout muscle volontaire est forcément à fibres striées ; car le cœur bien que soustrait à l'influence de la volonté est formé de fibres striées, et on retrouve ces mêmes éléments dans d'autres organes de la vie inconsciente, dans l'œsophage, dans l'iris des oiseaux, et jusque dans l'intestin chez certains poissons et chez les insectes ; inversement chez un grand nombre d'invertébrés à mouvements lents, notamment parmi les mollusques et les vers, le tissu musculaire tout entier est formé de fibres lisses, aussi bien celui de la locomotion que celui des viscères.

C'est par la provenance de ses nerfs qu'un muscle est volontaire ou involontaire. La nature des ses fibres ne peut influer que sur la modalité de sa contraction : partout où celle-ci doit être brusque et énergique, nous voyons des fibres striées, partout où elle doit être lente et progressive, nous voyons des fibres lisses.

ARTICLE PREMIER. — TISSU MUSCULAIRE A FIBRES LISSES

On le rencontre dans les parois des viscères creux et des vaisseaux ainsi que dans certains organes pleins contractiles.

CARACTÈRES ANATOMIQUES

Le fibre lisse est l'élément fondamental de ce tissu. Elle a été découverte par KŒLLIKER. BICHAT l'avait méconnue, puisqu'il mettait la contractilité des viscères sur le compte du tissu conjonctif.

Isolée à l'aide d'une solution d'acide chlorhydrique ou d'eau régale, la fibre lisse affecte les formes suivantes (Voyez fig. 104) :

1° Dans les grosses artères, on trouve à l'intérieur de la tunique interne des éléments étoilés, anastomosés, nucléés, disposés sur plusieurs couches. Ce sont des cellules musculaires dites cellules de Langhans, du nom de l'histologiste qui les a découvertes en employant l'azotate d'argent. On les prit tout d'abord pour du tissu élastique embryonnaire, puis pour des cellules de tissu conjonctif. M. RENAULT les range parmi les éléments du tissu musculaire à fibres lisses ;

2° La tunique moyenne des grosses artères renferme des éléments allongés, fusiformes, nucléés à leur centre, plus

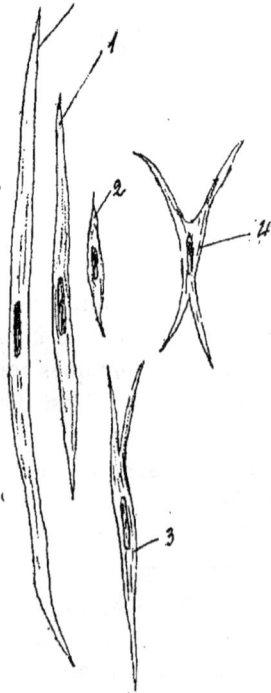

Fig. 104. — Différentes variétés de fibres musculaires lisses.

1, longues fibres rubanées. — 2, fibre-cellule. — 3, fibre bifide. — 4, fibre étoilée.

ou moins déchiquetés sur leurs bords et à leurs extrémités ; ce sont encore des fibres lisses ;

3° Dans la vessie et autres organes creux, on rencontre des fibres disposées en chiasma que l'on peut dissocier dans l'hématoxyline, et reconnaître aisément pour des éléments contractiles ;

4° Dans l'estomac et l'intestin, la fibre musculaire est rubanée, plus ou moins longue, atténuée à ses extrémités, pourvue d'un ou de plusieurs noyaux ; on peut l'isoler après macération dans l'acide azotique ou l'acide chlorhydrique dilués ;

5° Dans la rate, la fibre lisse est minuscule ; aussi Kœlliker, qui l'a découverte, l'appelle-t-il fibre-cellule ;

6° Enfin, des fibres sont jetées en cravates dans l'épaiseur des parois des petits vaisseaux ; elles se chevauchent par leurs extrémités, de manière à figurer une spirale autour de ces conduits, disposition favorable à la progression du sang. (Voyez fig. 107.)

L'élément le plus volumineux mesure $0^{mm},225$ de longueur ; on le rencontre dans l'intestin. L'élément le plus petit, la cellule contractile de Kœlliker, mesure 4 à 6 μ.

La fibre lisse est un élément complexe. (Voyez fig. 105.) Elle est

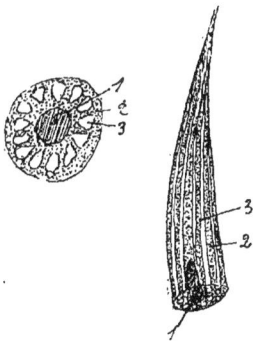

Fig. 105. — Schémas de la structure de la fibre lisse.
1, noyau. — 2, protoplasma. — 3, cylindres contractiles.

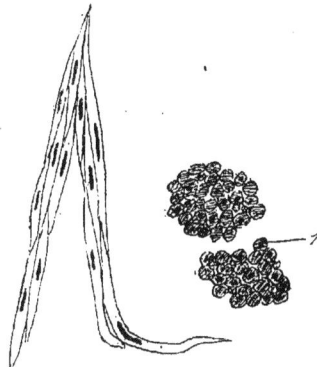

Fig. 106. — Faisceaux de fibres lisses vus en long et sur la coupe.
1, noyau.

formée d'un faisceau de fibrilles contractiles homogènes, plongées dans du protoplasma, au centre duquel se trouve le noyau. Indiquée par M. Ranvier, cette constitution est très évidente sur des coupes transversales. La section présente : au centre un noyau (si la coupe a passé au niveau de celui-ci), et autour de ce noyau, une couche de protoplasma qui se met en rapport avec une couche superficielle de même nature par des cloisons en rayons ; dans les espaces compris entre ces derniers, existent les cylindres contractiles.

Cette structure fasciculée explique la striation longitudinale que la fibre lisse montre d'une façon si manifeste après l'action de certains réactifs.

Dans les piliers du rumen et dans la paroi de l'utérus gravide, on rencontre des fibres musculaires striées en travers ainsi qu'en long, et qui font transition des fibres lisses aux fibres striées.

Texture. — Les fibres lisses sont quelquefois éparpillées dans le tissu d'un organe, ainsi qu'on l'observe dans les trabécules de la rate. Le plus souvent elles sont assemblées en faisceaux comme cela est manifeste dans les couches charnues des viscères et des vaisseaux. Si l'on examine, par exemple, une coupe transversale de la tunique musculeuse de l'intestin, on constate qu'elle est enveloppée et pénétrée par du tissu conjonctif très riche en fibres élastiques qui assemble les fibres lisses en faisceaux de diverses dimensions dont les éléments sont cimentés par une substance homogène qui réduit le nitrate d'argent à la façon du ciment d'un épithélium. — La section de chaque fibre est polygonale ou circulaire et, suivant son niveau, montre ou ne montre pas de noyau. (Fig. 106.)

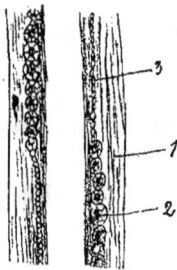

Fig. 107. — Coupe optique d'une artériole.

1, tunique adventice. — 2, fibres musculaires lisses. — 3, extrémités de ces mêmes fibres.

Vaisseaux et nerfs. — Les vaisseaux sanguins, après avoir cheminé dans les cloisons conjonctives interfasciculaires, pénètrent jusque dans les faisceaux primitifs ; leurs branches transversales sont ampulliformes.

Les vaisseaux lymphatiques n'entrent pas dans les faisceaux primitifs, mais ils forment dans les cloisons conjonctives des réservoirs qui apportent et reçoivent la lymphe. Celle-ci est indispensable à l'entretien des contractions musculaires ; aussi dans la fièvre typhoïde de l'homme, où la lymphe des parois intestinales est altérée par l'inflammation, les contractions de l'intestin diminuent-elles d'énergie et une constipation opiniâtre en est-elle la conséquence.

Nous ajournons l'étude de la distribution des nerfs dans les tissus musculaires à fibres lisses au moment où nous traiterons du système nerveux.

CARACTÈRES PHYSICO-CHIMIQUES

Le tissu musculaire à fibres lisses est blanc rosé ; il devient complètement blanc par le lavage.

La dessiccation racornit ce tissu sans en altérer les éléments anatomiques, de telle sorte qu'en restituant au tissu l'eau perdue, il reprend ses caractères primitifs. Ce tissu est élastique et son élasticité est accrue par la présence de nombreux éléments élastiques dans les lames conjonctives interfasciculaires.

L'eau bouillante coagule les fibres lisses, tandis qu'elle dissout le tissu conjonctif unissant, de sorte qu'après la coction, les premières deviennent plus faciles à isoler pour l'examen microscopique. L'alcool coagule les éléments fondamentaux et les éléments accessoires du tissu et donne à celui-ci une consistance suffisante pour permettre d'y faire des coupes au rasoir.

La substance contractile des fibres lisses a pour base la myosine, matière visqueuse, spontanément coagulable à la manière du plasma sanguin. Le caillot fourni par la myosine se rétracte et émet du sérum musculaire. Les caractères chimiques de la myosine ont été fort bien étudiés par Kühne.

CARACTÈRES PHYSIOLOGIQUES

Développement. — Les fibres lisses dérivent de cellules nucléées du mésoderme qui se sont allongées et dont le protoplasma a fourni des cylindres contractiles par sécrétion exoplasmique. Les fibres, même les plus longues, procèdent toutes d'une seule cellule.

Multiplication. — Le tissu à fibres lisses paraît capable de prolifération, car, dans l'utérus gravide, la tunique musculeuse conserve son épaisseur, malgré la multiplication considérable de la surface de l'organe, fait qui implique forcément une multiplication des éléments contractiles. Mais on ignore actuellement le mode de multiplication des fibres lisses.

Régénération. — Elle paraît impossible, car les solutions de continuité se comblent au moyen du tissu conjonctif.

Contractilité. — Elle constitue le caractère physiologique essentiel de ce tissu. La contraction des fibres lisses est lente à s'établir après l'excitation qui la provoque; elle atteint lentement son maximum, et disparaît avec la même lenteur. Elle présente un grande tendance à se propager; ainsi, quand on frappe sur un point de l'intestin d'un animal qui vient d'être sacrifié, on voit la contraction s'étendre lentement en ondulant, sur une longueur considérable du viscère. Cette contraction voyageuse est dite péristaltique ou encore vermiculaire, parce qu'elle rappelle le mouvement d'un ver ou d'une chenille en reptation. Elle peut être schématisée par le diagramme ci-contre. Lorsque cette contraction s'accomplit dans

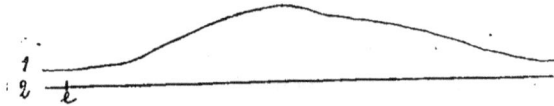

Fig. 108.

1, courbe myographique fourni par un organe de fibres musculaires lisses. — 2, ligne du signal électrique indiquant le moment précis de l'excitation *e*.

les limites physiologiques, elle s'opère à l'insu du sujet. Si elle persiste longtemps et qu'elle soit excessive, comme à l'état pathologique, elle entraîne la compression des fibres nerveuses sensitives de l'organe et détermine une vive douleur (coliques).

SYSTÈME MUSCULAIRE À FIBRES LISSES

Ce système est très étendu. Ses organes premiers forment la tunique charnue de l'estomac, de l'intestin, de l'utérus, de la vessie, une partie des parois des vaisseaux sanguins et lymphatiques, des trabécules de la rate; on le trouve encore dans la couche profonde de la muqueuse gastro-intestinale, au-dessous de la muqueuse de la trachée et des bronches, et enfin dans la peau. A l'intérieur de cette membrane, les fibres lisses forment des faisceaux minuscules annexés aux follicules pileux, qu'ils redressent en produisant le phénomène de la chair de poule; ils expriment en même temps le contenu des glantes sébacées.

ART. II — TISSU MUSCULAIRE A FIBRES STRIÉES

Il a pour élément fondamental la fibre striée ou faisceau pri-
mitf contractile strié. Cet élément a été découvert par Leuwenhoeck.

CARACTÈRES ANATOMIQUES

Fibre striée. — On l'obtient facilement par dissociation d'un muscle
frais ou durci. (V. fig. 109.) Elle figure un cylindre ou un prisme (à la
suite de compressions) dont le diamètre varie entre $0^{mm},03$ et $0^{mm},06$
et dont la surface est parcourue par de fines stries transversales
parallèles alternativement claires et foncées.
Indépendamment de cette striation transversale
très nette et caractéristique, on observe à un
degré plus ou moins marqué sur une partie ou
sur toute la longueur de l'élément, une striation longitudinale.

A un faible grossissement les stries transversales parallèles apparaissent comme des
traits clairs ou obscurs indiscontinus ; mais à un
fort grossissement on constate qu'elles sont
formées par des séries de petits traits, comme
des lignes ponctuées.

En exerçant une traction sur les extrémités
de la fibre, les stries s'écartent les unes des
autres, à la façon des stries de certaines
bandes de caoutchouc qu'on étire. Au contraire, elles se rapprochent quand la fibre se
contracte.

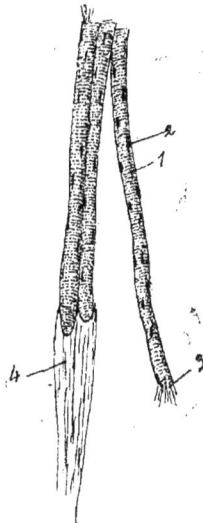

Fig. 109. — Trois fibres
musculaires striées
dont deux montrent
leur continuité avec
le tendon.

1, striation transversale. — 2,
noyau. — 3, extrémité rompue
d'une fibre se dissociant en
fibrilles. — 4, tendon.

Un examen superficiel montre en outre des
noyaux disséminés le long de la fibre, bosse-
lant quelquefois sa surface et se colorant en
rouge par le carmin.

Si on poursuit plus loin l'investigation, on constate que la fibre
striée présente une structure intime complexe. (V. fig. 110 et 111.)

1° A sa surface existe une membrane d'enveloppe très mince, une

sorte de pelure indiquée par un trait clair, c'est le sarcolemme ou
myolemme. Le sarcolemme est une membrane homogène, transparente, élastique qui résiste aux acides et aux bases.
Lorsque dans une dissociation à l'aide des aiguilles
une fibre se rompt, il est commun de le voir résister à la rupture et réunir les deux abouts rétrac-
tés du contenu de la fibre sous l'aspect d'une membrane chiffonnée très évidente.

On peut encore mettre l'existence du sarcolemme
hors de doute, en traitant la fibre striée par l'acide
acétique : le contenu se gonfle, fait éclater le sarcolemme en certains points ou bien fait hernie à une
extrémité rompue de la fibre.

2° Le contenu de la fibre striée comprend : un faisceau de cylindres contractiles, du protoplasma et
des noyaux.

Ces derniers sont généralement situés au-dessous
du sarcolemme, et dans les fibres de mammifère, il
est commun de les voir soulever cette enveloppe.
Dans les vertébrés à sang froid notamment les
batraciens ils tendent au contraire à gagner le centre
de la fibre en s'unissant entre
les cylindres contractiles.
(V. fig. 112.)

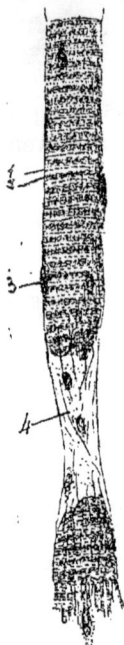

Fig. 110. — Une
fibre dissociée
vue à un fort
grossissement.

1, bande claire tra-
versée dans son milieu
par le disque min-
ce. — 2, disque épais.
— 3, noyau. — 4, sar-
colemme unissant les
abouts de la fibre
qui a été rompue
par la dissociation.

Le protoplasma est surtout
manifeste à l'endroit des
noyaux, qu'il entoure ; il forme en outre de très minces
cloisons qui pénétrent dans
l'intervalle des cylindres contractiles jusqu'au centre de l'élément. Il renferme toujours des granulations graisseuses, dont le
nombre augmente sous l'influence du repos, chez les animaux à sang chaud, et de
l'hibernation, chez les animaux à sang froid.

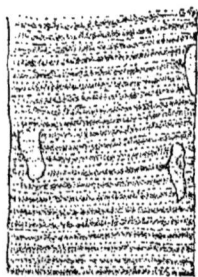

Fig. 111. — Segment d'une
fibre striée vue à un très
fort grossissement (750
diamètres).

On voit bien les détails de la striation transversale : disques minces, bandes claires, disques épais.

Les cylindres contractiles sont extrêmement nombreux, ils se dé-
forment par leur compression réciproque, et n'admettent entre eux
qu'une quantité insignifiante de protoplasma. Sous l'action prolongée de l'acide picrique, à une température de 40°, ils se résolvent

chacun en un paquet de fibrilles, de telle sorte que la fibre striée est un élément doublement fasciculé.

Causes de la striation. — La striation longitudinale plus ou moins manifeste de la fibre striée ou faisceau musculaire primitif s'explique tout naturellement par sa constitution fibrillaire. Mais la striation transversale, qui est en somme celle qui saute aux yeux, a donné lieu à plusieurs hypothèses.

MANDL croyait à l'existence d'une fibrille enroulée en spire autour

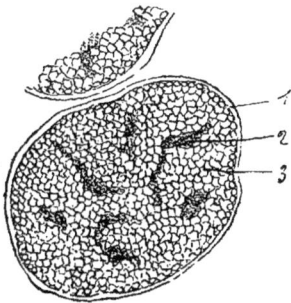

Fig. 112. — Coupe transversale d'une fibre musculaire de grenouille, vue à un fort grossissement.

1, sarcolemme. — 2, noyaux. — 3, sections des cylindres contractiles (champs de Cohnheim).

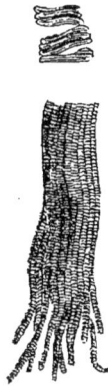

Fig. 113. — Figure montrant dans sa partie supérieure la décomposition en disques de Bowmann, et dans sa partie inférieure la structure fibrillaire de la fibre striée.

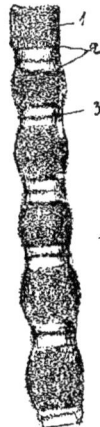

Fig. 114. — Cylindre contractile isolé montrant parfaitement.

1, les disques épais. — 2, les bandes claires. — 3, les disques minces.

de la fibre striée et dont les tours très rapprochés donneraient à celle-ci l'apparence de la striation transversale. Raspail supposait que cette fibrille était de nature nerveuse et la comparait au fil inducteur d'un bobine électrique. ROUGET admettait un enroulement en spire de la fibre entière, comparable à l'enroulement du pédicule des vorticelles.

Ce sont autant d'opinions complètement abandonnées et insoutenables aujourd'hui.

BOWMANN était très près de la vérité, quand il attribua la striation transversale à la constitution des cylindres primitifs par des disques superposés qu'il appelait *sarcous-éléments* et dont les lignes d'union auraient figuré les stries transversales. En effet, sous l'influence du suc gastrique ou de l'acide chlorydrique étendu, les fibres musculaires striées se décomposent souvent en disques superposés, comme le montre la figure 113.

Aujourd'hui on explique la striation transversale de la fibre striée par la striation même des cylindres contractiles qui la composent. (V. fig. 114.) En effet, chacun de ces derniers se divise en une série de disques épais et foncés, réunis par des bandes claires. Chaque bande claire, formée par un tissu de charpente, offre dans son milieu un *disque mince* qui la subdivise en deux parties. L'intervalle compris entre deux disques minces successifs porte le nom de segment contractile; il comprend deux demi-bandes claires et un disque épais.

Dans la plupart des mammifères, le disque épais est traversé au milieu par une strie pâle nommée *bande intermédiaire ou strie de Hensen.* (V. fig. 115.) Sur les fibres des muscles striés foncés, on voit ordinairement deux *disques accessoires*, accompagner le disque mince. Enfin

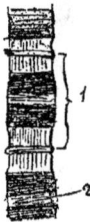

Fig. 115. — Cylindre contractile dont les disques épais montrent la strie de Hensen 2.

1, intervalle compris entre deux disques minces successifs, formant un segment contractile.

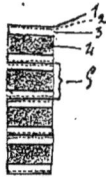

Fig. 116. — Cylindre contractile montrant des disques minces accessoires.

1, disque mince.— 2, disque mince accessoire. — 3, demi-bande claire. — 4, disque épais. — 5, segment contractile.

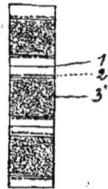

Fig. 117. — Cylindre contractile montrant des disques épais accessoires.

1, disque mince.— disque épais accessoire.—2, disque épais.

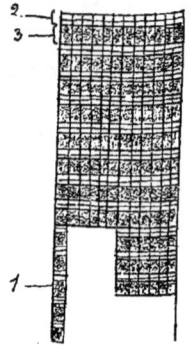

Fig. 118. — Figure schématique donnant l'explication des deux striations longitudinale et transversale de la fibre musculaire.

1, cylindre contractile. —2, bande claire traversée d'un disque mince. — 3, disque épais.

dans les muscles des insectes, la strie de Hensen disparaît, mais le disque épais est accompagné à ses extrémités de deux *disques épais accessoires* (RENAUT). De sorte que dans le cerf-volant, par exemple, le segment contractile présente : 1° un disque mince accessoire ; 2° une demi-bande claire ; 3° un disque épais accessoire ; 4° un disque épais ; 5° un disque épais accessoire ; 6° une demi-bande claire ; 7° un disque mince accessoire ; 8° un disque mince.

Variétés. — Il existe plusieurs variétés de fibres striées :

1° Dans la couche sous-muqueuse de la langue les fibres musculaires sont petites et ramifiées. Leurs ramifications ultimes viennent s'insérer au-dessous de la muqueuse par de petits tendons. Ces fibres sont en outre très granuleuses et très foncées sous le microscope. (V. fig. 119.)

2° Les muscles qui entourent les ouvertures naturelles, comme le sphincter anal, se distinguent aussi par des éléments très granuleux.

3° Certains muscles striés diffèrent notablement par leur couleur. Chez le poulet, les muscles des ailes sont beaucoup plus pâles que ceux des cuisses ; chez le lapin on trouve toujours dans le demi-tendineux, un faisceau plus pâle que les autres ; chez le cheval, le petit adducteur de la cuisse est moins foncé que le grand adducteur. Chez les poissons la plupart des muscles sont pâles, presque blancs, tandis que ceux que l'on observe le long de la ligne latérale et à la base des nageoires contrastent par leur couleur foncée, etc. Dans chaque espèce on pourrait signaler certains muscles ou même certains faisceaux d'un muscle qui se distinguent par leur couleur plus ou moins foncée.

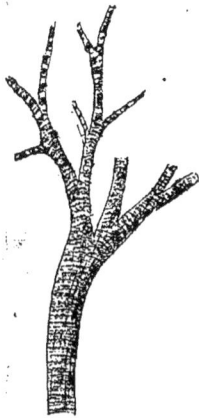

Fig. 119. — Terminaison ramifiée d'une fibre musculaire de la langue de la grenouille.

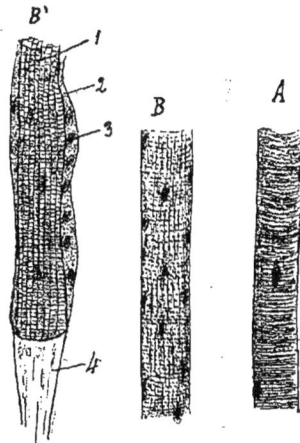

Fig. 120.

A, fibre pâle, avec sa striation transversale très nette et ses noyaux clairsemés. — B, fibre foncée avec ses nombreux noyaux et ses stries transversales interrompues par des stries longitudinales. — B', fibre foncée remarquable par l'abondance de son protoplasma et de ses noyaux, qui la rapproche de l'état embryonnaire.

Ces différences de coloration sont liées à des différences de struc-

ture; M. Ranvier l'a démontré pour les mammifères; MM. Arloing
et Layocat ont fait les mêmes constatations en ce qui concerne les
oiseaux et les poissons.

Ainsi les fibres pâles se font remarquer par une striation transversale extrêmement nette et par le petit nombre de leurs noyaux, tandis que les fibres foncées sont moins nettement striées en travers
et beaucoup plus riches en noyaux et en protoplasma, ce qui accuse
un état plus voisin de l'état embryonnaire, un développement en
quelque sorte inachevé. (V. fig. 120.)

Physiologiquement, le muscle pâle et le muscle foncé diffèrent
par leur mode de contraction, ainsi que le montrent les diagrammes
ci-dessous. Le premier a une contraction brusque mais peu sou-

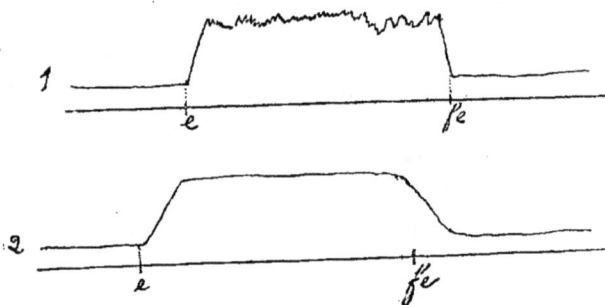

Fig. 120 *bis*.

1, graphique de la contraction d'un muscle pâle. — 2, graphique de la contraction d'un muscle foncé ; *e*,
moment de l'excitation ; *fe*, fin de l'excitation.

tenue, sans *tonus;* le second se contracte avec plus de lenteur mais
se maintient en tétanos parfait.

4° Les fibres striées du cœur présentent des caractères très remarquables. Elles sont ramifiées et anastomosées de manière à constituer
dans les parois du myocarde un réseau à mailles extrêmement
étroites. (V. fig. 121.) Leur aspect est granuleux et foncé sous le
microscope. Ces fibres plongées dans la potasse à 40 p. 100 se divisent en segments appelés *segments de Weissmann*, dont la forme
est tantôt celle d'un prisme simple, tantôt celle d'un prisme ramifié.

Les segments de Weissmann se superposent à leurs extrémités
par des surfaces taillées irrégulièrement qui se profilent après l'action du nitrate d'argent, par des traits noirs en escalier, nommés
traits scalariformes d'Eberth. Ils présentent chacun : *a*, au centre

un ou deux noyaux avec nucléole ; *b*, des cylindres contractiles de longueur inégale, striés comme d'ordinaire ; *c*, un protoplasma abondant qui, après avoir entouré le noyau, se répand entre les

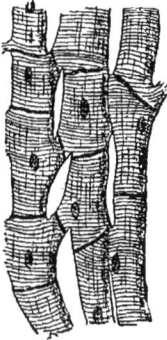

Fig. 121. — Fibres musculaires du cœur montrant leurs anastomoses et leur décomposition en segments de Weismann.

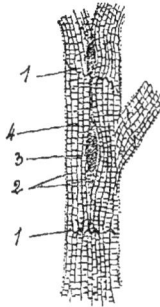

Fig. 122. — Fibre musculaire du cœur.

1, 1, traits sclariformes d'Eberth limitant un segment de Weismann. — 2, protoplasma superficiel et périnucléaire d'un segment. — 3, noyau. — 4, cylindres contractiles striés.

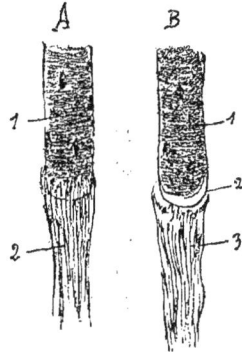

Fig. 123. — Union des fibres striées avec leur tendon.

A, fibre musculaire (1) unie à son faisceau tendineux (2). — B, fibre musculaire (1) séparée de son faisceau tendineux (3) après l'action de la potasse à 40 p. 100. A l'endroit de cette disjonction le sarcolemme (2) est très visible.

cylindres contractiles et s'étale à la surface en guise de sarcolemme, lequel fait défaut. (V. fig. 122.)

Longueur, trajet et terminaison. — On a cru d'abord, que la fibre musculaire allait d'un bout à l'autre du muscle ; mais il n'en est rien, excepté toutefois dans les muscles les plus courts des petits animaux. La longueur de la fibre striée ne dépasse pas quelques centimètres, et dans la plupart des muscles les fibres s'ajoutent bout à bout au moyen de petits tendons microscopiques.

La fibre striée se termine par deux extrémités mousses qui s'unissent soit à d'autres fibres, soit à un tendon, soit au périoste ou au péricondre, dans tous les cas à du tissu fibreux.

Le mode d'union des fibres musculaires avec les faisceaux tendineux est particulièrement intéressant. Lorsqu'on fait, sur un muscle durci par la dessiccation, une coupe longitudinale, vers sa jonction avec son tendon, on voit la fibre musculaire se terminer par une sorte de moignon coiffé du sarcolemme, moignon reçu dans une cupule dont le faisceau tendineux est creusé à son origine. L'adhé-

sion est établie par une espèce de ciment intermédiaire extrêmement solide, car on parvient plutôt à rompre la fibre musculaire
qu'à opérer la séparation de la fibre et du tendon, lorsqu'on
cherche à produire ce résultat. C'est donc une erreur de croire que
les tendons ne sont que des prolongements du tissu conjonctif
intérieur des muscles.

Les relations des fibres musculaires avec les aponévroses (tendons
aplatis), avec le périoste, le péricondre (membranes fibreuses) sont
identiques ou fort analogues.

Texture du tissu musculaire à fibres striées. — Les muscles
striés sont des organes fasciculés dans toute la force du terme.
Leurs éléments, qui méritent bien le nom de faisceaux primitifs,
sont réunis par du tissu conjonctif
délicat en faisceaux secondaires;
ceux-ci se groupent eux-mêmes en
faisceaux tertiaires qui à leur tour
s'agrègent pour former le muscle
tout entier. Le tissu conjonctif qui
réunit et sépare tout à la fois les
faisceaux des divers ordres est quelquefois désigné par le nom de périmysium interne tandis qu'on appelle
périmysium externe le tissu conjonctif superficiel formant une enve-

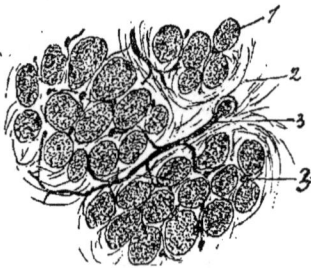

Fig. 124. — Coupe transversale d'un
muscle à fibres striées.

1, fibres.— 2, tissu conjonctif (périmysium).
— 3, vaisseaux sanguins vus en long et sur
la coupe.

loppe générale plus ou moins distincte des lamelles conjonctives
stratifiées qui engaînent le muscle. Rien n'est plus propre à démontrer cette texture qu'une coupe transversale (fig. 124). On peut
voir sur cette coupe jusqu'à la section des cylindres contractiles qui
composent chaque fibre, sous l'aspect d'un réseau de petites aires
polygonales ou circulaires, qu'on appelle *champs de Conheim*.
(V. fig. 112.)

Vaisseaux et nerfs. — Les vaisseaux sanguins sont très abondants; ils plongent dans le muscle perpendiculairement à ses fibres
et s'épuisent en capillaires longitudinaux et parallèles anastomosés
par de courtes branches transversales de manière à former un réseau à mailles très allongées rectangulaires encadrant chaque élément du muscle. Ces vaisseaux toujours accompagnés et soutenus

par le tissu conjonctif ne pénètrent jamais, bien entendu dans le
faisceau primitif; ils s'arrêtent au sarcolemme.

M. RANVIER a démontré que la vascularisation des muscles foncés se distingue par
des dilatations en ampoule placées sur le
trajet des branches transversales du réseau
capillaire, dilatations qui jouent le rôle de
réservoirs sanguins emmagasinant l'oxygène,
et qui contribuent ainsi à
donner à la contraction
de ces muscles plus
d'énergie et plus de to-
nus. (V. fig. 126.)

L'existence des *vais-
seaux lymphathiques*
dans les muscles a été
longtemps contestée ;
mais M. SAPPEY l'a dé-
montrée depuis quel-
ques années.

Les nerfs du tissu
musculaire sont *moteurs
et sensitifs*. Nous les étudierons à propos des ter-
minaisons nerveuses.

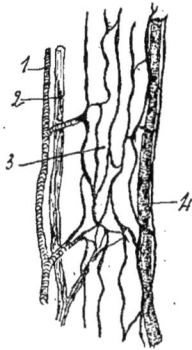

Fig. 125. — Schéma
du réseau vasculaire
d'un muscle.

1, artériole afférente.— 2,
veinule efférente.— 3, réseau
capillaire à grandes mailles rectangulaires. — 4, une
fibre striée logée dans ces
mailles.

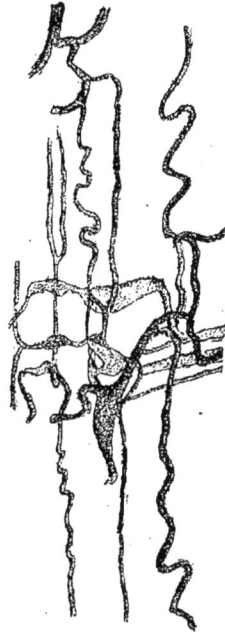

Fig. 126. — Réseau vas-
culaire d'un muscle à
fibres foncées montrant
les dilatations ampul-
laires signalées par
M. Ranvier.

CARACTÈRES PHYSICO-CHIMIQUES

La couleur rouge plus ou moins foncée du tissu musculaire à
fibres striées n'est pas seulement due au sang qui l'irrigue abondamment mais encore à une matière colorante spéciale très voisine
de l'hémoglobine, fixée sur les disques épais des cylindres contractiles. C'est à cette matière colorante spéciale qu'il faut attribuer la
teinte plus ou moins foncée des muscles dans la même espèce, ou
dans les espèces différentes. Le lavage fait pâlir le tissu et à la
longue peut le décolorer complètement. La dessiccation le brunit, le
ratatine et le rend dur et cassant, mais il reprend ses propriétés
primitives, sauf la couleur qui reste foncée, quand on lui restitue

l'eau perdue. Le muscle jouit d'une grande élasticité, plus grande encore pendant l'état de relâchement que pendant l'état de contraction ; aussi quand il se rompt, c'est presque toujours lorsqu'il est contracté. Sa ténacité est assez faible ; mais elle est considérablement renforcée par les lames fibreuses qui l'entrecoupent ou bien par les aponévroses, qui le tapissent ou l'engainent ; elle est aussi puissamment aidée par l'élasticité.

L'eau bouillante coagule la substance contractile ou myosine et dissout le périmysium. L'acide chlorhydrique en solution dans l'eau dissout le périmysium et la myosine ; aussi l'emploie-t-on chez les dyspeptiques pour faciliter la digestion de la viande. L'alcool coagule toute la substance du muscle et lui donne une consistance ferme.

Après la fatigue, le tissu musculaire est imprégné d'une sérosité acide dont l'acidité est due à l'acide sarcolactique.

Les fibres striées ont des propriétés optiques assez curieuses. En raison de leurs stries transversales, elles agissent comme des réseaux en décomposant la lumière blanche et en donnant un spectre sur lequel l'hémoglobine produit ses deux bandes d'absorption caractéristiques. M. RANVIER a montré que des fibres musculaires disposées convenablement entre deux lames de verre peuvent servir de microspectroscope.

CARACTÈRES PHYSIOLOGIQUES

Développement. — Les fibres striées apparaissent sur les côtés de la corde dorsale, au niveau des espaces compris entre les protovertèbres, où elles forment les amas connus sous le nom de *chevrons* Etudiés sur le têtard de grenouille, les chevrons présentent des cellules embryonnaires chargées de granulations vitellines. Ces cellules se rangent en files, se soudent à leurs points de contact, et constituent ainsi des éléments allongés, d'abord moniliformes, qui deviendront bientôt des fibres musculaires. (V. fig. 127.)

Plusieurs histologistes ont cru que la fibre musculaire dérive d'une seule cellule ; mais ROBIN a parfaitement observé sur la grenouille le mode de développement pluricellulaire que nous venons d'indiquer.

Dans un deuxième stade, les noyaux se multiplient et le protoplasma dépose à son intérieur par une espèce de sécrétion des cylindres contractiles qui, en s'entassant, distendent l'élément et refoulent le protoplasma et les noyaux à la périphérie.

Dans les vertébrés supérieurs, les cylindres contractiles se développent d'abord sur tous les points de la périphérie de la fibre embryonnaire, puis progressivement dans le centre en chassant les noyaux vers la surface. Dans la grenouille les premiers cylindres contractiles se déposent vers l'un des bords de l'élément et celui-ci se remplit d'un côté à l'autre; les noyaux s'accumulent du côté où se termine le remplissage; quelques-uns se laissent même emprisonner au milieu des cylindres contractiles.

En même temps que la fibre élabore son contenu contractile, elle se recouvre du sarcolemme qui est aussi un produit du protoplasma. Les éléments du périmysium conduisant des vaisseaux et des nerfs infiltrent le nouveau tissu qui achève ainsi son développement.

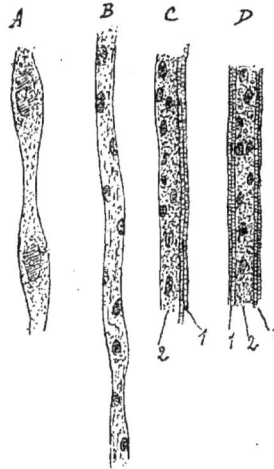

Fig. 127. — Développement de la fibre musculaire striée.

A, 2, cellules soudées bout à bout. — B, une fibre embryonnaire formée de protoplasme et de nombreux noyaux. — C, une fibre plus avancée en développement montrant d'un côté quelques cylindres contractiles déjà formés, 1, cylindres contractiles, 2, protoplasma et noyaux (type de développement présenté par la grenouille). — D, une fibre musculaire de mammifère montrant un dépôt périphérique de cylindres contractiles, 1, cylindres contractiles, 2, protoplasma et noyaux.

Accroissement. — L'élément musculaire croît en longueur et en épaisseur par suite de l'augmentation de volume des disques qui constituent les cylindres contractiles. Les observations que M. Arloing a faites sur le muscle droit antérieur du veau et du bœuf, observations résumées dans les chiffres suivants, témoignent en faveur de cette assertion.

Diamètre des fibres		Ecartement des stries	
Veau..........	$0^{mm}012$ à $0^{mm}040$	Veau....................	$0 \mu 5$
Bœuf..........	$0^{mm}029$ à $0^{mm}100$	Bœuf..	$1 \mu 8$

Régénération. — D'après l'opinion la plus répandue, les fibres musculaires ne se régénèrent pas. En effet, une solution de continuité dans un muscle se comble avec du tissu cicatriciel ordinaire et si l'organe a été divisé en deux, il devient digastrique par interposition du tissu fibreux entre les deux abouts.

Toutefois, dans certains cas, les fibres musculaires, après avoir
subi une dégénérescence plus ou moins complète, sont susceptibles
de reprendre leur structure normale et peut-être de proliférer. L'élément musculaire a gardé, sous forme de protoplasma et de noyaux,
d'importants vestiges de la ou des cellules qui lui ont donné naissance ; on conçoit qu'après destruction et résorption de son contenu
contractile, il puisse faire retour à l'état embryonnaire, proliférer
et reconstituer de nouvelles fibres. C'est ce qui paraît se produire
après certaines maladies, qui déterminent une sorte de fonte musculaire, et dont la convalescence est marquée par le retour rapide
des muscles à leur volume primitif.

Nutrition. — Elle est très active, ainsi que le laisse deviner la
grande vascularisation du tissu. L'oxygène en
est l'élément le plus important, car la myosine
a la même affinité pour ce gaz que l'hémoglobine du sang. Lorsque l'oxygène vient à manquer au tissu musculaire, les contractions sont
affaiblies, puis annulées ; enfin les fibres subissent la dégénérescence graisseuse ou stéatose
intrafibrillaire. L'arrivée de l'oxygène suffit à
les revivifier. Cette al-
tération se présente
normalement chez les
animaux hibernants dont la respiration est
presque nulle pendant le sommeil hiber-
nal. On peut l'observer aussi à la suite
d'une maladie grave, d'un obstacle à la
circulation dans une région, ou d'un repos
prolongé. On voit alors de fines granulations graisseuses saupoudrer l'élément,
masquer sa striation et lui donner une
teinte brunâtre sous le microscope ; puis
ces granulations se rassemblent en gouttelettes et prennent la place de la substance contractile. (V. fig. 128.)

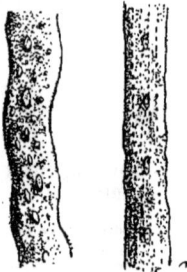

Fig. 128. — Deux fibres
ayant subi la dégéné-
rescence graisseuse.

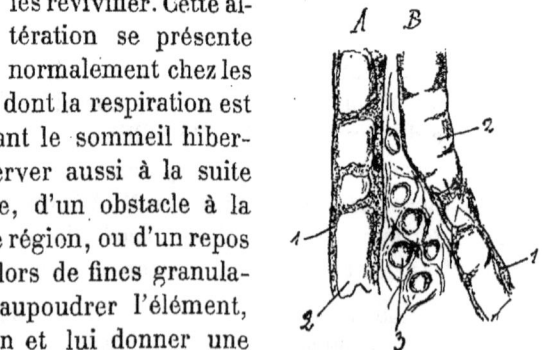

Fig. 129. — Deux fibres musculaires en dégénérescence
vitreuse.
1, protoplasma. — 2, contenu contractile transformé en gros blocs vitreux. — 3, cellules adipeuses développées dans le périmysium.

Une élévation prolongée de la température du corps, comme
celle que l'on constate dans la fièvre typhoïde, détermine la coagulation de la myosine et sa fragmentation en gros blocs d'aspect

homogène et vitreux : *c'est la dégénérescence de Zenker* ou *dégénérescence cireuse,* ainsi appelée parce que la fibre semble constituée par des fragments de cire superposés. Enfin, la nutrition peut diminuer et entraîner l'atrophie simple ou amyotrophie.(V. fig. 129.)

Contractilité. — Le tissu musculaire à fibres striées réagit presque immédiatement après les excitations; sa contraction est brusque, instantanée, de même que son relâchement. Une excitation très brève produit une simple secousse ; les excitations brèves répétées produisent le tétanos ou contraction soutenue, quand elles sont rapprochées au nombre de plus de 30 par seconde.

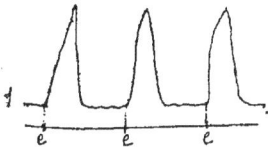

Fig. 130. — Trois secousses musculaires produites par des excitations brèves et instantanées *e, e e.*

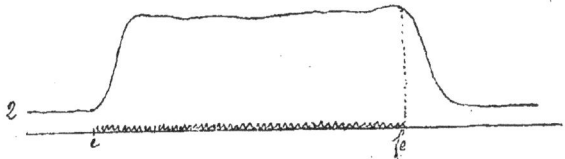

Fig. 131. — Graphique d'un tétanos obtenu par une série d'excitations rapprochées, de *e* à *fe.*

M. RANVIER a cherché l'explication de la différence essentielle que l'on observe dans le mode de contraction entre la fibre striée et la fibre lisse. Il pense que la striation de celle-là est le résultat du morcellement extrême de la substance contractile, morcellement qui a pour effet d'augmenter la surface des échanges nutritifs et respiratoires et conséquemment l'intensité de la contraction. Les disques épais des cylindres contractiles seraient seuls formés de myosine, tandis que les bandes claires qui les entrecoupent seraient formées d'une substance élastique n'agissant que par ses propriétés passives. L'examen à la lumière polarisée démontre d'ailleurs que les disques épais possèdent une double réfraction tandis, que les bandes claires intermédiaires offrent une réfraction simple. La fragmentation de la myosine dans la fibre striée entraîne non seulement un surcroît d'activité, mais encore un surcroît de volume, et c'est ainsi que l'on comprend que les deux éléments du tissu musculaire qui ne sont à la rigueur que deux variétés d'un même élement, soient si différents par la taille.

Sensibilité. — Elle est très obtuse à l'état normal ; mais lorsque les muscles sont fatigués et plus ou moins chargés des matériaux de leur nutrition, ils deviennent durs et douloureux.

Les muscles possèdent une autre sensibilité, grâce à laquelle l'individu peut apprécier la résistance à vaincre, et mettre l'intensité de leurs contractions en rapport avec cette résistance. C'est ainsi qu'on comprend l'équilibration des mouvements.

Rigidité cadavérique. — Après la mort, le tissu musculaire continue à vivre. Il conserve son irritabilité pendant un certain temps. Tout le monde a vu palpiter la chair d'animaux fraîchement tués. Il se produit encore, jusqu'à la mort du tissu, des déchets acides qui, n'étant pas enlevés par la circulation, s'accumulent à son intérieur et coagulent la myosine; ainsi se produirait la rigidité cadavérique qui dure jusqu'à ce qu'arrive la putréfaction.

On peut comparer la coagulation musculaire donnant lieu à la rigidité cadavérique à la coagulation du sang; la myosine est d'ailleurs très comparable à la fibrine et les deux phénomènes accusent l'un la mort du muscle, l'autre la mort du sang.

Dans certains cas de mort violente où l'appareil nerveux éprouve une vive commotion, comme à la suite d'un traumatisme par arme à feu, en temps de guerre, on a vu la rigidité cadavérique s'établir instantanément et fixer l'individu dans l'attitude où il se trouvait au moment où il avait été frappé mortellement. M. Brown-Séquard croit qu'il s'agit là d'une dernière et suprême contraction, suivie sans interruption de la coagulation de la myosine.

SYSTÈME MUSCULAIRE A FIBRES STRIÉES

Distribution. — Il comprend tous les muscles de l'appareil locomoteur, les muscles rouges annexés aux premières voies respiratoires, à l'origine et à la terminaison de l'appareil digestif, aux voies d'émission terminales des appareils génito-urinaires.

Rôle. — Partout, les organes premiers du système musculaire sont des agents producteurs de mouvement et de travail mécanique.

SYSTÈMES DÉRIVANT DU MÉSODERME

I. — SYSTÈME VASCULAIRE

L'économie animale est parcourue par deux fluides nutritifs, le sang et la lymphe, circulant chacun dans un système de canaux d'onus allons étudier la structure.

ARTICLE PREMIER. — SYSTÈME VASCULAIRE SANGUIN

Ce système comprend : un organe essentiel (*cœur*), des vaisseaux centrifuges (*artères*), des vaisseaux centripètes (*veines*) et enfin de très fins canaux servant de trait d'union entre les vaisseaux centrifuges et les centripètes (*capillaires*).

A. — CŒUR

C'est un muscle creux tapissé extérieurement par le péricarde, intérieurement par l'endocarde qui par ses duplicatures forme les valvules. (V. fig. 132.)

Myocarde. — Nous avons étudié précédemment les caractères des fibres contractiles du myocarde, nous n'y reviendrons pas (Voir *Tissu musculaire*.) Ces fibres admettent entre elles très peu de tissu conjonctif, mais en revanche un grand nombre de vaisseaux sanguins et lymphatiques qui témoignent de leur activité fonctionnelle ne comportant pas de trêve. Elles sont disposées en faisceaux dont la direction et l'agencement très compliqués ont été étudiés en anatomie descriptive.

Endocarde. — L'endocarde est en continuité avec la tunique interne des vaisseaux et en a à peu près la structure ; la plupart des auteurs l'assimilent à une séreuse et placent ainsi le muscle du cœur entre deux séreuses : péricarde et endocarde. Cette assimilation n'est soutenable qu'à la condition de la généraliser à la tunique interne de tout l'arbre vasculaire.

L'endocarde est formé d'une couche superficielle ou endothéliale et d'une couche profonde ou choriale. L'endothélium est mis en

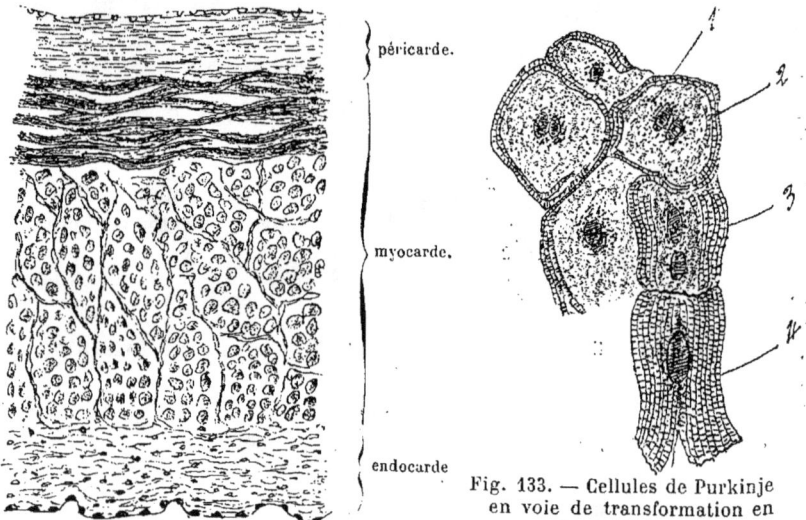

péricarde.

myocarde.

endocarde

Fig. 132.
Coupe transversale de l'oreillette.

Fig. 133. — Cellules de Purkinje
en voie de transformation en
segments de Weissmann.
1, protoplasma avec noyaux.— 2, cylindres contractiles striés. — 3 et 4, segments de Weissmann.

évidence par le nitrate d'argent ; il est formé d'une couche de cellules fusiformes, extrêmement aplaties, soudées bord à bord, dont quelques-unes peuvent se détacher accidentellement et tomber dans le sang. La couche profonde fait corps avec le myocarde ; il est impossible de l'en séparer ; elle a toute la structure d'un chorion de séreuse, sauf qu'on n'y rencontre point de vaisseaux ; elle renferme un grand nombre de fibres élastiques, plus abondantes encore dans l'endocarde des cavités gauches que dans celui des cavités droites, ce qui donne à celui-là une teinte jaune très accusée. On rencontre en outre dans la profondeur de l'endocarde de grosses cellules arrondies ou polyédriques (*cellules de Purkinje*) qui passent insensiblement à l'état de segments contractiles de Weissmann (V. fig. 133) et qui représentent sans doute un foyer de régénération pour les fibres du myocarde.

Les valvules sigmoïdes et auriculo-ventriculaires sont, avons-nous dit, des duplicatures de l'endocarde. Le myocarde s'irradie primitivement entre les deux feuillets de ces duplicatures, et, dans les oiseaux les valvules auriculo-ventriculaires du cœur droit restent charnues pendant toute la durée de la vie; mais dans les mammifères la couche musculaire se retire peu à peu du bord libre à la base de la valvule et celle-ci n'est plus constituée que par les deux feuillets confondus de l'endocarde, feuillets très riches en fibres élastiques, mais dépourvus de vaisseaux.

Péricarde. — Le péricarde est une véritable membrane séreuse que nous étudierons à propos du système séreux.

B. — ARTÈRES

Vous avez appris en anatomie descriptive que deux gros troncs artériels prennent naissance dans les ventricules du cœur (aorte artère pulmonaire) et fournissent par leurs ramifications successives toutes les artères de l'économie. Ces vaisseaux sont cylindriques entre deux branches collatérales, mais comme la réunion des branches l'emporte généralement en capacité sur celle du tronc qui les émet, on peut représenter l'ensemble des cavités artérielles par un cône dont le sommet est au cœur et la base à la périphérie. Vous savez aussi que les artères d'un certain volume fuient les positions superficielles, et qu'elles sont toutes enveloppées d'une gaine conjonctive à l'intérieur de laquelle elles jouent librement, ce qui les préserve encore de l'action des causes vulnérantes, etc., etc...

Structure. — Elle varie suivant le volume et la situation des artères. Il est donc impossible d'admettre avec Cu. Robin, l'existence d'un *tissu vasculaire* identique dans tous les vaisseaux sanguins et lymphatiques.

Nous prendrons pour type de notre étude une artère de moyenne grosseur, soit la carotide. Des coupes longitudinales et transversales de cette artère, après dessiccation, démontrent, dans les parois, l'existence de trois *tuniques* juxtaposées. (V. fig. 134.)

a. La *tunique interne* ou tunique de Bichat donne à la face interne du vaisseau le poli et le luisant d'une séreuse. On peut l'enlever par fragments sous la forme de pellicules hyalines, transparentes,

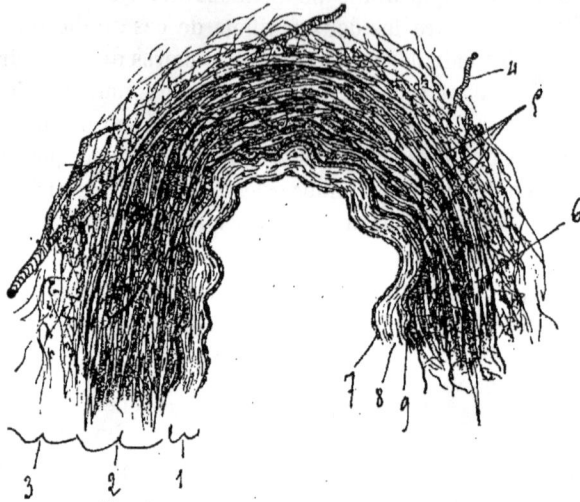

Fig. 134.

Coupe transversale d'une artère de moyen calibre.

1, 2, 3, ses trois tuniques. — 4, vasa-vasorum de la tunique externe. — 5, éléments élastiques de la tunique moyenne. — 6, fibres lisses de cette même tunique.

un peu élastiques. Sur les coupes perpendiculaires à l'axe du vaisseau on la distingue à première vue aux sinuosités de son contour ; elle est en effet beaucoup moins élastique que la tunique moyenne, et elle ne peut suivre la rétraction de cette dernière qu'en se plissant longitudinalement. La tunique interne se compose de trois couches: (V. fig. 135.)

1° D'un endothélium, formé de cellules très aplaties, allongées en fuseau dans la direction de l'axe du vaisseau, faciles à mettre en évidence par l'imprégnation argentique, et tombant rapidement après la mort.

2° D'une couche finement striée sur la coupe, constituée par de très minces membranes élastiques emboîtées les unes dans les autres et perforées de distance en distance : ce sont les *membranes fenêtrées*, dont nous avons déjà fait mention à propos du tissu élastique. (V. fig. 67.)

3° Enfin d'une couche externe qui a pour base les éléments du tissu conjonctif disposés longitudinalement.

b. La *tunique moyenne* est formée par un mélange d'éléments musculaires et d'éléments élastiques.

Les éléments élastiques ont la forme de lames ou de fibres ; les

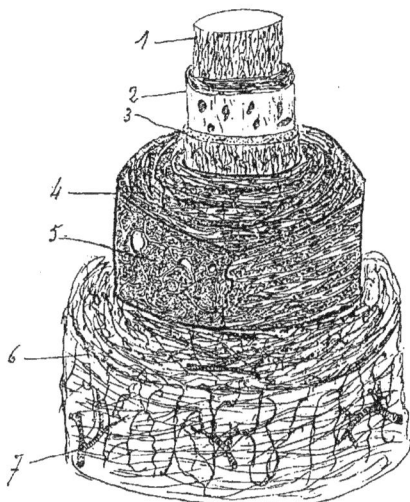

Fig. 135. — Schéma de la structure d'un artère.

1, 2, 3, les trois couches de la tunique interne. — 4, tunique moyenne formée d'un mélange de fibres lisses et de fibres élastiques. — 5, membrane limitante externe. — 6, tunique externe formée par les éléments du tissu conjonctif et renfermant des vasa-vasorum.

lames ne sont autre chose que des réseaux serrés de grosses fibres ; elles constituent d'abord une membrane limitante interne et une membrane limitante externe, plus un nombre variable d'autres membranes intermédiaires reliées les unes aux autres ainsi qu'avec les membranes limitantes par des fibres élastiques fines, ramifiées et anastomosées. Les espaces laissés libres par ce substratum élastique sont remplis par des fibres musculaires lisses, dirigées circulairement autour du vaisseau.

La tunique moyenne est la plus épaisse et la plus dense des tuniques artérielles.

c. La *tunique externe* ou *adventice* n'a pas de limite bien tranchée en dehors, car elle se confond insensiblement avec la gaine du vaisseau. Elle est formée simplement d'un tissu conjonctif très riche en fibres élastiques et dépourvu de graisse, tissu conjonctif d'autant moins condensé qu'il est plus superficiel.

Telle est la structure typique d'une artère. On voit que chaque tunique est caractérisée par un élément spécial ou prédominant auquel s'adjoint l'élément élastique ; la tunique interne, par l'*élément endothélial ;* la tunique moyenne, par *l'élément musculaire lisse ;* la tunique externe, par l'*élément conjonctif.*

Modifications de la structure des artères. — Suivant la proportion relative des éléments musculaires et des éléments élastiques dans la tunique moyenne, les artères appartiennent au type élastique ou au type musculaire.

Type élastique. — Les grosses artères, voisines du cœur, comme l'aorte, se font remarquer par la couleur jaune de leurs parois due à

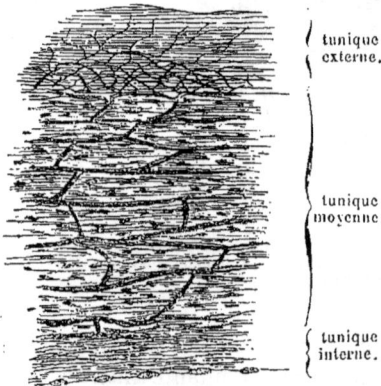

la prédominance des éléments élastiques dans leur tunique moyenne. Les membranes élastiques peuvent être au nombre de 30, 40, 50 et plus, dans l'épaisseur de cette tunique ; les fibres élastiques sont larges, rubanées et percées de fentes en forme de boutonnières. (Voir fig. 66.) Quant aux fibres musculaires, elles sont clairsemées et comme étouffées par les éléments précédents. On remarque en outre dans la tunique interne, appliquées sur les membranes fenêtrées, des cellules anastomosées formant plusieurs réseaux superposés connus sous le nom de réseaux de Langhans. Ces cellules étoilées ont passé d'abord pour des cellules conjonctives, mais l'opinion qui prévaut aujourd'hui est que ce sont des éléments musculaires lisses.

Fig. 136. — Coupe transversale de l'aorte vue à un faible grossissement.

Type musculaire. — Au fur et à mesure que les artères s'éloignent du cœur, elles perdent leur couleur jaune et prennent une teinte légèrement rosée, parce que les fibres musculaires deviennent de

plus en plus prédominantes sur les éléments élastiques dans la constitution de leurs parois. Ces fibres débordant la tunique moyenne
peuvent envahir la tunique externe, ainsi qu'on le remarque dans
les artères ombilicales, dans l'artère splénique et en général dans
toutes les artères qui concourent à la suspension des organes ; on

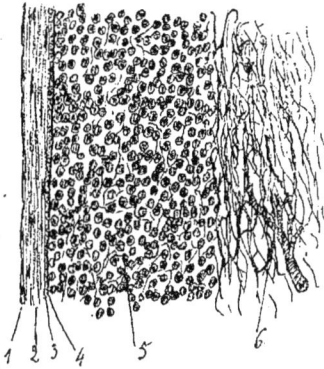

Fig. 137. — Coupe longitudinale d'une
artère du type musculaire.

1, 2, 3, les trois couches de la tunique interne.
— 4, membrane limitante interne. — 5, tunique
moyenne formée surtout de fibres musculaires vues en coupe. — 6, tunique externe avec
vasa-vasorum.

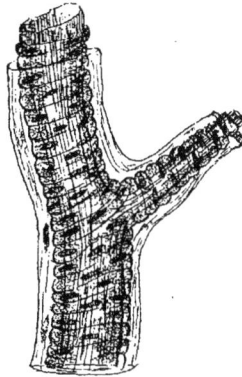

Fig. 138. — Tronçon d'artériole pour
montrer les trois tuniques qu
composent sa paroi.

trouve dans la tunique externe de tous ces vaisseaux une couche de
fibres musculaires longitudinales.

Les artères du type musculaire précèdent les artérioles et servent
à la répartition du sang dans les réseaux capillaires, selon les besoins
physiologiques des tissus ou des organes.

Artérioles. — Dans une artériole, telle qu'on peut en étudier dans
le mésentère, l'épiploon, la pie-mère, etc., les trois tuniques existent
encore, mais réduites à la plus simple expression. (V. fig. 138.) La
tunique interne est réduite à l'endothélium doublée d'une membrane
élastique, homogène ; la tunique moyenne est constituée par une
seule couche de fibres musculaires lisses, enroulées en spirale autour
du vaisseau et dont les noyaux en bâtonnets sont très reconnaissables
à leur direction transversale. Enfin la tunique externe ou adventice
n'est formée que d'une mince couche conjonctive transparente, dont
les cellules suivent la longueur du vaisseau. Cette dernière couche

est quelquefois séparée de la tunique moyenne par un espace circulaire ou semi-lunaire où coule la lymphe ; il en résulte une *gaine
lymphatique périvasculaire* telle qu'on en ob-
serve dans le foie et les centres nerveux. (Voir
fig. 139.)

Dans les plus fines artérioles qui font transi-
·tion aux capillaires, la membrane élastique interne disparaît, les fibres musculaires de la tunique moyenne se raréfient et se disjoignent, et
l'adventice se réduit à une minceur extrême.
(V. fig. 140.)

Vaisseaux et nerfs des artères.

— On trouve dans l'épaisseur
des parois artérielles des vaisseaux (*vasa-vasorum*) et des
nerfs (*vaso-moteurs*).

Ces derniers viennent du
symphatique. Kolliker les a décrits pour la première fois. Ce
sont de minces faisceaux de fibres de Remak, s'anastomosant en plexus dans la tunique
externe, et présentant sur leur
trajet des ganglions microscopiques étudiés par Stilling,
Klebs, Hénocque, etc... Ils se terminent dans la tunique moyenne
d'une manière que nous ferons connaître plus tard. (Voir *Terminaisons nerveuses.*) Ce sont eux qui incitent les vaisseaux à se dilater
ou à se resserrer suivant les cas, afin de régler le débit du sang.

Les vasa-vasorum forment un riche réseau à mailles irrégulières
dans la tunique externe. Ils ne pénètrent pas dans la tunique
moyenne ni dans la tunique interne, si ce n'est pourtant dans les
couches les plus superficielles de la [tunique moyenne chez les
grands mammifères (Sappey). L'absence de vaisseaux dans les
tuniques internes des artères explique la fréquence de leur dégénérescence (athérôme).

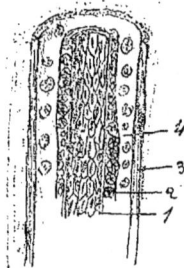

Fig. 139. — Coupe
schématique d'une
artériole entourée
d'une gaine lym-
phatique.

1, tunique interne.— 2,
tunique moyenne. — 3,
adventice. — 4, espace
lymphatique périvascu-
laire.

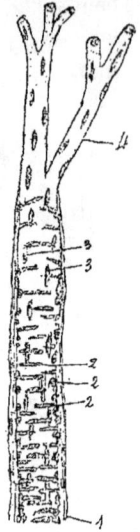

Fig. 140. — Transi-
tion d'une arté-
riole aux capillai·
res.

1, adventice.—2, fibres
lisses circulaires constituant la tunique moyen-
ne. — 3, noyaux lon-
gitudinaux des cellules
de l'endothélium, vus
par transparence. — 4,
capillaires avec leur pa-
roi simplement nucléée.

C. — CAPILLAIRES

Ce sont les fins canalicules qui font communiquer les artères avec les veines et au niveau desquels le plasma sanguin s'extravase par exosmose dans l'intimité des tissus et organes, pour leur nutrition.

Les capillaires ont pour paroi une mince membrane tout à fait transparente et parsemée de noyaux, que le nitrate d'argent décompose en cellules aplaties, soudées bord à bord. Autrement dit, ces vaisseaux sont réduits à l'endothélium, dernier terme de la simplification progressive, à laquelle nous avions assisté dans les artérioles. (Voir fig. 141 et 142.)

Toutefois, considérant, d'une part, la caducité ordinaire des cellules endothéliales, et d'autre part la résistance assez grande des capillaires à la rupture, plusieurs auteurs, notamment Kolliker et Cadiat, pensent que le tube endothélial capillaire est renforcé extérieurement par une membrane élastique imperceptible qui serait un dernier vestige de membrane fenêtrée.

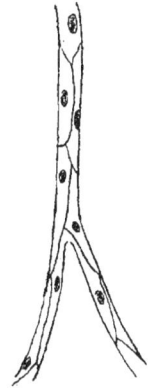

Fig. 141. — Un capillaire sanguin traité par le nitrate d'argent pour montrer la constitution endothéliale de sa paroi.

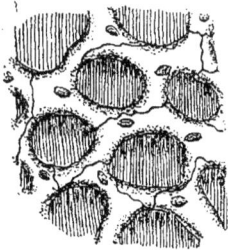

Fig. 142. — Réseau capillaire du poumon de la grenouille après imprégnation au nitrate d'argent.

Après l'imprégnation argentique des capillaires, on trouve çà et là sur les lignes de contour de leurs cellules des taches brunes qui ont fait croire autrefois à l'existence de stomates, orifices intercellulaires par lesquels se ferait l'extravasation nutritive du sang. Mais ces taches noires ne sont rien autre chose que des flocons d'albumine coagulés à la surface du vaisseau par le nitrate d'argent. On est à peu près d'accord aujourd'hui pour admettre que les parois des capillaires sont dépourvues de solutions de continuité et que la sortie du plasma sanguin se fait par exosmose. Quant à la transmigration des globules blancs (*diapédèse*), elle se fait grâce à leurs mou-

vements amiboïdes au moyen desquels ils se frayent un passage
qui se ferme aussitôt. Il peut arriver aussi que quelques globules
rouges profitent de la porte momentanément ouverte par les glo-

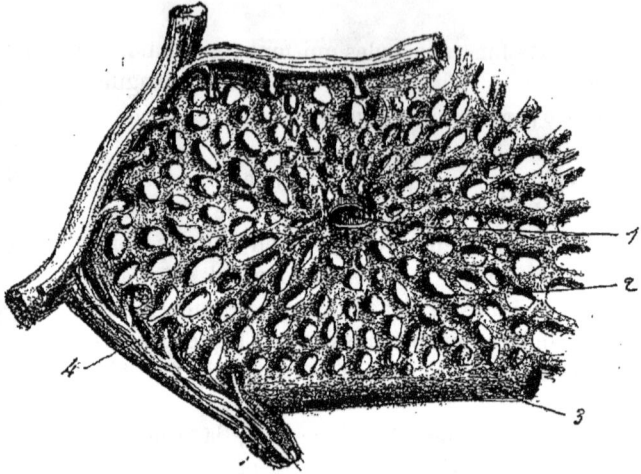

Fig. 143. — Réseau vasculaire d'un lobule du foie (d'après Cl. Bernard).
1, veine centrale. — 2, réseau sous-hépatique. — 3, ramifications périlobulaires de la veine-porte. —
4, canalicules biliaires se perdant à la périphérie du lobule.

bules blancs pour sortir des voies circulatoires. Mais en résumé
l'appareil vasculaire sanguin est parfaitement clos, et si une réserve

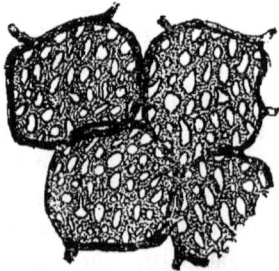

Fig. 144. — Réseau vasculaire
des alvéoles du poumon du cheval.

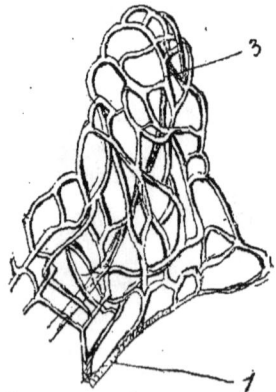

Fig. 145. — Réseau capillaire
sanguin d'une villosité intestinale.

est à faire, c'est relativement à la rate dans laquelle le sang paraît
s'épancher librement?

Les capillaires forment des réseaux plus ou moins riches dont la disposition est modelée sur les éléments anatomiques qu'ils enlacent. C'est ainsi que dans les tissus adipeux, musculaire, osseux, etc., nous avons vu les capillaires former des mailles arrondies ou rectangulaires, calquées sur la forme de l'élément, sur la texture de ces tissus. Quelques réseaux ont une forme caractéristique qui suffit en l'absence de tous les autres éléments à faire reconnaître le tissu ou l'organe auquel ils appartiennent : tel est le réseau du foie. (Voir fig. 143, 144 et 145.)

Les capillaires sont très variables de calibre, quoique leurs dimensions restent toujours microscopiques. Le cerveau et la rétine possèdent les plus étroits (4 à 6 μ) ; les muscles viennent ensuite avec des capillaires de 6 μ à 7. Le foie, les reins, le poumon et les glandes en général ont des capillaires dont le diamètre varie entre 9 et 13 μ. Le tissu osseux renferme les plus gros (22 μ).

Les *tissus érectiles* sont essentiellement constitués par un réseau d'énormes capillaires disposés de façon à contenir à un moment donné une masse considérable de sang. Ces capillaires font corps avec la trame fibro-élastique du tissu, et, si le nitrate d'argent ne mettait pas en évidence leur endothélium, on les prendrait pour de simples lacunes. C'est à Ch. Legros que revient le mérite d'avoir bien démontré que les aréoles sanguines des tissus érectiles ne sont que des capillaires

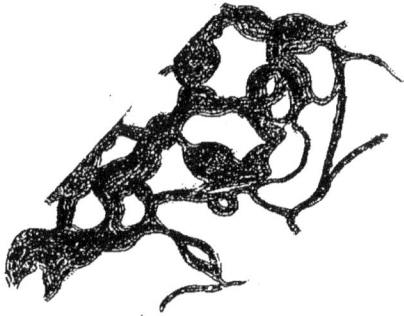

Fig. 146. — Un réseau capillaire érectile, après injection.

dilatés formant un réservoir d'attente entre les artères et les veines. Pendant la période embryonnaire, le réseau de ces capillaires est facilement isolable (fig. 146) ; ce n'est que plus tard qu'il est englobé et confondu dans un substratum conjonctif semé de fibres élastiques et de faisceaux de fibres musculaires lisses (fig. 147). On rencontre quelques capillaires ordinaires de nutrition dans les travées de ce tissu.

Le sang s'accumule dans les tissus érectiles sous la double influence d'une action nerveuse vaso-dilatatrice et d'une compression des voies de la circulation de retour. Alors, arrivant en plus grande abondance dans le tissu et en sortant en moindre quantité, il ne tarde pas à y acquérir une tension qui aboutit à l'érection. Lorsque cette vaso-dilatation cesse, les voies de retour se dilatent ; le tissu revient sur lui-même par son élasticité et par la contraction des fibres musculaires qui l'infiltrent et les dilatations capillaires s'affaissent et se vident de leur sang.

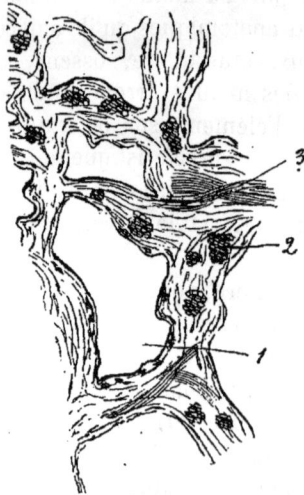

Fig. 147. — Coupe dans un tissu érectile.

1, mailles de ce tissu répondant à des dilatations des capillaires. — 2, 3, faisceaux de fibres musculaires lisses contenus dans les travées conjonctives de ce tissu.

D. — VEINES

De prime abord les veines se distinguent des artères par la minceur de leurs parois, minceur qui rend compte de la couleur bleuâtre que prennent ces vaisseaux lorsqu'ils sont remplis par le sang, et de leur affaissement dès qu'ils sont vides.

Les veines sont souvent irrégulières de calibre, plus ou moins noueuses ; elles présentent à leur intérieur, au niveau de leurs étranglements, des valvules dont le bord libre est dirigé du côté du cœur.

Structure. — Les parois veineuses sont formées de trois tuniques que l'on pourrait à la rigueur réduire à deux : (Voir fig. 147 bis et 148.)

1° La *tunique interne* possède un endothélium dont les cellules sont moins allongées et plus larges que dans les artères. On dirait que l'allongement des cellules de l'endothélium vasculaire est en raison directe de la vitesse du cours du sang dans le vaisseau envisagé.

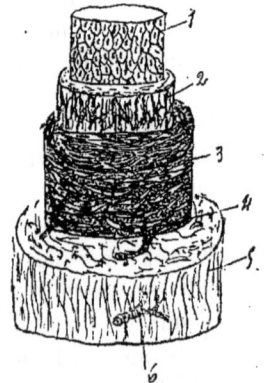

Fig. 147 bis. — Schéma de la structure des veines.

1, endothélium. — 2, couche conjonctive de la tunique interne. — 3, tunique moyenne. — 4, vaisseaux qui la pénètrent. — 5, tunique externe. — 6, vaisseaux.

Les grosses veines présentent, en dehors de l'endothélium, des lames de tissu conjonctif à éléments longitudinaux, puis des réseaux de fibres élastiques à larges mailles dirigées aussi en long.

2° La *tunique moyenne* est loin d'avoir la même épaisseur que dans les artères. Ses limites sont peu précises en dehors où elle se confond avec la tunique externe. Elle est constituée par des fibres musculaires lisses, distribuées irrégulièrement autour du canal et entremêlées avec des réseaux de fibres élastiques et du tissu conjonctif; le tout est ordonné en travers.

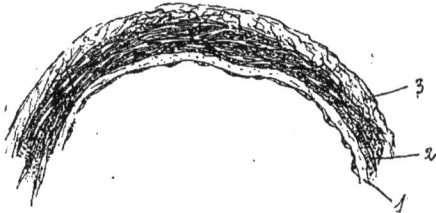

Fig. 148. — Coupe transversale de paroi d'une veine.

1, tunique interne.— 2, tunique moyenne.— 3. tunique externe.

Dans certaines veines, telles que la veine-porte, la veine splénique les veines de l'utérus en état de gestation, on rencontre des fibres musculaires longitudinales, en dehors des fibres transversales.

3° La *tunique externe* est formée de tissu conjonctif dont les fibres ont une direction longitudinale et sont accompagnées de quelques fibres élastiques.

Quant aux *valvules*, que l'on rencontre dans un très grand nombre de veines, surtout dans celles où le sang circule de bas en haut, ce sont des duplicatures de la tunique interne.

Modifications. — Dans les grosses veines, les fibres musculaires sont rares; elles peuvent même faire complètement défaut, ainsi qu'on le remarque sur la portion thoracique des veines caves; la tunique externe se confond alors avec la tunique interne pour former une paroi relativement mince et toute fibreuse.

Les petites veines et surtout celles des parties déclives sont au contraire très musculeuses et partant très contractiles. Les veines digitales du cheval sont particulièrement remarquables par l'épaisseur de leur tunique moyenne qui les ferait prendre facilement pour des artères.

Toutefois il existe des petites veines ou des veinules dépourvues de fibres musculaires, telles sont celles de la pie-mère, de la dure-mère, des os, de la rétine et du placenta maternel.

Quant aux sinus de la dure-mère, ils sont tapissés par une membrane propre qui n'est que le prolongement de la tunique interne des veines ordinaires.

Vaisseaux et nerfs. — Les vaisseaux sanguins viennent se répandre jusque dans la tunique interne des veines, et c'est à cette vascularisation de toute leur épaisseur qu'elles doivent de n'être point atteintes par l'athérôme, et d'être en revanche très sujettes à l'inflammation.

Quand elles sont enflammées, leur tunique interne se dépolit et le sang se coagule à sa surface en formant des *thromboses*.

Les nerfs n'offrent rien de particulier.

CARACTÈRES PHYSICO-CHIMIQUES

Les parois des vaisseaux sanguins ont les propriétés des tissus divers qui entrent dans leur constitution. Grâce à leur élasticité, elles peuvent se distendre sous l'influence d'une tension intérieure pour reprendre ensuite leur dimension primitive.

Les veines, lorsqu'elles sont vides, s'affaissent jusqu'au contact de leurs parois, tandis que dans les mêmes conditions les artères, dont les parois sont bien plus épaisses et élastiques, restent béantes.

Malgré ces conditions physiques en apparence plus favorables à la résistance, les artères se rompent plus facilement que les veines sous l'influence d'une ligature. Bien plus, dans une artère, la tunique celluleuse, la moins dense, est la plus résistante des trois tuniques. Aussi est-il important, lorsqu'on pratique la ligature d'une artère : 1° de ménager la tunique externe pendant la dénudation du vaisseau ; 2° d'employer un fil plutôt gros que fin ; 3° de serrer modérément.

Lorsque la tunique moyenne et la tunique interne d'une artère se sont rompues, elles se rétractent en formant un bourrelet qui peut fermer la lumière du vaisseau.

Si l'on jette un coup d'œil comparatif sur l'épaisseur de la paroi des divers vaisseaux sanguins, on constate que, à égalité de calibre, cette épaisseur est assez exactement proportionnelle à la pression intérieure qu'ils ont à subir.

Par exemple les artères, où règne une tension considérable, sont beaucoup plus épaisses que les veines, dont la tension est faible ou nulle, et parmi ces dernières, les veines des membres, exposées aux stases, sont plus épaisses même que les veines caves où règne habituellement une pression négative. De même la différence d'épaisseur de parois entre l'artère pulmonaire tronc de la petite circulation et l'aorte tronc de la grande circulation exprime assez bien la différence de tension de ces deux gros vaisseaux, etc.

RÔLE DES VAISSEAUX SANGUINS

Les vaisseaux ne sont pas des tubes inertes; ils sont à la fois élastiques et contractiles. Ces deux propriétés sont dans une relation inverse, c'est-à-dire qu'un vaisseau donné est d'autant plus contractile qu'il est moins élastique et *vice versa*. Elles jouent un très grand rôle dans la circulation artérielle : l'une, la contractilité, augmente et prolonge au loin la force impulsive développée par le cœur ; l'autre, l'élasticité, transforme cette force intermittente en une force continue qui assure la continuité de la circulation.

Le diamètre des capillaires subit des modifications; mais on discute sur le mécanisme de ces dernières. Effectivement, les parois de ces vaisseaux ne renferment pas de fibres musculaires. Faut-il attribuer leur resserrement à la contractilité des éléments endothéliaux qui les constituent, ou bien à une propriété osmotique purement physique de ces éléments ? On l'ignore.

Développement. — Renvoyé après la description du système lymphatique.

ART. II. — SYSTÈME VASCULAIRE LYMPHATIQUE

Ce système comprend : des *vaisseaux*, des *ganglions* et certains organes dits *lymphoïdes*, sur la nature desquels on n'est pas encore bien fixé.

A. — VAISSEAUX LYMPHATIQUES

Ils sont pour la plupart très exigus, à parois minces, garnis de valvules à leur intérieur. On les voit quelquefois s'appliquer contre un vaisseau sanguin et l'embrasser sur tout son pourtour; il en résulte les gaines périvasculaires déjà mentionnées.

Structure. — Le vaisseau lymphatique se compose de trois tuniques :

1° L'*interne* est ordinairement réduite à un endothélium qui diffère de celui des veines et des artères par les contours fortement sinueux des cellules qui le constituent ; c'est ce que M. Renaut appelle l'*endothélium* en *feuilles de chênes* ;

2° La *moyenne* comprend du tissu conjonctif dans lequel sont disséminées des fibres musculaires lisses et des fibres élastiques qui entourent le vaisseau d'une façon irrégulière ;

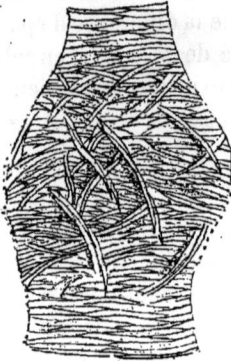

Fig. 149. —Segment dilaté d'une lymphatique montrant les nombreuses fibres musculaires qui entrent dans sa constitution.

3° L'*externe* a la même structure que la précédente ; seulement les fibres musculaires affectent une direction longitudinale.

En somme, l'élément contractile domine dans les parois des vaisseaux lymphatiques (Voir fig. 149) ; on le retrouve jusque dans les valvules. Il représente une sorte de cœur disséminé sur toute la longueur du système, au lieu d'être ramassé en un point sous forme d'un organe pulsatile. Toutefois les vertébrés inférieurs possèdent de véritables cœurs lymphatiques ; la grenouille en offre un bel exemple au-dessus de l'origine des membres.

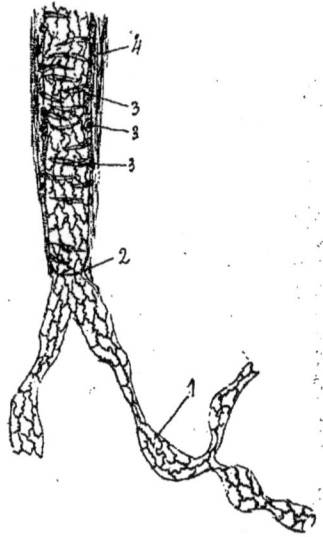

Fig. 150. — Passage d'un vaisseau lymphatique à l'état de capillaire s.

1, capillaire lymphatique avec son endothélium sinueux et son calibre irrégulier. — 2, dernier étranglement valvulaire. — 3, fibres lisses circulaires formant la tunique moyenne. — 4, tunique adventice.

M. Renaut a signalé une exception offerte par le canal thoracique des solipèdes, exception qui consiste dans la régularité des contours des cellules de son endothélium, et en raison de laquelle il se demande si ce canal ne serait pas une simple annexe de la plèvre et du péritoine, comparable à la cavité rétro-péritonéale de la grenouille.

Quant aux capillaires lymphatiques, ils diffèrent des capillaires sanguins par leur calibre irrégulier, variqueux, par leurs nombreuses pointes d'accroissement et surtout par leur endothélium en feuilles de chêne. D'autre part, ils sont généralement adhérents à la trame des tissus où on les observe, de telle sorte qu'ils n'ont d'autre forme que celle des espaces qui les logent, et qu'on les a pris souvent pour de simples lacunes lymphatiques. Mais ce qui leur conserve l'autonomie, c'est l'endothélium qui ne fait défaut nulle part. (Voir fig. 150.)

Origine et terminaison des lymphatiques. — Les injections au mercure nous ont appris depuis LAUTH, FOHMANN, PANNIZA, HYRTL,

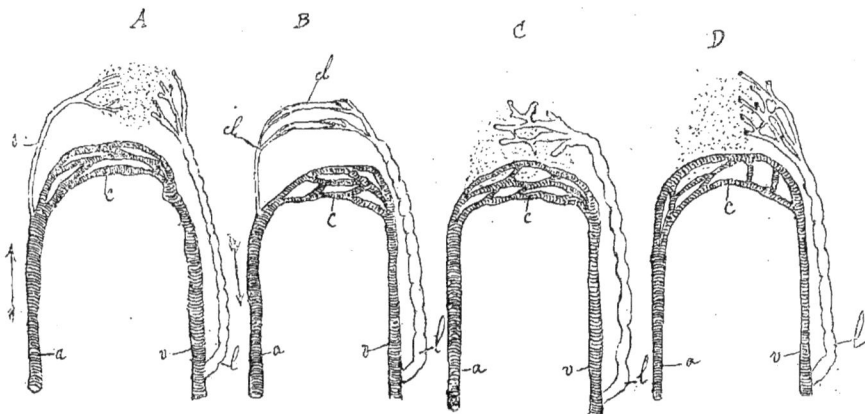

Fig. 151. — Schémas des hypothèses relatives à l'origine des lymphatiques.

A hypothèse de Bœrhaave. — a, artère; c. capillaires sanguins; v, veine; s, vaisseaux séreux s'ouvrant dans les interstices organiques ; l. lymphatique prenant naissance par des radicules ouvertes.
B, hypothèse de Bartholin. Arnold, Sappey. — a, c, v, l, mêmes significations que ci-dessus; cl, capillicules établissant communication directe entre les vaisseaux sanguins et les vaisseaux lymphathiques.
C, hypothèse de Ch. Robin, Hoggan, etc. — a, c, v, l, mêmes significations que ci-dessus. Les capillaires lymphatiques prennent naissances par des culs-de-sac dans les interstices organiques.
D, hypothèse de Mascagni, Ranvier et de beaucoup d'auteurs allemands. — a, c, v, l, mêmes significations que ci-dessus. Les lymphatiques s'ouvrent à leur origine dans les mailles du tissu conjonctif, ainsi que dans les cavités séreuses.

CRUVEILHIER, que les capillaires lymphatiques forment dans la plupart des tissus et organes de riches et élégants réseaux remarquables par la ténuité et l'extrême multiplicité des conduits qui les composent.

Mais ces réseaux sont-ils fermés à leur origine ? Communiquent-ils avec les vaisseaux sanguins ? S'ouvrent-ils dans les mailles du tissu conjonctif? C'est ce que l'on discute encore aujourd'hui. Quatre théories ont été émises sur ce sujet. (Voir fig. 151.)

1° Boerhaave croyait que les artérioles fournissent à la fois les capillaires sanguins et des capillaires plus petits n'admettant que la partie liquide du sang, qu'il appelait *vaisseaux séreux;* les vaisseaux séreux se seraient déversés dans les cavités ou interstices organiques où les lymphatiques auraient pris naissance par des bouches béantes.

2° Bartholin, puis Arnold, Sappey, admirent aussi l'existence de deux réseaux capillaires à la terminaison des artères, dont l'un établit continuité avec les veines, tandis que l'autre, formé de capillicules (Sappey), serait en communication directe avec les lymphatiques. M. Sappey, qui avait été le plus ardent défenseur de cette théorie, l'a aujourd'hui abandonnée; il ne croit plus à la communication des deux systèmes vasculaires sanguin et lymphatique et s'est rallié à la théorie suivante.

3° Robin et ses élèves soutiennent que les capillaires sanguins et les capillaires lymphatiques sont complètement indépendants quoique entremêlés, et qu'ils sont absolument clos, les uns et les autres. M. et Mme Hoggan, dans les nombreuses injections fines qu'ils ont faites, n'ont jamais constaté de communications naturelles entre les deux sortes de vaisseaux, et ils ont toujours observé un endothélium à la surface des voies lymphatiques, quelle que soit l'irrégularité de leur forme et de leur calibre.

4° Mascagni, vers la fin du siècle dernier (1767), avait émis l'opinion que les lymphatiques s'ouvrent dans les mailles du tissu conjonctif et que celui-ci n'est qu'une éponge lymphatique drainée par les canaux qui y prennent naissance. Cette opinion a été reprise en 1862 par Recklinghausen et Wirchow en Allemagne, et par Ranvier en France. D'après ces auteurs, la sérosité du tissu conjonctif, dans laquelle on trouve quelques leucocytes, ne serait autre chose que de la lymphe qui rentrerait incessamment dans les canaux lymphatiques s'ouvrant dans les mailles du tissu par des bouches béantes. Si ces bouches béantes n'ont point encore été démontrées, on en a vu du moins à la surface des séreuses (voir chapitre des *Séreuses*) et, d'après les mêmes auteurs, les mailles conjonctives sont assimilables à autant de petites cavités séreuses communicantes, et le tissu conjonctif tout entier à une grande cavité séreuse infiniment cloisonnée. D'ailleurs, font-ils remarquer, les sacs lymphatiques sous-cutanés et rétropéritonéal des Batraciens ont toute l'apparence d'énormes mailles conjonctives, et l'on démontre aisément que les canaux lymphatiques y prennent naissance. Donc l'existence des stomates lymphatiques interstitiels n'a rien que de très vraisemblable, et le tissu conjonctif et les séreuses peuvent être considérés comme des annexes du système lymphatique.

Bichat admettait l'existence de bouches lymphatiques *absorbantes* et *exhalantes* non seulement à la surface des séreuses et dans le tissu conjonctif, mais encore à la surface des membranes tégumentaires, ce qui est inadmissible aujourd'hui.

De ces diverses interprétations sur l'origine des lymphatiques, laquelle accepter ? La quatrième, qui attribue un rôle nutritif au tissu conjonctif, est séduisante, mais elle n'est pas irréfutable, car enfin les ouvertures des lymphatiques dans ce tissu n'ont jamais été vues et, si elles existaient, on pourrait se demander comment il se fait que les injections des capillaires lymphatiques ne sont pas à tout coup suivies d'extravasations. Il n'est pas douteux pour celui qui a vu s'injecter au mercure un réseau capillaire lymphatique, que ce liquide pourtant si fluide reste en entier dans des voies canaliculées préétablies. — D'ailleurs, on peut admettre que le tissu conjonctif est une sorte d'éponge lymphatique, sans admettre comme corollaire l'existence d'ouverture à l'origine des lymphatiques; ceux-ci pourraient très bien commencer par des culs-de-sac et pomper la lymphe interstitielle, de la même manière que les radicelles des plantes pompent dans le sol les matières de la sève sans présenter cependant de perforations. Une aussi frêle barrière que l'endothélium d'un capillaire ne saurait être un obstacle pour le passage d'un plasma ou d'une cellule amiboïde comme le globule blanc ; les extravasations dont les capillaires sanguins sont le siège en témoignent.

Quant à la terminaison des lymphatiques, son étude est du ressort de l'anatomie descriptive. Elle se fait dans le système veineux par les deux troncs collecteurs qu'on appelle canal thoracique et grande veine lymphatique droite.

Le faible volume de ces deux troncs, comparé au développement considérable des réseaux périphériques, avait suggéré l'idée d'autres communications s'effectuant en divers points entre les veines et les lymphatiques ; les fréquents accidents d'injection dans lesquels la matière injectée s'extravase d'un groupe de vaisseaux dans l'autre,

avaient pu donner le change sur la réalité de ces communications.
Mais il est acquis aujourd'hui que l'appareil lymphatique n'a d'autres
embouchures dans les veines que celle du canal thoracique et de la
grande veine lymphatique droite.

B. — GANGLIONS LYMPHATIQUES

Les ganglions lymphatiques, très improprement appelés glandes
lymphatiques, sont placés sur le trajet des vaisseaux lymphatiques.
Ils ont la forme d'une sphère, d'un ovoïde, ou d'un haricot, et se
rassemblent généralement en groupes dont les plus importants
siègent à la racine des membres, dans l'espace intramaxillaire, à
l'entrée de la poitrine, etc.

Structure. Schématiquement, un ganglion lymphatique élémentaire peut être représenté par une por-
tion dilatée d'un vaisseau lymphatique
dans laquelle pénétrerait une anse vasculaire sanguine, avec un bourgeon de
tissu conjonctif réticulé infiltré de leucocytes. Ce bourgeon vasculaire serait
relié aux parois de l'ampoule lymphatique par un certain nombre de tractus
conjonctifs cloisonnant l'espace qui reste
libre pour la circulation de la lymphe.
(V. fig. 152.)

La portion du lymphatique qui aborde
la dilatation représenterait le vaisseau
afférent du ganglion, celle qui en sort
le vaisseau efférent; le point de pénétration du vaisseau sanguin serait le
hile.

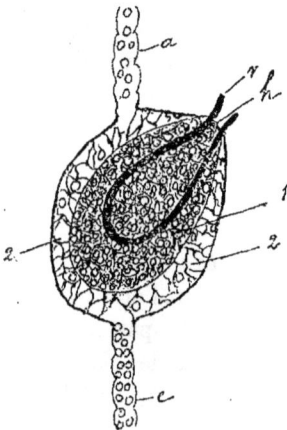

Fig, 152. — Schéma de la structure d'un ganglion lymphatique
élémentaire.

a, lymphatique afférent. — *e*, lymphatique
efférent ; *v*, anse vasculaire. — *h*, hile.
1, bourgeon de tissu adénoïde. — 2, sinus lymphatique traversé par des fibres
conjonctives réticulées.

Les ganglions les plus volumineux
représentent une agrégation de gan-
glions élémentaires, comme celui que nous venons d'imaginer.

Sur la coupe transversale d'un ganglion composé, on distingue,
même à l'œil nu, une *couche corticale* et une *couche médullaire*.

La première est limitée extérieurement par une enveloppe de

tissu conjonctif dans laquelle existent des *lacs lymphatiques*, enve-loppe qui émet de sa face interne un certain nombre de lamelles délicates qui divisent cette couche en autant de loges, disposées sur une seule ou sur plusieurs rangées. Ces loges, appelées *folli-cules lymphatiques*, représentent chacune un ganglion élémentaire.

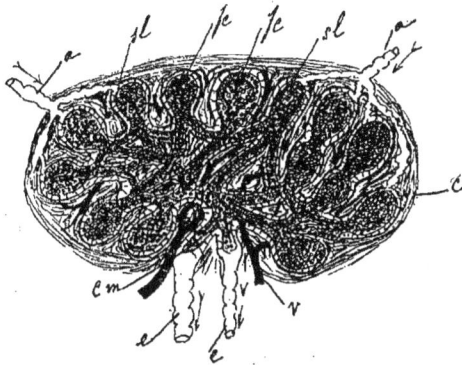

Fig. 153. — Coupe demi-schématique d'un ganglion lymphatique.

a, a, vaisseaux afférents.— *e, e*, vaisseaux efférents.— *v*, vaisseaux sanguins pénétrant au niveau du hile.— *c*, enveloppe fibreuse. — *fc*, follicule de la substance corticale. —*sl*, sinus lymphatiques péri-folliculaires. — *cm*, cordon médullaire au niveau du hile.

Leur centre est occupé par un noyau de tissu conjonctif réticulé bourré de leucocytes et parcouru par un réseau de capillaires san-guins ; ce noyau est rattaché aux parois du follicule par des fibres de tension (FREY) laissant entre elles des interstices où circule la lymphe. Celle-ci aborde le follicule par des branches vasculaires afférentes et gagne la substance médullaire, après avoir tamisé en quelque sorte à travers les mille interstices des fibres de tension.

La substance médullaire ne diffère pas essentiellement par sa struc-ture de la substance corticale. Elle est constituée par des cordons anastomosés de tissu réticulé infiltré de leucocytes, cordons en con-tinuité avec les amas du même tissu qui remplissent les follicules corticaux et soutenus comme eux au centre des voies lymphatiques par des fibres de tension. Les espaces lymphatiques qui entourent les cordons de la substance médullaire confluent de proche en proche pour donner naissance aux vaisseaux efférents du ganglion. (Voir fig. 153 et 154.)

En résumé, la lymphe qui traverse un ganglion circule comme à travers un filtre dans des voies aréolaires disposées autour du tissu adénoïde de la substance corticale et de la substance médullaire. Ces voies, qu'on appelle souvent des sinus lymphatiques, sont tapissées par un endothélium extrêmement mince qui se réfléchit à la surface de leurs brides de cloisonnement.

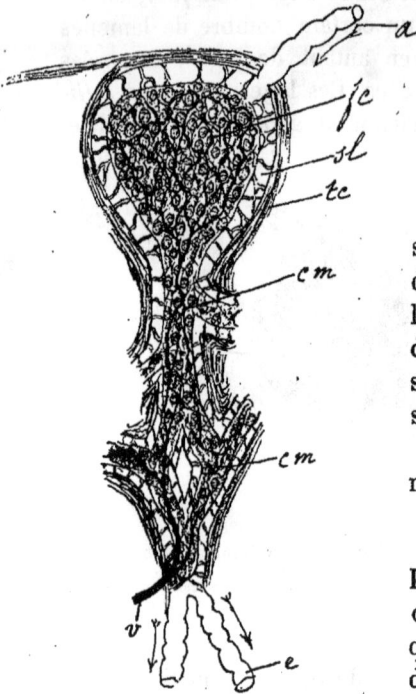

Fig. 154. — Figure demi-schématique représentant la structure d'un follicule cortical et d'un cordon médullaire d'un ganglion lymphatique.

tc, tissu conjonctif. — *a*, lymphatique afférent. — *fc*, noyau adénoïde d'un follicule cortical. — *sl*, sinus lymphatique traversé par les fibres de tension. — *cm*, cordon médullaire avec sinus lymphatique périphérique. — *e*, lymphatiques efférents. — *v*, vaisseau sanguin se ramifiant dans le tissu adénoïde.

Vaisseaux et nerfs. — Les vaisseaux sanguins forment, comme nous l'avons dit, un riche réseau de capillaires dans le tissu réticulé de l'organe. Les mailles de ce réseau sont arrondies dans la substance corticale, allongées dans la substance médullaire.

Les nerfs accompagnent habituellement les vaisseaux.

Caractères physico-chimiques. — Les ganglions lymphatiques sont des organes mous, gris rougeâtre quelquefois bruns. Ils se détruisent rapidement par la macération. L'eau bouillante dissout leur charpente conjonctive. L'alcool, l'acide chromique et tous les réactifs coagulants les durcissent, etc.

Caractères physiologiques. — Grâce aux nombreux vaisseaux qui les pénètrent et à la lymphe qui les imbibe, les ganglions lymphatiques se nourrissent très activement. On les regarde généralement comme des organes chargés de produire des cellules lymphatiques dont la lymphe se charge pendant leur traversée. — Robin proteste contre cette manière de voir et prétend que les nombreuses cellules qui entourent la charpente vasculaire sanguine des ganglions sont différentes des cellules lymphatiques, qu'elles forment une sorte d'épithélium dit *nucléaire* agissant comme une glande pour modifier qualitativement le plasma lymphatique. Mais la première opinion est appuyée sur les faits les plus probants : en effet, si l'on compte les globules blancs à l'entrée et à la sortie d'un ganglion, on constate qu'ils sont plus nombreux à la sortie; d'autre part, on observe que la leucocythémie est presque toujours accompagnée de l'hypertrophie des ganglions ou des organes lymphoïdes; enfin M. RENAUT dit avoir vu sur les ganglions des grands quadrupèdes (cheval, bœuf) une enveloppe complète, élastique et musculaire, autour des follicules de la substance corticale, enveloppe qui ne saurait avoir d'autre usage que d'exprimer les leucocytes dans les sinus lymphatiques par une sorte de déhiscence. Donc la preuve est à peu près faite que les ganglions sont des fabriques de globules blancs.

C. — TISSUS ET ORGANES LYMPHOÏDES

On désigne sous ce nom des tissus et organes infiltrés de nombreuses cellules lymphatiques et qui sont, suivant toute probabilité, des foyers de production de ces éléments. Tels sont : le tissu de la couche profonde de certaines muqueuses, les follicules clos, le thymus et la rate.

Le chorion de la muqueuse de la base de la langue et celui de

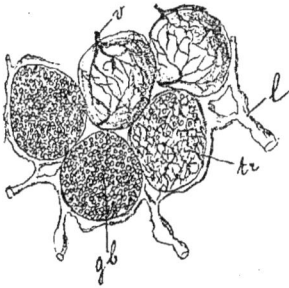

Fig. 155. — Schéma de la structure des follicules clos.

tr, tissu conjonctif réticulé qui leur forme charpente. — gb, globules blancs qui les infiltrent. — v, vaisseaux sanguins. — l, vaisseaux lymphatiques.

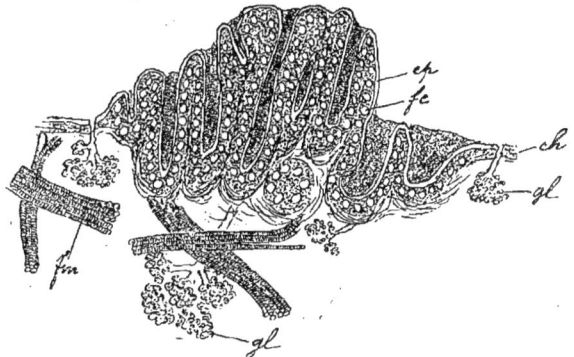

Fig. 156. — Coupe de l'amygdale du porc.

ep, épithélium de la surface. — ch; chorion muqueuse. — fc, nombreux follicules clos formant, avec des plicatures du chorion, la base de l'amygdale. — gl, glandules acineuses. — fm, faisceaux de fibres musculaires striées.

la muqueuse gastro-intestinale, ont pour base un tissu conjonctif réticulé bourré de leucocytes, auquel His a appliqué le qualificatif

d'adénoïde parce qu'il ressemble en tous points à celui des ganglions
lymphatiques : c'est un tissu lymphoïde.

Les *follicules clos* sont, comme on le sait, de petits corps plus ou
moins sphériques que l'on trouve dans l'épaisseur de certaines
muqueuses, notamment à la base de la langue et dans l'intestin
et que l'on a pris longtemps pour des glandes vésiculaires closes
dont le produit aurait été évacué par une sorte de déhiscence à la
surface de la muqueuse. Assemblés en surface, les follicules clos
forment les plaques de Peyer (voir
fig. 155); assemblés en amas, ils
constituent les amygdales. (Voir
fig. 156 et 157.) Ce ne sont que des
organites de tissu adénoïde entourés et pénétrés par les vaisseaux
sanguins et infiltrés de leucocytes ;
d'autre part, ils sont enveloppés d'un
réseau lymphatique ; de telle sorte
qu'ils ressemblent chacun à un follicule de la substance corticale d'un
ganglion (fig. 155).

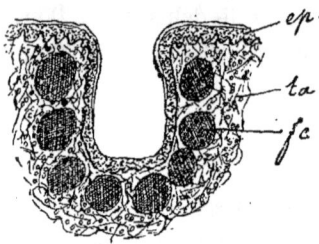

Fig. 157. — Une cavité amygdalienne.

ep, épithélium buccal se réfléchissant dans
ce crypte. — *ta*, chorion muqueux qui a pris la
structure du tissu adénoïde. — *fc*, follicules
clos disséminés dans ce chorion.

Le *thymus* est aussi essentiellement formé d'un tissu conjonctif
réticulé bourré d'éléments lymphatiques. Mais si l'on considère qu'il
se développe sous la forme d'un diverticule épithélial de l'intestin
antérieur, on peut se demander si ce ne serait pas une glande en
grappe qui a perdu ses connexions tégumentaires et qui s'est laissé
envahir par des cellules lymphatiques chargées de sa résorption
graduelle.

Quant à la *rate*, on discute encore sur sa structure, sur ses usages
et sur la place qu'elle doit occuper dans la classification des organes.
Beaucoup d'auteurs la rangent à côté du corps thyroïde, des capsules
surrénales, du lobe antérieur de l'hypophyse, dans la catégorie dite
des fausses glandes, ou glandes sans canal excréteur. Mais nous
verrons plus tard que toute glande est de nature et de provenance
épithéliales ; or, la rate se développe tout entière aux dépens du
mésoderme, donc elle n'a rien de comparable à une glande. C'est
un organe lymphoïde, une sorte de *ganglion lymphatique sanguin*.

En effet, le tissu propre de cet organe présente à considérer deux
parties : les corpuscules de Malpighi et la pulpe splénique. Les
corpuscules de Malpighi ont toute la structure des follicules clos de

l'intestin ; ils sont disposés en nombre considérable sur le trajet des
artérioles, et figurent comme des bourgeons de leur tunique adventice. (V. fig. 158.) Quant à la
pulpe ou boue splénique, qui
noie les corpuscules précités,
elle est constituée par un sang
altéré, pour ainsi dire, où l'on
voit beaucoup de globules rouges en voie de destruction à
côté de globules blancs qui paraissent destinés à les régénérer (voir 159); elle est contenue dans les mailles d'un réti-
cule extrêmement fin formé par
des trabécules qui s'étendent de

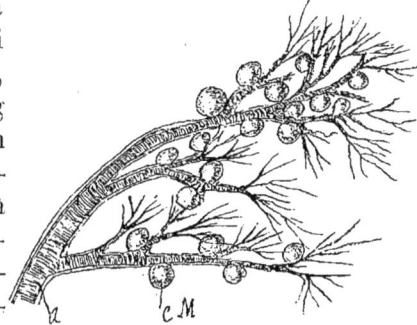

Fig. 158. — Ramifications artérielles de la
rate (a) présentant sur leur trajet des corpuscules de Malpighi (cM).

l'enveloppe fibreuse périphérique de l'organe aux nombreux corpuscules de Malpighi, et dont les plus épaisses renferment des
faisceaux de fibres-cellules musculaires. (Voir fig. 160.) Ces mailles

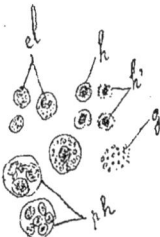

Fig. 159. — Cellules de la pulpe
splénique.

el, élément lymphatiques. — h, hématies. —
h', hématies altérées. — g, ganulations pigmentaires résultant de la destruction des hématies.— ph, cellules lymphatiques renfermant à leur intérieur des globules rouges
(phagocytes).

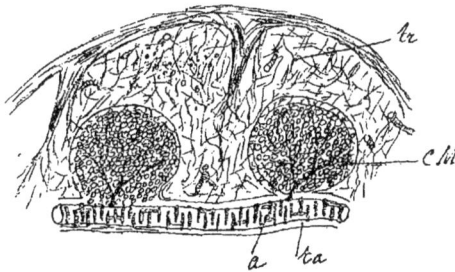

Fig. 160. — Figure demi-schématique de la
structure de la rate.

tr, charpente trabéculaire,— CM, corpuscules de Malpighi
greffés sur l'adventice (ta) d'une artériole (a).

se laissent remplir et distendre par l'air ou les liquides que l'on injecte dans l'artère ou dans la veine sphénique, ce qui démontre
que le sang s'épanche librement à leur intérieur en filtrant à travers
les mille et mille trabécules qui les séparent, de la même manière
que la lymphe d'un ganglion lymphatique filtre dans les sinus de
ce ganglion à travers la multitude des fibres de tension.

La structure que nous venons d'indiquer à grands traits est tout

à fait comparable à celle de la couche corticale d'un ganglion lymphatique, sauf que les amas de tissu adénoïde (corpuscules de Malpighi), au lieu d'être baignés par la lymphe, le sont par le sang ; car
les vaisseaux afférents et efférents sont principalement sanguins au
lieu d'être exclusivement lymphatiques (fig. 152). Remplaçons dans
le schéma que nous avons donné d'un ganglion lymphatique le vaisseau AE par un vaisseau sanguin et nous aurons le schéma de la
rate. FREY a donc raison de dire que la rate est un *ganglion lymphatique sanguin.*

Elle fabrique des globules blancs dans ses corpuscules de Malpighi et détruit des globules rouges dans sa pulpe. Les globules
blancs sont déversés en petit nombre dans les canaux lymphatiques,
en grande majorité dans la pulpe : ces derniers, s'emparant pour
ainsi dire des dépouilles des globules rouges, se transforment en
hématies nouvelles et ainsi la rate paraît être un organe important,
quoique non indispensable, d'hématopoïèse. On a découvert récemment que tous ces phénomènes s'accompagnent de l'élaboration d'un
poison paralyso-moteur bulbaire.

DÉVELOPPEMENT DU SYSTÈME VASCULAIRE

Nous avons indiqué précédemment, à propos de la formation du
sang, comment apparaît et s'étend l'appareil vasculaire. Nous avons vu
que le domaine de cet appareil s'agrandit soit par un bourgeonnement
périphérique au moyen des *pointes d'accroissement* (v. fig. 161), soit
par la jonction avec de petits champs vasculaires indépendants formés
sur place. Nous avons vu aussi que les vaisseaux nouveaux sont tantôt
formés de cellules anastomosées qui se creusent d'une cavité (formation intra-cellulaire), tantôt constitués par un cordon de cellules
dont les centrales se mobilisent et deviennent des hématies, tandis
que les périphériques forment la paroi endothéliale (formation intercellulaire). Tout vaisseau, fût-il l'aorte, a primitivement la structure
d'un simple capillaire ; ce n'est que peu à peu, au fur et à mesure
que son débit augmente, qu'il se dilate et que sa paroi endothéliale
se double des différents éléments mésodermiques qui par leur stra-
tification donnent naissance à ses trois tuniques. Les vaisseaux
artériels, étant les plus épais de paroi, sont les derniers achevés

Dans le cours de son développement, l'appareil vasculaire subit des modifications, des remaniements qui attestent de sa part la plus grande plasticité. Même après son édification complète, il reste susceptible de se modifier si le besoin s'en fait sentir ; c'est ainsi qu'on voit certaines anastomoses s'agrandir pour suppléer un vaisseau voisin oblitéré, et que l'on voit de même se vasculariser des tissus accidentellement formés, tels que les tumeurs, les tissus cicatriciels, etc.

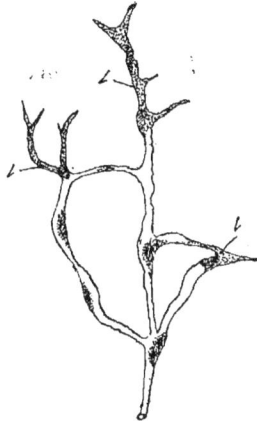

Fig. 161. — Développement des capillaires par des pointes d'accroissement (1,1,1) dans la queue du têtard.

Altérations. — Les principales altérations des vaisseaux sont l'inflammation des veines ou *phlébite*, celle des lymphatiques ou *lymphangite, angéioleucite,* la dilatation des artères ou *anévrisme,* celle des veines ou *varice*, les dégénérescences graisseuse ou crétacée des artères constituant les *athéromes*, enfin les blessures donnant lieu à un écoulement de leur contenu (*hémorrhagie, lymphorrhagie*).

Les ganglions lymphatiques sont très altérables. Chaque fois que la lymphe qui les traverse est chargée de produits inflammatoires ou septiques, ils s'enflamment (*adénite*). Si cette lymphe est chargée de corpuscules étrangers ou de microbes, le ganglion retient les plus volumineux et arrête temporairement les autres à la manière d'un filtre. C'est ainsi que les ganglions bronchiques se chargent des particules charbonneuses amenées dans le poumon, avec l'air inspiré, et ayant ensuite passé par effraction dans les lymphatiques pulmonaires (*anthracosis*). C'est ainsi également que les microbes absorbés par les voies lymphatiques (bacilles du charbon, de la tuberculose, etc.), font relai dans la série des ganglions qu'ils ont à traverser avant d'arriver dans le torrent circulatoire sanguin, et marquent les étapes de leur propagation par des adénites successives. La rate fait également l'office de filtre pour le sang qui la traverse, et si ce sang renferme des microbes, c'est là que ceux-ci s'accumulent de préférence (charbon, malaria). Elle est en outre très susceptible d'hypertrophie et son hypertrophie coïncide toujours avec de la leucocytose.

ART. III. — SYSTÈME SÉREUX

Le système séreux comprend les membranes séreuses, ou organes premiers de glissement. Ce sont des membranes molles, transparentes, exhalant sur leur face libre une *sérosité* qui leur donne un poli et un luisant caractéristiques, membranes tapissant les cavités splanchniques et les organes y contenus, les cavités articulaires et d'une façon générale tous les points de l'organisme où se produisent des frottements.

C'est Bichat qui a établi d'une façon incontestable l'existence du système séreux. Avant lui, quelques auteurs soutenaient que les membranes séreuses n'ont aucune autonomie, qu'elles se forment par condensation du tissu conjonctif autour des organes et sous l'influence de leurs mouvements et que leurs cavités ne sont que des mailles agrandies du tissu conjonctif.

Velpeau ne reconnaissait que des *surfaces séreuses*, et disait qu'un frottement accidentel peut en développer n'importe où dans le tissu conjonctif, ainsi qu'on le voit dans les pseudarthroses et les bourses séreuses. Mais Bichat montra que les séreuses normales sont des membranes qui font partie du plan primordial de l'organisation ; elles existent avant que les organes revêtus par elles aient effectué le moindre mouvement ; elles ont une anatomie, une physiologie, une pathologie spéciales ; leur autonomie n'est pas plus discutable que celle des membranes muqueuses.

CARACTÈRES ANATOMIQUES GÉNÉRAUX

Toute membrane séreuse se décompose en deux couches : l'une profonde (derme ou chorion séreux), l'autre superficielle (endothélium).

Le *chorion* est constitué par les éléments du tissu conjonctif plus ou moins feutrés et associés à de la substance amorphe. Les fibres élastiques forment un réseau assez riche à la face profonde de certaines séreuses (les extensibles); tandis que la substance amorphe s'étale comme une sorte de vernis général et protecteur à la superficie du chorion, formant ainsi une sorte de basement-membrane. Le chorion des séreuses ne renferme aucune glande, le produit de ces membranes n'étant pas une sécrétion, mais une simple transsudation.

L'*endothélium* est formé de cellules excessivement minces, nucléées, polygonales, plus ou moins irrégulières très intimement
soudées bord à bord et
ne devenant visibles in-
dividuellement que par
l'imprégnation argenti-
que. Après l'action du
nitrate d'argent, les contours de ces cellules dessinent un réseau de li-
gnes noires dont les
mailles présentent cha-
cune à leur centre un
noyau qui se colore par
le carmin, l'éosine, l'hé-

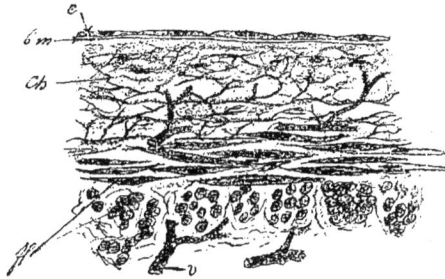

Fig. 162.—Coupe demi-schématique du péritoine et de
la tunique charnue sous-jacente de l'intestin.

e, endothélium. — *bm*. basement-membrane. — *ch*, chorion
présentant un réseau de fibres élastiques et des vaisseaux
sanguins. — *fl*, fibres musculaires lisses, vues en long et sur la
coupe, de la tunique charnue. — *v*, vaisseaux sanguins.

matoxyline, etc. Cet endothélium adhère assez faiblement au chorion ; on l'enlève facilement à l'aide du pinceau et il desquame et
se détruit rapidement après la mort.

Vaisseaux et nerfs. — Les vaisseaux sanguins sont abondants
dans le chorion des séreuses à l'état de très fins capillaires. Les
lymphatiques s'y trouvent aussi, mais ils sont particulièrement
développés dans le tissu conjonctif sous-séreux ; nous dirons bientôt que, dans certains points, ils s'ouvrent par des orifices ou stomates dans la cavité séreuse.

Quant aux nerfs, on les observe en nombre variable dans le chorion ; ils proviennent du grand sympathique et ne donnent qu'une
sensibilité très obtuse.

Tels sont les traits généraux de la structure de ces membranes. Il
faut bien retenir que les séreuses sont absolument dépourvues de
glandes, de sorte que la sérosité qui les baigne est le résultat d'une
exhalation et non d'une sécrétion.

Division des séreuses. Leur disposition générale. — On divise les
membranes séreuses en *séreuses vraies* et *séreuses fausses*.

Les séreuses vraies sont : les séreuses splanchniques, les synoviales articulaires et les synoviales tendineuses ; elles font partie
intégrante de l'organisation. Les séreuses fausses se développent
d'une manière accidentelle dans les points qui deviennent le siège

de mouvements anormaux ; elles paraissent résulter d'une dilacéra-
tion du tissu conjonctif qui transforme quelques-unes de ses mailles
en une cavité plus ou moins spacieuse qui se remplit d'un liquide
plus ou moins séreux : telles sont les séreuses des pseudarthroses,
de certaines hernies, et les bourses séreuses, improprement nommées
bourses muqueuses.

 Si l'on excepte les synoviales articulaires qui, comme on le sait,
s'arrêtent à la périphérie des surfaces articulaires, on peut dire que
les séreuses sont disposées en sacs clos de toutes parts. (V. fig. 163.)

 Celles qui tapissent les cavités splanchniques ou les gaines tendineuses se réfléchissent sur les organes qui y sont contenus en
formant des duplicatures ou *méso* (mésentères, mésogastre, mésor-

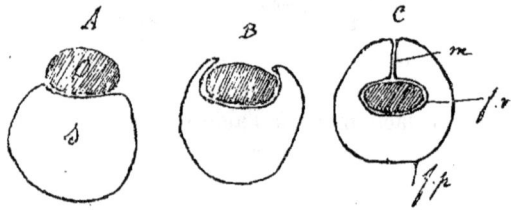

Fig. 163. — Schéma de la disposition générale des membranes séreuses.

A, l'organe *O* est en dehors de la séreuse. — *B*, il s'enfonce dans sa cavité par invagination. — *C*,
il est flottant dans ladite cavité séreuse. — *fp*, feuillet pariétal. — *fv*, feuillet viscéral. — *m*, méso ou
duplicature de suspension.

chium, méso-tendon, etc.) qui suspendent ces organes dans leur
cavité et leur amènent les vaisseaux et les nerfs; on distingue alors
un feuillet pariétal et un feuillet viscéral. Mais dans ce cas comme
dans celui où la séreuse forme une simple vessie sous-tendineuse
(synoviale vésiculaire) les organes sont en dehors de la séreuse, de
la même manière que la tête d'un homme coiffée d'un bonnet de
coton est en dehors de la cavité dudit bonnet. La désinvagination
des séreuses que l'on peut obtenir par la pensée en déplissant ces
membranes les transformerait en énormes sacs à la périphérie desquels seraient refoulés tous les organes qu'elles revêtaient.

CARACTÈRES PARTICULIERS A QUELQUES SÉREUSES

 Péritoine. — Il est plus ou moins adhérent aux organes qu'il
tapisse. Très adhérent au niveau du foie où il se confond intimement
avec la capsule de Glisson et où il est dépourvu de fibres élastiques,

il n'adhère que faiblement à la face inférieure des reins et des muscles psoas. En arrière, il est rattaché aux parois du bassin par un tissu conjonctif très lâche et très abondant, plus ou moins chargé de graisse (tissu conjonctif rétro-péritonéal) très favorable au développement et à l'extension des abcès.

L'endothélium péritonéal varie avec les espèces et, dans une espèce, suivant les régions de la cavité abdominale. Chez les grands animaux, les cellules ont des bords droits; chez la grenouille, des bords sinueux. Dans la femelle, le péritoine est représenté à la surface de l'ovaire par une couche de cellules cylindriques, vestige de l'*épithélium germinatif* qui joue, ainsi que nous le dirons, un rôle important dans le développement de cet organe; d'autre part, la cavité péritonéale de la femelle communique avec les voies génitales et par conséquent avec le dehors au niveau du pavillon des trompes; cette communication n'a rien de surprenant, attendu qu'on en observe de bien plus étendues et de bien plus directes chez un grand nombre de vertébrés inférieurs (poissons, amphioxus).

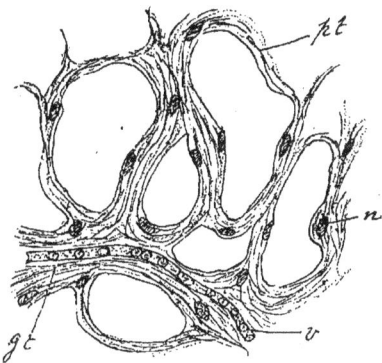

Fig. 164. — Portion de l'épiploon du cheval dépouillé d'endothélium.

pt, petites travées.— *gt*, grosse travée parcourue par un capillaire *v*.— *n*, noyaux des cellules fixes des travées.

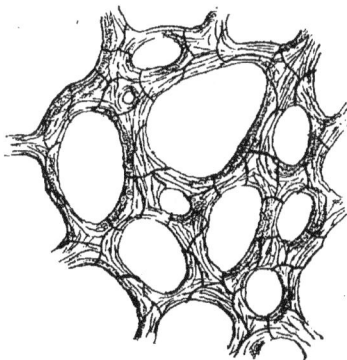

Fig. 165. — Epiploon du chat adulte imprégné au nitrate d'argent. On voit l'endothélium qui revêt les travées.

a. Le *grand épiploon* se fait remarquer par sa réticulation en dentelle et par la distribution de ses vaisseaux sanguins. Après l'action du nitrate d'argent et des matières colorantes, on voit très bien les travées de tissu conjonctif qui circonscrivent ses mailles, travées recouvertes d'un endothélium et dont les plus grosses seulement sont vasculaires. (V. fig. 164 et 165.) L'épiploon est un lieu de prédilection

pour l'accumulation de la graine. Celle-ci apparaît tout d'abord dans
des groupes de cellules situées le long des vaisseaux et particulièrement au niveau des bifurcations (V. fig. 76); elle s'étend en-

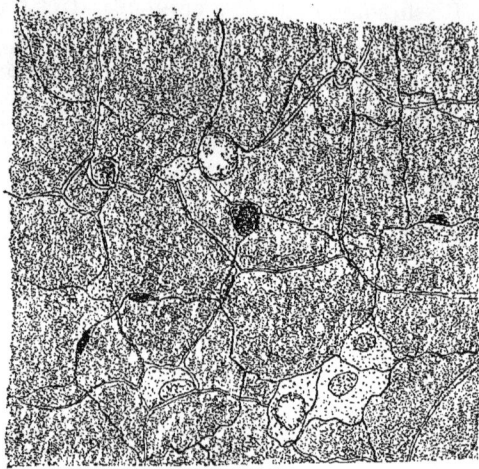

Fig. 166. — Épiploon d'un jeune lapin imprégné au nitrate d'argent, montrant
plusieurs trous de passage de globules blancs. Un de ces globules, à la partie
supérieure de la figure, a été saisi au moment où il poussait un prolongement
amiboïde à travers la membrane. En bas on voit quelques cellules endothéliales
nucléées jeunes, qui sont sans doute des centres de régénération.

suite progressivement et, à l'âge adulte, si l'animal est gras, elle
envahit toute l'étendue de la membrane et peut en décupler l'épais-

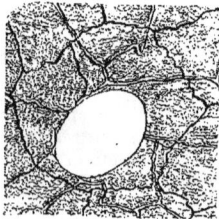

Fig. 167. — Un trou du grand épiploon du lapin pratiqué par un globule blanc à travers une cellule de
l'endothélium.

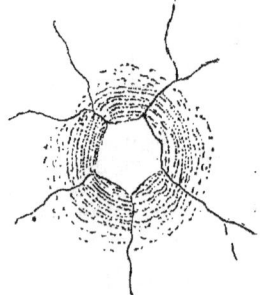

Fig. 168. — Un trou de la membrane rétro-péritonéale de la grenouille pratiqué entre cinq cellules
de l'endothélium.

seur. L'épiploon est continu chez le jeune sujet; ses trous ne se
forment que secondairement par résorption d'une partie de la

substance fondamentale amorphe du chorion, d'après Robin ; ou bien par l'action térébrante des leucocytes, que l'on trouve ici comme dans toutes les cavités splanchniques, d'après Ranvier. Ce dernier histologiste dit que l'on peut saisir les cellules lymphatiques sur le fait et les voir dans une préparation, cramponnées sur l'épiploon et à demi engagées dans son épaisseur ou bien faisant bouchon mobile sur le trou qu'elles viennent de percer. Elles passent tout aussi bien à travers les cellules de l'endothélium que dans les intervalles de ces cellules. (V. fig. 166, 167 et 168.)

b. *Le péritoine diaphragmatique* imprégné à l'argent, sur un très jeune animal, laisse voir l'endothélium à la surface des faisceaux tendineux du centre phrénique et dans les espaces inter-tendineux. Au niveau de ces derniers, les cellules endothéliales deviennent petites et se disposent en rosaces autour de certaines dépressions servant de centres. On a pris ces dépressions pour des conduits (puits lympha-

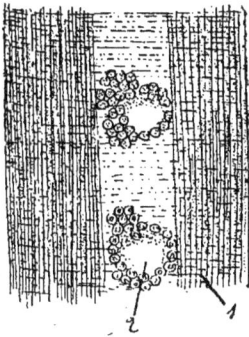

Fig. 169. — Face postérieure du centre phrénique du lapin montrant 2 tendons (1) entre lesquels on voit deux puits lymphatiques (2) entourés de cellules.

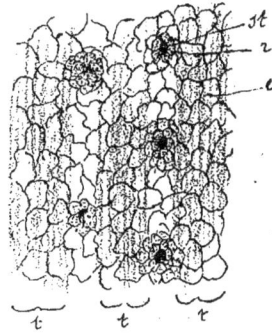

Fig. 170. — Endothélium imprégné au nitrate d'argent de la face postérieure du centre phrénique du lapin.

t,t.t, tendons vus par transparence. — *st,* stomates lymphatiques; 2, cellules jeunes en rosace qui les entourent ; — *e,* endothélium ordinaire.

tiques) qui établiraient des communications entre la cavité séreuse et les vaisseaux lymphatiques sous-jacents. Ludwig Recklinghausen, Ranvier, etc., ont vu des grains de bleu de Prusse en suspension dans l'eau passer librement dans ces vaisseaux quand on les déposait dans la concavité du diaphragme sur un lapin suspendu la tête en bas, dont on entretenait la respiration artificiellement. Tourneux et Hermann, partageant en cela l'opinion de leur maître Robin, rejettent l'existence de ces communications. Pour eux, les puits lymphatiques seraient de simples dépressions au niveau desquelles l'endothélium indiscontinu serait formé de cellules jeunes, granuleuses, épaisses, chargées de sa rénovation ; il n'y aurait là que des centres de régénération endothéliale et pas le moindre stomate lymphatique ; si le bleu de Prusse versé dans la coupole du

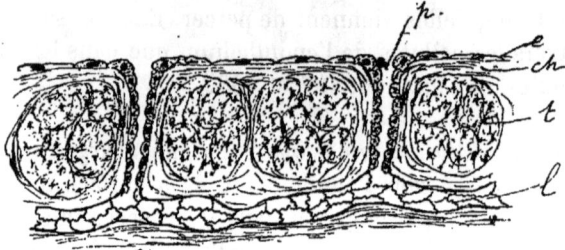

Fig. 171. — Coupe transversale demi-schématique du centre phrénique.

e, endothélium péritonéal. — ch, chorion péritonéal. — t, coupe de 4 tendons du centre phrénique. — l, vaisseau lymphatique fournissant 2 branches qui s'ouvrent en p par des stomates.

diaphragme injecte les lymphatiques, ce serait par effraction. La question n'est pas encore résolue ainsi qu'on le voit ; mais tout porte à admettre l'existence de communications entre les cavités séreuses et les lymphatiques ; si ces communications ne sont pas permanentes et préformées, les globules blancs peuvent facilement en établir de temporaires, comme ils le font à travers les capillaires. (V. fig. 169, 170 et 171.)

Plèvre. — L'endothélium de cette séreuse est constitué par de larges cellules polygonales dont les bords sont rectilignes à la face interne des côtes, ondulés au niveau des espaces intercostaux où les cellules doivent se prêter à l'ampliation du thorax. En face des muscles intercostaux, on a encore signalé des traînées de petites cellules que DYBLKOWSKY a décrites, comme des stomates. Dans la plèvre diaphragmatique, les cellules endothéliales sont assez régulièrement pentagonales.

Chez les solipèdes, les deux sacs pleuraux communiquent généralement entre eux grâce aux trous dont est percé le médiastin postérieur, trous qui offrent la même structure et le même mode de développement que ceux de l'épiploon. M. BARRIER soutient que ces perforations se font le plus souvent après la mort et d'une manière tout accidentelle quand, la poitrine étant ouverte, le poumon se rétracte et tire sur le médiastin. Cela est parfaitement possible. Il y a d'ailleurs peu de différence entre une cloison extrêmement fragile comme le serait le médiastin postérieur au dire de M. BARRIER, et une cloison percée de trous comme on l'avait cru jusqu'à présent.

Arachnoïde. —Elle est ainsi nommée de ce que, dans les points où elle manque d'adhérence, elle se présente avec la minceur et la transparence d'une toile d'araignée. Son feuillet pariétal adhère intimement à la dure-mère et se confond avec elle ; son feuillet viscéral est uni à la pie-mère par un tissu conjonctif extrêmement lâche dont les larges mailles sont occupées par le liquide céphalo-rachidien. On a cru longtemps que le premier était réduit à l'endothélium ; mais LANCEREAUX a démontré que le chorion ne fait pas défaut : il est très visible après qu'il s'est épaissi sous l'influence de l'inflammation, et, là comme ailleurs, la séreuse est indépendante des parties sous-jacentes.

Péricarde. — Il comprend deux feuillets tapissés sur leur face libre par un endothélium dont les cellules ($0^{mm},015$ à $0^{mm},020$) sont disposées en rosaces. Les lymphatiques sont très abondants et situés en dessous de la séreuse viscérale, chez les grands animaux, et même au-dessous du feuillet pariétal chez les petits.

Synoviales articulaires. —Les synoviales articulaires ainsi que les tendineuses se distinguent des autres séreuses en ce que le liquide qui remplit leur cavité est bien différent des sérosités : c'est comme on le sait un liquide épais, filant, onctueux, très albumineux, qui remplit dans la machine animale le rôle de l'huile dans nos machines artificielles (*synovie*). Les synoviales articulaires se distinguent en outre par ce qu'elles ne forment pas des sacs clos de toutes parts attendu qu'elles s'arrêtent au pourtour des surfaces articulaires. Là elles présentent des prolongements qui flottent dans la cavité articulaire et qu'on appelle villosités ou franges synoviales. HAVERS considérait les franges synoviales comme des glandes en saillie chargées de sécréter la synovie ; mais ce ne sont rien autre chose que des refoulements de la séreuse par du tissu adipeux mêlé parfois d'éléments cartilagineux ; les franges synoviales sont comparables, mais en petit, au grand épiploon, processus souvent graisseux du péritoine.

Le revêtement cellulaire des synoviales articulaires est très différent de l'endothélium des autres séreuses : en certains points, notamment dans les dépressions, les cellules s'accumulent en plusieurs couches ; ailleurs, on en rencontre qui ont pris le type épithélial et qui se font remarquer par leur épaisseur et par les gouttelettes de substance muqueuse qui les infiltre ; sur la plus grande étendue de la surface synoviale elles sont aplaties et très inégales. Ces différences sont sans doute en rapport avec les caractères tout à fait spéciaux de la synovie, comparée aux autres sérosités.

Synoviales tendineuses. — Elles sont *vaginales* ou *vésiculaires,* suivant qu'elles entourent le tendon à la manière d'un fourreau, ou qu'elles forment de petites vessies remplies de liquide sur lesquelles glissent l'organe.

Les premières affectent la disposition générale des séreuses splanchniques. Elles comprennent un feuillet pariétal et un feuillet viscéral reliés l'un à l'autre par un petit frein appelé mésotendon qui permet aux vaisseaux du voisinage d'arriver à la portion de tendon enveloppée par la gaine synoviale. Les synoviales tendineuses, ainsi que les synoviales articulaires se font remarquer par l'irrégularité de leur endothélium qui est en quelque sorte épithélioïde.

Bourses séreuses. — Les bourses séreuses sont comme de larges mailles conjonctives, dont les parois formées de fibres connectives entassées sont revêtues d'un endothélium discontinu. Elles se forment accidentellement dans tous les points où s'exerce un frottement intense et réitéré, par exemple sur le dos des porte-faix, sur la rotule des personnes qui se mettent souvent à genoux, sur la pointe des jarrets des chevaux qui se frottent contre la paroi de leur stalle (*capelet*), au-devant du genou et du boulet chez ces mêmes animaux (*hygroma*), etc..., etc... Les bourses séreuses renferment un liquide plus ou moins visqueux qui devient très facilement purulent sous l'influence d'une irritation.

Beaucoup de personnes admettent l'existence de bourses séreuses congénitales ou héréditaires et citent comme telles la bourse séreuse facilitant le glissement du ligament cervical sur l'atlas, celle située entre le fessier superficiel et le trochanter chez les ruminants, etc... C'est à tort, car lesdites séreuses ne se distiguent pas des synoviales vésiculaires, il faut réserver le nom de bourses séreuses aux cavités séreuses formées accidentellement dans le tissu conjonctif.

Endothéliums des tendons et des nerfs. — Nous nous dispenserons de parler des gaines endothéliales des tendons et des nerfs, qui sont pourtant de véritables séreuses par leur structure et par leurs usages (glissement). Il en a été question ou il en sera parlé ultérieurement.

CARACTÈRES PHYSICO-CHIMIQUES

Ils n'ont rien de spécial ; ce sont ceux de toute membrane conjonctive. Nous ajouterons seulement que certaines séreuses sont douées d'une élasticité prononcée qui leur permet de se prêter aux changements de volume quelquefois considérables que subissent les organes qu'elles tapissent.

CARACTÈRES PHYSIOLOGIQUES

A l'état normal, les séreuses renferment dans leur cavité une très petite quantité de sérosité dans laquelle nagent des globules blancs avec quelques cellules endothéliales détachées de leur surface. A l'état pathologique, cette sérosité s'accumule et donne lieu aux hydropisies (*hydro-thorax, hydro-rachis, ascite*) ou épanchements ; alors la cavité séreuse, qui physiologiquement est presque virtuelle, peut prendre une capacité considérable ; le feuillet pariétal et le feuillet viscéral qui étaient au contact se disjoignent et de deux choses l'une : ou bien la paroi de la cavité revêtue par la séreuse hydropique se distend, ou bien les organes renfermés dans cette cavité sont comprimés.

La synovie est la seule sérosité qui, à l'état normal, soit en quantité suffisante pour qu'on puisse en faire l'analyse.

Elle renferme :

Eau.	928 p. 1000
Chlorure de sodium. . . . . }	6 —
Carbonate de soude. . . . . }	
Phosphate de chaux	1,50 —
Phosphate ammoniaco-magnésien	traces
Corps gras.	0,60 —
Synovine	64 —

C'est à la synovine matière abuminoïde particulière, non coagulable par la chaleur, qu'elle doit ses caractères d'onctuosité.

Les sérosités ordinaires se rapprochent beaucoup par leur composition du sérum sanguin ; mais elles ne lui sont pas nécessairement identiques, car elles ne se produisent pas purement et simplement par transsudation des parties liquides du sang à travers les séreuses ; l'endothélium de celles-ci exerce une action dialytique, élective, en vertu de laquelle certains principes notamment des matières albuminoïdes sont retenus en deçà de la basement-membrane.

C'est en raison des différences considérables qui séparent la synovie du sérum sanguin que l'on voit l'endothélium des synoviales présenter des caractères tout spéciaux qui le rapprochent d'un épithélium sécréteur.

Les séreuses absorbent rapidement les liquides étrangers que l'on verse dans leurs cavités, surtout quand on exerce une compression extérieure méthodique. Il paraît d'ailleurs certain que, à l'état physiologique, les sérosités subissent une rénovation incessante, sans s'accumuler, grâce à un équilibre entre l'absorption et l'exhalation dont les séreuses sont le siège. Si l'exhalation devient trop active comme on le remarque dans le cas d'hydrohémie, ou bien si l'absorption se ralentit comme à le suite de certaines altérations inflammatoires de la séreuse, l'hydropisie en résulte.

Le sang injecté artificiellement ou épanché accidentellement dans une cavité séreuse, se résorbe facilement après avoir subi la désintégration de ses globules rouges ; mais si la séreuse est malade, il peut séjourner et donner lieu à une collection sanguine ou hématocèle.

Développement. — Toutes les séreuses se forment dans l'épaisseur du mésoderme. On a vu que la cavité pleuro-péritonéale, origine des grandes cavités séreuses du tronc se développe par fissuration du feuillet moyen du blastoderme, dont les éléments se transforment en endothélium sur les surfaces ; le chorion se différencie bientôt, et ainsi sont constitués la plèvre et le péritoine, alors que ni la poitrine, ni l'abdomen, ni les organes qui doivent s'y développer ne sont encore à l'état d'esquisse. (V. fig. 15.) Les autres séreuses avec leurs cavités apparaissent de la même manière. Par exemple les cavités articulaires sont d'abord de simples fentes qui s'établissent dans le cartilage primitif ; les plans opposés de ces fentes forment les surfaces diarthrodiales, leur périphérie se limite par la synoviale.

Rôle. — Exclusivement mécanique pour ceux qui ne croient pas aux communications des séreuses avec les lymphatiques, mécanique et nutritif pour ceux qui croient à ces communications. En effet dans cette dernière hypothèse, les séreuses non seulement favorisent le glissement des organes par le poli et l'humidité de leurs surfaces, mais encore elles les baignent d'une sorte de lymphe qui peut concourir à leur nutrition.

Altérations. — Les plus communes résultent de l'inflammation. Quand une séreuse est enflammée elle laisse transsuder à peu près sans modification le plasma sanguin, dont la fibrine se coagule à sa surface sous forme de *fausses membranes*, tandis que le sérum s'accumule dans les parties déclives de la cavité. En même temps la membrane bourgeonne à sa face libre, devient villeuse, et se soude à elle-même en divers points.

Cette inflammation essentiellement exsudative et adhésive, nous explique les épanchements de la pleurésie, de la péritonite, etc... ainsi que les adhérences que l'on rencontre si souvent à l'autopsie entre le poumon et la paroi costale, entre l'intestin, le foie et la paroi abdominale, etc...

L'inflammation des séreuses se termine parfois par la suppuration.

Ces membranes montrent une certaine solidarité à l'état pathologique bien faite pour prouver combien est naturel le système qu'elles constituent ; c'est ainsi que l'on voit le rhumatisme se promener d'une synoviale à l'autre et atteindre même le péricarde, et que l'on constate d'autres fois des synovites survenant comme complication d'une pleurésie.

TISSUS ET SYSTÈMES QUI DÉRIVENT DE L'ECTODERME

L'ectoderme fournit le revêtement cellulaire de la peau et de certaines muqueuses, le névraxe et le bourgeon cristallinien. Conséquemment trois tissus et systèmes dérivent de l'ectoderme, savoir : *tissus épidermique, cristallinien et nerveux.*

I. — TISSU ÉPIDERMIQUE

Le tissu épidermique forme non seulement l'épiderme ou couche superficielle de la peau, mais encore l'épithélium [1] des muqueuses dites ectodermiques, avec leurs annexes, telles que, glandes, poils, productions cornées.

CARACTÈRES ANATOMIQUES

Ce tissu a pour éléments exclusifs des cellules étalées à la surface des membranes dérivant de la somatopleure, ou déposées dans les

---

[1] Le nom d'épithélium s'applique d'une manière générale à un revêtement composé exclusivement de cellules juxtaposées. Toutefois quand il s'agit du revêtement des séreuses et des cavités cardio-vasculaires, revêtement formé d'une seule couche de cellules très minces, de provenance mésodermique, on le désigne de préférence sous le nom d'endothélium ; de même on appelle spécialement épiderme, l'épithélium cutané. En sorte que le mot épithélium, dans son sens restreint, ne s'applique guère qu'à la couche superficielle des muqueuses et aux revêtements des cavités annexes des téguments. Il serait désirable qu'on ne l'employât jamais pour désigner le revêtement cellulaire des cavités closes (séreuses, cavités vasculaires) auquel on devrait réserver le nom d'endothélium. En effet, ce revêtement est de provenance mésodermique, tandis que celui des téguments et de leurs annexes dérive des feuillets limitants du blastoderme (ectoderme ou endoderme).

cavités (*glandes ectodermiques, follicules pileux*) dont ces membranes sont creusées.

Ces cellules affectent différentes formes (*cubiques, polyédriques, sphéroïdales, cylindriques, coniques, lamellaires*, etc.). (Voir fig. 172.)

Quand elles sont cylindriques, elles se ramifient quelquefois à l'extrémité profonde tandis que l'extrémité superficielle se recouvre

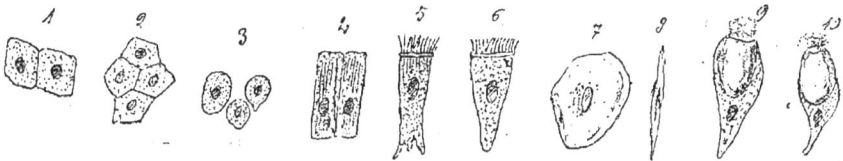

Fig. 172. — Différentes formes de cellules épidermiques.

1, cellules cubiques.—2, cellules polyédriques.—3, cellules sphéroïdales. —4, cellules cylindriques.—5 cellule cylindrique à plateau et à cils vibratils dont l'extrémité profonde est amincie.— 6, cellule conique à plateau et cils vibratils.— 7 et 8, cellule lamellaire ou pavimenteuse vue de face et vue de profil. 9 et 10 cellules caliciformes.

d'un plateau amorphe nu ou garni de cils vibratiles ; ou bien encore elles se creusent à l'extrémité libre d'une sorte de cupule ou urcéole remplie de mucus : ce sont alors des cellules caliciformes, on en observe dans l'épiderme de l'embryon de la truite. Beaucoup de cellules polydréiques ou cubiques du tissu épidermique présentent des prolongements périphériques qui les lient étroitement entre elles (corps muqueux de de Malpighi). (Voir fig. 173.)

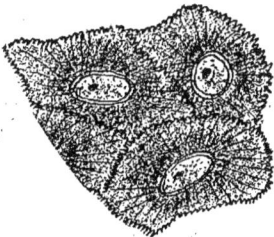

Fig. 173. — Cellules du corps muqueux de Malpighi liées par une sorte d'engrènement.

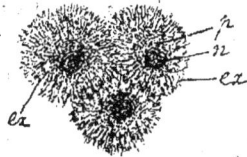

Fig. 174. — 3 cellules épidermiques montrant très bien leur noyau n, leur protoplasma p, et leur exoplasme filamenteux ex.

Il entre dans la constitution des cellules épidermiques : 1° un noyau avec filament de nucléine plus ou moins manifeste ; 2° une masse protoplasmique péri-nucléaire ; 3° enfin dans certaines d'entre elles un exoplasme strié esquissant un réseau de fibrilles qui se prolongent au dehors et hérissent la surface de l'élément isolé de très fines pointes. (V. fig. 174.)

Leur consistance et leur contenu sont variables. Les unes renferment de la *mucosine*, elles sont alors molles et humides ; les autres renferment de la *kératine*, elles se distinguent à leur sécheresse et à leur consistance cornée. C'est la mucosine qui forme la kératine ; aussi rencontre-t-on entre les cellules mucosiques et les cellules cornées d'autres cellules chargées de granulations d'*éléidine* substance intermédiaire que l'on reconnaît à son affinité pour le carmin.

Texture. — Les cellules forment une seule couche (*épithélium simple*) ou plusieurs couches (*épithélium stratifié*). Suivant la forme des cellules de la rangée superficielle, l'épithélium stratifié reçoit les noms de *pavimenteux, cylindrique, vibratile*. (Voir fig. 175.)

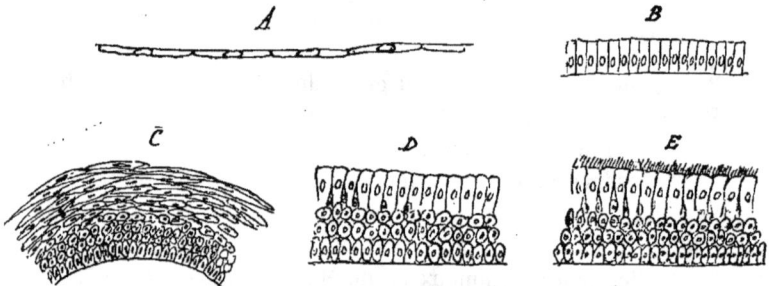

Fig. 175. — Différentes variétés d'épithélium.

A, épithélium simple pavimenteux. — B, épithélium simple cylindrique. — C, épithélium stratifié pavimenteux. — D, épithélium stratifié cylindrique. — E, épithélium stratifié cylindrique et vibratile.

Vaisseaux. Nerfs. — Le tissu épidermique ou épithélial est absolument invasculaire ; les vaisseaux ne dépassent jamais la membrane basale sur laquelle il repose. Il renferme dans quelques points, des terminaisons nerveuses (cornée, peau des doigts, groin du porc, de la taupe), etc... mais ce ne sont que des fibrilles isolées et nues, non accompagnées par le tissu conjonctif ; on ne saurait leur donner le nom de nerfs. On peut dire, sous cette réserve, que les épithéliums sont dépourvus de vaisseaux et de nerfs.

CARACTÈRES PHYSICO-CHIMIQUES

Le tissu épidermique est humide et mou à la surface des muqueuses et dans les glandes ectodermiques ; il est sec et résistant quand il est au contact de l'air, comme à la surface de la peau. Dans ce dernier cas, les cellules au lieu d'exprimer leur mucus au dehors, le transforment en kératine ; cette kératinisation commence dans les couches moyennes de l'épiderme.

L'élasticité de ce tissu est variable, mais toujours peu développée ; aussi voit-on fréquemment l'épiderme se rompre et desquamer à la suite du gonflement inflammatoire des organes sous-jacents, quand survient la délitescence (érysipèle).

Les cellules épidermiques jeunes renferment de la *mucosine*, substance soluble dans l'eau, insoluble dans l'acide acétique ; ce n'est qu'en vieillissant et qu'en s'approchant de la surface libre du tégument qu'elles se chargent d'abord de granulations *d'éléidine*, substance très avide de carmin, puis de *kératine*, matière caractéristique de la corne. Nous verrons bientôt que les productions cornées ne sont autre chose que des amas de cellules épidermiques chargées de kératine, développées aux dépens de cellules mucosiques sous-jacentes.

Les cellules épidermiques peuvent en outre renfermer des granulations pigmentaires que l'on reconnaît non seulement à leur couleur brune ou noire, mais encore à leur résistance à l'action des divers réactifs.

Les cellules épidermiques se gonflent et se ramollissent beaucoup sous l'influence des acides et des alcalis ; on emploie ces derniers pour les dissocier quand elles sont fortement tassées.

CARACTÈRES PHYSIOLOGIQUES

Développement. — Les cellules de l'octoderme sont primitivement cubiques et disposées sur une seule rangée à la surface du mésoderme : ce sont les cellules mères de toutes les cellules épidermiques.

Multiplication. — Elles doivent se multiplier en surface et en épaisseur pour former un revêtement stratifié à la surface du corps, et suivre cette dernière dans son ampliation.

ROBIN a soutenu que la multiplication commence par l'apparition de noyaux dans un blastème épanché entre les cellules ou au-dessous des cellules de la couche profonde. RETTERER a repris cette opinion et l'a précisée en ajoutant qu'il se dépose autour des noyaux des filets rayonnants de granules (filaments exoplasmiques) et que de nouveaux grains esquissent les contours des éléments nouveaux au milieu de la substance amorphe. Mais on croit plus généralement que la multiplication s'opère au moyen des cellules préexistantes auxquelles s'adjoignent peut-être des cellules lymphatiques extravasées se différenciant en cellules épithéliales ? Il n'est pas douteux aujourd'hui que les cellules profondes des épithéliums forment une véritable *couche génératrice* ; elles peuvent se segmenter en long et en travers de manière à produire un accroissement en surface ou un accroissement en épaisseur.

Mue et Rénovation. — Cette prolifération est incessante dans le tissu épidermique et contre-balance la destruction continuelle qu'il éprouve. Les couches superficielles se détruisent tandis que les couches profondes se reproduisent ; c'est une mue constante et insensible, de même nature que les mues périodiques et manifestes que nous offrent certains serpents, certaines larves d'insectes en changeant d'épiderme, certains oiseaux en changeant de plumage.

Il y a entre cette mue constante, insensible parce qu'elle est progressive, et la mue périodique, manifeste parce qu'elle se fait tout d'une fois, la même différence qu'entre le feuillage des arbres toujours verts et le feuillage caduc des autres arbres ; les feuilles de ces derniers tombent toutes en même temps et sont remplacées *idem ;* tandis que celles des arbres toujours verts tombent incessamment au fur et à mesure qu'elles sont remplacées ; ni les unes ni les autres ne sont permanentes.

Nutrition. — Malgré l'absence de vaisseaux, la nutrition est active dans le tissu épidermique ainsi que le démontre son accroissement rapide en étendue, chez le jeune sujet. Elle s'effectue aux dépens du plasma nourricier extravasé des vaisseaux sous-jacents, qui traverse la membrane basale et imbibe les cellules de proche en proche jusqu'à la surface de l'épiderme ou de l'épithélium. Les cellules sont d'autant plus abreuvées et d'autant plus actives qu'elles occupent une couche plus profonde.

La nutrition du tissu épidermique est solidaire de la nutrition générale ; on peut juger jusqu'à un certain point de celle-ci par celle-là ; aussi les cliniciens ne manquent-ils pas de s'assurer de l'état de la peau et des poils avant de porter un pronostic. Chacun sait qu'une peau sèche, des poils ternes, piqués, cassants, indiquent un mauvais état général; tandis qu'une peau onctueuse, des poils brillants, souples, lustrés, sont des signes de bonne santé.

Régénération. — Le mode évolutif de l'épiderme étant connu, on conçoit qu'il puisse se régénérer, s'il a été détruit accidentellement. Les cellules épidermiques profondes, disposées autour de la solution de continuité, se segmentent perpendiculairement à la surface du derme et s'avancent ainsi à la rencontre les unes des autres dans le centre de la plaie au milieu d'un exsudat amorphe. Aussitôt qu'elles ont formé une première couche protectrice à la surface du derme, elles se segmentent parallèlement à celui-ci et engendrent, de la sorte, de nouvelles couches qui comblent insensiblement la solution de continuité. La régénération se fait donc : 1° de la périphérie au centre; 2° de la profondeur à la superficie.

Si la blessure intéresse en même temps le derme, celui-ci se répare d'abord, et, pendant que la restauration du derme se perfectionne, celle de l'épiderme commence.

Jacques REVERDIN (1869) en montrant qu'un lambeau d'épiderme transplanté à la surface d'une plaie peut continuer à vivre et devenir un centre de régénération, a doté la chirurgie des *greffes épidermiques*.

SYSTÈME ÉPIDERMIQUE

Le système épidermique comprend : l'épiderme cutané, l'épiderme muqueux ou épithélium, les poils, les productions cornées, l'épithélium des glandes ectodermiques.

Rôle. — A la surface de la peau ou des muqueuses de même provenance que la peau, le système épidermique forme une membrane protectrice, qui préserve les nerfs d'excitations trop immédiates, et le contenu des vaisseaux d'une évaporation trop rapide. Il forme aussi une barrière presque infranchissable à l'eau ambiante, si bien que les animaux peuvent rester longtemps plongés dans ce liquide sans augmenter sensiblement de poids. Enfin le tissu épidermique, surtout par les glandes qui en dépendent, est un puissant modificateur des liquides nutritifs, soit qu'il en élimine des produits excrémentitiels (sécrétions cutanées), soit qu'il en extrait certains liquides destinés à jouer un rôle utile (sécrétions salivaires).

Altérations. — Ce système est sujet à des excès de développement. Si l'hypertrophie est extérieure, il en résulte des productions cornées accidentelles (cors, durillons, ichthyose); si l'hypertrophie est intérieure, il en résulte des involutions anormales qu'on appelle *épithéliômes*.

Exposé longtemps à l'action de l'air, l'épithélium prend les caractères de l'épiderme (prolapsus du rectum); soustrait à cette action, l'épiderme acquiert l'apparence d'un épithélium (flexion permanente d'un membre).

Enfin le système épidermique peut fournir du pus.

II. — TISSU ET SYSTÈME CRISTALLINIENS

CARACTÈRES ANATOMIQUES

Ce système ne comprend qu'un organe premier, le cristallin. Pendant que la vésicule optique est en voie de formation, on voit se détacher de l'épiderme qui la recouvre un bourgeon profond qui marche à sa rencontre, s'invagine à son intérieur, se pédiculise et devient bientôt indépendant pour constituer le cristallin. (Voir fig. 176.)

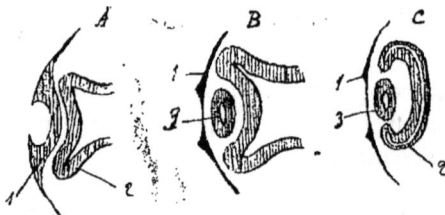

Fig. 176. — Développement du cristallin.

A, 1, ectoderme produisant le bourgeon cristallinien; 2, vésicule optique. — B, 1, ectoderme dont s'est détaché le bourgeon cristallinien 3. — C, 1, ectoderme; 3, bourgeon cristallinien; 2, vésicule optique tout à fait invaginée.

Ce bourgeon épidermique intra-oculaire subit des modifications qui en font un tissu spécial. En effet, le cristallin complètement développé offre à étudier (voir fig. 177, 178 et 179): 1° une membrane d'enveloppe transparente et amorphe représentant une espèce de cuticule; c'est la capsule du cristallin ou cristalloïde; 2° en dedans de la cristalloïde antérieure, une couche de cellules épithéliales cylindriques qui se dissolvent rapidement après la mort, pour constituer l'humeur de Morgagni ; 3° enfin, le tissu cristallinien proprement

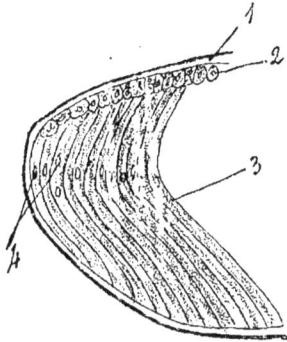

Fig. 177.— Schéma de la structure du cristallin ; 1, capsule ; 2, épithélium ; 3, fibres cristalliniennes ; 4, leurs noyaux disposés sur le plan équatorial de l'organe.

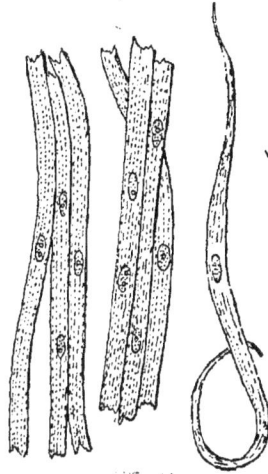

Fig. 178. — Fibres cristalliniennes dissociées.

dit, formé de larges fibres rubanées intimement unies. Les fibres cristalliniennes sont disposées en lames concentriques et orientées suivant les méridiens de l'organe ; les coupes équatoriales ne montrent que leurs sections sous forme d'un réseau délicat d'hexagones allongés. — Ces fibres sont les unes nucléées (les jeunes), les autres dépourvues de noyau ; elles s'étendent chacune d'une face à l'autre de l'organe, et leurs noyaux sont assez bien alignés dans le plan de l'équateur.

Fig. 179. — Coupe transversale de fibres du cristallin.

CARACTÈRES PHYSICO-CHIMIQUES ET PHYSIOLOGIQUES

La substance du cristallin, absolument transparente à l'état physiologique, peut devenir opaque sous des influences pathologiques (cataracte). Il en est de même quand on la coagule à l'aide de certains réactifs, alcools, acides, ou bien par la chaleur.

Une fois coagulé et durci, le cristallin présente sur chacune de ses faces une étoile à trois ou quatre branches suivant lesquelles on peut le cliver en plusieurs secteurs. (Voir fig. 180.) Ces plans de clivage correspondent au mode de groupement des fibres. Le cris-

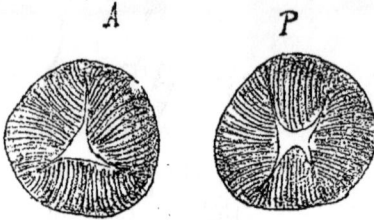

Fig. 180. — Cristallin coagulé montrant sur ses deux faces les étoiles formées par les plans de clivage.

A, face antérieure. — P, face postérieure.

tallin est complètement invasculaire ; il se nourrit par simple imbibition des humeurs qui le baignent. Ses fibres prennent naissance sur les cellules de l'épithélium sous-cristalloïdien et peuvent être considérées elles-mêmes comme des cellules transformées. Elles peuvent se régénérer grâce à l'épithélium précité qui est comme un vestige du cristallin embryonnaire.

Rôle. — Noyau transparent et réfrangible, le cristallin fait converger les rayons lumineux sur la rétine, à la manière d'une lentille biconvexe. Toutefois, il n'est pas indispensable à la vision : celle-ci est seulement imparfaite en son absence.

III. — TISSU ET SYSTÈME NERVEUX

Le système nerveux comprend des organes axiaux (encéphale, moelle épinière) et des organes périphériques (nerfs) sur le trajet desquels sont disséminés des centres ganglionnaires.

On sera peut-être surpris de voir rattacher aux systèmes d'origine ectodermique, un système dont les organes premiers sont si profondément et si intimement mélangés à ceux qui se développent aux dépens du mésoderme. Quelques mots dissiperont cette surprise.

Si l'on se reporte aux coupes transversales de l'embryon dont il a été plusieurs fois question dans ce cours, on constate que le névraxe résulte d'une involution de l'ectoderme dans l'épaisseur du feuillet moyen. Cette première involution forme le moule intérieur des centres nerveux axiaux. (Voir fig. 14, 15, 77.)

Les travaux de plusieurs histologistes, parmi lesquels nous citerons REMAK, M. SCHULTZE, RANVIER, RENAUT, ont montré que, tandis qu'un certain nombre de cellules ectodermiques se disposent en revêtement épithélial à la face interne des cavités du névraxe, les autres se multiplient autour de ces cavités et prennent les caractères des cellules nerveuses. Les dernières en s'anastomosant entre elles d'une manière complexe forment les fibres nerveuses centrales, et en bourgeonnant vers la périphérie au sein du mésoderme, elles forment les nerfs. De la sorte tous les éléments nerveux, enchaînés les uns aux autres par leur développement, auraient une origine ectodermique; le mésoderme viendrait seulement leur fournir un substratum sous forme de tissu conjonctif et de vaisseaux.

CARACTÈRES ANATOMIQUE

Deux éléments fondamentaux entrent dans la constitution du tissu nerveux : la fibre nerveuse encore nommée, mais à tort, tube nerveux et la cellule nerveuse appelée autrefois globule nerveux.

A. **Fibre nerveuse.** — Si l'on dissocie un nerf pris sur un animal vivant ou récemment tué, on voit sous le microscope qu'il est formé essentiellement de fibres très réfringentes dont le contenu en apparence homogène s'épanche au dehors comme une substance semi-fluide et floconneuse (fig. 181) par les extrémités rompues de ces éléments. Ce contenu essentiellement graisseux ne tarde pas à se figer; il prend un aspect caractéristique, résultant des plis, des stries, des granulations et des filaments qui y apparaissent; dès lors, la fibre perd son aspect vitreux et devient granuleuse avec une bordure claire, très sinueuse en dedans; on dirait qu'elle renferme un peloton de vers très ténus. M. Renaut a appliqué le mot de *vermiculation* aux modifications que la fibre éprouve ainsi par coagulation de son contenu. (Voir fig. 181, B.)

Cet élément montre en outre des noyaux régulièrement disposés sur ses bords d'une manière alterne, que le carmin et l'éosine teignent en rose. (Voir fig. 182.)

L'acide osmique, mieux que tous les autres acides coagulants, fixe la fibre nerveuse dans sa forme; en outre il la colore en noir et décèle les *étranglements annulaires* qu'elle présente de distance en distance. C'est M. Ranvier qui a démontré que la fibre nerveuse n'est pas uniformément cylindrique et qu'elle se décompose en seg-

ments successifs dont la longueur, plus grande à l'extrémité centrale
de l'élément qu'à son extrémité périphérique, est d'un millimètre
en moyenne. Ces segments dits *interannulaires*, examinés à un fort
grossissement (voir fig. 185), se montrent revêtus d'une très mince
membrane d'enveloppe anhiste (gaine de Schwann) qui s'adosse à
elle-même à leurs extrémités contiguës. En dedans de la gaine de

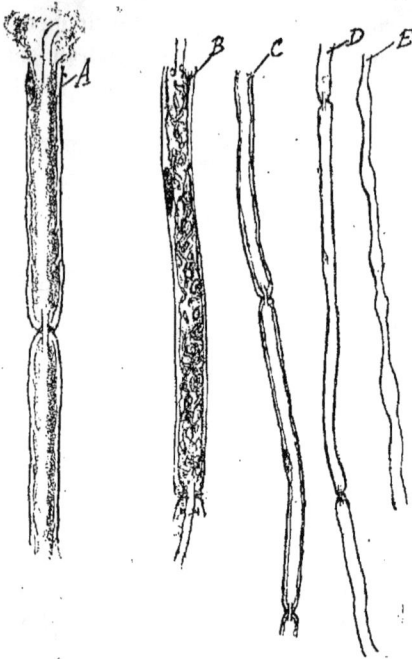

Fig. 181. — Fibres nerveuses à myéline.

A, une fibre fraîche montrant un étranglement annulaire, la gaine de Schwann et la myéline ; celle-ci s'échappe
par l'extrémité rompue de la fibre. — B, une fibre nerveuse
après coagulation de la myéline. — C, une fibre à myéline,
moyenne. — D, une fibre à myéline petite. — E, une fibre
à myéline variqueuse.

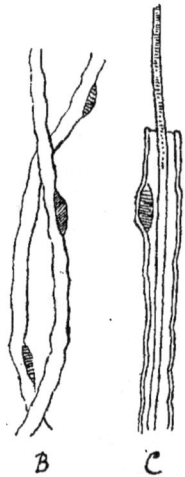

Fig. 182. — Trois fibres à myéline, une grosse et deux petites, dissociées dans le picro-
carmin et montrant très bien
leurs noyaux. — On voit le
cylindre-axe sortir par une
des extrémités de la fibre C.

Schwann on voit une couche de protoplasma colorable par l'éosine
et le carmin, dans laquelle existe un noyau allongé, au niveau de la
partie médiane de chaque segment. L'axe de la fibre est occupé
par une petite tige solide qui franchit les étranglements annulaires
et embroche les segments successifs comme les grains d'un chapelet ; c'est le *cylinder-axis* ou *cylindre-axe* enveloppé lui-même d'une
légère couche protoplasmique (gaine de Mauthner) qui dépend du
protoplasma sous-jacent à la gaine de Schwann. L'espace circulaire

compris entre les deux couches de protoplasma est rempli par la *myéline*, substance graisseuse solidifiable dont nous avons parlé. La gaine myélinique se divise en segments cylindro-coniques (*segments de Lantermann*) emboîtés les uns dans les autres comme des oublies, mais distincts grâce aux échancrures qui les séparent (*incisures de Schmidt*), dans lesquelles s'insinue le protoplasma (fig. 185).

Au niveau des étranglements annulaires le cylindre-axe traverse un disque solide qui en projection figure deux cônes adossés par la base : c'est le *disque bicône* qui paraît n'être qu'un renflement du cylindre-axe et qui a certainement pour usage de soutenir celui-ci, d'éviter ses inflexions au niveau des étranglements de la fibre.

Le cylindre-axe est strié longitudinalement. Un examen à un grossissement puissant démontre qu'il est formé par un faisceau de fibrilles délicates. D'ailleurs, vers leur terminaison, les fibres nerveuses se ramifient dichotomiquement par dédoublements successifs de leur cylindre-axe dont les fibrilles se dissocient.

Variétés de fibres nerveuses. — Les fibres nerveuses que nous venons de décrire comme type sont dites fibres à moelle ou à myéline. Leur diamètre varie entre 3 et 20 μ, c'est-à-dire qu'on en distingue des grosses, des moyennes et des petites. Certaines d'entre elles ont une gaine de myéline irrégulière et prennent de ce chef une forme variqueuse. (V. fig. 184.)

Fig. 183. — Deux fibres à myéline dissociées et traitées par l'acide osmique. Elles sont noires et montrent des étranglements annulaires.

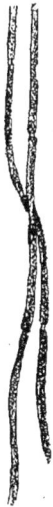

Fig. 184. — Un long segment interannulaire d'une fibre nerveuse à myéline, après l'action de l'acide osmique.

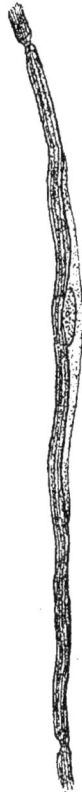

Mais à quelque variété qu'elles appartiennent, les fibres myéliniques existent seulement chez les Vertébrés. Chez les Invertébrés ainsi que chez la lamproie, les nerfs sont entièrement constitués par des fibres sans moelle. Ces mêmes fibres se retrouvent en grand nombre dans le grand sympathique des Vertébrés qui leur est redevable de la coloration grise spéciale de ses cordons ; on les trouve aussi abondamment dans certains nerfs cérébro-spinaux tels que le pneumogastrique et les nerfs plantaires.

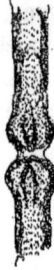

Dans les animaux supérieurs, les fibres amyéliniques sont désignées sous le nom de *fibres de Remak;* elles sont à peu près réduites au cylindre-axe qui d'ailleurs est l'âme de toute fibre nerveuse. (Voir fig. 186 et 187.) Ce sont des filaments ramifiés et anastomosés en plexus, qu'il ne faut pas confondre avec le tissu conjonctif ; ces filaments, constitués par des cylindres-axes nettement fibrillaires, sont revêtus de distance en dis-

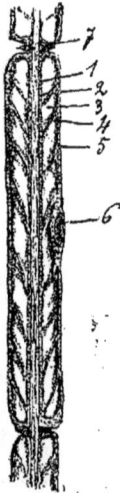

Fig. 184 *bis.* — Un étranglement annulaire d'une fibre à myéline, après l'action de l'acide osmique.

Fig. 185. — Schéma de la structure d'une fibre nerveuse à myéline.

1, cylindre-axe. — 2, gaine de Mauthner. — 3, segmenst myéliniques de Lantermann. — 4, incisures de Schmidt. — 5, protoplasma sous-jacent à la gaine de Schwann. — 6, noyau d'un segment inter-annulaire. — 7, disque bicône traversé par le cylindre-axe au niveau d'un étranglement annulaire.

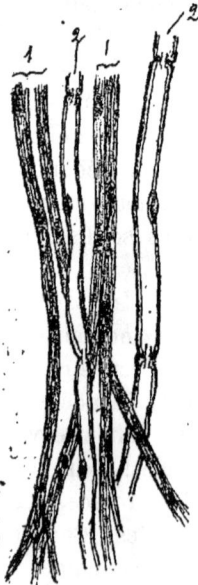

Fig. 186. — Fibres dissociées d'un nerf sympathique de mammifère.

2,2, fibres à myéline.— 1,1, fibres de Remak.

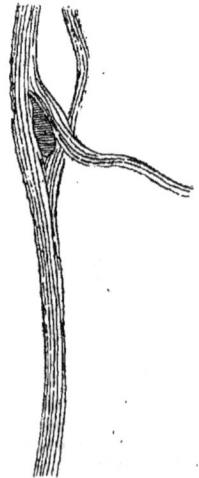

Fig. 187. — Une fibre de Remak montrant un noyau et deux divisions.

tance par des noyaux allongés contenus dans de petites masses de protoplasma qui rampent sur l'élément nerveux ; on peut même voir dans cette couche protoplasmique discontinue, quelques granulations de myéline. Cette structure permet de comparer les fibres de Remak à des fibres à myéline qui se seraient arrêtées dans leur développement. D'ailleurs nous verrons que souvent ces dernières se dépouillent de leurs parties accessoires vers leur terminaison, et qu'elles ressemblent alors assez exactement aux fibres que nous venons de décrire.

En résumé la fibre nerveuse est toujours pleine, jamais tubuleuse. Elle est constituée par un cylindre-axe nu ou bien recouvert de diverses parties annexes. Le cylindre-axe est la partie essentielle, la seule active et véritablement nerveuse ; le reste ne sert qu'à former une couche protectrice et isolante, comparable à l'enveloppe de caoutchouc ou de gutta-percha des fils électriques.

B. Cellule nerveuse. — La cellule nerveuse ou globule nerveux est une masse protoplasmique nucléée et nucléolée, sans membrane d'enveloppe, pourvue au voisinage du noyau d'un amas de granulations pigmentaires, jaunâtres ou brunâtres. (Voir fig. 188.) Elle est munie de prolongements ou pôles par lesquels elle se met en relation avec les fibres nerveuses ou avec les cellules voisines, et, suivant le nombre de ces prolongements, on la dit *unipolaire, bipolaire, multipolaire*. L'existence des cellules nerveuses *apolaires* est aujourd'hui révoquée en doute, à moins qu'il ne s'agisse de cellules embryonnaires.

On rencontre des cellules unipolaires dans les ganglions spinaux de l'homme et des vertébrés supérieurs, des cellules bipolaires dans les ganglions spinaux des poissons, des cellules multipolaires dans le myélencéphale et notamment dans les cornes inférieures de la moelle. Les cellules multipolaires de la moelle se laissent facilement isoler par dissociation ; elles montrent

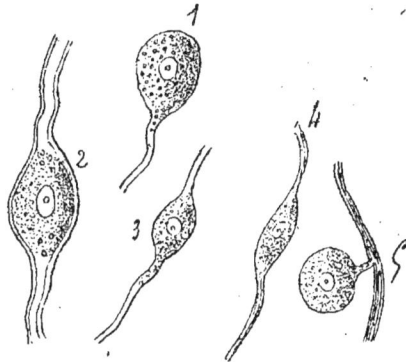

Fig. 188. — Cellules nerveuses diverses.

1, cellule unipolaire.— 2, cellule bipolaire avec une gaine de Henle.— 3 et 4, petites cellules bipolaires nues.— 5, cellule unipolaire se branchant en T sur une fibre nerveuse.

alors très nettement leurs prolongements dont l'un, connu sous le nom de *prolongement de Deiters* ou *prolongement cylindre-axe* est indivis et représente l'origine d'une fibre nerveuse, tandis que les autres sont ramifiés et anastomosés avec les prolongements semblables des cellules voisines. (Voir fig. 189.)

Ces prolongements semblent prendre naissance à la périphérie du protoplasma par des faisceaux de fibrilles qui rappellent les filaments exoplasmiques que l'on observe dans certaines cellules de l'épiderme.

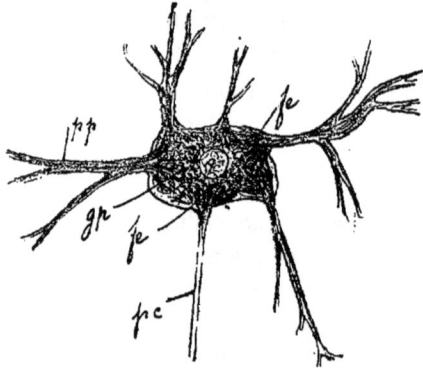

Fig. 189. — Une cellule nerveuse multipolaire comme on en observe dans la corne grise inférieure de la moelle.

gp, granulations pigmentaires rassemblées au voisinage du noyau. — *pc*, prolongement cylindre-axe ou de Deiters. — *pp*, prolongements ramifiés ou protoplasmiques. — *fe*, filaments exoplasmiques au moyen desquels les prolongements prennent naissance dans le protoplasma.

Beale et Arnold ont trouvé dans les ganglions symphatiques de la grenouille des cellules nerveuses d'un type tout particulier. (Voir fig. 190.) De leur masse protoplasmique, arrondie ou ovoïde, partent un prolongement rectiligne analogue au prolongement de Deiters, plus un ou deux autres filaments grêles qui décrivent des tours de spire, rapprochés, puis allongés autour du précédent, pour devenir ensuite indépendants. Ces derniers ont été assimilés par quelques histologistes aux prolongements ramifiés des cellules de la moelle épinière, par d'autres à des fibres élastiques.

Les cellules nerveuses sont quelquefois incluses dans un tissu conjonctif lamelleux qui forme à chacune une coque stratifiée, épaisse et parsemée de noyaux : c'est ce que l'on voit dans les ganglions rachidiens. (Voir fig. 191.) Ces coques conjonctives sont continues avec les gaines de Henle des nerfs.

Les cellules nerveuses sont très variables de dimensions. Il y en a qui sont visibles à l'œil nu (1 à 2/10 de mm.), tandis que d'autres ont à peine 0^{mm}, 01. Jacubowitsch avait cru pouvoir les distinguer d'après le volume en trois groupes : les cellules motrices (les plus grosses), les cellules sensitives (les moyennes) et les cellules sympathiques (les plus petites). Cette division est peut-être bonne pour les poissons, étudiés spécialement par Jacubowitsch ; mais elle comporte de nombreuses restrictions dans son application aux animaux supérieurs. En effet, il n'est pas rare de rencontrer chez les animaux supérieurs des cellules sensitives qui sont plus grosses que des cellules motrices voisines. Nous dirons plus loin que M. Pierret explique les différences de volume des cellules nerveuses par des considérations autres que celles de leur attribut physiologique.

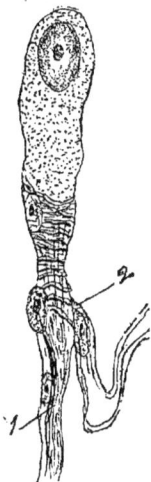

Fig. 190. — Une cellule à prolongement spiral d'un ganglion sympathique de la grenouille.
1, fibre droite.—2, fibres spirales. — On voit 4 petits noyaux superficiels qui appartiennent à la gaine de Henle.

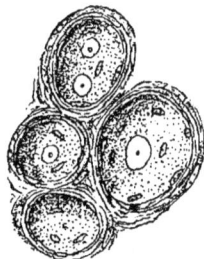

Fig. 191. — 4 cellules nerveuses d'un ganglion pour montrer leurs enveloppes de tissu conjonctif lamelleux.

La cellule nerveuse et la fibre nerveuse en s'associant à des éléments de charpente et à des vaisseaux, constituent tous les organes du système nerveux. La cellule est l'élément véritablement actif, élaborant ; elle caractérise la substance grise et les ganglions, en un mot les *centres nerveux*. La fibre est l'élément passif, conducteur : elle forme la substance blanche et les nerfs.

SYSTÈME NERVEUX

A. — DES NERFS

Les nerfs sont des cordons blancs ou grisâtres qui se portent du myélencéphale à la périphérie, où ils se terminent dans les muscles, les glandes, les téguments ou les organes des sens.

L'anatomie descriptive a fait connaître leur origine apparente,

leur trajet, leurs rapports ; restent à étudier leur structure, leur
origine réelle et leur terminaison ultime.

1° Structure des nerfs. — La fibre nerveuse est l'élément fondamental des nerfs ; elle est associée à des parties accessoires :
tissu conjonctif et élastique, vaisseaux sanguins et lymphatiques.

Les variétés de fibres nerveuses que nous avons étudiées plus
haut sont distribuées entre les cordons nerveux de l'économie d'après
des règles déterminées. Les fibres de Remak sont très abondantes
dans tous les nerfs viscéraux (voir fig. 186), qu'ils appartiennent au
système grand sympathique ou au système cérébro-spinal ; le nerf
pneumogastrique, par exemple, en contient une forte proportion ; il

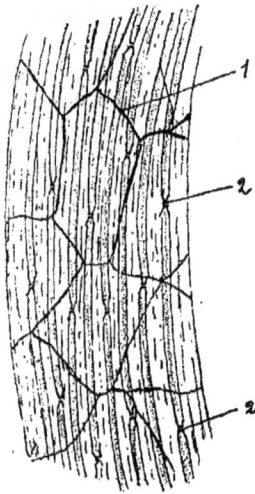

Fig. 192. — Un nerf thoracique de
la souris traité par le nitrate d'argent. (Il est formé d'un seul faisceau de fibres.)

1, endothélium de la gaine de Henle.
— 2, 2, étranglements annulaires des fibres
nerveuses sous-jacentes.

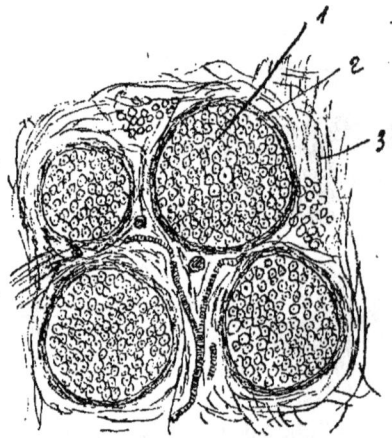

Fig. 193. — Coupe transversale
dans un nerf.

1, faisceaux nerveux montrant la section des fibres
nerveuses avec leur cylindre-axe.—2, gaine lamelleuse.
— 3, tissu conjonctif interfasciculaire montrant quelques lobules adipeux et des vaisseaux sanguins.

en est de même des nerfs plantaires de nos grands animaux domestiques. Les fibres à myéline forment au contraire la totalité ou la
grande majorité des fibres de la vie consciente ; elles existent aussi,
en bon nombre dans les troncs des nerfs viscéraux. Les grosses
fibres à myéline s'observent surtout dans les nerfs moteurs, les petites dans les nerfs sensitifs, tandis que les nerfs mixtes renferment

un mélange en proportion variable de grosses fibres et de fibres
fines.

Le nerf optique est entièrement formé de fines fibres à myéline
qui ne montrent pas d'étranglements annulaires et par conséquent
ne possèdent pas de gaine de Schwann; ces fibres sont semblables à
celles de la substance blanche des centres; aussi considère-t-on ce
nerf comme un pédicule de substance blanche supportant à son
extrémité la rétine qu'on a comparée à une circonvolution cérébrale
étalée au fond de l'œil.

Les fibres s'associent en faisceaux pour constituer les nerfs. Certains nerfs sont formés d'un seul faisceau (voir fig. 192); ceux qui

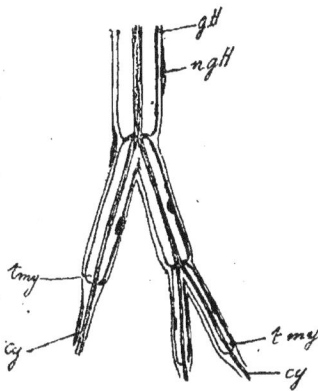

Fig. 194. — Division dichotomique des
fibres nerveuses à leur extrémité.

*g*H, gaine de Henle. — *ng*H, noyau de la
gaine de Henle. — *tmy*, fin de l'enveloppe myélinique. — *cy*, cylindre-axe terminal seulement
recouvert de la gaine de Henle.

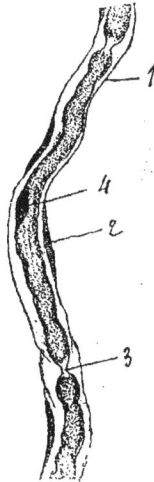

Fig. 195. — Une fibre nerveuse isolée
recouverte de la gaine de Henle.

1, gaine de Henle. — 2, noyaux de cette gaine.
— 3, étranglement annulaire. — 4, noyau d'un
segment interannulaire.

en comprennent plusieurs, se réduisent bientôt à un seul après des
ramifications successives, et ce faisceau se réduit à un petit nombre
de fibres, puis à une seule fibre; en sorte que les nerfs subissent successivement et progressivement une dissociation complète de leurs
éléments, qui les résout en autant de branches qu'ils ont de fibres,
et qui plus est, les ramuscules unitubulaires peuvent se ramifier
encore par dissociation des fibrilles du cylindre-axe. (Voir fig. 194.)
Les faisceaux d'un même nerf sont très différents en dimensions;

les uns sont bien séparés, les autres plus ou moins groupés ; leur section est circulaire ou elliptique. Ils sont individualisés dans le tissu conjonctif qui les englobe tous par une *gaine lamelleuse* plus ou moins épaisse suivant le volume du faisceau ou suivant qu'il est exposé ou non à des frottements ou à des pressions extérieures. Cette gaine avait été vue, il y a déjà longtemps par HENLE, à la surface des nerfs les plus fins (voir fig. 192, 194 195 et 196);

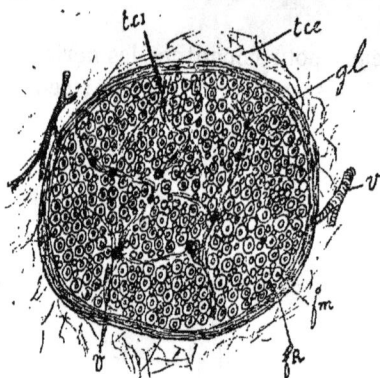

Fig. 196. — Coupe transversale d'un faisceau du nerf grand sciatique.

fm, fibres à myéline. — *fR*, fibres de Remak. — *tci*, tissu conjonctif intrafasciculaire, — *v*, vaisseaux. — *gl*, gaine lamelleuse. — *tce*, tissu conjonctif extérieur.

CH. ROBIN l'avait décrite en 1854 sous le nom de périnèvre ; MM. RANVIER et RENAUT l'ont fait connaître dans ses moindres détails de structure. Elle se compose de minces membranes élastiques, comparables aux membranes fenêtrées de la tunique interne des artères, enroulées autour des faisceaux nerveux et emboîtées les unes dans les autres. Entre ces lamelles existent des cellules extrêmement aplaties, nucléées et très irrégulières dans leurs formes ; ces cellules peuvent se charger de chondrine, se gonfler et ressembler beaucoup à celles déjà signalées dans les nodules tendineux ; elles communiquent alors à la gaine lamellaire une épaisseur et une consistance qui rendent plus efficace son rôle de protection pour les fibres nerveuses ; aussi observe-t-on cette chondrification dans les nerfs superficiels seulement ; M. RENAUT l'a découverte dans le facial et les nerfs plantaires des solipèdes. La lamelle la plus interne de la gaine que nous étudions est tapissée par un véritable endothélium et forme une espèce de cavité séreuse contenant le faisceau nerveux. Quant à la substance même de ces lamelles, elle est essentiellement constituée par des faisceaux connectifs feutrés, par des fibres élastiques et par des grains élastiques isolés ou assemblés en plaques. (Voir fig. 68.)

Les faisceaux avec leur gaine lamelleuse sont réunis par du tissu conjonctif ordinaire, dit *interfasciculaire*, dont les fibres leur sont ordonnées transversalement. Ce même tissu conjonctif forme l'enveloppe générale du nerf (névrilemme des anciens auteurs).

Enfin les fibres nerveuses de chaque faisceau sont elles-mêmes assemblées par un tissu conjonctif très délicat, dont les fibres fines leur sont parallèles : c'est le tissu conjonctif *intra-fasciculaire*.

Vaisseaux. — Les vaisseaux sanguins arrivent dans le tissu conjonctif interfasciculaire, s'y ramifient, et pénètrent jusque dans les faisceaux nerveux, à l'exception de ceux qui ont moins de 0^{mm}, 1. Là ils se terminent entre les fibres nerveuses par des ramifications en Y ou en U renversés, anastomosées les unes avec les autres.

Les lymphatiques forment des réseaux dans le tissu conjonctif interfasciculaire ; ils ne pénètrent pas dans le faisceau nerveux ni dans la gaine lamelleuse. Néanmoins les fibres nerveuses baignent dans le plasma exsudé des vaisseaux sanguins, plasma qui circule facilement dans leurs interstices.

2° Origine des nerfs.— On distingue l'origine apparente et l'origine réelle des nerfs. La première répond aux points d'émergence des centres ; elle se fait à la surface de la moelle épinière et de l'isthme encéphalique par des faisceaux dissociés qu'on appelle racines des nerfs, et que l'on distingue en racines sensitives et racines motrices. Le cerveau lui-même ne fournit pas de véritables nerfs ; les nerfs olfactifs et les nerfs optiques qui y prennent naissance ne sont que des irradiations de sa substance blanche.

Les fibres radiculaires des nerfs peuvent se poursuivre dans l'intérieur même de la moelle ou de l'isthme jusqu'à des noyaux de substance grise où elles prennent origine en se confondant avec les prolongements de Deiters des cellules nerveuses. On les voit au préalable perdre successivement leur gaine de Schwann, et leur gaine de myéline et se réduire à leur cylindre-axe, qui n'est, ainsi qu'on le voit, qu'un prolongement cellulaire. Dans l'isthme c'est la substance grise qui fait suite à celle de la moelle, substance plus ou moins morcelée par la décussation des fibres de la substance blanche, qui donne naissance aux nerfs crâniens.

Telle est l'origine réelle des nerfs. Toutefois nous tenons à faire une réserve en ce qui concerne les nerfs sensitifs : ils présentent, comme on sait, non loin de leur émergence, des ganglions dont les cellules paraissent être leur centre d'émission, c'est-à-dire leur origine réelle. Ces ganglions sont en effet leur centre trophique aussi bien pour le bout qui plonge dans la moelle que pour le bout périphérique : ce sont comme des noyaux de substance grise extériorés, séparés du myélencéphale depuis l'âge embryonnaire.

3° Terminaison des nerfs. — Avant d'atteindre leur terminaison, les nerfs réduits à l'état de faisceaux *uni* ou *pauci* tubulaires, et protégés par une gaine délicate, nucléée (*gaine de Henle*) qui est le dernier vestige de toute leur charpente conjonctive, les nerfs, disons-nous, continuent à se ramifier par bifurcation ou trifurcation des fibres nerveuses elles-mêmes. C'est toujours au niveau des étranglements annulaires, qui sont de plus en plus rapprochés à la périphérie, qu'on remarque cette division de la fibre nerveuse. Enfin celle-ci perd ses gaines myélinique et schwannienne et marche à sa terminaison à l'état de filament cylindraxile simplement protégé par la gaine de Henle. (Voir fig. 194.)

Quant à la terminaison ultime, elle s'opère de différentes manières, suivant qu'il s'agit de nerfs moteurs, de nerfs sensitifs spéciaux ou généraux. Nous allons l'étudier brièvement.

Terminaison des nerfs moteurs. — Elle doit être envisagée dans les muscles striés et dans les muscles lisses.

A. *Dans les muscles striés.* — Lorsque la fibre nerveuse arrive au contact de la fibre musculaire, elle se dépouille de sa gaine myélinique, confond sa gaine de Henle avec le sarcolemme, tandis que son cylindre-axe traverse ce dernier et se termine au contact de la substance contractile dans un renflement qu'on appelle colline nerveuse (DOYÈRE) ou *plaque motrice terminale* (ROUGET). Cette plaque est formée par une substance granuleuse (semelle de Kühne) parsemée de noyaux dont les uns lui sont propres et les autres appartiennent à la gaine de Henle de la

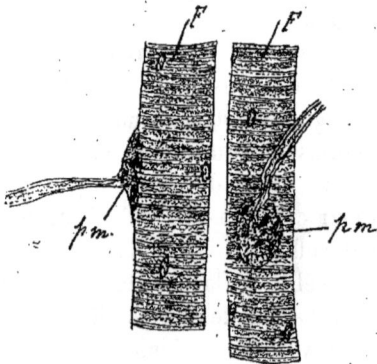

Fig. 197. — 2 fibres musculaires F,F, avec plaque motrice terminale.

surface. Au sein de cette plaque granuleuse multinucléée qui a la valeur d'une cellule, le cylindre-axe se termine par une petite arborisation.

On suppose que toutes les fibres musculaires présentent une terminaison nerveuse. On en a même rencontré plusieurs sur certaines fibres de l'œsophage, dont une était principale.

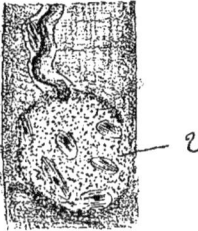

Fig. 198.— Un segment de fibre striée avec une plaque motrice terminale (2).

On voit très bien la substance granuleuse de la plaquée et les noyaux périphériques dépendant de la gaine de Henle.

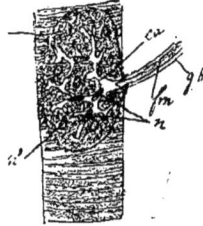

Fig. 199. — Schéma de la structure d'une plaque motrice.

fm, fibre à myéline. — *gh*, gaine de Henle. — *Ca*, arborisation cylindraxile. — *n*, noyaux propres à cette arborisation. — *n'*, noyaux de la semelle granuleuse. — *sg*, semelle granuleuse.

On ne possède que des notions très incertaines sur la terminaison des nerfs dans le muscle du cœur. Ces nerfs sont formés principalement de fibres de Remak très fines et sont très difficiles à suivre ; ils présentent sur leur trajet un grand nombre de cellules nerveuses formant de petits ganglions situés notamment : à l'embouchure des veines, dans la cloison interauriculaire, et au niveau du sillon auriculo-ventriculaire. Ces cellules sont de deux sortes : les unes à deux noyaux appartiendraient au système sympathique, les autres à un seul noyau seraient cérébro-spinales ; chez la grenouille, elles présentent presque toutes un prolongement spiral.

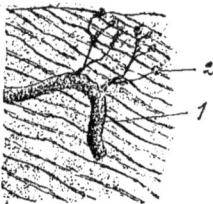

Fig. 200. — Terminaisons nerveuses dans le muscle du pied de l'escargot.

1, nerf.—2, terminaison en bouton des fibrilles cylindraxiles au contact des fibres lisses.

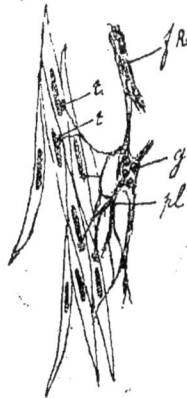

Fig. 201. — Schéma de la terminaison des nerfs dans les fibres lisses.

*f*R, fibre de Remak. — *pl*, plexus pré-terminal. — *g*, un ganglion de ce plexus. — *tt*, petite arborisation terminale simulant un bouton.

B. *Dans les muscles lisses.* — Les fibres se terminent à l'état de filaments cylindre-axiles extrêmement ténus, par de petits boutons qui se juxtaposent aux fibres contractiles. On voit très bien cette disposition dans le pied de l'escargot on dans l'estomac de la sang-sue. Avant de se terminer ainsi, les fibres nerveuses s'étaient rami-fiées et anastomosées d'une manière complexe de façon à constituer des plexus semés de nombreuses cellules ganglionnaires. (Voir fig. 200 et 201.)

Terminaison des nerfs de sensibilité générale. — On pensait autrefois que ces nerfs se terminaient en anses ou bien en réseaux dans l'épaisseur du derme ou chorion des téguments. Aujourd'hui on tend à admettre qu'ils se ter-minent par des arborisations cylindraxiles nues, au sein même des épithéliums. En effet les travaux de Conheim, Hoyer, Poncet (de Cluny), etc., ont appris que dans la cornée les nerfs sensitifs perdent leur

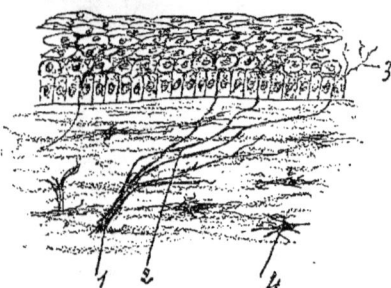

Fig. 202. — Terminaison des nerfs dans la cornée. (Schéma.)

1, fibre amyélinique se divisant en fibrilles (2). — 3, pinceau de fibrilles intraépithéliales. — 4, cellules fixes de la cornée.

myéline en pénétrant dans la couche moyenne de cette membrane, et forment un réseau qui émet de nombreuses fibres du côté de la

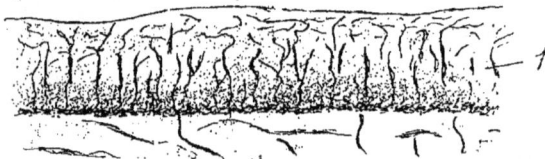

Fig. 203. — Terminaisons nerveuses dans l'épithélium de la cornée décelées par le chlorure d'or.

face extérieure ; ces fibres s'assemblent en dessous de l'épithélium conjonctival en un second réseau d'où s'échappent des pinceaux de fibrilles (bouquets de Hoyer) qui plongent dans ledit épithélium jusqu'à la limite des cellules lamellaires, et se terminent entre les cellules par des extrémités mousses non renflées (fig. 203 et 203).

Les observations de Langherans, Merkel, Ranvier, etc., ont démon-tré qu'il existe de pareilles terminaisons nerveuses intra-épidermiques dans la peau de la pulpe des doigts de l'homme, du museau du chat, du rat, de la musaraigne, de la taupe, dans la peau du groin du porc, etc. Ces terminaisons fibrillaires toutes nues pénètrent dans l'épiderme comme le montrent les figures 204 et 205 ; elles dépassent rarement le corps muqueux de Malpighi, et se terminent entre les cellules ou bien par de petits boutons, ou bien par des épanouissements en forme de feuilles de lierre, de ménisques, etc.

Il est infiniment probable que sur toute la surface des téguments ·doués de sensibilité générale, peau ou muqueuse, il existe des terminaisons nerveuses intra-épithéliales.

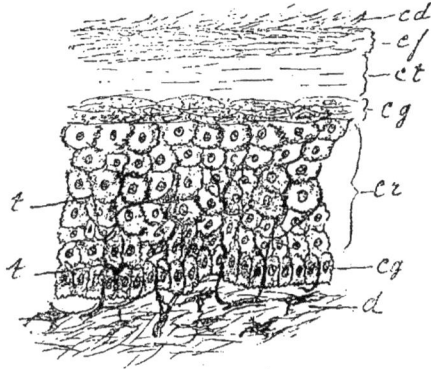

Fig. 204. — Coupe de l'épiderme cutané de la pulpe des doigts de l'homme pour montrer les terminaisons nerveuses intraépidermiques. (Schéma.)

d, partie superficielle du derme. — cg, couche génératrice de l'épiderme. — cr, couche réticulaire de Malpighi. — cg, couche granuleuse ; — ct, couche transparente. — cf, couche feuilletée ; — cd, couche desquamante. — tt, terminaisons cylindraxiles dans le corps muqueux de Malpighi.

A ce groupe de nerfs sensitifs, il faut rattacher les nerfs des tendons étudiés récemment par Sachs, Rollet et surtout par Golgi. Ces nerfs se terminent à la surface des faisceaux tendineux par des pinceaux de filaments cylindre-axiles simulant les plaques motrices terminales, ou par de petits corpuscules rappelant les corpuscules de Kraüse.

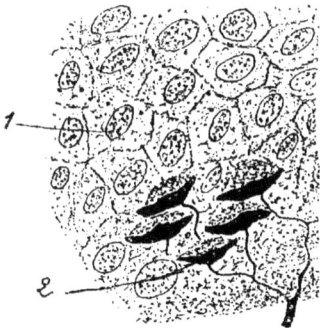

Fig. 205. — Terminaisons cylindraxiles dans le corps muqueux de l'épiderme du groin de porc.

1, cellules du corps muqueux. — 2 ménisques tactiles.

Terminaison des nerfs de sensibilité spéciale. — A. *Nerfs du toucher.* — Ils se terminent dans des corpuscules variés, destinés à renforcer les excitations qu'ils éprouvent.

Ces corpuscules sont : le *corpuscule de Grandry*, le *corpuscule de Kraüse*, le *corpuscule de Meissner* et le *corpuscule de Pacini*.

1° Le corpuscule de Grandry se rencontre dans la matrice du bec

du canard, du flamant, du cygne. Il se compose d'une coque conjonctive sphéroïdale, où pénètre une fibre nerveuse qui se réduit au
cylindre-axe, et de deux grosses cellules chondrigènes entre lesquelles ce cylindre-axe se termine par un renflement discoïde
(disque tactile). Quelquefois le corpuscule plus volumineux renferme
trois ou quatre cellules et deux ou trois disques tactiles : on le dit
alors composé. Les corpuscules de Grandry sont bien propres à renforcer l'excitation nerveuse, car le renflement terminal du cylindre-
axe, pris entre deux cellules chargées de chondrine, est comme entre
le marteau et l'enclume (fig. 206).

2° Les corpuscules de Kraüse existent dans la conjonctive oculaire,
dans la muqueuse de la langue, dans le tégument du gland et du
clitoris. Ils sont particulièrement faciles à découvrir dans la conjonctive du veau ; leur forme est ovoïde ou sphérique ; leur plus

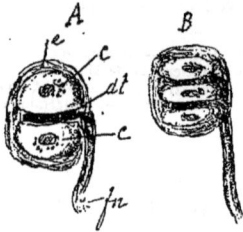

Fig. 206. — Corpuscules de
Grandry.

A, simple : *fn*, fibre à myéline ;
dt, disque tactile terminal ; *c,c*,
cellules chondrigènes ; *e*, enveloppe
conjonctive. — B, composé. (Il y a
3 cellules chondrigènes et 2 disques
tactiles.)

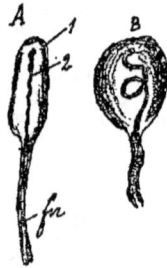

Fig. 207. — 2 corpus-
cules de Kraüse
(A et B).

fn, fibre nerveuse afférente. — 1, enveloppe du
corpuscule. — 2, terminaison cylindraxile.

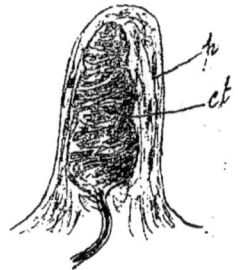

Fig. 208. — Une pa-
pille dermique (p)
contenant un corpus-
cule du tact (ct).

grande dimension est de $0^{mm},14$. Ils sont constitués par une enveloppe nucléée en continuité avec la gaine de Henle de la fibre qui
les aborde, et par un contenu limpide et homogène dans lequel se
termine une fibre nerveuse réduite au cylindre-axe. Cette terminaison cylindre-axile est légèrement renflée. (Voir fig. 207.)

3° Les corpuscules de Meissner ou corpuscules du tact ont été
observés dans la peau des doigts chez l'homme et le singe. Ils sont
logés dans les papilles dermiques et affectent la forme d'un cône de
pin. (Voir fig. 208.) Ils sont abordés à leur base par une, deux, trois
ou même quatre fibres nerveuses. Leur structure n'est pas facile à
déceler et prête encore à contestation. Les dernières recherches de

M. Ranvier ont établi que le corpuscule du tact présente une mince enveloppe nucléée qui n'est que la continuation de la gaine de Henle de la ou des fibres afférentes, et un contenu composé d'un grand nombre de cellules à la périphérie et peut-être d'une substance liquide au centre. La ou les fibres nerveuses pénètrent dans le corpuscule avec leur gaine de myéline, mais bientôt s'en dépouillent

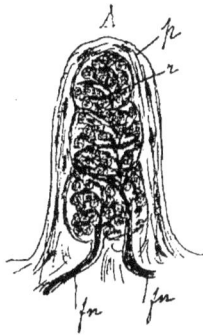

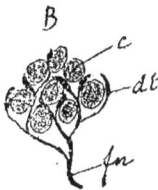

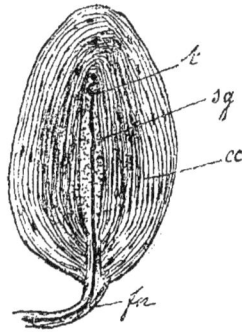

Fig. 209. — A. Un corpuscule de Meissner dans une papille dermique (p).

fn, fibres nerveuses afférentes avec une gaine de Henle s'épuisant dans le corpuscule en bouquets cylindraxiles. — B, mode de terminaison des cylindres-axes dans un corpuscule du tact ; *fn*, fibre nerveuse réduite au cylindre-axe se divisant en un bouquet de branches ; — *dt*, renflements terminaux en forme de disques tactiles s'intercalant entre les cellules *c*.

Fig. 210. — Coupe d'un corpuscule de Pacini.

fn, fibre nerveuse afférente avec son enveloppe de Henle ; — *t*, terminaison cylindraxile au sein d'une substance granuleuse (sg); — *cc*, couches concendriques du corpuscule.

on les voit s'enrouler transversalement et donner ainsi au corpuscule son apparence irrégulièrement striée ; puis elles s'épanouissent en plusieurs bouquets de branches qui plongent entre les cellules ou dans la substance centrale et s'y terminent sans doute par des extrémités plus ou moins renflées. (Voir fig. 209.) Cette structure paraît tenir à la fois de celle des corpuscules de Grandry et de celle des corpuscules de Kraüse.

4° Les corpuscules de Pacini sont les plus volumineux de tous ; ils n'ont pas moins de 1 à 2^{mm} de longueur. On les remarque dans le mésentère du chat et sur le trajet des nerfs de la face plantaire des mains et des pieds dans l'homme et les mammifères. Ils sont ovoïdes et présentent à leur centre une étroite cavité où se termine une fibre nerveuse. Ils ont une structure essentiellement tuniquée comme celle d'un bulbe d'oignon ; ils sont constitués en effet par un grand nombre de lamelles emboîtées concentriquement, homogènes, translucides. tapissées chacune à sa face interne par un très mince endothélium; ces lamelles représentent en quelque sorte un cul-de-sac hypertrophique de la gaine de Henle. La fibre nerveuse réduite au cylindre-axe pénètre dans la cavité centrale du corpus-

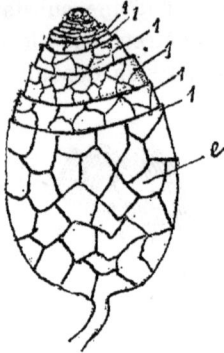

Fig. 211. — Schéma d'un corpuscule de Pacini, après l'action du nitrate d'argent.

1, 1, 1, 1, 1, 1, couches tuni-quées de ce corpuscule. — e, en-dothélium.

cule et s'y termine dans une substance granuleuse par deux ou trois branches ren-flées en bouton. (Voir fig. 210 et 211.)

Les corpuscules de Pacini ne paraissent pas contribuer à l'acuité sensitive, car on les observe dans des endroits tels que. la cavité abdominale, le tissu conjonctif sous-cutané, qui ne jouissent que d'une sensi-bilité très obtuse.

B. *Nerfs du goût.* — LOVEN, SCHWALBE, etc., ont démontré que les nerfs qui donnent la sensibilité gustative à la muqueuse du dos de la langue ainsi qu'à celle du voile du palais et de la face antérieure de l'épiglotte, se terminent à la base de l'épithélium de ces muqueuses dans des cellules allongées qui traversent l'épithélium et viennent présenter une pointe effilée à fleur de la surface libre du tégument. Ces terminaisons nerveuses s'observent en grand nombre dans les papilles caliciformes et fun-giformes de la langue, papilles remplacées chez le lapin par *l'organe folié* qui semble localiser la sensibilité gustative. Elles sont entou-rées chacune d'un groupe de cellules formant au sein de l'épithélium un corpuscule renflé dans son milieu comparable à un tonnelet dont les douves seraient figurées par les cellules superficielles. Ces cor-puscules dits bourgeons ou bulbes gustatifs sont par conséquent constitués : 1° à leur centre par des cellules gustatives en forme de fuseau effilé recevant à leur base une fibre nerveuse terminale et présentant à l'autre extrémité un fin prolongement ou cil qui apparaît à la surface de la muqueuse à travers un ou plusieurs orifices de l'épithélium (pores gustatifs) ; 2° à leur périphérie par des cellules de soutènement aplaties et juxtaposées dans leurs diverses couches à la manière des douves d'un tonnelet ; ces derniers élé-ments ne sont évidemment que des cellules épithéliales légèrement différenciées et ordonnées par rapport aux cellules gustatives. (Voir fig. 212, 213 et 214.)

On observe, en outre, autour des bourgeons gustatifs, des terminaisons gustatives sous forme de fibrilles intra-épithéliales.

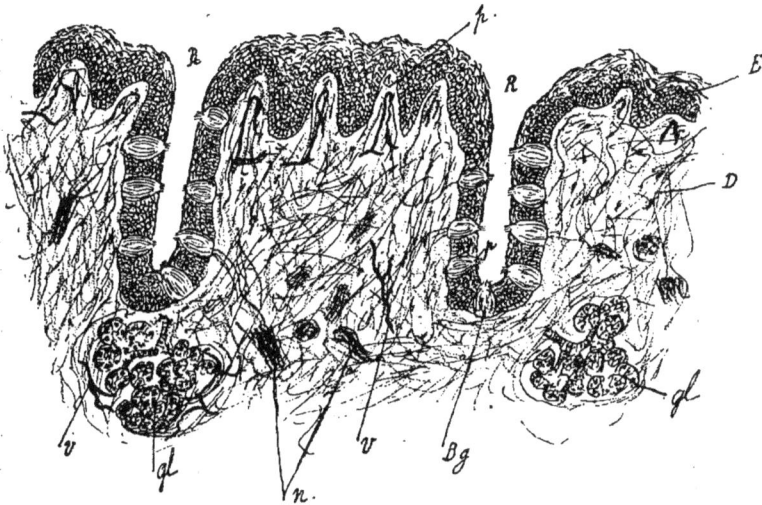

Fig. 212. — Coupe transversale d'une papille caliciforme [de la base de la langue.

R, R, rigole entourant circulairement la papille. — D, derme ou chorion de la muqueuse avec des
papilles coniques (p.) — E, épithélium stratifié parimenteux. — Bg, bourgeons gustatifs. — p. pores
gustatifs donnant emergence aux cils gustatifs. — n, nerfs se dirigeant vers les bourgeons gustatifs. —
v, vaisseaux sanguins. — gl. glandes séreuses en grappe.

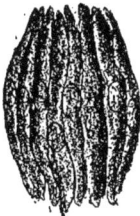

Fig. 213. — Bulbe gustatif avec ses cellules de soutènement.

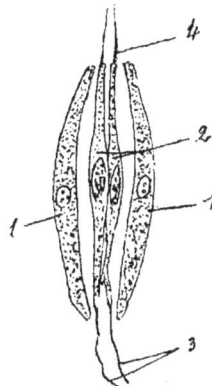

Fig. 214. — Schéma de la structure
d'un bourgeon gustatif.

1, 1. cellules de soutènement. — 2, cellules
gustatives. — 3. fibrilles nerveuses gustatives.
— 4, cils gustatifs sortant du pore gustatif.

Les nerfs gustatifs sont : la branche linguale du glosso-pharyngien

et le lingual. Ce dernier est en outre un nerf de sensibilité générale ; il est à peu près prouvé que les fibres sensorielles qu'il donne
aux deux tiers antérieurs de la langue lui viennent de son anastomose avec la corde du tympan.

C. *Nerfs de l'odorat.* — Les nerfs olfactifs, après avoir tamisé
à travers la lame criblée de l'ethmoïde, se répandent dans la muqueuse du fond des fosses nasales, et leurs fibres viennent se terminer à la base de cellules spéciales disséminées dans l'épaisseur de l'épithélium. Ces cellules dites olfactives présentent un corps sphérique muni d'un gros noyau et de deux grêles prolongements dont l'un se continue avec une fibre nerveuse, tandis que l'autre se termine en un cil effilé qui dépasse le niveau de l'épithélium. Cette disposition a été principalement étudiée chez les Batraciens et le brochet par Max Schultze ; elle

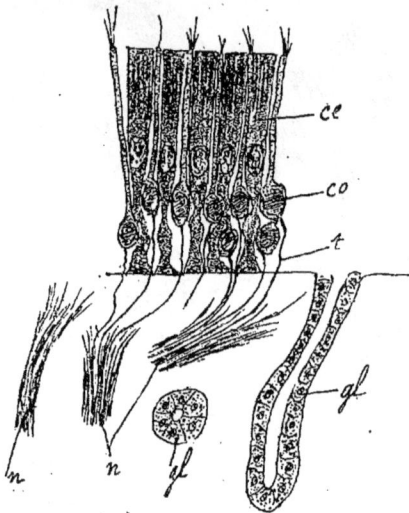

Fig. 215. — Coupe de la muqueuse olfactive.

ce, cellules épithéliales. — *co*, cellules olfactives recevant à la base une fibrille nerveuse terminale (*t*) et présentant à l'extrémité opposée un long bâtonnet terminé par un bouquet de cils. — *n, n*, faisceaux de fibres nerveuses olfactives. — *gl. gl*, glandes de Bowmann.

se retrouve sans doute chez les Mammifères. (Voir fig. 215.)

D. *Nerfs de la vision.* — Le nerf optique se termine au fond de l'œil par une expansion qui n'est autre chose que la rétine. C'est une membrane d'une structure complexe dont nous ne ferons connaître que les principaux détails. Elle se compose en allant de sa face externe à sa face interne de (voir fig. 216) :

1° *De la couche des bâtonnets et des cônes* (membrane de Jacob) ;
2° *De la membrane limitante externe ;*
3° *De la couche granuleuse externe* (cellules visuelles de Ranvier) ;
4° *De la couche intermédiaire* (plexus basal de Ranvier) ;
5° *De la couche granuleuse interne ;*
6° *De la couche moléculaire ;*

7° *De la couche des cellules multipolaires* (cellules ganglionnaires de Ranvier) ;

8° *De la couche des fibres du nerf optique ;*

9° *De la membrane limitante interne ;*

Elle est en outre traversée, dans son épaisseur, de la membrane limitante interne à la membrane limitante externe, par des fibres de charpente dites fibres rayonnées ou fibres de Müller que l'on voit très bien dans la figure (f. m.) Ces fibres présentent sur leur trajet un corps protoplasmique avec un noyau ; elles sont désignées par M. Ranvier sous le nom de fibres de soutènement.

La couche des bâtonnets et des cônes est une sorte d'épithélium, composé d'éléments cylindriques et d'éléments conoïdes appelés bâtonnets et cônes. Les bâtonnets sont à peine renflés à la base, tandis que les cônes sont renflés en massue ; les uns et les autres se composent d'un segment externe et d'un segment interne ; le segment externe est strié et vivement coloré en rouge par une substance désignée par Boll sous les noms de rouge rétinien ou de pourpre optique ; le segment interne pâle et granuleux traverse la limitante externe pour se mettre en rapport avec une des cellules de la couche granuleuse externe, cellules qui doivent à cette anastomose le nom de grains de bâtonnets ou grains de cônes. C'est dans les points où l'acuité visuelle est la plus grande que les cônes sont les plus nombreux ; c'est ainsi qu'au niveau de la tache jaune, point de la

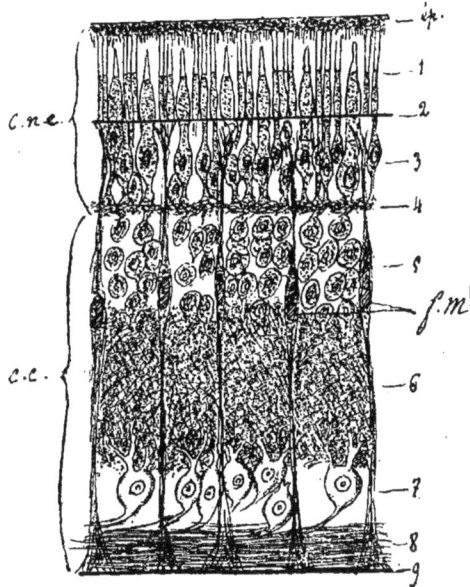

Fig. 216. — Structure de la rétine.

c, c, couche cérébrale. — c, n, e, couche neuro-épithéliale. — ep, épithélium pigmentaire souvent décrit avec la choroïde. — f, m, fibres de Müller. — 1, couche des bâtonnets et des cônes. — 2, membrane limitante externe. — 3, couche granuleuse externe. — 4, couche intermédiaire. — 5, couche granuleuse interne. — 6, couche moléculaire. — 7, couches des cellules multipolaires. — 8, couche des fibres du nerf optique. — 9, membrane limitante interne.

vision parfaite, on n'observe que des cônes, tandis que les bâtonnets deviennent de plus en plus nombreux et prédominants au fur et à mesure qu'on s'en éloigne. (Voir fig. 217 et 216 *bis*.)

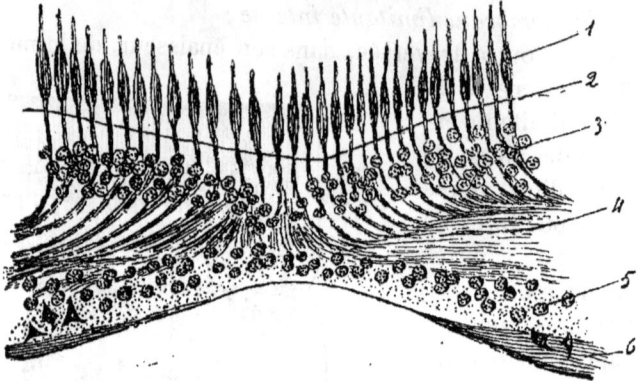

Fig. 216 *bis*. — Coupe de la rétine humaine au niveau de la fosse centrale (fovea).

1, membrane de Jacob formée exclusivement de cônes. — 2, limitante externe. — 3, couche granuleuse externe. — 4, couche intermédiaire. — 5, couche granuleuse interne. — 6, couches les plus internes de la rétine disparaissant au pourtour de la fosse centrale.

Les oiseaux, dont la vue est si perçante, ont une rétine très pauvre en bâtonnets ; au contraire, le hérisson, la taupe et autres animaux

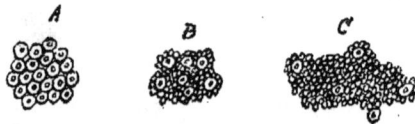

Fig. 217. — Couche des bâtonnets et des cônes, vue de face.

A, au niveau de la tache jaune (il n'y a que des cônes). — B, à quelque distance de la tache jaune. — C, loin de la tache jaune (les cônes sont de moins en moins nombreux).

qui vivent dans l'obscurité souterraine sont entièrement privés de cônes.

La couche des bâtonnets et des cônes se juxtapose sans adhérence à l'épithélium pigmenté du fond de l'œil. Cet épithélium a été longtemps rattaché à la choroïde ; l'embryologie nous apprend que c'est une dépendance de la rétine ; il se développe en effet aux dépens du feuillet postérieur de la vésicule optique invaginée par le bourgeon cristallinien. (Voir fig. 176.) Il se compose de cellules hexagonales présentant de fins prolongements internes qui se logent entre les extrémités des bâtonnets et des cônes, et qui, d'après

Kuhne, élaborent le rouge rétinien (Voir fig. 218 et 219.) Celui-ci est une substance très altérable à la lumière et dont l'existence ne peut être constatée que dans l'obscurité ; il paraît jouer le rôle de la substance sensible des plaques photographiques ; mais il se régénère dans l'obscurité, de telle sorte que les clichés rétiniens sont fugitifs ; le cerveau se charge d'en garder le souvenir.

La membrane limitante externe est en quelque sorte la basale de l'épithélium représenté par les bâtonnets et les cônes. Elle est criblée de trous à travers lesquels ces éléments se continuent avec les cellules de la couche suivante.

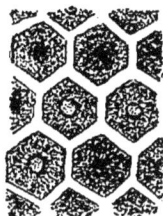

Fig. 218. — Épithélium pigmentaire de la rétine vu de face.

Cette dernière, dite couche granuleuse externe ou couche des cellules visuelles, est en effet essentiellement constituée par des cellules annexées à la base des bâtonnets et des cônes, cellules qui se terminent d'autre part par un prolongement qui se perd dans la couche intermédiaire.

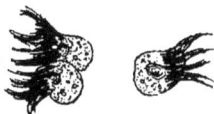

Fig. 219. — Cellules isolées de l'épithélium pigmentaire de la rétine de la grenouille.

(On voit très bien les fins prolongements qui s'enchevêtraient avec les bâtonnets et les cônes.)

La couche intermédiaire est généralement très mince et paraît constituée par un plexus serré de fibrilles nerveuses. Elle partage l'épaisseur de la rétine en deux parties : une partie interne vasculaire, une partie externe non vasculaire ; Schwalbe, Ranvier, etc., distinguent la première sous le nom de couche cérébrale, et la deuxième sous celui de couche neuro-épithéliale.

La couche granuleuse interne est formée de plusieurs strates de cellules arrondies ou ovales présentant de très fins prolongements par lesquels elles communiquent entre elles d'un strate à l'autre ou bien avec le plexus de la couche intermédiaire ; les cellules les plus profondes plongent leurs prolongements ramifiés dans la couche suivante.

Cette dernière, connue sous le nom de couche moléculaire car elle est très finement granuleuse, semble être un lacis extrêmement serré et inextricable de fibrilles nerveuses.

La couche des cellules multipolaires vient ensuite ; elle est composée de cellules volumineuses, disposées sur un ou plusieurs rangs, et présentant tout à fait le type des cellules nerveuses. Ces

éléments de forme globuleuse montrent un prolongement interne,
véritable prolongement de Deiters, qui se continue avec une fibre
nerveuse de la couche sous-jacente, et d'autres prolongements qui
se ramifient et se perdent dans la couche moléculaire ; quelques-
uns de ces derniers peuvent être suivis jusqu'à la couche granuleuse
interne.

La couche des fibres du nerf optique est formée de fibres qui
perdent bientôt leur myéline, s'anastomosent en plexus et viennent
se terminer comme il a été dit sur les cellules ganglionnaires. La
division des fibres du nerf optique est commandée par la dispropor-
tion entre le nombre de ces fibres et celui des bâtonnets et des
cônes ; il est certain en effet que chacun de ceux-ci se met en
relation médiatement avec une fibrille nerveuse ; or, SALZKE a
compté 43,800 fibres dans le nerf optique, tandis qu'il a trouvé
3,360,000 bâtonnets ou cônes ; il faut en conclure que chaque fibre
du nerf optique se divise à l'intérieur de la rétine en 7 ou 8 fibrilles.

Enfin la rétine se termine sur sa face interne par une limitante
interne semblable à la limitante externe.

A partir de l'*ora serrata*, la rétine, très amincie, perd ses éléments
nerveux et se réduit progressivement à sa limitante interne et à ses
cellules de soutènement venues au contact d'elles-mêmes et formant
une sorte d'épithélium cylindrique ; c'est la zone de Zinn. Quelques
auteurs, considérant que la couche pigmentaire s'étend sur la face
postérieure de l'iris, jusqu'à l'ouverture pupillaire, admettent que
la rétine, dont cette couche n'est qu'une annexe, se prolonge jusque-là.

Les vaisseaux sanguins de la rétine partent de la papille et
forment une arborisation visible à l'ophthalmoscope ; ils ne dépassent pas, nous l'avons dit, la couche intermédiaire.

En résumé, la structure de la rétine avec ses couches superposées
de cellules nerveuses, ses plexus fibrillaires, permet de comparer
cette membrane à une circonvolution étalée au fond de l'œil et
supportée par le nerf optique, véritable pédicule de substance
blanche. Si l'on étend la comparaison aux enveloppes de la rétine
et du nerf optique, on voit qu'elles sont en continuité avec les
méninges, de telle sorte que la sclérotique unie à la cornée serait
la dure-mère optique, la choroïde avec ses dépendances serait la
pie-mère, et les espaces séreux sous-choroïdiens rappelleraient
l'arachnoïde.

Au point de vue physiologique, M. Renaut définit la rétine : un écran chromatogène et optographique (couche neuro-épithéliale) qui impressionne un miroir nerveux situé immédiatement au-dessous (couche cérébrale).

E. *Nerfs de l'audition*. — Les nerfs de l'audition se terminent dans la paroi du labyrinthe membraneux dont la figure 220 rappelle la disposition générale. Il faut étudier ces terminaisons dans le vestibule, dans les canaux demi-circulaires et dans le limaçon,

La paroi du vestibule membraneux est constituée par une couche

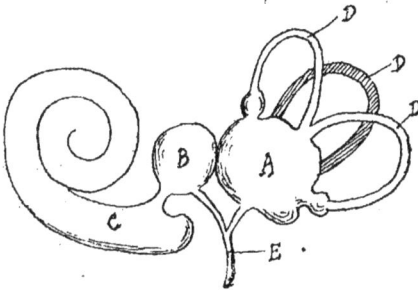

Fig. 220. — Schéma du labyrinthe membraneux d'un mammifère.

A, utricule. — B, saccule. — C, canal cochléaire. — D, D, D, canaux demi-circulaires. — E, aqueduc du vestibule.

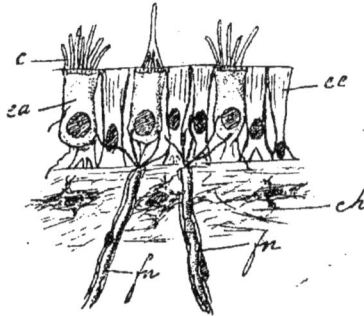

Fig. 221. — Coupe du vestibule membraneux au niveau d'une tache auditive.

ch, chorion. — cc, cellules épithéliales. — ca, cellules auditives avec leurs cils rigides (c). — fn, fibres nerveuses à myéline qui se terminent par des bouquets cylindraxiles à la base des cellules auditives.

externe fibreuse et par une couche interne épithéliale ; elle présente en divers points des épaississements opaques nommés *taches auditives* où affluent les fibres nerveuses. Là on voit entre des cellules épithéliales remarquables par leur hauteur, d'autres cellules pourvues à leur base d'un prolongement en continuité avec une fibre nerveuse, et à leur extrémité libre d'un ou plusieurs cils rigides qui flottent dans l'endolymphe et en éprouvent toutes les vibrations. (Voir fig. 221.) Les taches auditives sont recouvertes et comme saupoudrées de petits cristaux calcaires ou otolithes, retenus à la surface de l'épithélium et destinés sans doute à renforcer l'excitation vibratoire des cellules auditives.

Au niveau des ampoules des canaux demi-circulaires on trouve des terminaisons nerveuses semblables.

Quant au limaçon membraneux (voir fig. 222), il est inclus dans la rampe vestibulaire du limaçon osseux et se continue avec le

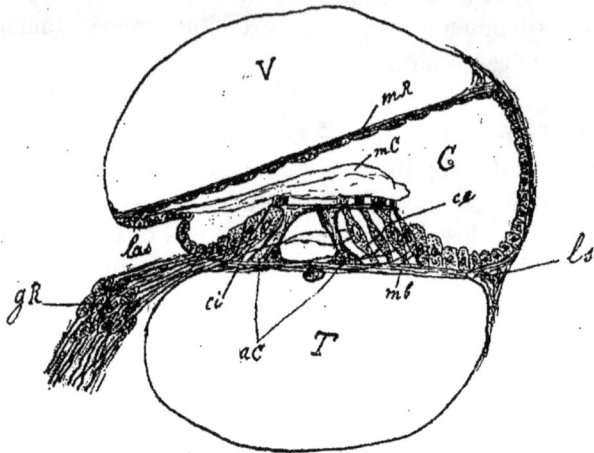

Fig. 222. — Coupe transversale du limaçon.

V, rampe vesticulaire. — *T*, rampe tympanique. — *C*, rampe cochléaire. — *las*, lame spirale. — *ls*, ligament spiral. — *mb*, membrane basilaire. — *mR*. membrane de Reissner. — *mC*, membrane de Corti. — *aC*, arc de Corti. — *gR*, ganglion de Rosenthal. —, *ci* et *ce*, cellules ciliées internes et externes recevant à leur base les terminaisons cylindraxiles.

compartiment sacculaire du vestibule. Il est séparé de la rampe tympanique par la lame spirale et la membrane basilaire. La mem-

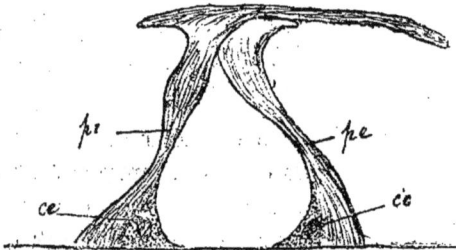

Fig. 223. — Un arc de Corti.

pi, pilier interne présentant en haut un long prolongement. — *pe*, pilier externe. — *ce*, cellule de la base de chaque pilier.

brane de Reissner jetée à son intérieur y délimite avec cette dernière un compartiment spécial triangulaire sur la coupe : c'est le *canal cochléaire* siège des terminaisons nerveuses. Les fibres nerveuses destinées à ce canal se rendent d'abord dans un ganglion spécial (ganglion de Rosenthal) logé dans la base de la lame spirale, se font jour à travers une multitude de trous percés sur cette dernière, et, réduites au cylindre-axe, atteignent l'organe de CORTI. Celui-ci repose sur la membrane basilaire et se compose de 3,000 arcs juxtaposés sur toute la longueur du canal cochléaire et formés chacun d'un pilier interne et d'un pilier externe. (Voir fig. 223.)

Ces deux piliers arc-boutés l'un contre l'autre limitent une espèce de tunnel qui diminue de largeur au fur et à mesure qu'on approche de la pointe du limaçon; ce sont des cellules épithéliales transformées, ainsi qu'en témoigne le noyau qu'on trouve encore à leur base. Le pilier interne chevauche sur l'externe à l'aide d'un long prolongement criblé de petits trous. Les arcs de Corti sont entourés d'un côté et de l'autre par de longues cellules ciliées (voir fig. 222) dont les externes viennent s'abriter sous le prolongement du pilier interne, qu'elles traversent avec leurs cils. Ces cellules sont abordées à la base par des fibrilles nerveuses et paraissent être autant de cellules auditives semblables à celles déjà signalées dans le vestibule et les canaux demi-circulaires. Dans le reste de son étendue l'épithélium du canal cochléaire n'offre rien d'important à signaler.

En définitive les arcs de Cortis sont des pièces complémentaires des terminaisons nerveuses auditives, ayant pour rôle de renforcer l'excitation de ces dernières. On croit qu'ils vibrent chacun à l'unisson de l'un des sons perceptibles à l'oreille.

Coup d'œil d'ensemble sur les terminaisons nerveuses. — Les nerfs de sensibilité générale se terminent par des extrémités cylindraxiles plus ou moins renflées et épanouies qui pénètrent les épithéliums.

Les nerfs du toucher ne diffèrent des précédents qu'en ce que leurs terminaisons, au lieu d'être libres sont englobées dans des corpuscules de provenance mésodermique destinés à renforcer leurs excitations.

Les nerfs moteurs se terminent aussi par de simples extrémités cylindraxiles; en sorte que l'on peut dire que les nerfs moteurs et les nerfs sensitifs ordinaires se terminent par des extrémités libres.

Il en est tout autrement des nerfs sensoriels. Ils présentent à leur terminaison, comme à leur origine, des cellules : ce sont de simples connectifs intercellulaires. Les cellules terminales de ces nerfs sont tantôt entremêlées aux éléments d'un épithélium ectodermique (*cellules gustatives, cellules olfactives, cellules auditives*), tantôt disposées en plusieurs couches pour constituer une membrane complexe (*rétine*).

B. STRUCTURE DES CENTRES NERVEUX

Les centres nerveux sont axiaux (moelle épinière, encéphale) ou périphériques (ganglions annexés aux nerfs) ; tous sont caractérisés par la présence de la cellule nerveuse.

1° Moelle épinière.

Elle est constituée par deux substances, la blanche et la grise, dont la disposition réciproque vous a été enseignée en anatomie descriptive.

La moelle est parcourue dans son axe, au centre de la commissure grise, par un canal très petit (*canal de l'épendyme*), tapissé par

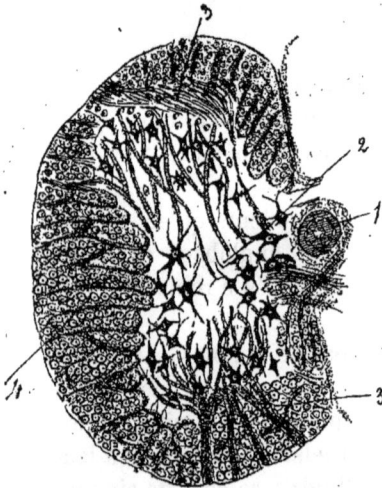

Fig. 224.—Coupe transversale demi-schématique d'une moitié de la moelle épinière.

1, canal central. — 2, substance grise. — 3, 3, racine des nerfs. — 4, substance blanche.

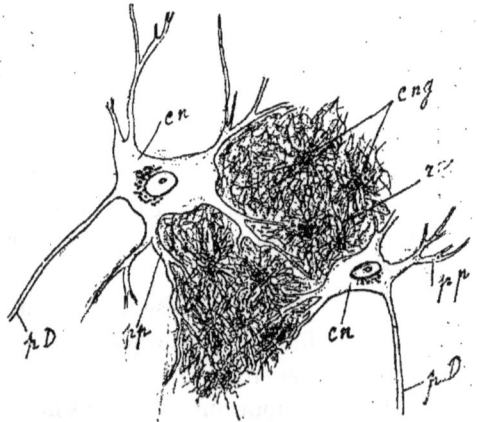

Fig. 225. — Deux cellules de la corne grise inférieure de la moelle avec de la névroglie intermédiaire.

cn, cellules nerveuses multipolaires, — *pD*, prolongements de Deiters. — *pp*, prolongements ramifiés. — *Cng*, cellules de la névroglie. — *rn*, réseau de la névroglie formé par les nombreux filaments exoplasmiques des cellules.

une couche de cellules cylindriques, vibratiles, dont les cils sont caducs et disparaissent à peu près complètement chez l'adulte.

Névroglie. — Ainsi que l'indique son nom (*glu nerveuse*), qui lui a été donné par Virchow, la névroglie est la substance interstitielle, le ciment des éléments nerveux. C'est une substance non collagène, très avide de carmin et résistant à l'action dissolvante des acides et des bases. Elle entoure le canal central et de là irradie dans toute l'épaisseur de la moelle pour venir former une mince couche superficielle adjacente à la pie-mère. Elle est particulièrement abondante dans la substance grise, notamment à l'extrémité des cornes supérieures où elle forme les amas connus sous le nom de *substance gélatineuse de Rolando;* dans la substance blanche elle forme de très minces cloisons entre les fibres nerveuses.

Cette espèce de gangue est semée de cellules qui se distinguent des cellules nerveuses proprement dites par leur volume généralement très exigu qui les a fait prendre pour de simples noyaux, et par l'absence de prolongement cylindre-axe. Elles présentent de longs et fins prolongements ramifiés (fibres de la névroglie) qui forment par leurs entrecroisements une espèce de réseau dans les mailles duquel les éléments essentiels sont déposés. Certaines d'entre elles, qui s'intercalent aux fibres de la substance blanche, se font remarquer par leur gros

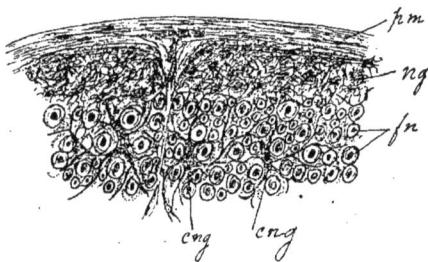

Fig. 226. — Coupe transversale de la substance blanche de la moelle.
(Couche superficielle.)

pm, pie-mère. — *ng*, névroglie superficielle. — *fn*, fibres nerveuses de différentes dimensions. — *cng*, cellules en araignée s'anastomosant par des fibres névrogliques.

volume et la netteté de leurs ramifications : Deiters les a nommées *cellules en araignée* (fig. 225 et 226).

M. Ranvier fait de la névroglie une variété de tissu conjonctif réticulé contenant une grande quantité de substance fondamentale.

Ch. Robin a toujours soutenu que la névroglie est une gangue de nature nerveuse dont les éléments, qu'il appelle des *myélocytes*, ne sont autre chose que des cellules nerveuses embryonnaires chargées sans doute de remplacer les cellules adultes au fur et à mesure qu'elles s'usent par le fonctionnement. Il invoque comme arguments que la névroglie, aussi bien sa substance amorphe que ses éléments, n'a point du tout les réactions histo-chimiques du tissu conjonctif, et qu'elle existe déjà chez l'embryon à un moment où le névraxe encore invasculaire n'a point été pénétré par les éléments du mésoderme. D'ailleurs dans les tumeurs névrogliques (gliômes) on peut voir tous les intermédiaires entre la cellule de névroglie et la cellule nerveuse. On constate la même transition dans la rétine, dont les cellules toutes de même origine sont les unes comparables aux grains névrogliques et les autres franchement nerveuses (couche ganglionnaire).

L'opinion de Ch. ROBIN nous paraît la mieux fondée. Nous admettons qu'il n'y a dans la moelle ainsi que dans l'encéphale d'autre tissu conjonctif que celui qui vient de la pie-mère sous forme de tractus accompagnant les vaisseaux, ou de septa fasciculant la substance blanche.

Substance blanche. — Elle est constituée par une masse de fibres nerveuses longitudinales et par un certain nombre d'autres fibres dirigées en travers. Ces dernières ne sont autre chose que les racines des nerfs. (Voir fig. 224.)

Les fibres nerveuses des centres cérébro-spinaux se distinguent des fibres à myéline des nerfs en ce qu'elles n'ont pas d'étranglements annulaires ni de membrane de Schwann. La gaine myélinique est simplement revêtue d'une très mince lame de protoplasma qui présente de très rares noyaux. Les fibres radiculaires des nerfs, en pénétrant dans les centres, s'identifient avec celles de ces derniers et perdent à une très petite distance de leur entrée, leur gaine de Schwann et leurs étranglements annulaires.

Les fibres de la moelle sont très inégalement développées ; il y en a, entremêlées, des grosses, des moyennes et des petites ; ces dernières sont variqueuses à cause de l'inégale épaisseur de la gaine myélinique. Les plus grosses fibres s'observent dans les cordons antérieurs et dans les cordons latéraux, affectés comme on le sait à la motricité ; toutefois dans la profondeur de ceux-ci, dans le sinus des cornes grises, on remarque quelques faisceaux de petits tubes auxquels la clinique attribue des fonctions relatives à la sensibilité.

Dans un chapitre consacré à la texture générale des centres nerveux encéphalo-médullaires, nous indiquerons les connaissances les plus positives que l'on possède sur l'origine, le trajet et la terminaison des fibres de la substance blanche de la moelle.

Substance grise. — La substance grise est constituée par une trame névroglique dans laquelle sont disséminées des cellules nerveuses. Sur la coupe, celles-ci se montrent en petits amas. (Voir fig. 224.) Celles de la corne antérieure sont volumineuses, multipolaires et disposées en trois ou quatre groupes principaux; celles de la corne postérieure sont disséminées, beaucoup plus petites et

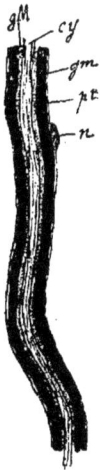

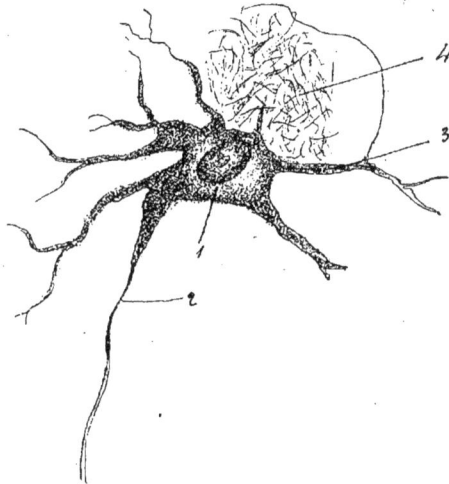

Fig. 227. — Une fibre à myéline des centres nerveux après l'action de l'acide osmique.

cy, cylindre-axe. — *g.M*, gaine de Manthner. — *gm*, gaine de myéline. — *pt*, protoplasma superficiel. — *n*, noyau.

Fig. 228. — Une cellule multipolaire de la corne grise inférieure de la moelle.

1, noyau et nucléole. — 2, prolongement de Deiters se continuant par une fibre nerveuse. — 3, prolongements protoplasmiques ramifiés. — 4, réseau extrèmement fin (réseau de Gerlach) où se perden les prolongsments précédents.

souvent fusiformes; enfin il en existe d'autres tout aussi petites et étoilées à l'union de la corne postérieure et de la commissure grise, qui forment une colonne s'étendant du milieu de la région cervicale au renflement lombaire (colonne vésiculaire de Clarke) (fig. 242.)

Les cellules de la corne postérieure sont ordinairement considérées comme les origines des racines sensitives; mais ce fait n'est rien moins que prouvé; ce pourrait bien être de simples cellules de névroglie. Les cellules de la colonne de Clarke représentent, d'après M. PIERRET, l'origine des nerfs sensitifs de la partie postérieure du corps; on voit en effet beaucoup de fibres radiculaires postérieures se diriger vers elles en contournant en dedans la corne grise correspondante. Toutefois d'autres auteurs considèrent ces cellules comme l'origine du sympathique.

Quant aux cellules de la corne antérieure, elles sont, à n'en pas douter, le point de départ des fibres radiculaires motrices ; leur prolongement de Deiters est manifeste.

Les cellules de la substance grise forment par leurs prolongements protoplasmiques ramifiés un réseau qui se confond avec celui de la névroglie (Renaut). Par l'intermédiaire de ce réseau, dit réseau de Gerlach, on admet que les cellules communiquent entre elles d'une moitié latérale de la moelle à l'autre, d'une corne à l'autre de la même moitié et d'une cellule à l'autre de la même corne, et qu'elles communiquent aussi avec les tubes de la substance blanche ; cette dernière substance n'est pas seulement juxtaposée à la substance grise, ses éléments la pénètrent incessamment en se réduisant pour la plupart à leur cylindre-axe.

Vaisseaux. — La substance blanche de la moelle reçoit des vaisseaux sanguins par toute l'étendue de sa surface ; ces vaisseaux se détachent des lacis de la pie-mère et sont accompagnés par des tractus conjonctifs ; ils sont surtout abondants au niveau des racines des nerfs.

La substance grise est beaucoup plus vasculaire que la substance blanche, ce qui témoigne d'une importance fonctionnelle plus grande et prédispose aux congestions et aux hémorrhagies. Ses vaisseaux sont en continuité avec ceux de la substance blanche, et proviennent en outre de branches spéciales qui se détachent de l'artère spinale médiane et plongent dans cette substance par le fond du sillon médian inférieur.

Les lymphatiques sont encore imparfaitement connus ; ils se présentent sous forme de gaines périvasculaires découvertes par Ch. Robin.

2° Encéphale.

Dans le cerveau et le cervelet, on rencontre les mêmes substances que dans la moelle, mais inversement disposées : la substance blanche occupe le centre ; la substance grise forme l'écorce ainsi que des noyaux centraux (corps opto-striés, avant-mur, corps rhomboïdal). (Voir fig. 253 et 254.)

La substance blanche est analogue à celle de la moelle épinière.

Les noyaux gris centraux renferment des cellules multipolaires du type médullaire disposées sans ordre.

La substance grise corticale présente seule des dispositions spéciales.

Cerveau. — L'écorce grise des circonvolutions cérébrales se décompose, même à l'œil nu, en plusieurs couches distinctes ; à l'aide du microscope, on en compte quatre ou cinq, suivant les régions.

Dans la région frontale on en trouve cinq ; ce sont (V. fig. 229) :

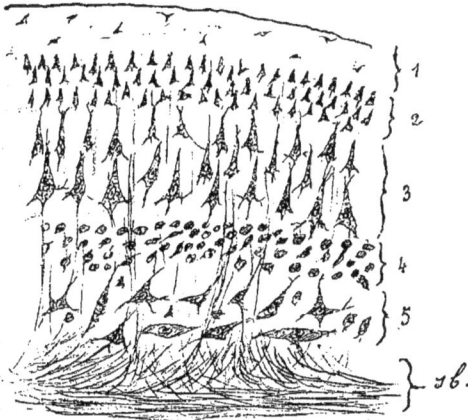

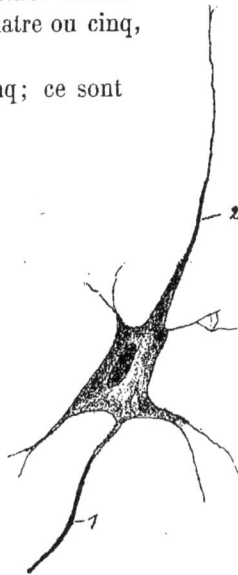

Fig. 229. — Coupe d'une circonvolution cérébrale de la région frontale.

1, couche névroglique. — 2, couche des petites pyramides. — 3, Couche des grandes pyramides. — 4, couche des grains névrogliques. — 5, couche des cellules de la volition. — *sb*, substance blanche.

Fig. 229 *bis*. — Une grande pyramide isolée.

1° Une couche superficielle formée d'une substance granuleuse parsemée de très petites cellules étoilées ;

2° Une couche renfermant de nombreuses cellules appelées, à cause de leur forme, petites pyramides ;

3° Une couche très épaisse remarquable par les grandes cellules en forme de fer de lance qu'elle renferme. C'est la couche des grandes pyramides (fig. 229 *bis*) ;

4° Une couche granuleuse contenant de nombreuses cellules petites et irrégulières ;

5° Une couche de cellules étoilées ou fusiformes, appelées, on ne sait trop pourquoi, cellules de la volition.

Dans la région occipitale, la couche des grandes pyramides fait défaut ; elle est au contraire très développée dans la corne d'Ammon ainsi qu'au voisinage du sillon crucial ou du sillon de Rolando, en un mot dans toutes les régions affectées à la motricité. Ces cellules présentent en effet un prolongement de Deiters manifeste et sont comparables à celles de la corne motrice de la moelle, tandis que les autres rappellent les cellules de la corne sensitive ou bien les éléments de la névroglie.

Betz, de Kiew a affirmé que chez la femme les circonvolutions rolandiques et frontales sont moins riches en grandes cellules pyramidales que chez l'homme ; tandis qu'au contraire les circonvolutions des lobes postérieurs renferment des cellules plus nombreuses et sensiblement plus volumineuses chez la femme que chez l'homme. On ne sait pas si de pareilles différences existent dans nos animaux domestiques, suivant le sexe.

Toutes les cellules des circonvolutions, qu'elles soient nerveuses ou névrogliques, sont plongées dans une gangue abondante de névroglie et s'anastomosent entre elles par un réseau d'une extrême ténuité. Elles reçoivent, au moins certaines d'entre elles, les terminaisons fibrillaires de la substance blanche sous-jacente.

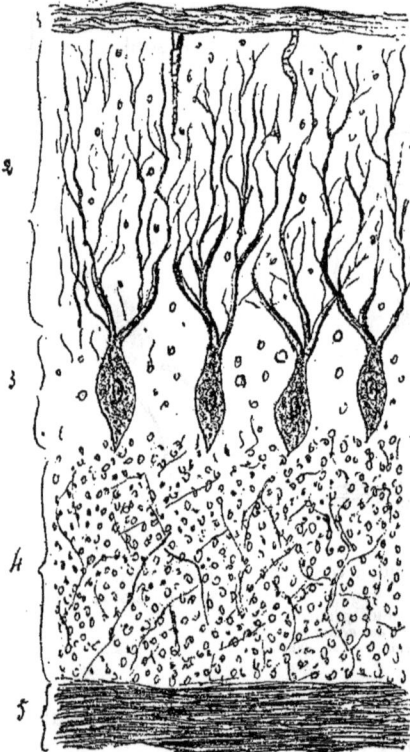

Fig. 230. — Coupe de l'écorce cérébelleuse.
1, pie-mère. — 2, couche superficielle. — 3, couche des cellules de Purkinje. — 4, couche rouillée. — 5, substance blanche.

Cervelet. — A la surface du cervelet on ne trouve plus que trois couches (voir fig. 230) : 1° la couche superficielle, d'une teinte grise, est formée par une matière amorphe parsemée de [quelques cellules très petites et de nombreuses fibres ramifiées émanant de la couche sous-jacente. 2° Cette dernière est représentée par une rangée de cellules, dites cellules de Purkinje. Ces cellules sont volumineuses, arrondies, et présentent chacune un bouquet de prolongements qui se perdent dans la couche superficielle. 3° La couche profonde, dite couche rouillée à cause de sa couleur, renferme un grand nombre de petites cellules serrées les unes contre les autres et assez semblables à celles des couches granuleuses de la rétine ; des cylindres-axes nombreux la traversent pour atteindre les cellules de Purkinje.

Vaisseaux. — La substance blanche et la substance grise de l'encéphale sont vascularisées comme celles de la moelle. Toutefois la circulation cérébrale présente quelques particularités dignes d'être citées, qui ont été bien étudiées chez l'homme par M. Duret.

Il y a lieu de distinguer dans le cerveau : 1° une circulation périphérique alimentée par la pie-mère, qui tamise pour ainsi dire les artères cérébrales et les réduit à l'état de capillaires ou de fines artérioles, afin de protéger la substance nerveuse contre l'impétuosité de l'afflux sanguin; 2° une circulation centrale alimentée par des artérioles assez volumineuses qui se détachent directement du polygone de Willis et qui sont ainsi très exposées à se rompre par excès de tension à leur intérieur. Les vaisseaux centraux communiquent avec les vaisseaux périphériques par de très fins capillaires où s'arrêtent facilement les embolies.

D'après Duret, les artères du cerveau se partagent la substance de cet organe en un grand nombre de territoires vasculaires réunis les uns aux autres par de rares anastomoses, de telle sorte que les suppléances réciproques de ces vaisseaux sont impossibles ou du moins très difficiles, et que, si l'un d'eux vient à s'oblitérer, son territoire est à peu près condamné au ramollissement.

Remarque générale sur les cellules nerveuses. — Nous avons di que Jacubowitz a proposé de diviser les cellules nerveuses d'après leur volume en motrices, sensitives et sympathiques. Cette classification appliquée aux animaux supérieurs comporte d'assez nombreuses exceptions. Par exemple, M. Pierret a remarqué que les cellules du noyau du facial (nerf moteur) ne sont pas plus grosses que celles du noyau sensitif du trijumeau; il a vu aussi que les cellules motrices de la moelle épinière, très volumineuses à la région lombaire, vont en diminuant de bas en haut, tout en restant toujours plus grosses que celles des noyaux bulbaires. Il conclut de ces faits que le volume des cellules nerveuses n'est point tant déterminé par leur nature physiologique que par leurs connexions anatomiques. En d'autres termes, *le volume d'une cellule nerveuse centrale serait en rapport avec la longueur plus ou moins grande des prolongements qu'elle émet.* Comme les cellules motrices de la moelle lombaire communiquent d'une part avec l'encéphale par la substance blanche et d'autre part avec l'extrémité du membre abdominal par les nerfs, elles doivent être plus grosses que les cellules homologues de la région cervicale, car les prolongements de ces dernières ont moins de chemin à parcourir soit pour atteindre le cerveau soit pour gagner les muscles et téguments du cou. Les fibres nerveuses sont, comme nous l'avons vu, les bras des cellules ; on conçoit que de longs bras se greffent sur un gros corps et de petits bras sur un petit corps.

Si les cellules sensitives et les cellules sympathiques sont généralement petites, cela tient sans doute au peu de portée de leurs prolongements.

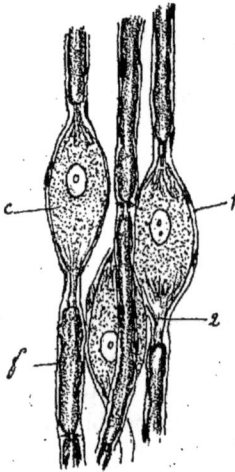

Fig. 231. — Schéma de la structure d'un ganglion spinal de poisson.

c, cellules nerveuses bipolaires. — *f*, fibres nerveuses à myéline. — *1*, gaine de Henle. — *2*, prolongement cylindre-axe.

3° Ganglions rachidiens.

Les ganglions rachidiens et ceux qui sont placés sur le trajet des nerfs crâniens renferment des cellules nerveuses placées sur le trajet des fibres et entretenant avec elles des connexions qui varient suivant les animaux.

Ces cellules sont bipolaires chez les poissons ; elles interceptent le trajet de chaque fibre, comme le montre la figure 231.

Elles sont unipolaires chez les mammifères et placées sur le côté des fibres ; le prolongement de chacune de ces cellules vient se brancher sur une fibre nerveuse au niveau d'un étranglement en donnant lieu à ce que M. RANVIER appelle les fibres en T ou en Y (fig. 232); on suppose que là le pôle cellulaire se bifurque et donne naissance au bout central et au bout périphérique de la fibre, car les cellules des ganglions rachidiens sont très probablement les centres d'émission de ces deux bouts, comme ils sont leur centre trophique. Ainsi comprises, les cellules unipolaires des ganglions des mammifères peuvent aisément être comparées aux cellules bipolaires des ganglions des poissons : il n'y a qu'à infléchir par la pensée les deux pôles de ces dernières, l'un vers l'autre, et à les

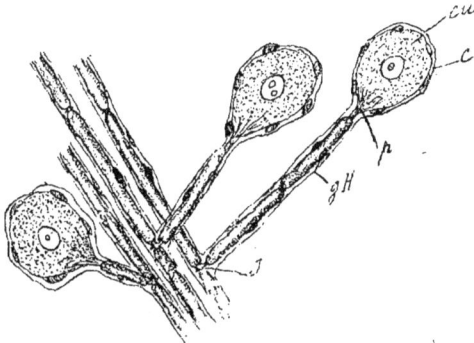

Fig. 232. — Cellules unipolaires des ganglions spinaux des mammifères, et leur mode de jonction avec les fibres traversant ces ganglions.

cu, cellule unipolaire. — p, son prolongement constituant une fibre à myéline. — gH, gaine de Henle se continuant sur la cellule et lui formant une enveloppe nuclée (c). — J, jonction en T ou en Y, au niveau d'un étranglement, avec les fibres qui vont à la moelle.

confondre en un seul, se bifurquant bientôt pour former les deux bouts d'une fibre.

Les cellules des ganglions forment des amas entre les faisceaux radiculaires, qui s'écartent pour les loger. Elles sont toutes pourvues d'une gaine de Henle nuclée qui joue le rôle d'une petite séreuse de glissement et représente la gaine lamelleuse des faisceaux primitifs des nerfs. Le ganglion entier est soutenu à l'intérieur et à l'extérieur par du tissu conjonctif lâche. Il est en outre parcouru par des vaisseaux sanguins très abondants dans les points où il y a des cellules.

4° Ganglions du sympathique.

On distingue les *ganglions* et les *plexus ganglionnaires* sympathiques

Les ganglions renferment un grand nombre de petites cellules auxquelles aboutissent des fibres. Les connexions de ces deux sortes d'éléments sont difficiles à démêler à cause de l'extrême difficulté de leur dissociation. Dans les mammifères les cellules des ganglions sympathiques sont multipolaires, et de leurs pôles on voit partir des fibres toutes semblables qui ne sont autre chose que des fibres de Remak (voir fig. 233); il n'y pas lieu de distinguer des prolongements protoplasmiques et un prolongement de Deiters comme on le fait pour les cellules du centre encéphalo-médullaire.

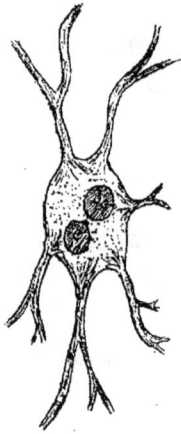

Fig. 233. — Une cellule à 2 noyaux d'un ganglion sympathique. Les prolongements sont autant de fibres de Remak.

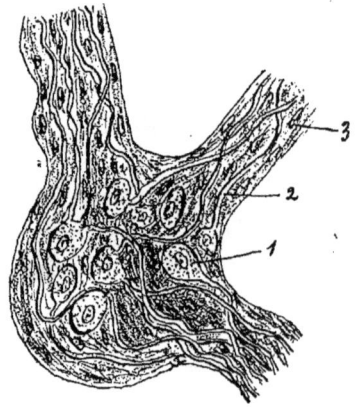

Fig. 234. — Schéma d'un ganglion du grand sympathique.

1, cellules nerveuses. — 2, fibres nerveuses en continuité avec les cellules. — 3, autres fibres nucléées qui ne font que traverser le ganglion.

Ces cellules présentent souvent deux noyaux; elles sont encapsulées comme celles des ganglions spinaux.

Chaque ganglion sympathique est un centre émissif de nouvelles fibres nerveuses, car on démontre que les fibres efférentes l'emportent en nombre sur les fibres afférentes; c'est ce qui commande la multipolarité des cellules; on suppose même que les prolongements de ces dernières sont en nombre proportionnel à celui des filets qui irradient de l'organe. (Voir fig. 234.)

Les nerfs sympathiques restent plexiformes jusqu'à leurs terminaisons et, dans leurs délicats plexus pré-terminaux, on trouve des cellules nerveuses figurant comme des ganglions microscopiques disséminés. Il existe de ces plexus ganglionnaires dans la plupart des viscères : Nous avons déjà cité ceux du cœur ; il en existe deux très remarquables dans la paroi de l'intestin ; l'un situé entre les deux plans de la tunique charnue est moteur, *c'est le plexus myentérique ou d'Aüerbach*, remarquable par ses mailles rectangulaires aux angles desquelles les cellules se trouvent groupées (fig. 235) ; l'autre, appelé plexus de Meissner ou plexus sensitif, est situé en dessous de la muqueuse et se fait remarquer par l'intrication de ses

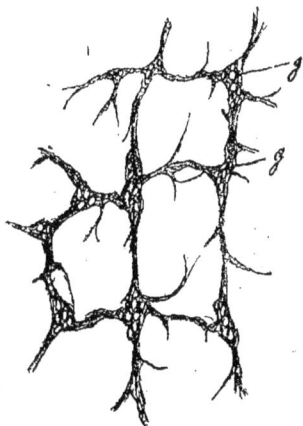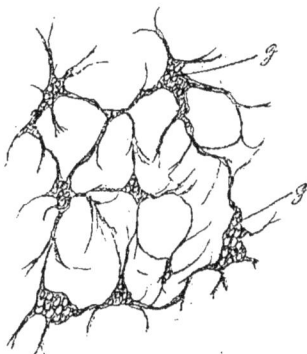

Fig. 235. — Plexus nerveux myentérique ou d'Aüerbach.
g, g, amas de cellules ganglionnaires.

Fig. 236.
Plexus nerveux de Meissner.
g, g, amas de cellules ganglionnaires.

fibres et l'irrégularité de ses mailles (fig. 236). Les plexus intestinaux ne comprennent que des fibres de Remak ; mais il en est d'autres qui montrent un certain nombre de fines fibres myéliniques. Il serait inutile de décrire tous ces plexus ; on peut prendre ceux de l'intestin comme des types.

La multiplicité des ganglions annexes est un des traits les plus caractéristiques des nerfs viscéraux ; elle montre combien peu sont directes les communications entre les organes de la vie végétative et le cerveau, et explique l'autonomie relative dont jouissent ces organes. La série des ganglions qui se succèdent, depuis les *rami-communicantes* de la chaîne sympathique jusqu'aux plexus gangliformes pré-terminaux, représente autant de centres nerveux subordonnés entre eux ainsi qu'aux centres supérieurs, et chargés de l'administration du domaine viscéral. Tous sont en effet des centres réflexes.

CARACTÈRES PHYSICO-CHIMIQUES DU TISSU NERVEUX

Les propriétés physiques du tissu nerveux diffèrent notablement suivant l'élément fondamental qui prédomine dans le point que l'on étudie. La substance grise affecte dans quelques endroits une nuance jaunâtre, brunâtre, ou noirâtre qu'il faut attribuer aux granulations pigmentaires des cellules. La substance blanche, ainsi que les nerfs cérébro-spinaux, doivent leur couleur blanc opaque à la myéline de leurs fibres. Les filets du sympathique sont grisâtres parce qu'ils renferment en majorité ou même exclusivement des fibres amyéliniques. Les centres nerveux axiaux ont peu de consistance ; ils se réduisent en pulpe à la moindre pression, tandis que les nerfs doivent à leur charpente conjonctive une assez grande résistance, surtout à la traction ; ceux-ci sont susceptibles de dessiccation, tandis que ceux-là entrent rapidement en putréfaction.

Les acides étendus, surtout les acides azotique et chromique, coagulent le tissu nerveux, sans en déformer les éléments principaux ; on les emploie, ainsi que les bichromates de potasse ou d'ammoniaque, le liquide de Müller, pour donner aux organes nerveux la dureté nécessaire pour y faire des coupes. L'acide osmique est aussi un coagulant de tous les éléments des organes nerveux ; de plus, il colore la gaine myélinique des fibres en noir. Il rend de très grands services dans l'étude histologique des nerfs sains ou altérés.

La composition chimique du tissu nerveux est très complexe et encore imparfaitement connue. La partie inorganique se fait remarquer par une grande richesse en acide phosphorique libre et en phosphates alcalins, alcalino-terreux et même ferrugineux. La partie organique renferme plusieurs substances albuminoïdes, de la graisse et des substances plus ou moins analogues aux matières grasses qu'on appelle *lécithines ;* on trouve en outre une substance neutre azotée et phosphorée que LIEBREICHT a désignée sous le nom de *protagon* et qui par décomposition donne la *névrine*, la *cérébrine* et l'acide *cérébrique*. Quant à la *cholesthérine*, elle paraît être un produit de dénutrition.

CARACTÈRES PHYSIOLOGIQUES

Développement. — Le névraxe, tube épithélial formé par involution de l'ectoderme dans le mésoderme, est le point de départ du développement de tout l'appareil nerveux. Il se renfle dans sa partie antérieure et forme ainsi les trois vésicules cérébrales dont l'antérieure donnera naissance au cerveau, à ses pédoncules et aux couches optiques, la moyenne aux tubercules quadrijumeaux (lobes optiques) et la postérieure au cervelet et au bulbe. La

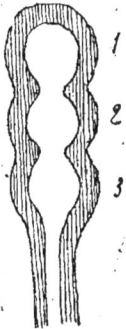

Fig. 237. — Les 3 vésicules encéphaliques du névraxe. 1, 2, 3.)

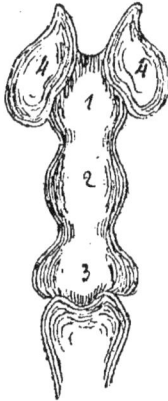

Fig. 238. — Partie encéphalique du névraxe d'un embryon.

1, 2, 3, vésicules encéphaliques. — 4, vésicules cérébrales.

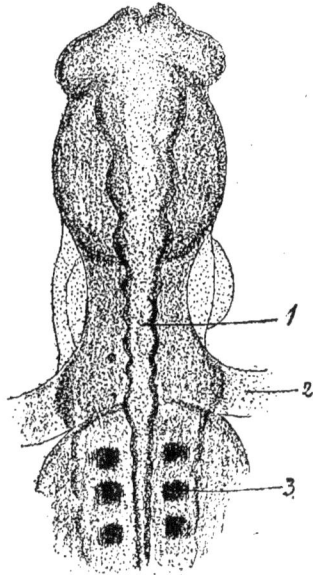

Fig. 239. — Partie supérieure d'un embryon vu par derrière.

1, névraxe avec ses dilatations encéphaliques. — 2, veines amphalo-mésentériques. — 3, protovertèbres.

partie postérieure du névraxe fournira la moelle épinière. Quant à la cavité même de ce tube, elle persiste pour former les ventricules de l'encéphale et le canal central de la moelle. (Voir fig. 237 à 239.)

Les cellules du névraxe primitif ont le type épithélial ; un certain nombre persistent sous cet état pour former le revêtement épendymaire ; les autres prolifèrent et se transforment d'abord en cellules névrogliques, puis en cellules nerveuses ; elles poussent des prolongements au sein de la substance amorphe qui les englobe, et ainsi se constituent le réseau de Gerlach de la substance grise, les fibres de la substance blanche, et les fibres des nerfs. Il n'y a primitivement ni vaisseaux, ni tissu conjonctif ; tous les éléments sont ectodermiques. Plus tard le mésoderme bourgeonne et pénètre les jeunes centres nerveux, leur apportant ainsi le substratum nutritif, c'est-à-dire les vaisseaux et le tissu conjonctif.

Tous les organes nerveux dérivent par bourgeonnement des centres axiaux et sont par conséquent d'origine ectodermique. Il n'est pas vrai, comme on l'a cru longtemps, que les organes périphériques se forment sur place aux dépens du mésoderme et qu'ils se joignent ensuite aux centres axiaux. Le développement de cet appareil est indiscontinu et centrifuge.

La fibre nerveuse apparaît sous la forme de cylindre-axe ; elle se recouvre ensuite de ses gaines protoplasmique, myélinique et schwanienne. On suppose que ces formations secondaires, non indispensables, sont l'œuvre de cellules mésodermiques qui viendraient s'aligner le long du cylindre-axe, en l'embrassant sur tout son pourtour, et donneraient naissance aux segments interannulaires. Chaque segment interannulaire, moins le cylindre-axe qui le traverse, est assimilable à une cellule adipeuse allongée ; la myéline est une matière grasse qui s'est déposée dans cette cellule en refoulant la plus grande partie du protoplasma et le noyau à la périphérie. Franz BOLL a constaté pendant le développement des nerfs, sur le têtard, que des cellules migratrices plus ou moins chargées de granulations graisseuses s'accumulent le long de ces organes ; il pense que c'est pour leur apporter de quoi édifier les gaines myéliniques de leurs fibres.

Accroissement. — Une fois formées, les fibres nerveuses doivent évidemment s'allonger pour suivre l'accroissement général de l'organisme. L'allongement du cylindre-axe s'explique aisément, puisque c'est un prolongement cellulaire susceptible de s'accroître indéfiniment ; mais il était plus difficile d'expliquer l'allongement des annexes. M. RENAUT observa le premier, chez l'âne, la présence de certains segments interannulaires courts et grêles, qui s'interposent entre les segments ordinaires en différents points de la longueur des fibres ; il les appela *segments intercalaires* et crut qu'ils étaient destinés à remplacer les segments anciens dont l'évolution était achevée. M. VIGNAL a retrouvé ces mêmes segments intercalaires chez les embryons et les jeunes sujets, et a assisté à leur formation aux dépens de cellules connectives qui viennent s'interposer comme un coin entre deux segments contigus, et se transforment peu à peu en segments nouveaux. C'est ainsi que les enveloppes des fibres nerveuses peuvent suivre l'allongement du cylindre-axe.

Nutrition. — La nutrition est facilement entretenue dans tous les organes du système nerveux par les nombreux vaisseaux sanguins et lymphatiques qui circulent ensemble ou séparément dans leur tissu conjonctif de soutènement. Elle semble régularisée par des centres nerveux ganglionnaires, axiaux ou périphériques, appelés *centres trophiques*, car l'altération de ces centres ou le simple fait de leur isolement entraînent des modifications profondes dans l'état anatomique des fibres nerveuses (dégénération), qui les rendent temporairement ou définitivement impropres à leurs fonctions. Ces phénomènes s'observent dans les centres nerveux après la destruction des ganglions de l'écorce ou de la base du cerveau; mais ils sont d'une netteté plus grande dans le système nerveux périphérique. — Auguste WALLER a montré que les centres trophiques des nerfs moteurs résident dans leurs noyaux d'origine, dans les centres, et que ceux des nerfs sensitifs siègent dans les ganglions placés extérieurement sur leurs racines. En effet, quand on coupe un nerf moteur, le bout périphérique dégénère, le bout central garde son intégrité. Quand on coupe

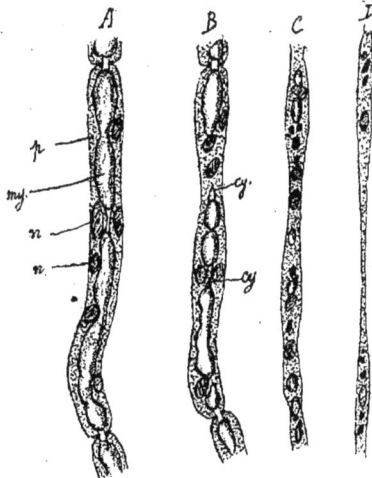

Fig. 240. — Diverses phases de la dégénération des fibres nerveuses myéliniques.

A, multiplication du noyau *n* et du protoplasma *p*. — B, fragmentation de la myéline et rupture du cylindre-axe (*cy*). — C, D, le protoplasma résorbe la myéline et les fragments de cylindre-axe, la fibre se réduit à un simple filament.

un nerf sensitif, c'est toujours le bout séparé du ganglion rachidien qui dégénère; par conséquent si la section a porté entre ce ganglion et l'origine c'est le bout central qui dégénère et le bout périphérique qui reste indemne.

Dégénération. — Les fibres en dégénération subissent les modifications anatomiques suivantes (voir fig. 240) :

On voit d'abord le noyau des segments interannulaires s'hypertrophier et se multiplier ; les noyaux multiples qui en résultent compriment le cylindre-axe et finissent par le rompre en divers points ; à ce moment (4e jour), la fibre a perdu ses propriétés physiologiques. Le protoplasma participe à l'hypertrophie des noyaux ; il disloque la myéline en gouttes, puis en gouttelettes et la résorbe peu à peu, comme on l'observe pour les cellules adipeuses dans le cas d'amaigrissement. Il résorbe aussi les fragments de cylindre-axe et la fibre se réduit peu à peu à la gaine de Schwann appliquée sur une tige irrégulière de protoplasma et de noyaux ; elle ressemble alors à un filament de tissu conjonctif.

Dans presque tous les nerfs séparés de leurs centres trophiques, on voit un certain nombre de fibres échapper à la dégénération : MM. ARLOING et TRIPIER ont montré que ce sont des *fibres récurrentes*. (Voir *Physiologie*.)

La dégénération est complète au bout d'un temps variable suivant l'espèce et l'âge des animaux et suivant le système auquel appartient le nerf. Pour être bien nette, elle demande au moins trois semaines. Comment peut-on l'expliquer ? Admettre que les centres trophiques exercent une action régulatrice ou modératrice sur la nutrition des nerfs, c'est se payer de mots. L'explication suivante nous paraît très vraisemblable : *le centre trophique d'un nerf, c'est son centre émissif*, c'est-à-dire le point de départ du bourgeonnement qui lui a donné naissance ; l'un est à l'autre ce que le bras est au corps. Or, quand on sépare une fibre nerveuse de la cellule qui lui a donné naissance, son cylindre-axe meurt, et, en faisant office de corps étranger irritant sur la série des cellules qu'il traverse, il détermine l'hypertrophie de leur protoplasma, la prolifération de leurs noyaux, en un mot une espèce de névrite parenchymateuse qui aboutit à la double résorption de la myéline et du cylindre-axe, c'est-à-dire à la dégénération de la fibre.

Régénération. — Lorsque les abouts nerveux d'un nerf coupé sont rapprochés ou peu éloignés, et que l'on a affaire à un sujet jeune, ils se réunissent après un certain temps, le segment périphérique se restaure, et enfin le nerf entre de nouveau en possession de ses propriétés.

On a fourni plusieurs explications de la restauration du bout périphérique. Celle qui paraît aujourd'hui le plus en harmonie avec le développement normal du système nerveux périphérique appartient à M. RANVIER. Elle consiste à admettre que les cylindres-axes des fibres du bout central bourgeonnent à partir de l'étranglement annulaire le plus rapproché de la section, se multiplient, gagnent le bout périphérique, s'y insinuent ou rampent à sa surface pour atteindre la terminaison. Les fibres primitivement cylindraxiles se complètent ensuite du centre à la périphérie. (Voir fig. 241.)

M. Van LAIR a appuyé tout récemment cette explication par des expériences très intéressantes. En interposant au-devant du bout central ou entre les deux bouts du nerf coupé un drain taillé dans un fragment d'os décalcifié, on favorise singulièrement le bourgeonnement du bout supérieur, dont les prolongements cylindres-axes progressent librement comme dans une sorte de tunnel. M. Van LAIR a obtenu en quatre mois la régénération d'un fascicule nerveux mesurant 5 centimètres.

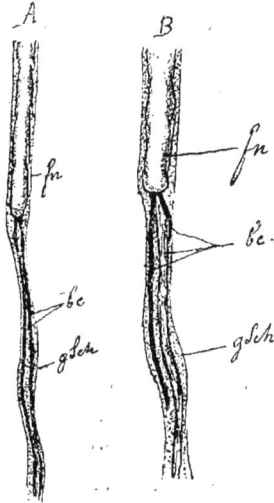

Fig. 241. — Mode de régénération du bout périphérique des nerfs coupés.

fn, fn, bout central des fibres nerveuses A et B. — *gsch*, gaine de Schwann du bout périphérique dégénéré de ces mêmes fibres. — *bc*, ramifications cylindraxiles bourgeonnant à partir du bout central.

Quand les fonctions se rétablissent dans le bout périphérique, elles apparaissent plus tôt dans les muscles que dans la peau.

Le cerveau lui-même serait susceptible de régénération dans la salamandre aquatique (PHILIPPEAUX) ; six mois après l'ablation, le cerveau a repris sa forme ; neuf mois après, il a repris ses fonctions.

Rôle du système nerveux. — D'une si grande importance qu'il est impossible d'en entreprendre la description ici. Par ses éléments cellulaires, il préside à l'élaboration des actes psychiques volontaires et des actes réflexes, à la perception des impressions sensitives de toutes sortes. Par ses éléments fibrillaires, il tient sous sa dépendance les organes actifs du système locomoteur, du système vasculaire, et les organes des sens. Enfin il exerce une influence sur la nutrition, les sécrétions, la calorification, etc. .

Altérations. — Le système nerveux présente les lésions de l'inflammation, du ramollissement ou nécrobiose, de la sclérose ou hypertrophie du tissu conjonctif de charpente, de la dégénération ; il peut former des tumeurs (gliômes) qui offrent la texture et l'évolution de la névroglie, etc.

TEXTURE DES CENTRES NERVEUX

DES RAPPORTS QUI EXISTENT ENTRE LA SUBSTANCE GRISE ET LA SUBSTANCE BLANCHE DANS LE CENTRE CÉRÉBRO-SPINAL

Il y a dans tout centre nerveux une partie active, la substance grise, et une partie passive, la substance blanche. La première est, comme nous l'avons vu, essentiellement constituée par un réseau de cellules nerveuses, la seconde a pour base la fibre nerveuse. La substance blanche n'est pas seulement juxtaposée à la substance grise, elle la pénètre incessamment pour y prendre naissance ou s'y terminer. Il est en effet démontré que toute fibre nerveuse centrale est un trait d'union entre deux cellules, et la connaissance de la texture des centres nerveux se réduit à la solution de ce problème : « Déterminer pour chaque fibre la cellule originelle et la cellule terminale. » Ce problème si simple à poser est loin d'être résolu, comme on va le voir. Pour aller du simple au composé, nous étudierons d'abord la texture de la moelle, puis de bas en haut, celle du bulbe, du mésocéphale, des pédoncules, du cervelet et du cerveau.

1° Moelle épinière.

Le dessin ci-contre (avec sa légende) d'une coupe transversale de la moelle suffira à rappeler tous les détails de conformation extérieure et intérieure qui doivent précéder l'étude de la texture.

Il est bon d'ajouter que l'étude des dégénérescences dites *systématiques* chez l'homme a fait créer des subdivisions dans les cordons blancs de la moelle ; on distingue en effet au côté interne du cordon postérieur le *cordon de Goll* ou *cordon grêle* qui, dans la région cervicale, est parfaitement délimité superficiellement par le sillon intermédiaire postérieur (fig. 242 CG) ; de même on distingue la partie la plus interne du cordon antérieur sous le nom de *faisceau de Türk*, etc.

Avant d'indiquer le trajet des fibres constituantes de chacun des cordons médullaires, il convient de dire qu'aucune de ces fibres n'est en continuité directe avec celles des nerfs : ceux-ci sortent de la substance grise, nous le répétons. Les fibres blanches médullaires sont de simples commissures qui unissent un point de la substance grise à un autre, soit dans le sens longitudinal, soit

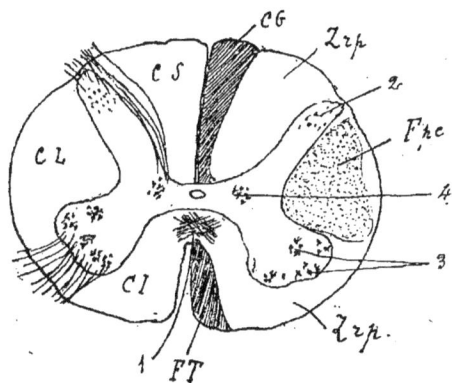

Fig. 242.
Coupe topographique de la moelle épinière.

CI, cordon inférieur. — CL, cordon latéral. — CS, cordon supérieur. — CG, cordon de Goll. — FT, faisceau de Türck. — Zrp, zone radiculaire postérieure. — Zra, zone radiculaire antérieure. — Fpc faisceau pyramidal croisé. — 1, décussation des cordons inférieurs. — 2, cellules de la corne grise supérieure. 3, cellules de la corne grise inférieure. — 4, cellules de la colonne de Clarke.

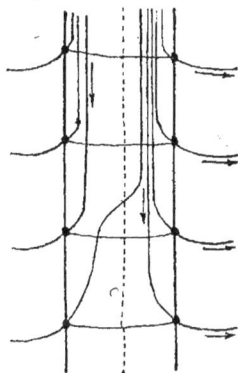

Fig. 243. — Schéma des noyaux gris et des fibres blanches dans les cordons antérieurs de la moelle.

On voit très bien les commissures longitudinales et transversales qui unissent les noyaux gris voisins, les fibres longitudinales qui viennent de l'encéphale pour se terminer successivement sur les noyaux gris médullaires après entre-croisement sur la ligne médiane, enfin les racines motrices des nerfs.

et plus rarement dans le sens transversal ; les unes qu'on pourrait appeler intrinsèques ne dépassent pas la moelle, les autres, extrinsèques, vont jusqu'à la substance grise cérébrale. Toutes ces fibres nous rappellent les connectifs inter-ganglionnaires de la double chaîne nerveuse des vers et des arthropodes ; l'anatomie comparée nous démontre d'ailleurs que cette dernière est homologue de la moelle épinière des vertébrés ; c'est une moelle simplifiée dont la substance grise aurait été dissociée en fragments métamériques.

1° *Cordons antérieurs.* — Les fibres des cordons antérieurs vont en diminuant de nombre de haut en bas, car elles se terminent successivement dans la corne grise antérieure. Beaucoup relient sans intermédiaire les cellules échelonnées dans cette corne aux corps striés et à l'écorce cérébrale ; d'autres plus courtes réunissent des étages différents de cette même corne. Les premières s'entre-croisent successivement dans toute la hauteur de la moelle à travers la commissure blanche, de telle sorte que si leur origine est l'hémisphère cérébral gauche, leur terminaison sera la corne grise antérieure droite, et vice versa. Sur les coupes la commissure blanche montre manifestement cette décussation. (Voir fig. 242 et 243.)

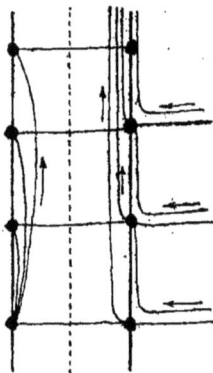

Fig. 244. — Schéma des noyaux gris des cornes postérieures de la moelle et de leurs rapports avec les fibres des cordons postérieurs.

Du côté gauche on voit des fibres qui se portent d'un point à un autre de la longueur de la moelle (cordon de Goll).

Du côté droit on voit partir des fibres qui gagnent directement le cerveau ; on voit aussi les racines sensitives avec leur mode particulier d'émergence.

2° *Cordons latéraux.* — Renferment des fibres qui partent à diverses hauteurs de la substance grise et arrivent au collet du bulbe sans avoir subi d'entre-croisement.

3° *Cordons postérieurs proprement dits.* — Leurs fibres forment des commissures longitudinales intra-médullaires et médullo-cérébrales ; elles s'entre-croisent au collet du bulbe et quelques-unes peuvent être poursuivies jusqu'aux couches optiques.

Les fibres du cordon de Goll sont des commissures purement intra-médullaires ; elles ne dépassent pas en haut les corps restiformes. (Voir fig. 244.)

4° Enfin *les fibres radiculaires des nerfs rachidiens* se mettent en rapport avec les cellules des cornes grises (c'est du moins démontré pour les fibres motrices). Les racines motrices émergent de la moelle à peu près en regard de la substance grise qui leur donne naissance, tandis que les racines sensitives effectuent avant leur

émergence un certain trajet descendant au sein des cordons postérieurs.

Substance grise. — Nous savons qu'elle est formée de cellules
dont les prolongements anastomotiques constituent *le réseau de
Gerlach.* L'anatomie est impuis-
sante à démêler un pareil réseau
et par conséquent à préciser les
communications qu'il établit ; mais
la physiologie nous permet de dire
que les fibres du réseau de Gerlach font communiquer les cellules
d'une moitié latérale de la moelle :
1° avec les fibres de la substance
blanche ; 2° entre elles ; 3° avec
les cellules de la moitié opposée
à travers la commissure grise ;
4° avec les fibres de la substance

Fig. 245. — Schéma des connexions des
cellules de la moelle au niveau d'une
coupe transversale.

blanche de la moitié opposée en passant dans la commissure
blanche ; 5° enfin avec les fibres radiculaires des nerfs dont l'origine
ne serait autre que le prolongement de Deiters. (Voir fig. 245.)

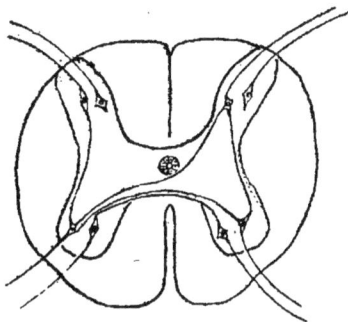

2° Bulbe rachidien.

Quand on poursuit les sillons médians de la moelle sur le bulbe,
on constate : 1° que le sillon inférieur diminue beaucoup de profondeur et qu'il est le siège vers le collet de l'organe d'un entre-croisement de faisceaux qui donne naissance aux *pyramides* (cette
décussation fut découverte en 1710 par MISTICHELLI et POURFOUR DU
PETIT) ; 2° que le sillon postérieur arrivé au tiers postérieur du bulbe
s'entr'ouvre subitement comme par une sorte d'abduction forcée des
cordons blancs qui le limitent ; le canal central s'ouvre dans cette
large excavation triangulaire et la substance grise qui en formait la
paroi se trouve ainsi étalée et mise à nu.

A s'en tenir aux apparences on croirait que les pyramides prolongent les cordons antérieurs de la moelle et que les corps restiformes
prolongent les cordons postérieurs ; il n'en est rien cependant, car
il s'est opéré des modifications intérieures profondes, que démontrent des coupes transversales faites en série d'arrière en avant.

Le bulbe d'ailleurs n'est pas seulement constitué par la substance
de la moelle plus ou moins remaniée; il comprend en outre une
substance propre, qui détermine le renflement progressif qui lui a

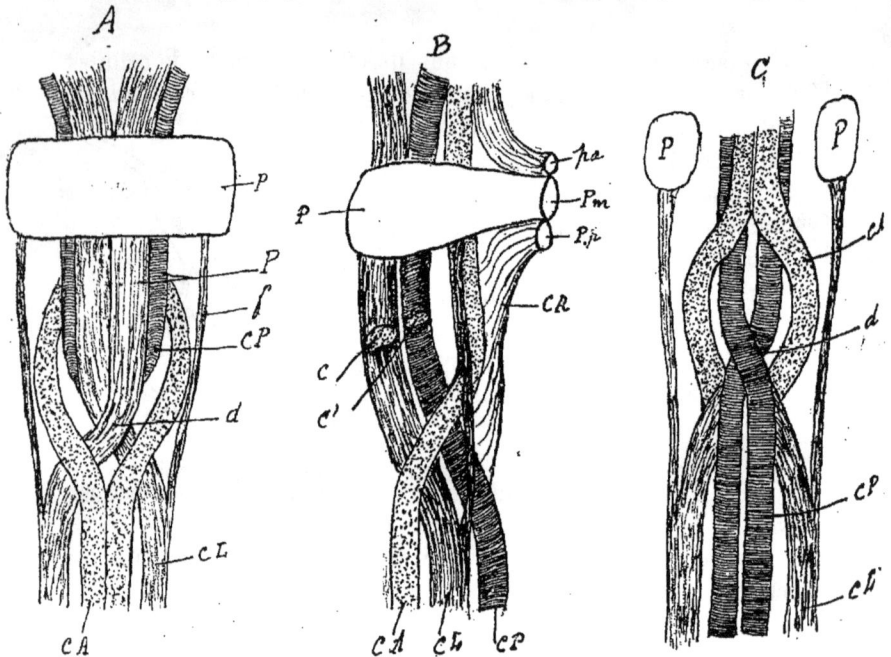

Fig. 246. — Schéma du trajet des faisceaux blancs du bulbe.

A, face inférieure.

CA, cordons antérieurs. — CL, cordons latéraux s'entre-croisant en *d*. — *f*, faisceau de ces derniers échappant à l'entre-croisement. — CP, cordons postérieurs. P, pyramides avec leur portion motrice et leur portion sensitive. — *p*, protubérance.

B, face latérale.

CA, CL, CP, mêmes significations que précédemment, C et C' coupe de la portion motrice et de la
portion sensitive de la pyramide d'un côté, permettant de suivre du côté opposé les cordons CL et CP
après leur entre-croisement. — *p*, protubérance. — CR, corps restiforme. — *pa, pm, pp*, pédoncules
cérébelleux, antérieur, moyen et postérieur.

C, face supérieure.

CA, CL, CP, mêmes significations que précédemment. — *d*, décussation des cordons postérieurs. —
P, coupe des extrémités de la protubérance formant les pédoncules cérébelleux moyens.

valu son nom. Nous avons donc à étudier dans la texture du bulbe :
1° la substance blanche et la substance grise qui prolongent celles
de la moelle, 2° la substance blanche et la substance grise sura-
joutées.

A. — *Substance blanche d'origine médullaire.* — Les cordons de
la moelle s'entre-croisent entièrement avant de pénétrer dans l'en-

céphale, conséquemment les fibres qui n'ont pas subi leur décussation dans le trajet de la moelle l'effectuent en entrant dans le bulbe.

1° Les cordons antérieurs dont les fibres s'entre-croisent sur toute la hauteur de la moelle à travers la commissure blanche, ont achevé leur entre-croisement au niveau du bulbe ; ils changent seulement de direction : d'antérieurs ils deviennent postérieurs. En s'écartant momentanément ils forment une boutonnière dans laquelle passent les cordons latéraux et postérieurs. (Voir fig. 246.)

2° Les cordons de GOLL ne s'entre-croisent pas, ils s'écartent

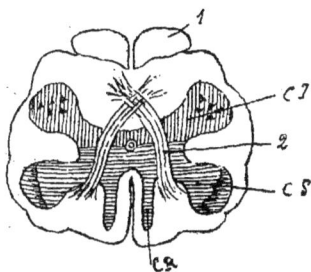

Fig. 247. — Coupe transversale au niveau du collet du bulbe.

CI, cornes inférieures. — CS.cornes supérieures. — 1, partie postérieure des pyramides. — 2, cordons latéraux. — 3, partie postérieure des corps restiformes. — 4, décussation des cordons latéraux, qui séparent la tête et la base des cornes inférieures.

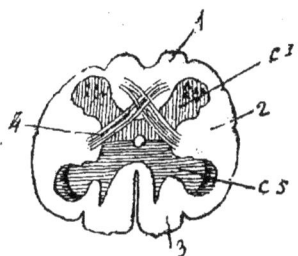

Fig. 248. — Coupe du bulbe au niveau de l'entre-croisement des cordons postérieurs.

CI, cornes inférieures. — CS, cornes supérieures. — CR, noyaux des corps restiformes. — 1, pyramides, — 2, cordons postérieurs en décussation.

simplement au niveau du calamus scriptorius et disparaissent sur le côté interne des corps restiformes.

3° Les cordons latéraux s'entre-croisent incomplètement et deviennent antérieurs pour former la partie superficielle des pyramides. La portion non entre-croisée continue son trajet à la surface de la moelle entre le sillon collatéral supérieur et l'olive pour former le faisceau latéral du bulbe, et pénètre ensuite dans la protubérance. (Voir 246 et 247.)

4° Les cordons postérieurs s'entre-croisent complètement, affectant la même direction que les cordons latéraux ; ils se portent en avant et forment la partie profonde des pyramides. (Voir fig. 246 et 248.)

B. — Substance grise de provenance médullaire. — La substance grise est profondément remaniée dans le bulbe par l'entre-croisement des cordons blancs et par l'ouverture du canal central au bec

du calamus. Ce dernier phénomène met à nu la commissure et la
base des cornes grises sur le plancher du quatrième ventricule. La décussation des cordons latéraux sépare la tête de la base de la corne antérieure ; celle des cordons postérieurs en fait autant pour la corne postérieure (voir fig. 247 et 248), si bien que la substance grise, prolongeant celle de la moelle, apparaît sur une coupe sous forme de noyaux indépendants, qui donnent naissance aux nerfs crâniens.

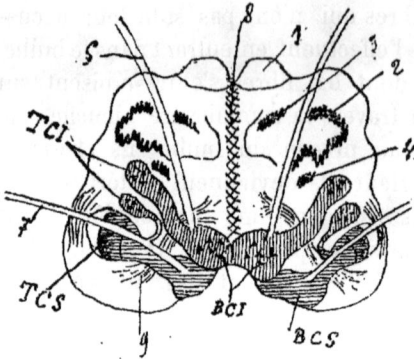

Fig. 249. — Coupe du bulbe à sa partie moyenne.

BCI, base des cornes inférieures. — BCS, base des cornes supérieures. — TCI, tête avec son noyau accessoire des cornes inférieures. — TCS, tête des cornes inférieures. — 1, pyramides. — 2, olives. — 3, noyaux juxtaolivaires internes. — 4, noyaux juxtaolivaires externes. — 5, grands hypoglosses. — 7, pneumogastriques. — 8, raphé. — 9, fibres arciformes par lesquelles se terminent les corps restiformes.

C. — *Substance blanche surajoutée.* — Elle constitue principalement les corps restiformes. (Voir fig. 246 B.) Ces cordons pénètrent en haut dans le cervelet en prenant le nom de pédoncules cérébelleux inférieurs et se terminent en bas, dans le bulbe par les *fibres arciformes*. Ces fibres se croisent sur la ligne médiane en formant un raphé et se terminent ensuite dans la substance grise.

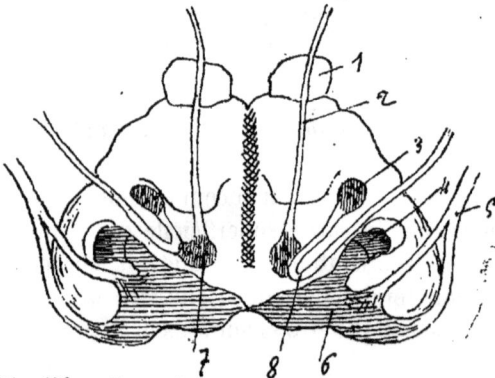

Fig. 250. — Coupe du bulbe immédiatement en arrière de la protubérance.

1, pyramides. — 2, nerf oculo-moteur externe. — 3, tête de la corne motrice. — 4, tête de la corne sensitive. — 5, nerf acoustique avec ses 2 racines. — 6, base étalée de la corne sensitive. — 7, base de la corne motrice. — 8, coude du facial.

D. — *Substance grise surajoutée.* — Elle forme sur une coupe de la partie moyenne du bulbe

1° Le noyau du cordon grêle ou cordon de Goll ;

2° Le noyau du corps restiforme ;

3° L'olive et les noyaux juxta-olivaires. (Voir fig. 248 et 249.)

Nous faisons abstraction de la substance grise diffuse qui infiltre pour ainsi dire toute la masse du bulbe.

On ne saurait préciser à l'heure actuelle les connexions de ces divers noyaux entre eux ou avec les régions voisines.

3° Protubérance annulaire.

La substance blanche dans la protubérance annulaire est constituée : 1° par le prolongement des faisceaux longitudinaux du bulbe dans lesquels on reconnaît aisément de dessous en dessus :

(a) *Les fibres motrices des pyramides,* (b) *les fibres sensitives des pyramides,* (c) *le cordons antérieurs.*

2° Par un grand nombre de fibres transversales qui se tamisent à travers son épaisseur ou s'accumulent à sa surface en un gros faisceau en anse de panier.

Quant à la substance grise, elle se rattache au système des noyaux gris médullo-bulbaires par le *locus cœruleus* qui soulève le plancher du 4° ventricule, et par le noyau moteur du trijumeau. (Voir fig. 251.) Elle est en outre répandue entre

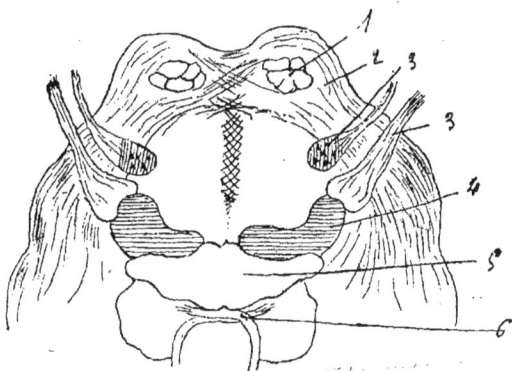

Fig. 251. — Coupe de la protubérance passant au niveau de la valvule de Vieussens.

1, pyramides. — 2, amas de fibres transversales superficielles. — 3, noyau moteur du trijumeau. — 3', racine sensitive du trijumeau. — 4, noyau sensitif dit locus cœruleus. — 5, partie antérieure du 4° ventricule. — 6, nerfs pathétiques s'entre-croisant sur la valvule de Vieussens.

les fibres blanches et constitue une masse principale qui s'intercale entre la portion motrice et la portion sensitive des pyramides : c'est le commencement du *locus niger.*

Les fibres transversales s'entre-croisent sur la ligne médiane et servent de lien entre des noyaux gris protubérantiels et la substance grise du cervelet (pédoncules cérébelleux moyens).

4° Pédoncules cérébraux. — Tubercules quadrijumeaux Couches optiques.

On distingue sur une coupe des pédoncules cérébraux des fibres blanches disposées sur deux étages (voir fig. 252) : 1° un étage in-férieur ou pied du pédoncule, constitué par la portion motrice des pyramides ; 2° un étage supérieur ou calotte du pé-doncule, séparé du précédent par un gros noyau de substance grise pigmentée (*locus niger*). On trouve dans cet étage, en dehors, la portion sensitive des pyra-mides, en dedans, le cordon antérieur qui se confond avec le pédoncule céré-belleux antérieur.

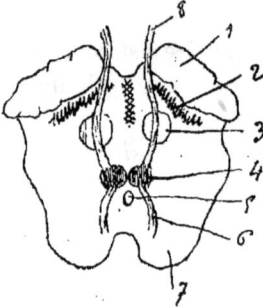

Fig. 252. — Coupe des pédon-cules cérébraux.

1, portion motrice des pyramides (pied des pédoncules). — 2, locus niger. — 3, noyaux de Stilling. — 4 noyaux d'origine des nerfs de la 3° partie (8) et de la 4° (6). — 5, aque-duc de Sylvius. — 7, tubercules ju-meaux.

Le prolongement de la substance grise de la moelle n'est plus indiqué que par un petit amas sous-jacent à l'aqueduc de Sylvius, amas qui donne naissance à la troisième et à la quatrième paires crâ-niennes.

Si l'on poursuit le trajet des divers cordons blancs des pédoncules, on constate que les pédoncules cérébelleux antérieurs plongent après s'être entre-croisés, dans les *noyaux gris de Stilling*. Toutes les fibres sensitives répandues dans la calotte des pédoncules vont se perdre dans les tubercules quadrijumeaux et dans les divers noyaux sensitifs répandus dans les couches optiques, à l'exception d'un faisceau qui se porte directement dans le cerveau (faisceau de Meynert). Quant aux fibres motrices, elles se répartissent entre les deux noyaux des corps striés et le cerveau proprement dit ; les dernières plongent entre le noyau lenticulaire et le noyau caudé pour se répandre ensuite dans la couronne rayonnante ; elles cons-tituent alors de véritables commissures médullo-cérébrales. (Voir fig. 253.)

5° Cervelet

Le cervelet comprend dans sa structure un noyau blanc arborisé (*arbre de vie*), qui n'est que l'épanouissement de ses pédoncules, et une couche périphérique de substance grise qui suit toutes les plicatures de sa surface. On trouve en outre au centre de chacun de ses lobes latéraux le *corps rhomboïdal* ou *olive cérébelleuse*.

Les fibres branches centrales aboutissent soit au corps rhomboïdal, soit à la couche grise corticale ; elles se rassemblent d'autre part en trois pédoncules qui greffent l'organe sur l'isthme. (Voir fig. 246 B.) Les pédoncules cérébelleux antérieurs ou supérieurs se portent en avant et se terminent, comme nous l'avons dit, sur les noyaux de Stilling des couches optiques. Les pédoncules cérébelleux moyens beaucoup plus volumineux se portent directement en dedans pour se confondre avec la protubérance ; un certain nombre de leurs fibres se terminent, en s'entre-croisant, dans la substance grise du mésocéphale ; les autres se portent directement d'un lobe latéral du cervelet à l'autre. Quant aux pédoncules cérébelleux inférieurs, ils se continuent par les corps restiformes avec les fibres arciformes du bulbe.

Aucune fibre n'irait directement du cervelet à la moelle ni au cerveau ?

6° Cerveau.

Chaque hémisphère cérébral est constitué : 1° par un noyau de substance blanche (centre ovale de Vicq d'Azyr) ; 2° par de la substance grise répandue à sa surface sous forme d'écorce, et formant d'autre part à sa base un énorme ganglion (corps strié confondu avec la couche optique).

Les corps striés doivent leur nom à ce qu'ils sont traversés par de nombreuses fibres blanches qui, des pédoncules cérébraux ou des couches optiques se portent à l'écorce cérébrale ; ces fibres sont rassemblées en deux faisceaux principaux désignés sous les noms de *capsule interne* et de *capsule externe*. La capsule interne passe entre les noyaux caudé et lenticulaire ; elle s'épanouit ensuite pour former la *couronne rayonnante de Reil* dont les fibres gagnent les divers départements de la substance grise superficielle. D'après MEYNERT, les fibres postérieures de la couronne rayonnante seraient sensitives (faisceau de Meynert). La capsule externe passe entre le noyau lenticulaire et l'avant-mur (mince lame grise située en dessous de l'insula) ; les fibres qui la constituent émanent de la couche optique et se terminent en s'entremêlant avec celles de la couronne rayonnante. Le corps strié est non seulement traversé par les fibres blanches que nous venons d'indiquer, mais encore il est la source

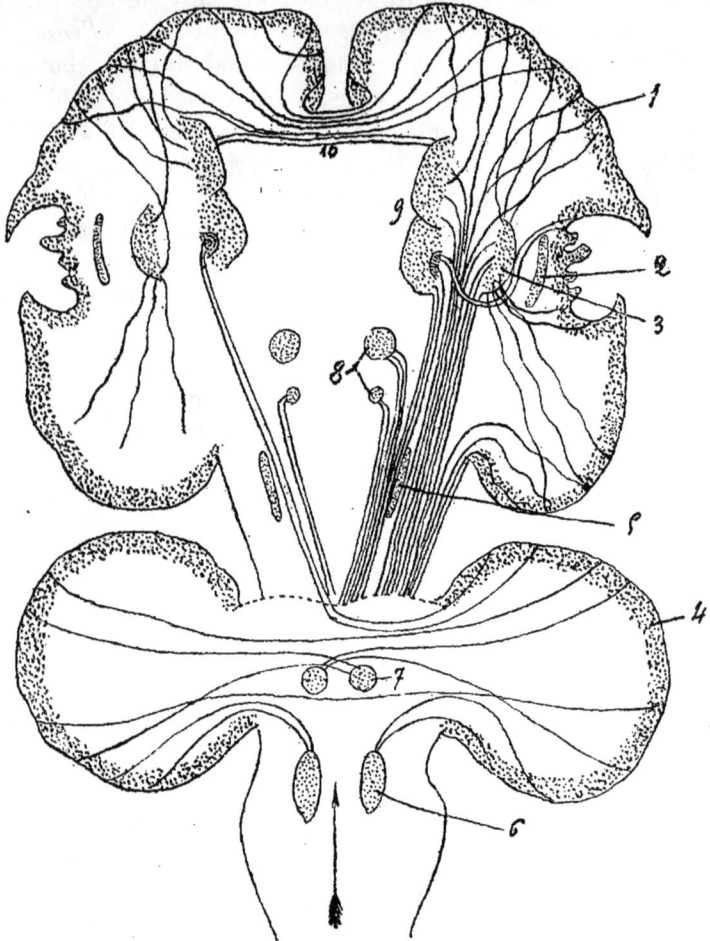

Fig. 253. — Schéma de la texture de l'encéphale.

1, écorce grise du cerveau. — 2, avant-mur. — 3, noyau lenticulaire. — 4, écorce cérébelleuse. — 5, locus niger. — 6, olives bulbaires. — 7, noyaux protubérantiels. — 8, noyaux des tubercules bigéminés. — 9, noyaux opto-striés. — 10, fibres du corps calleux.
On a omis de figurer les noyaux rhomboïdaux de l'intérieur du cervelet. Les trajets les mieux connus des fibres de la substance blanche sont représentés par des traits.

d'autres fibres qui l'unissent directement avec les circonvolutions : c'est donc le centre d'irradiation de la substance blanche cérébrale, le trait d'union entre le cerveau et l'isthme.

Les hémisphères sont reliés l'un à l'autre anatomiquement et physiologiquement par une épaisse commissure transversale qui surmonte leurs ventricules : c'est le *corps calleux*, analogue quant

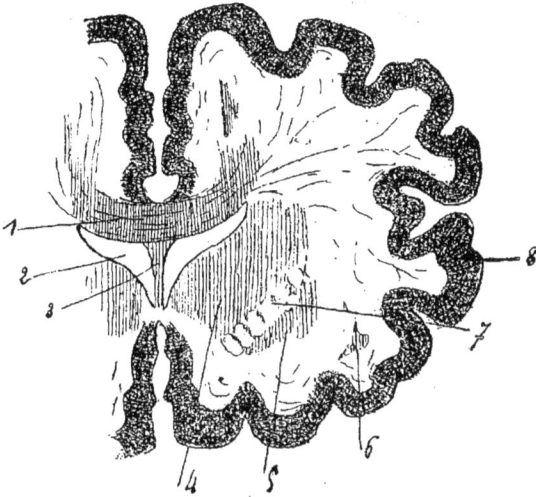

Fig. 254. — Coupe transversale du cerveau.

1, corps calleux. — 2, ventricules latéraux. — 3, septum lucidum. — 4, noyau caudé. — 5, noyau lenticulaire. — 6, avant-mur. — 7, capsule interne. — 8, écorce cérébrale.

à ses usages au pont de Varole ou à la commissure blanche de la moelle. Les fibres du corps calleux unissent les points homologues de la surface des hémisphères ; elles sont indépendantes du système de fibres qui irradient des corps striés.

Outre ce système de commissures inter-hémisphériques, il existe d'autres fibres qui s'étendent d'une circonvolution à l'autre ou d'un point à l'autre d'une circonvolution, dans un même hémisphère : ce sont des commissures intra-hémisphériques.

Indiquons enfin le trigone, les pédoncules de la glande pinéale, les tractus du corps calleux, la bandelette demi-circulaire, qui établissent des connexions anatomiques et physiologiques importantes sans doute, mais encore indéterminées. (Voir fig. 253 et 254.)

CONSTITUTION GÉNÉRALE DE L'AXE ENCÉPHALO-MÉDULLAIRE

Il ne sera pas inutile de jeter un coup d'œil d'ensemble sur l'appareil merveilleux dont nous venons de faire l'analyse.

La substance grise forme : 1° une longue colonne axiale autour du canal central, qui s'étend de l'extrémité inférieure de la moelle (*filum terminale*) jusqu'à l'intérieur du ventricule moyen, et qui donne naissance à tous les nerfs, les nerfs sensoriels exceptés ; 2° une enveloppe périphérique au cervelet et au cerveau ; 3° les divers noyaux surajoutés que nous avons appelés corps striés, couches optiques, tubercules quadrijumeaux, olives, etc., etc.

La substance blanche est formée d'un système de fibres longitudinales (appareil primordial ou fondamental) et d'un système de fibres commissurales (appareil secondaire). Ce dernier d'une évolution tardive est rudimentaire dans les poissons, les reptiles et les oiseaux ; il acquiert tout son développement chez les mammifères et surtout chez l'homme ; son rôle est de lier les unes aux autres les diverses parties de l'axe cérébro-spinal, de centraliser leur action, d'en accroître la puissance (SAPPEY). Le système longitudinal comprend les cordons de la moelle et leur prolongement dans l'isthme encéphalique, cordons qui s'enrichissent incessamment de nouvelles fibres et qui aboutissent après entre-croisement soit aux couches optiques et à l'écorce des lobes postérieurs du cerveau (fibres sensitives), soit aux corps striés et aux parties moyenne et antérieure de l'écorce cérébrale (fibres motrices). Le corps calleux et la protubérance constituent les deux organes les plus importants du système secondaire ; leur développement est en raison directe de celui des hémisphères cérébraux ou des lobes latéraux du cervelet.

Il faut ajouter à ce système de commissures transversales les fibres qui, à différentes hauteurs, relient les deux moitiés symétriques de l'axe gris, et les fibres qui rattachent dans une même moitié les noyaux sensitifs aux noyaux moteurs ; de telle sorte qu'une excitation sensitive lancée dans le système nerveux peut se réfléchir sur les éléments moteurs, dans la moelle, dans le bulbe ou le mésocéphale, à la base ou dans l'écorce grise du cerveau.

Tel est le résumé succinct des connaissances que l'on possède sur la texture des centres nerveux et les relations que leurs diverses parties entretiennent les unes avec les autres.

TISSU ET SYSTÈME DÉRIVANT DE L'ENTODERME

L'entoderme fournit l'épithélium de la muqueuse gastro-intestinale et ses annexes glandulaires (éléments essentiels du foie, du pancréas, des glandes de Lieberkuhn, de Brünner, de l'estomac, etc.). Les muqueuses à épithélium entodermique sont les vraies muqueuses ; les autres ne sont, suivant l'expression de BÉCLARD, que de la peau invaginée, et leur épithélium mériterait le nom d'épiderme muqueux.

TISSU ÉPITHÉLIAL PROPREMENT DIT

Caractères anatomiques. — Ce tissu est composé exclusivement de cellules qui s'offrent sous trois formes principales (v. fig. 255) :

1° La cellule cylindrique surmontée d'un plateau à son extrémité libre, ramifiée à son extrémité profonde, est la plus commune ; elle est quelquefois pénétrée et comme grillagée par suite de l'action térébrante des globules blancs (RENAUT).

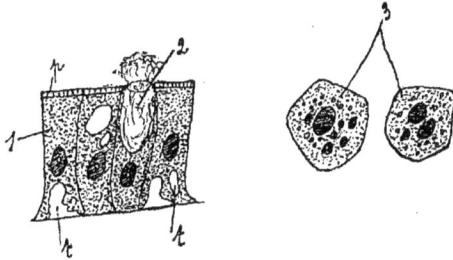

Fig. 255. — Cellules épithéliales entodermiques.

1, cellules cylindriques de l'épithélium intestinal. — p, plateau cuticulaire superficiel. — t, trous pratiqués par des globules blancs. — 2, une cellule caliciforme intercalée entre les précédentes. — 3, deux cellules polyédriques du foie avec des gouttelettes de bile à leur intérieur.

2° La cellule caliciforme, entremêlée avec la précédente sur les plans muqueux, se fait remarquer par une excavation en coupe, remplie du mucus qu'elle élabore à la manière d'une glande mono-cellulaire.

3° La cellule polyédrique se rencontre dans certaines glandes, et présente à l'état de granulations diverses substances produites par ces glandes.

Ces diverses cellules sont munies d'un et quelquefois de deux noyaux ; elles donnent toutes les signes d'une grande activité nutritive et sécrétoire.

Les vaisseaux et les nerfs sont absents dans le tissu épithélial, à moins qu'il n'ait été remanié par le tissu conjonctif. (Voir plus loin *foie, pancréas*.)

Caractères physico-chimiques. — Ce sont ceux du tissu épidermique. Toutefois, comme les cellules épithéliales ne dépassent pas la phase mucosique, elles sont toutes molles, très altérables, et ne renferment jamais ni éléidine ni kératine ; elles sont néanmoins insolubles dans l'acide acétique, la soude et la potasse.

Dans les culs-de-sac glandulaires, ces cellules se chargent de principes spéciaux en rapport avec la nature du produit sécrété : dans le foie, elles renferment des granulations de matière biliaire, de glycogène, de graisse ; dans le pancréas, des granulations de pancréatine ; dans les glandes de Brünner, le ferment inversif ; dans beaucoup de glandes gastriques, de la pepsine, etc.

Caractères physiologiques. — La nutrition, l'accroissement et la régénération du tissu épithélial s'effectuent de la même manière que pour le tissu épidermique ; il n'y a de différence que dans la provenance embryogénique.

Dans sa partie glandulaire, il fabrique et élimine des substances dans lesquelles entre le groupement cyanhydrique ; ce sont des espèces d'alcaloïdes que M. Armand Gautier appelle *leucomaïnes* et qui jouissent d'une grande toxicité. Parmi ces leucomaïnes, citons l'*adénine*, découverte récemment par Kossel dans le pancréas.

D'autres alcaloïdes se forment pendant la décomposition du cadavre ; ce sont les *ptomaïnes*.

Claude Bernard avait déjà montré que l'organisme animal peut faire la synthèse du sucre ; voilà M. A. Gautier qui démontre qu'il peut aussi former des substances alcaloïdes. Il faut en conclure que les acte de la nutrition sont essentiellement les mêmes dans les animaux et dans les végétaux.

SYSTÈME ÉPITHÉLIAL

Nous avons déjà fait connaître son domaine. Quant à son rôle, c'est de constituer des revêtements de protection et des organes de sécrétion. Les épithéliums de revêtement remplissent d'autant mieux leur office qu'ils se recouvrent d'une couche de mucus qui les préserve du contact de certains sucs actifs qui se répandent dans la cavité qu'ils tapissent. C'est grâce à ce mucus que la paroi de l'estomac n'est point attaquée par le suc gastrique. Néanmoins les épithéliums avec leur enduit glaireux ne font point obstacle à l'absorption intestinale ; peut-être même y aident-ils en ce qui concerne les graisses.

ÉTUDE DES ORGANES

ORGANES DÉRIVANT DE LA SOMATOPLEURE

Les feuillets de l'embryon, pris isolément, donnent naissance à des tissus et systèmes ; réunis deux à deux, ils donnent maissance à des organes. (Voir fig. 15.)

La partie superficielle de la somatopleure forme le tégument externe ou peau ; elle fournit, en outre, des bourgeons qui, pénétrant plus ou moins dans l'économie, forment le revêtement interne des premières voies digestives, des voies respiratoires et génito-urinaires. La plupart de ces muqueuses sont, comme la peau, munies de papilles ; de là le nom de *muqueuses dermo-papillaires* qui leur fut attribué par Ch. Robin. Mais la présence des papilles n'étant pas générale, il est peut-être préférable de les appeler *muqueuses à épithélium ectodermique* pour indiquer que leur couche superficielle dérive du feuillet ectodermique de l'embryon.

La peau et les muqueuses ectodermiques présentent des dépendances en saillie (*phanères*), telles que poils, ongles, dents, et des dépendances enfoncées dans leur épaisseur ou à une distance plus ou moins grande au-dessous de leur face interne (*glandes*).

La peau et ses dépendances, les muqueuses ectodermiques et leurs dépendances, sont donc les différents organes que nous allons étudier.

ARTICLE PREMIER. — PEAU ET SES DÉPENDANCES

1° PEAU

CARACTÈRES ANATOMIQUES

La peau ou tégument externe se compose d'une couche profonde d'origine mésodermique : le *derme* ou *chorion*, et d'une couche superficielle dérivant de l'ectoderme : l'*épiderme*.

Derme. — Le derme est une membrane conjonctive et vasculo-nerveuse d'une texture plus ou moins complexe. Dans certains rep-

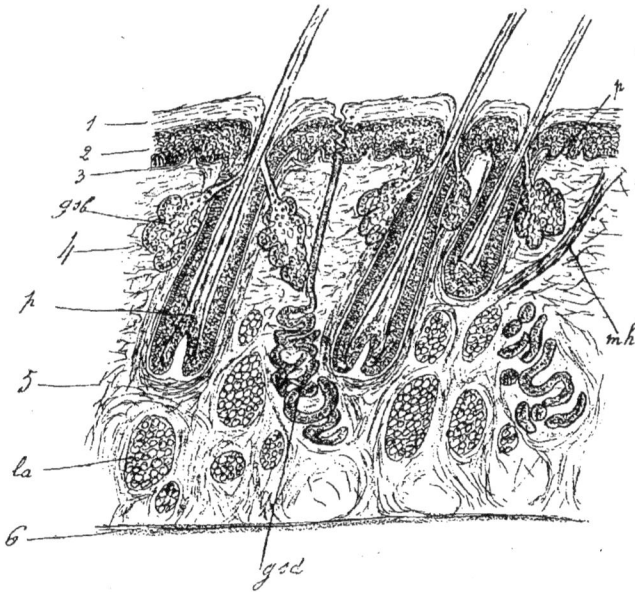

Fig. 256. — Coupe dans la peau du cheval.

p, poil. — *p*, papille. — *mh*, muscle de l'horripilation. — *gsd*, glande sudoripare. — *gs b*, glande sébacée. — *la*, lobules adipeux de la couche profonde du derme. — 1, couche cornée. — 2, corps muqueux de Malpighi. — 3, membrane basale. — 4, couche papillaire du derme. — 5, couche réticulaire du derme. — 6, fascia superficialis.

tiles tels que le caïman et le crocodile, les faisceaux connectifs qui en forment la trame affectent trois directions seulement : les uns s'étendent de la tête à la queue, d'autres s'enroulent autour du corps, les troisièmes se dirigent de la profondeur à la surface de la peau. Dans le derme des mammifères (voir fig. 256) les faisceaux sont entre-croisés en sens multiples et d'une manière inextricable ; en outre, la texture varie suivant qu'on l'étudie dans une région plus ou moins profonde de la membrane. Les auteurs distinguent *une couche superficielle, une couche moyenne* et *une couche profonde.*

La couche moyenne du derme est un feutrage compliqué de faisceaux connectifs entremêlés de cellules et de fibres élastiques, ménageant dans son épaisseur des espaces pour loger les poils, les glandes sébacées et les canaux excréteurs des glandes sudoripares. Elle présente à sa surface des élevures plus ou moins nombreuses et développées qu'on appelle papilles, ce qui lui a valu le nom de *couche* ou *corps papillaire.*

La couche superficielle est très mince et en apparence homogène ; elle constitue une sorte de liseré qui suit tous les accidents de la surface du derme et qui donne implantation à l'épiderme : on l'appelle *membrane basale* ou *basement-membrane.* Elle est constituée par les mêmes éléments que la couche moyenne, sauf que les fibres élastiques s'y réduisent en grains ; mais ces éléments se sont tassés de telle sorte qu'elle paraît hyaline et amorphe.

La couche profonde se fait remarquer par sa texture moins condensée ; elle établit une transition insensible entre le derme et le tissu conjonctif sous-cutané. Cette couche comprend un grand nombre de fibres élastiques ; elle loge dans ses mailles des lobules adipeux, le fond des follicules pileux, les glomérules sudoripares ; aussi, en raison des nombreuses aréoles qu'elle présente pour recevoir ces divers organes, on lui donne quelquefois le nom de *couche réticulaire du derme.*

La surface du derme sur laquelle repose l'épiderme présente un grand nombre de particularités en creux ou en saillie. Les particularités en creux sont des cavités appelées *follicules,* destinées à loger des glandes ou à donner implantation à des poils.

Les particularités en saillie sont des *papilles.* Elles sont implantées perpendiculairement à la surface du derme, et ont des formes et des dimensions variables, suivant les espèces et suivant les régions chez le même individu. Chez l'homme, elles sont coniques, simples ou ramifiées et très développées dans la peau de la pulpe des doigts où elles offrent, ainsi qu'à la paume de la main, un arrangement régulier révélé à l'extérieur par des crêtes tourbillonnantes manifestes. Chez les solipèdes, les papilles sont surbaissées et mousses sur la plus grande partie du corps ; les poils s'implantent dans leurs intervalles ; mais, au niveau du derme sous-unguéal (*membrane kératogène*), les papilles deviennent nombreuses et très développées (telles sont celles du bourrelet et du tissu velouté), ou bien se rangent en lignes et se confondent pour former les lames du podophylle. Suivant la prédominance des vaisseaux ou des nerfs à l'intérieur des papilles, on les distingue en papilles vasculaires et papilles nerveuses. Ces dernières sont

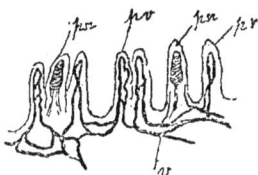

Fig. 257. — Papilles dermiques de la pulpe des doigts de l'homme.

v, vaisseaux formant un riche réseau superficiel. — pv, papilles vasculaires. — pn, papilles nerveuses (avec un corpuscule du tact).

nombreuses dans la région qui sert particulièrement à l'exercice du toucher ; elles renferment chez l'homme des corpuscules du tact. (Voir fig. 257.)

Dans la couche moyenne du derme et quelquefois même dans la couche réticulaire, on rencontre des faisceaux de fibres musculaires lisses annexés aux follicules pileux et susceptibles de les redresser de la position oblique qu'ils occupent d'ordinaire. (Voir fig. 256 mh.) Ces faisceaux musculaires sont par conséquent situés du côté de l'inclinaison du poil ; ils s'insèrent par de petits tendons élastiques, d'une part sur la couche superficielle du derme, d'autre part sur les parois du follicule après en avoir contourné le fond. Lorsqu'ils se contractent, comme sous l'influence du froid, de la frayeur, ils soulèvent le poil en même temps qu'ils le redressent et déterminent une légère élevure à son point d'émergence ; il en résulte le phénomène de l'*horripilation* ou de *la chair de poule*.

Vaisseaux et nerfs du derme. — Les vaisseaux sanguins forment deux réseaux ; l'un profond, l'autre superficiel, communiquant par un certain nombre de branches intermédiaires. Le réseau profond alimente la couche réticulaire ; il enlace de ses branches les glandes, les follicules pileux, les lobules adipeux, etc. Le réseau superficiel est plus riche encore ; ses mailles sont si serrées qu'il est impossible de faire à la peau la moindre piqûre sans intéresser un vaisseau et sans voir sourdre une goutte de sang. Ce réseau est immédiatement sous-jacent à la basale et fournit des anses capillaires qui montent dans les papilles. (Voir fig. 258.)

Les vaisseaux lymphatiques sont nombreux et forment aussi deux

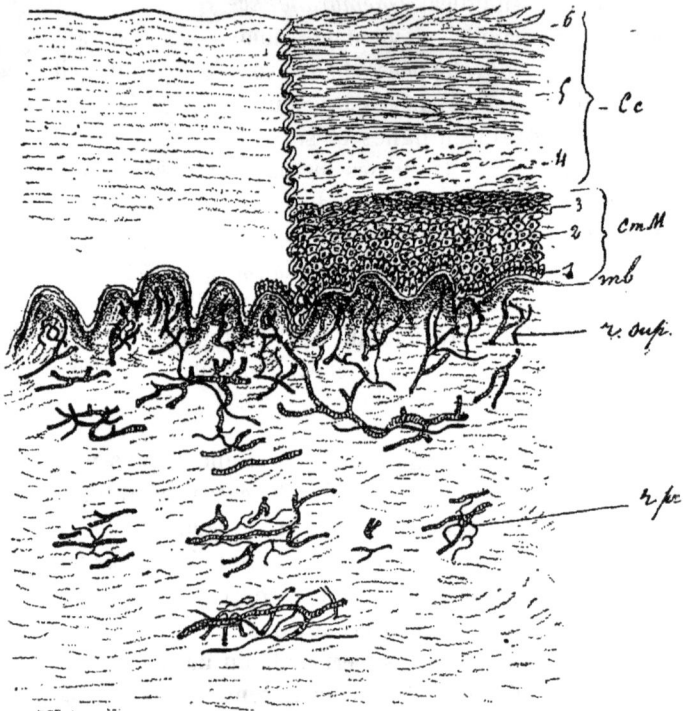

Fig. 258. — Coupe dans la peau injectée de la pulpe des doigts de l'homme.

mb, membrane basale du derme.— *r. sup*, réseau vasculaire sanguin superficiel lançant des branches dans les papilles. — *r pr*, réseau profond. — *CmM*, corps muqueux de Malpighi. — 1, couche génératrice. — 2, couche réticulaire. — 3, couche granuleuse. — *Cc*, couche cornée. — 4, couche transparente, — 5, couche feuilletée. — 6, couche desquamante.

réseaux plus ou moins juxtaposés aux réseaux sanguins. A cause de l'irrégularité de leur calibre et de la fusion de leurs parois avec le tissu conjonctif ambiant, on les appelle quelquefois, mais improprement, espaces ou lacunes lymphatiques.

Les nerfs sont sensitifs ou moteurs. Les premiers sont nombreux : ce sont des nerfs de sensibilité générale ou de sensibilité tactile ; les seconds peu abondants animent les faisceaux musculaires annexés aux follicules pileux ou bien sont répandus à l'état de vaso-

moteurs dans la couche contractile des artérioles. Nous n'avons pas
à revenir sur les modes de terminaison de ces différents nerfs.

Epiderme. — L'épiderme est entièrement composé de cellules ;
il se détache facilement sur un lambeau de peau qui a macéré
quelque temps. On peut alors constater que sa face profonde est
exactement moulée sur le derme et qu'elle présente en creux tout ce
que celui-ci présente en relief, et vice versa. La face superficielle
est beaucoup moins accidentée, car l'épiderme s'épaissit au niveau
des espaces interpapillaires, disposition qui a pour effet de noyer
plus ou moins les papilles et d'effacer ou du moins de diminuer
considérablement leur relief extérieur. L'épiderme est traversé dans
toute son épaisseur par les poils, par les canaux des glandes sudoripares et de quelques glandes sébacées. Il présente sur les coupes,
surtout après qu'elles ont été traitées par le picrocarminate ou par
l'éosine, deux couches bien distinctes : une profonde, molle et
comme muqueuse, qui retient la matière colorante, et une superficielle, sèche et résistante, qui reste à peu près incolore. La première est connue depuis longtemps sous le nom de *corps muqueux
de Malpighi*, la seconde sous celui de *couche cornée*. (Voir
fig. 258 et 259.)

Le corps muqueux de Malpighi présente trois étages :

1° Une première rangée, en contact immédiat avec le derme,
est formée de cellules ovoïdes ou cylindriques, implantées perpendiculairement par des crénelures sur la membrane basale, et présentant tous les phénomènes de la division des noyaux et de la
prolifération cellulaire. Ces cellules sont plus ou moins chargées
de granulations pigmentaires brunes ou complètement noires ;
elles forment la couche dite *génératrice*.

2° Un deuxième étage est composé de cellules polygonales stratifiées, plus volumineuses que les précédentes, et qui tendent à
s'aplatir dans les couches supérieures. Ces cellules présentent un
beau noyau à leur centre et à leur périphérie des stries ou des
fibrilles extrêmement nombreuses, qui les anastomosent d'une
cellule à l'autre en ne laissant entre elles que d'étroits espaces où
circule le plasma nutritif et où s'engagent des cellules lymphatiques. Les cellules de ce deuxième étage présentent des granulations
pigmentaires qui vont en se clairsemant de bas en haut ; elles forment la couche dite *réticulaire* de Malpighi.

3° Enfin le troisième étage est formé par quelques rangées de cellules aplaties, losangiques sur la coupe, et parallèles à la surface du tégument, cellules renfermant un très grand nombre de granulations périnucléaires, ce qui a fait donner à la couche qu'elles forment le nom de *couche granuleuse* ou *stratum granulosum*. C'est la couche où se prépare la kératinisation. Les granulations susdites, très avides de carmin, ne sont autre chose que de l'éléidine (RANVIER), substance qui fait transition à la kératine, ainsi que nous l'avons déjà dit.

La couche cornée peut se subdiviser également en trois étages :

1° La couche profonde est d'aspect clair et homogène, tant les cellules qui la composent sont pressées les unes contre les autres ; on l'appelle pour cela *stratum lucidum* ou couche transparente. Les cellules de cette couche sont aplaties et intimement soudées ; leur noyau s'est atrophié ou même a disparu ; ce sont déjà des éléments cornés.

2° Le deuxième étage est constitué par des cellules aplaties, stratifiées en un nombre de couches plus ou moins considérable, cellules dépourvues de noyau, mais parfaitement nettes de contours : c'est la *couche feuilletée*. Cette couche est épaisse et inattaquable par les matières colorantes ; ses cellules se dissocient à la partie supérieure et se continuent insensiblement avec celles de l'étage superficiel.

3° Ce dernier porte le nom de *couche desquamante*, parce que ses cellules se disjoignent et sont éliminées progressivement à l'état de fines écailles ou pellicules emportées par les frottements extérieurs. Cette couche est toujours imprégnée de graisse ; aussi se teint-elle fortement en noir par l'acide osmique qui colore pareillement le stratum lucidum.

Telle est la structure de l'épiderme chez l'homme. Elle comprend un certain nombre de caractères difficiles à retrouver dans la peau de nos mammifères domestiques. En effet, chez l'homme l'épiderme forme une couche relativement épaisse, surtout en certains points, tels que la paume des mains et la plante des pieds ; tandis que chez les animaux domestiques l'épiderme s'est aminci en proportion du développement des poils, et, à part la division toujours manifeste en corps muqueux de Malpighi et couche cornée, il est difficile d'y reconnaître tous les strates cellulaires que nous avons décrits. (Voir fig. 259.) Le stratum granulosum est à peine ébauché, le

stratum lucidum n'est pas distinct et la couche cornée est réduite à
son strate feuilleté. Le processus de kératinisation paraît s'être concentré dans le fond des follicules pileux pour l'édification des poils.
Chez le cheval, la peau est noire, excepté dans les points marqués ·
de ladre ; aussi les cellules du corps muqueux de Malpighi sont-

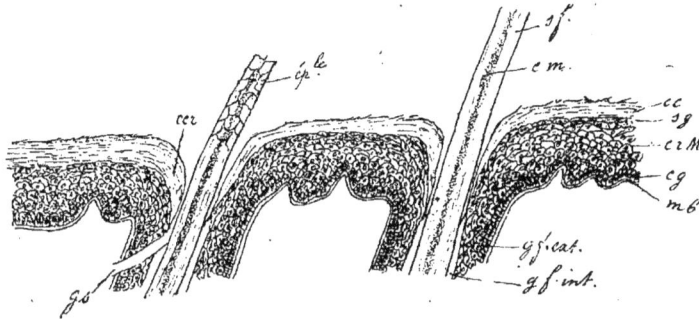

Fig. 259. — Coupe de l'épiderme du cheval (demi-schématique).

mb, membrane basale. — *cg*, couche génératrice. — *cr*M, couche réticulaire de Malpighi. — *sg*. vestige de stratum granulosum. — *cc*, couche cornée. — *ccr*, réflexion de la couche cornée dans les follicules pileux jusqu'à l'embouchure des glandes sébacées *gs*. — *gf int*, gaine folliculaire interne. — *gf ext*, gaine folliculaire externe. — *cm*, couche médullaire du poil. — *sf*, substance fondamentale du poil. — *ép*le épidermicule du poil.

elles chargées de granulations pigmentaires qui les masquent plus ou
moins complètement. Ces mêmes granulations, noires ou bleuâtres,
se retrouvent, mais en moindre abondance dans la couche cornée.
Elles font défaut au niveau des taches de ladre, de sorte que l'épiderme laisse voir par transparence la couleur du sang qui circule dans le derme. Dans les lapins blancs, on observe une dépigmentation générale, la peau est partout rosée et le fond de l'œil est
rouge, car l'épithélium de la rétine devenu transparent laisse voir
le réseau vasculaire de la choroïde : c'est l'*albinisme*. L'albinisme
s'observe chez l'homme à l'état normal ; chez nos animaux domestiques les *taches de ladre*, les *yeux vairons* constituent une sorte
d'albinisme partiel.

CARACTÈRES PHYSICO-CHIMIQUES

Les propriétés physico-chimiques du derme sont celles du tissu
conjonctif condensé disposé en membrane. Le derme est élastique et
quand on l'incise, on voit les bords de l'incision s'écarter aussitôt et

découvrir les parties sous-jacentes. Sur le vivant la limite d'élasticité est quelquefois dépassée, ainsi qu'on le voit sous l'influence d'un embonpoint excessif survenu rapidement ou encore sous l'influence de la gestation. Les vergetures de la peau du ventre de la femme enceinte résultent de déchirures interstitielles ecchymotiques qui n'ont pas d'autre cause. Par le tannage le derme cutané se transforme en une substance imputrescible qui n'est autre chose que le cuir, sorte de tannate de gélatine. L'alun agit à peu près comme l'acide tannique.

L'épiderme jouit d'une élasticité plus grande que le derme, ce qui lui permet de conserver sa continuité dans le cas de vergetures ; mais cette élasticité ne résiste pas au gonflement déterminé par certaines inflammations, car on le voit alors se rompre et s'exfolier en larges plaques. Les cellules de la couche cornée résistent à l'action de la potasse de la soude, de l'acide sulfurique qui se bornent à les gonfler et à les ramollir, tandis que les éléments du corps muqueux de Malpighi sont dissous par ces réactifs. On a mis à profit l'action des bases alcalines dans le traitement de certaines maladies de la peau ou des tissus sous-ungulés. L'épiderme brûle au contact du feu en dégageant une odeur manifeste d'acide sulfureux, due à l'oxydation du soufre qu'il contient. Ce corps est surtout abondant dans les phanères (poils et cornes).

CARACTÈRES PHYSIOLOGIQUES

La peau dérive de la somatopleure. Nous n'avons pas à revenir sur le développement, la nutrition et l'accroissement de ses deux couches.

Quant à sa régénération, voici quelques renseignements à ajouter à ceux que nous avons déjà donnés. L'épiderme se régénère aux dépens de sa couche génératrice ; il est bien peu probable que les cellules du derme ni les cellules lymphatiques puissent prendre part à cette régénération ; il en résulte que les solutions de continuité de l'épiderme se réparent graduellement de la périphérie au centre. Lorsque la réparation se fait par îlots disséminés, c'est que la couche génératrice avait été respectée dans certains points par la cause vulnérante. Jacques REVERDIN, ex-interne des hôpitaux de Paris, aujourd'hui professeur à Genève, se basant sur le fait sus-indiqué, conçut l'idée de greffer des lambeaux d'épiderme à la surface d'une plaie pour hâter sa cicatrisation. Les greffes épidermiques réussissent très bien et deviennent autant de centres de régénération de l'épiderme, surtout lorsqu'on a eu le soin d'enlever avec l'épiderme une mince couche de derme. Des lambeaux de peau entière peuvent également être transplantés sur une surface vive comme l'est une plaie, et s'y greffer parfaitement. Ces lambeaux peuvent être pris sur le même individu ou bien sur un autre individu de même espèce ou d'espèce différente. On a démontré récemment que les greffes de la peau de poulet, une fois déplumée, réussissent très bien sur l'homme. Ces greffes, plus ou moins hétérogènes, ne tardent pas à s'identifier avec la peau circonvoisine. Il y aurait peut-être lieu de tenter quelques expériences pour faire entrer les greffes cutanées ou épidermiques dans le domaine de la chirurgie vétérinaire.

Parmi les cellules de l'épiderme, il en est qui se font remarquer par leur grande altérabilité ; ce sont celles situées au-dessous du stratum granulosum ou bien au-dessus de la couche génératrice. Elles se dissolvent très facilement sous l'influence d'une brûlure superficielle, d'une application vésicante, etc., et sont ainsi l'origine des phlyctènes.

Altérations de la peau. — Elles sont très nombreuses et portent sur le derme ou sur l'épiderme. Le premier peut subir l'atrophie ou l'hypertrophie.

Le second prolifère quelquefois d'une façon exagérée ; d'autres fois, il subit des changements dans sa coloration, etc. Beaucoup d'altérations de la peau reconnaissent le parasitisme pour cause.

Rôle. — La peau sert à la protection de l'individu, surtout par la couche cornée de son épiderme (voir *Rôle de l'épiderme*), et à la régulation des fonctions de nutrition, par les sécrétions et exhalations dont elle est le siège, et par la mue épidermique qui se produit sans cesse à sa surface. Ces sécrétions et cette mue débarrassent l'économie de produits azotés oxydés et de certains alcaloïdes organiques, en même temps que les premières exercent dans beaucoup de cas une action réfrigérante très salutaire.

2° DÉPENDANCES DE LA PEAU

Les *poils* ou *phanères pileuses* et les *productions cornées* sont les dépendances en saillie du tégument externe, chez nos animaux domestiques.

POILS

Constitution générale. — Le poil est un filament épidermique dans lequel on distingue une partie libre (tige et pointe) et une partie cachée (racine) implantée dans une cavité appelée follicule.

Ce dernier est dirigé obliquement dans l'épaisseur du tégument, dilaté à son fond où saille un prolongement lancéolé ou conique connu sous le nom de bulbe ou papille du poil, coiffé par un renflement de la racine (bouton du poil). Aux follicules pileux sont annexés des glandes sébacées et des faisceaux musculaires à fibres lisses. Nous avons fait connaître ces derniers à propos de la peau ; nous ajouterons seulement qu'ils sont toujours appliqués sur les glandes sébacées, de manière à exprimer le contenu de celles-ci en même temps qu'ils redressent les poils.

CARACTÈRES ANATOMIQUES

Nous étudierons successivement le poil proprement dit et ses annexes.

1° **Structure de la tige.** — Le poil sorti de son follicule a la forme d'une tige effilée à une extrémité, renflée à l'autre, à coupe circulaire ou elliptique. Il est composé par un amas de cellules épidermiques disposées sur trois couches concentriques : 1° l'épidermicule ; 2° la substance fondamentale ou corticale; 3° la substance médullaire ou moelle. Cette composition rappelle de loin celle de la tige d'une plante dicotylédone.

a. *Épidermicule.* — Lorsqu'on examine au microscope la partie libre d'un poil, on voit à sa surface un réseau de lignes noires très fines, formées par les contours des cellules de l'épidermicule. (Voir fig. 260 et 261.) Ces dernières ont la forme d'écailles minces,

imbriquées comme les tuiles d'un toit; elles se gonflent et deviennent très visibles sous l'influence
de la potasse hydratée ou de l'acide
sulfurique. Après l'action de ces réactifs, les bords optiques du poil sont
denticulés en scie.

En raclant la surface du poil avec
un scapel, on en détache des pellicules : ce sont les cellules sus-indiquées. On constate qu'elles sont irrégulièrement quadrilatères et dépourvues de noyaux.

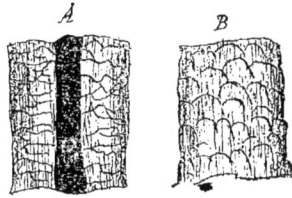

Fig. 260. — Segments de deux
poils vus au microscope (d'après
Frey).

On voit l'épidermicule, et, dans le poil A
la couche médullaire en brun foncé.

b. *Substance fondamentale.* — Au-dessous de l'épidermicule, existe
une couche beaucoup plus épaisse qui, dans quelques cas, constitue
toute la masse restante du poil, c'est la
substance fondamentale. (Voir fig. 261.)
Cette couche entoure la moelle du poil quand
celle-ci existe ; à un faible grossissement
elle est légèrement striée longitudinalement
et colorée diversement suivant la nuance du
poil envisagé. Après l'action de l'acide sulfurique chaud, elle se désagrège en ses éléments constituants : ce sont des cellules
cornées, allongées, fusiformes, sans noyau,
chargées d'un nombre variable de granulations et laissant entre elles quelques espaces
qui renferment des bulles d'air. Ces bulles
d'air disparaissent sous l'influence de la chaleur et réapparaissent ensuite quand le poil
est plongé dans l'eau. Les cellules de cette
couche sont très serrées et intimement
unies. C'est à la matière colorante dissoute
qui les imprègne, aux granulations pigmentaires qu'elles contiennent, ainsi qu'aux

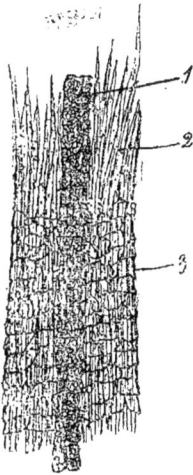

Fig. 261. — Structure de
la tige d'un poil (figure
demi-schématique).

1, cellules médullaires. — 2,
cellules dissociées de la couche
fondamentale. — 3, épidermicule.

bulles d'air contenues dans leurs rares intervalles, que la coloration
du poil est due.

c. *Moelle.* — La substance médullaire forme une colonne irrégulière, brunâtre sous le microscope, constituée par des cellules rondes

ou polygonales bien nettes, empilées dans l'axe du poil. Ces cellules présentent à leur centre une tache claire qui est un reste de noyau, et dans le restant de leur masse un grand nombre de granulations d'éléidine ou de pigment. La moelle contient aussi des lacunes remplies d'air.

2° **Modifications au niveau de la racine et de la pointe**. — Les trois couches du poil subissent des modifications au niveau de la racine. (Voir fig. 262.)

Les cellules de l'épidermicule deviennent de plus en plus épaisses au fur et à mesure qu'on s'approche du fond du follicule ; elles présentent du protoplasma, un noyau, et au lieu d'être imbriquées, elles sont simplement juxtaposées.

Les cellules de la couche corticale éprouvent des modifications analogues ; elles deviennent graduellement polyédriques, nucléées, plus ou moins molles, et bien distinctes les unes des autres.

Les éléments de la moelle, tout en conservant à peu près leur forme, se gonflent, prennent un noyau bien développé et donnent tous les signes d'une vitalité croissante.

En résumé, tous les éléments du poil tendent à s'identifier au fond du follicule, et la distinction des trois couches devient à peu près impossible. La vitalité de ces éléments indique assez que c'est là le lieu de formation et d'accroissement du poil.

L'extrémité de la partie libre du poil est constituée exclusivement par la substance fondamentale et par l'épidermicule. Quelquefois, elle se désagrège en une sorte de pinceau filamenteux.

3° **Variétés de structure des poils**. — La description précédente ne s'applique pas sans restriction à tous les poils.

La soie du porc et le filament de laine du mouton ne renferment pas de moelle, c'est pour cela qu'ils sont si résistants. Celle-ci est au contraire très abondante dans les poils fragiles du chevreuil et du bouc. Ordinairement les granulations pigmentaires sont à peu près reléguées dans la couche corticale du poil, mais elles peuvent envahir la moelle (taupe), même l'épidermicule (bradypus).

4° **Follicule**. — On l'appelle encore cavité piligène et pilifère, parce qu'il loge et engendre le poil.

Il est creusé dans l'épaisseur de la peau et se prolonge parfois dans

le tissu conjonctif sous-cutané et au delà (cuir chevelu de l'homme);
chez certains félins, les follicules pénètrent jusque dans les muscles
peauciers dont ils subissent les contractions. C'est ainsi que, sous

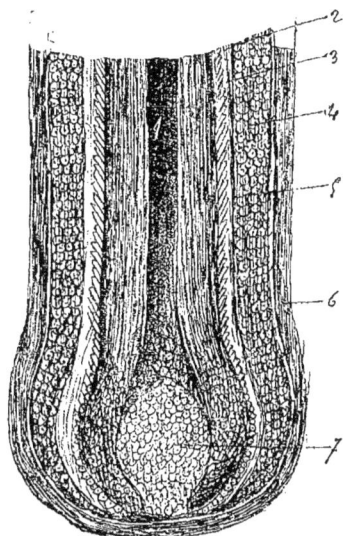

Fig. 262. — Coupe de la racine d'un
poil et de son follicule.

1, poil (sa substance médullaire est en noir).
— 2, couche de Huxley confondue avec la cuticule du poil. — 3, couche de Henle. — 4, gaine
externe. — 5, membrane basale. — 6, paroi folliculaire. — 7, papille.

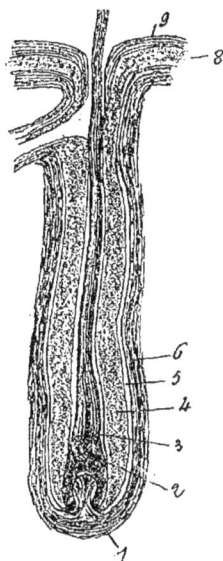

Fig. 263. — Vue d'ensemble du poil et
de son follicule.

1, papille. — 2, poil édifié à sa surface. — 3.
gaine interne du follicule. — 4, gaine externe du
follicule. — 5, membrane basale. — 6, paroi
folliculaire proprement dite. — 8, corps muqueux
de Malpighi de l'épiderme superficiel. — 9, couche cornée se réfléchissant jusqu'à l'embouchure des glandes sébacées.

l'influence de la volonté et dans un moment de colère, le chat hérisse
les poils du dos. Il y a donc au point de vue des dimensions, des follicules grands, moyens et petits.

Kölliker a émis l'idée que le follicule pileux représente une invagination du derme et du corps muqueux de l'épiderme. Ch. Robin se
refuse à cette assimilation et soutient que la paroi folliculaire est
formée d'un tissu spécial qu'il appelle tissu phanérophore. Mais la
comparaison de Kölliker est très avantageuse pour l'étude ; nous
allons voir en effet que la structure du follicule pileux le rapproche
beaucoup d'une invagination cutanée. Elle comprend (v. fig. 263) :

1° Une paroi folliculaire proprement dite ;

2° Deux gaines épidermiques.

a. *La paroi folliculaire* répondrait au derme réfléchi. Elle montre comme lui trois couches : 1° une couche externe formée des mêmes éléments qu'on rencontre dans la profondeur du derme; 2° une couche moyenne, ou couche lamelleuse, représentant le corps papillaire modelé en couches concentriques, entre lesquelles sont semées les cellules connectives; 3° une couche hyaline, vitrée ou limitante, rappelant la membrane basale du derme, mais ne présentant aucun soulèvement papillaire, si ce n'est au fond du follicule où l'on voit cette couche émettre un prolongement qui n'est autre que la *papille* du poil. La papille s'engage dans l'excavation en cul de bouteille de l'extrémité enchâssée du poil, extrémité renflée appelée *bouton* du poil; elle est lancéolée ou bien en forme de massue, quelquefois crénelée (porc-épic); elle a pour structure un tissu conjonctif très délicat, à peine fibrillaire, chargé de vaisseaux sanguins.

b. — Entre le poil proprement dit et la paroi folliculaire existent deux couches épithéliales qui représente l'épiderme réfléchi. C'est la *gaine folliculaire externe* et la *gaine folliculaire interne*. (Voir fig. 264.)

La première offre de grandes analogies avec le corps muqueux de Malpighi, car elle comprend de dehors en dedans des cellules cylindriques, des cellules polyédriques crénelées à la phériphérie et quelques rares cellules granuleuses, vestige du stratum granulosum. M. Renaut a signalé une modification des cellules cylindriques dans certains points de la gaine externe du follicule : ces cellules s'effilent du côté interne et forment un filet de' mailles qui s'insinue entre les autres cellules jusqu'à la gaine de Henle.

Vers l'orifice du follicule pileux, la gaine épithéliale interne résulte manifestement de la réflexion de la couche cornée de l'épiderme et en a la structure et le mode d'évolution. (Voir fig. 259.) Mais, à partir de l'embouchure des glandes sébacées, cette gaine forme une couche spéciale prenant naissance au fond du follicule et se développant de bas en haut comme le poil lui-même. Elle se compose de deux strates de cellules kératinisées : l'un externe appelé *couche de Henle*, l'autre interne nommée *couche de Huxley*. La couche de Henle est formée de cellules claires réfringentes dépourvues de noyau, aplaties d'un côté à l'autre, et laissant entre elles de distance en distance des fentes qui reçoivent les expansions des cellules de la couche de Huxley. Cette dernière est composée, sur le cheval,

de quatre à six rangées concentriques de cellules présentant un vestige de noyau, et allongées obliquement dans le sens de la longueur
du follicule. Elle se met en contact immédiat avec l'épidermicule
du poil. Les deux couches de la gaine folliculaire interne prennent
naissance, avons-nous dit, au fond
du follicule. Là, on voit leurs
éléments s'identifier avec ceux
qui recouvrent la papille et qui
engendrent le poil ; mais tandis que
ces derniers se chargent d'une
substance brune finement granuleuse, substance dite onychogène
(RANVIER), ceux qui doivent engendrer la gaine folliculaire interne
se chargent de gouttelettes d'éléidine et se transforment bientôt en
cellules claires, kératinisées, qui
montent peu à peu en glissant sur
la gaine externe jusqu'au goulot
du follicule où elles se dissocient

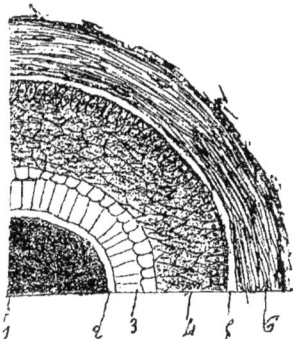

Fig. 264. — Coupe transversale d'un
poil dans son follicule (réduite à 1/4).

1, poil. — 2, épidermicule. — 3, gaine interne
du follicule montrant la couche de Huxley et la
couche de Henle. — 4, gaine externe du follicule. — 5, membrane basale. — 6, paroi folliculaire.

et sont éliminées avec la matière sébacée. Ainsi se trouve barré en
dedans l'accroissement de la gaine externe, de manière à empêcher
toute compression du poil, toute oblitération de son follicule.

Vaisseaux sanguins et nerfs. — Les vaisseaux sanguins constituent
un réseau très riche dans les parois du follicule pileux et à l'intérieur
de la papille. Il est à peine besoin de dire que la couche vitrée leur
fait barrière, et qu'ils ne pénètrent point dans les gaines épithéliales,
ni *a fortiori* dans le poil lui-même. Ces vaisseaux viennent du réseau
profond du derme cutané.

Les nerfs sont sensitifs, mais assez mal connus dans leur disposition. Ils ne pénètrent pas dans la papille qui est avant tout un
organe vasculaire et nourricier. Ils se distribuent dans les parois
folliculaires et se terminent dans la gaine lamellaire suivant un
mode encore mal étudié sur les follicules des poils ordinaires.

5° **Variétés du follicule pileux.** Elles sont assez nombreuses.

a Von NATHUSIUS a trouvé chez les moutons mérinos, les follicules
pileux fortement incurvés en arc, disposition qui, selon lui, donnerait

au poil sa frisure. Il en serait de même chez les nègres avec leurs cheveux crépus. Ainsi donc le poil ne friserait pas, comme on l'avait cru jusqu'à présent, par suite de l'aplatissement de sa tige, à coupe elliptique, mais bien par suite de son passage dans une sorte de tréfilière spirale représentée par son follicule.

b. Généralement les poils sont isolés, et leurs follicules sont distincts ; mais il peut arriver qu'ils se réunissent par groupes de deux, quatre, huit, etc., émergeant de la peau par un orifice commun (lapin) représentant l'embouchure d'autant de follicules distincts à leur fond.

c. Il est des poils qui concourent à l'exercice du tact *(poils tactiles)* M. JOBERT les divise en deux catégories : poils tactiles à follicule sans sinus sanguin, poils tactiles à follicule pourvu de sinus sanguins. Les poils tactiles sans sinus sanguin ne diffèrent des poils ordinaires que par la richesse nerveuse des parois de leurs follicules et par l'épaississement de la membrane vitrée.

Les follicules des poils tactiles avec sinus sanguins présentent une structure beaucoup plus complexe. (Voir fig. 265.) Ils laissent entre la membrane vitrée et la couche lamelleuse, depuis leur fond jusqu'à l'orifice d'excrétion des glandes sébacées, une vaste cavité semi-cloisonnée par des trabécules conjonctives : c'est un sinus à mailles communicantes dans lequel s'ouvrent des vaisseaux sanguins et qui rappelle exactement les aréoles d'un tissu érectile ; il se termine au-dessous de l'abouchement des glandes sébacées par un épaississement de la gaine lamelleuse Cette dernière présente en outre quelques fibres musculaires lisses ou striées.

Sur la paroi interne de ce sinus sanguin, en dehors de la membrane vitrée, on voit un gros bourrelet circulaire que M. RENAUT appelle anneau tactile interne (fig. 265). Il est constitué par une charpente conjonctive réticulée greffée sur la vitrée et par de grosses cellules arrondies vitreuses, semblables à celles que l'on trouve dans les nodules tendineux. (Voir fig. 265 *bis.*)

On peut observer un autre renflement siégeant à peu près au même niveau que le précédent, mais formé aux dépens de la gaine externe de la racine : c'est l'anneau tactile interne, reconnaissable à son aspect granuleux.

Enfin de riches terminaisons nerveuses viennent compléter cette structure déjà complexe. La plupart des nerfs, disposés en faisceaux de fibres à myéline et de fibres de Remak, atteignent le follicule par son fond et viennent se terminer soit entre les cellules des anneaux tactiles par des renflements en boutons, soit dans la gaine lamelleuse au niveau du goulot du follicule ; il se peut même que des

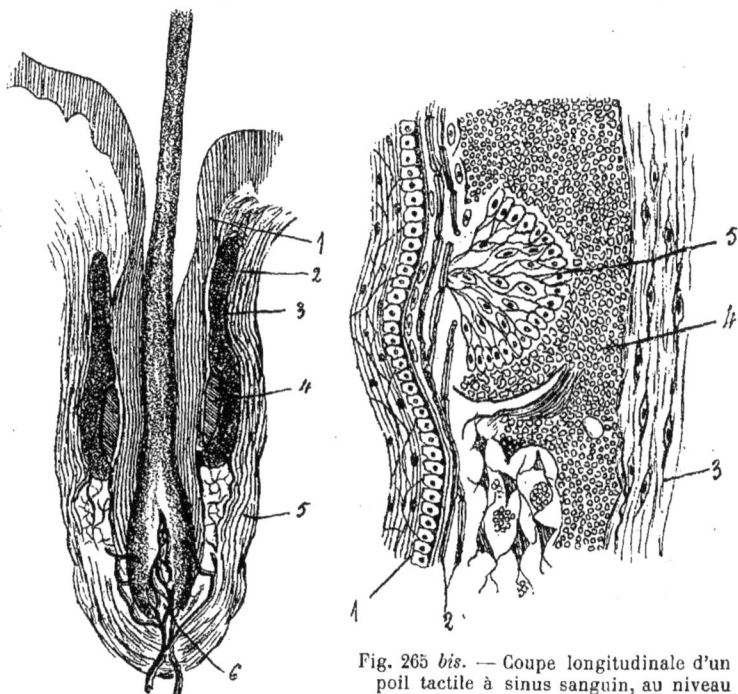

Fig. 265. — Poil tactile à sinus sanguin d'après M. Renaut.

1, gaines folliculaires. — 2, membrane basale. — 3, sinus sanguin. — 4, anneau tactile. — 5, paroi folliculaire. — 6, papille avec ses vaisseaux.

Fig. 265 bis. — Coupe longitudinale d'un poil tactile à sinus sanguin, au niveau de l'anneau tactile.

1, gaine folliculaire externe reposant sur une membrane basale. — 2, fibres nerveuses à myéline aboutissant la plupart à l'anneau tactile. — 3, paroi folliculaire. — 4, sinus sanguin. — 5, anneau tactile avec ses cellules chaudrigènes et ses nombreuses terminaisons nerveuses cylindraxiles.

fibrilles cylindraxiles pénètrent jusque dans la gaine épithéliale externe.

En résumé, il existe dans ces poils une disposition très favorable à la réception des impressions tactiles. Effectivement dès qu'ils ont à subir la moindre pression extérieure, le sang afflue dans les sinus de leur follicule, les anneaux tactiles et les gaines épidermiques sont appliqués exactement sur la surface du poil et les moindres ébranlements que reçoit celui-ci sont transmis intégralement aux extrémités nerveuses.

Les poils tactiles se rencontrent sur le bout du nez, les lèvres et

les paupières des Solipèdes ; ils constituent les moustaches du chat
et de tous les félins : on croit même qu'il en existe parmi les poils
de la moustache de l'homme, etc.

CARACTÈRES PHYSICO-CHIMIQUES

Les poils sont des appendices filiformes et effilés. Leur coupe est
ordinairement circulaire, toutefois il en est de cylindriques, de
coniques, de fusiformes, de renflés en massue à l'extrémité libre ;
d'autres sont aplatis, de telle sorte que leur coupe transversale est
elliptique, dans ce cas, ils sont généralement frisés. L'aï, l'unau
(mammifères tardigrades) ont des poils très larges et très aplatis
qui rappellent des feuilles desséchées de graminées.

La forme, la direction, le mode d'implantation des poils ont servi
à certains zoologistes pour établir des caractères distinctifs secondaires. Leur couleur est variable suivant les espèces, les individus,
les âges, etc. Tout le monde sait que les poils se décolorent en
vieillissant ; quelquefois, ils sont naturellement dépourvus de pigment : c'est un signe d'albinisme. Les poils sont très hygroscopiques,
ils s'allongent sous l'influence de l'humidité, et se raccourcissent
en perdant de leur eau ; sur cette propriété est basée la construction de l'hygromètre à cheveu de de Saussure. Soumis à la dessiccation, ils perdent de leur élasticité et conservent les inflexions artificielles qu'on leur donne ; c'est ainsi qu'on obtient, avec le fer chaud,
des frisures temporaires. A une température plus élevée, les poils
se crispent, deviennent cassants et brûlent en dégageant une
flamme assez vive et une odeur particulière un peu sulfureuse, et
en laissant un résidu charbonneux.

D'après Van Leer la composition chimique des poils est la suivante :

	Pour 100.
Carbone.	50,65
Hydrogène.	6,39
Azote.	17,14
Oxygène.	20,85
Soufre.	5,00

Le soufre qui existe dans les poils peut entrer en combinaison
avec différents métaux pour former des sulfures ; c'est ce qu'on

observe avec le plomb, l'argent qui figurent dans la composition des cosmétiques noircissants ; l'usage des peignes en plomb repose sur cette action chimique. L'eau oxygénée donne à tous les poils une coloration rouge, quelle que soit leur teinte naturelle.

Les poils sont insolubles dans l'eau ; ils résistent à la macération et à l'enfouissement ; aussi dans les exhumations on trouve toujours les cheveux bien conservés.

Portés à une très haute température dans une marmite de Papin, les éléments des poils se désagrègent comme cela se remarque avec l'acide sulfurique.

CARACTÈRES PHYSIOLOGIQUES

Nutrition. — La nutrition du poil est active comme en témoigne son rapide accroissement. Le plasma nutritif exsude des vaisseaux de la papille, monte par imbibition au sein de la tige du poil et s'évapore en partie à sa surface ; mais il n'y a pas là de circulation proprement dite, comme on l'a avancé quelquefois.

La papille est *le germe et la matrice* du poil. Lorsqu'elle est en mauvais état, lorsque sa vascularisation est modifiée comme dans les maladies de la peau ou les maladies générales, le poil devient cassant, perd son lustre, s'arrache facilement, autant de signes que le praticien ne manque pas de recueillir.

Développement. — Les poils se développent aux dépens de l'ectoderme, dans des follicules creusés au sein d'un tissu d'origine mésodermique. On voit d'abord se former des bourgeons épidermiques en tout semblables à ceux qui engendrent les glandes ; ces bourgeons s'allongent de dehors en dedans à l'intérieur du derme cutané, pendant que des bourgeons vasculaires se développent en sens inverse et marchent à leur rencontre ; le bourgeon vasculaire finit par déprimer le bourgeon ectodermique qui prend dès lors la forme du fond d'une bouteille : la papille ou germe du poil est ainsi constitué. (Voir fig. 266.) On voit alors les cellules ectodermiques s'ordonner à sa surface en une couche génératrice qui devient le point de départ d'une évolution épidermique ascendante aboutissant à l'édification du poil. Ces cellules prolifèrent activement, se recouvrent d'une couche de cellules rappelant celles du réseau de Malpighi, puis d'une deuxième couche plus superficielle de cellules

finement granuleuses constituant une sorte de *stratum granulosum*
au-dessus duquel le filament corné apparaît et se développe peu
à peu dans l'axe du bourgeon ectodermique primitif. Pour faire

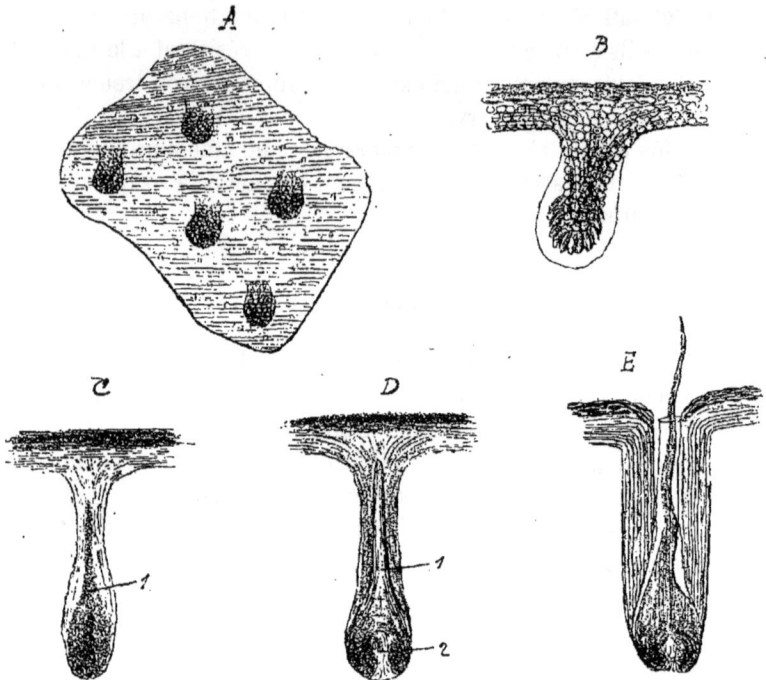

Fig. 266. — Développement des poils.

A, lambeau d'épiderme du fœtus, vu par sa face profonde; on voit les bourgeons piligènes. — B,
un bourgeon piligène enfoncé dans le derme. — C, le futur poil apparaît dans l'axe du bourgeon. —
D, la papille du poil (2), et ses gaines folliculaires sont bien formées. — E, le poil a fait éruption.

éruption le jeune poil doit passer à travers l'épiderme superficiel,
ce qui exige quelque effort, car on voit sa pointe s'infléchir devant
la résistance qu'elle éprouve. Enfin l'épiderme desquame à l'endroit
où doit sortir le poil et celui-ci pousse librement au dehors.

En même temps que le poil s'édifie sur la papille par des strates
cellulaires coniques qui se superposent, on voit d'autres cellules
situées au pourtour de la papille proliférer de bas en haut pour
constituer la gaine interne du follicule. Le processus de kératinisation n'est pas le même pour cette dernière et pour le poil ; en effet
le *stratum granulosum* du poil se montre avec une couleur brune
après l'action du picrocarminate, tandis que le *stratum granulosum*
de la gaine interne se teint en rouge comme dans l'épiderme

de superficie ; le premier a pour base une substance particulière
dite onychogène par M. RANVIER ; le second est produit simplement
par des gouttelettes d'éléidine. Les cellules de la couche de Huxley
montent en s'arc-boutant contre le poil de manière à contribuer à
son éruption.

La gaine externe est formée par les cellules périphériques du
bourgeon ectodermique primitif, qui, par suite d'une sorte d'incar-
cération, sont frappées d'impuissance évolutive.

Quant à la paroi folliculaire proprement dite, elle est produite par
le derme qui se modèle autour du bourgeon piligène.

Règle générale, les poils commencent à se former vers le milieu
de la gestation ; avant cette époque la peau du fœtus est complètement glabre.

Mue. — Les poils sont soumis à la mue comme l'épiderme, mue
permanente, mais particulièrement active à la fin
de l'hiver, ainsi que l'attestent les changements du
pelage de nos animaux.

Dans certaines maladies, les poils tombent en masse
pour repousser plus tard ou ne pas repousser du
tout : c'est de la dépilation.

La mue est provoquée par un changement survenu dans la vascularisation de la papille. Celle-ci
s'atrophie au moment de la chute du poil ; elle reprend sa turgescence, au moment où le poil repousse.
Quelquefois, la papille reste atrophiée, le follicule
s'oblitère et le poil n'est pas remplacé, ou bien le
nouveau poil se développe dans un follicule annexé
à l'ancien (voir fig. 267) et qui jusque-là était resté
à l'état de sommeil, de la même façon que les dents
de remplacement procèdent d'un saccule dentaire
annexé au saccule de la dent caduque. Plusieurs

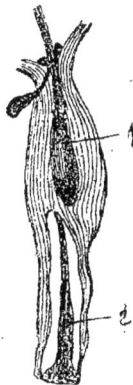

Fig. 267. — Un poil
caduc (1) pré-
sentant un folli-
cule annexe où
se développe le
poil de rempla-
cement (2).

histologistes croient que le remplacement s'opère toujours de cette
dernière manière.

Croissance. — MOLESCHOTT a démontré que les poils croissent plus
rapidement en été qu'en hiver, à cause de la vascularisation plus
grande de la peau pendant cette saison. Leur croissance est également plus rapide pendant la nuit que pendant le jour.

On s'est même demandé si elle s'arrêtait immédiatement après la mort, car, au moment où l'on exhuma Napoléon Ier à Sainte-Hélène, on crut observer que la barbe avait poussé depuis la mort ! JOANNET a démontré que ce fait s'explique par la dessiccation et par l'affaissement de la peau et non par une prolifération cellulaire réelle. D'ailleurs cette prolifération existerait-elle qu'il n'y aurait pas lieu de s'en étonner car les éléments anatomiques ne meurent pas tous en même temps que l'individu.

Nous n'avons pas besoin de dire que la croissance des poils est un accroissement de juxtaposition qui a pour siège exclusif la surface de la papille.

Greffe. — Un poil étant arraché et transplanté dans une cavité artificielle de la peau, peut-il continuer à vivre ? — Non, si la greffe est exclusivement pileuse ; oui, si elle est folliculaire, c'est-à-dire si elle comprend la papille. Dans ce dernier cas, M. PAUL BERT a démontré que la greffe était possible ; mais elle se réduit à une greffe de tissu conjonctif sur tissu conjonctif.

Distribution. — Chez tous les mammifères, les poils sont répandus à peu près partout sur la surface du corps. L'homme ne fait pas exception à la règle, car, sauf à la paume des mains et à la plante des pieds, il présente des poils partout : ils sont inégalement développés plutôt qu'inégalement répartis, ainsi que l'a dit fort justement M. SAPPEY.

Les poils longs et volumineux, tels qu'on en observe sur le bord supérieur de l'encolure et sur la queue du cheval, sont des *crins ;* raides, courts et très espacés les uns des autres, comme on les observe sur la peau du porc, ce sont des *soies ;* fins, longs, soyeux et ondulés, ils forment la *laine ;* fins, soyeux, mais courts, ils forment le *duvet,* etc.

Le nombre des poils implantés sur une surface donnée de la peau est très variable ; les chiffres suivants le démontrent :
Sur une surface d'un millimètre carré on en trouve :

> 60 à 88 chez le mouton mérinos ;
> 175 chez le lièvre ;
> 300 à 400 chez la taupe ;
> 600 ornithorynque.

Rôle. — Les poils forment une couche mauvaise conductrice du calorique, protégeant la peau contre les déperditions de la chaleur intérieure et contre le froid du dehors.

On remarquera que si certains mammifères habitant les mers froides, tels que les cétacés, ont la peau presque nue, ils ont en revanche un pannicule graisseux sous-cutané extrêmement développé. De même le porc, qui n'a que des poils clairsemés, se fait remarquer par l'épaisseur de ce pannicule.

Ajoutons que les grands tentacules des lèvres et du bout du nez des solipèdes et des rongeurs, les moustaches du chat, sont des organes tactiles.

Enfin par leur mue, les poils éliminent une certaine quantité de produits azotés oxydés et contribuent à la dépuration de l'organisme.

Anomalies. — Les poils se développent quelquefois en quantité exagérée ou bien apparaissent sur des parties qui n'en présentent pas habituellement. On cite une femme dont le tronc se couvrait de poils pendant la grossesse ; ceux-ci tombaient après l'accouchement. Il n'est pas excessivement rare de voir de la barbe chez les femmes ; on a signalé tout récemment, en Sicile, l'existence d'une jeune fille velue sur toute la surface du corps. Enfin, on montrait il y a quelques années, à Paris, la famille de l'*homme-chien*, composée d'individus couverts de poils. Cette famille offrait, en outre, cette particularité que l'excès de développement des poils était compensé par une atrophie du système dentaire, ce qui prouve une corrélation entre les diverses sortes de phanères, conformément à la loi de Gœthe sur les balancements organiques.

Les *nævi*, taches mélano-sanguines de l'homme, se recouvrent souvent de poils très développés.

Maladies. — Les poils tombent en grand nombre à la fois sous l'influence de certaines maladies (typhus) ; ils tombent insensiblement dans la vieillesse ; dans le premier cas, ils repoussent ; dans le second cas, l'alopécie ou la calvitie devient permanente.

Sous l'influence de l'hypertrophie de leur substance médullaire les poils deviennent très fragiles. D'autres fois, ils sont altérés par des parasites végétaux ou animaux qui en déterminent la chute ou la cassure. Enfin on voit quelquefois les cheveux s'accoler les uns aux autres et se réunir en faisceaux (plique polonaise).

B. — PRODUCTIONS CORNÉES

Elles constituent chez l'homme les ongles, plaques qui recouvrent la face dorsale de l'extrémité des doigts et des orteils, chez les carnassiers les griffes ; chez les ruminants les onglons, les ergots et l'étui des cornes ; chez les solipèdes le sabot, les châtaignes et les ergots.

Dans cette étude, nous prendrons pour type le sabot du cheval, production cornée la plus complexe que nous connaissions chez les animaux domestiques.

CARACTÈRES ANATOMIQUES

Disposition générale. — A l'extrémité des membres la peau ne s'arrête pas, mais change tout à coup de caractère pour constituer le sabot et la membrane kératogène. Cette dernière qui comprend le bourrelet, le tissu podophylleux et le tissu velouté, répond au derme ; le sabot n'est autre chose que la couche cornée de l'épiderme extrêmement épaissi, sous laquelle existe le représentant du corps muqueux de Malpighi.

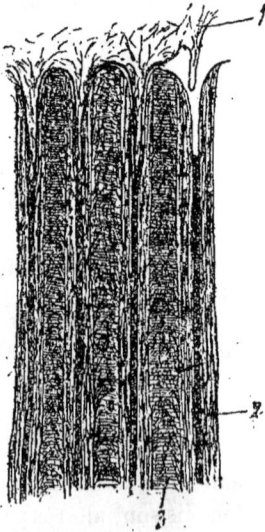

Fig. 268. — Coupe longitudinale de la paroi (faible grossissement).

1. bourrelet dont les papilles s'engagent à l'origine des tubes cornés. — 2, tube corné et sa paroi. — 3, substance intertubulaire.

Corne. — La corne de la paroi étudiée sur une coupe longitudinale est parcourue de haut en bas par des tubes longitudinaux parallèles entre eux et aux faces de l'organe, évasés à la partie supérieure où ils logent les villo-papilles du bourrelet. Ces tubes possèdent une paroi propre très épaisse et sont réunis les uns aux autres par une substance intertubulaire. Leur contenu est opaque et brunâtre sous le microscope. (Voir fig. 268.)

Les tubes de la sole sont également parallèles entre eux et affectent la même direction que ceux de la paroi, c'est-à-dire qu'ils sont

POILS 295

inclinés à 45° sur l'horizon et qu'ils traversent obliquement l'épaisseur de cette plaque cornée ; ils reçoivent à leur partie supérieure les papilles du tissu velouté correspondant.

Quant aux tubes de la fourchette ils prennent naissance de la même manière, mais ils sont flexueux.

Le diamètre des tubes cornés varie entre $0^{mm},02$ et $0^{mm},04$, l'épaisseur de leur paroi entre $0^{mm},15$ et $0^{mm},30$.

Si on étudie une coupe transversale d'une région quelconque du sabot, on voit, de distance en distance, des orifices

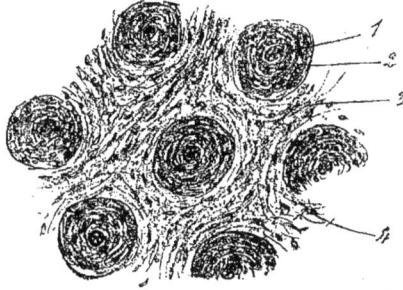

Fig. 269. — Coupe transversale de la corne à un faible grossissement.

1, substance intratubulaire. — 2, substance de la paroi du tube. — 3, substance intertubulaire. — 4, noyaux disséminés jouant l'aspect d'ostéoplastes.

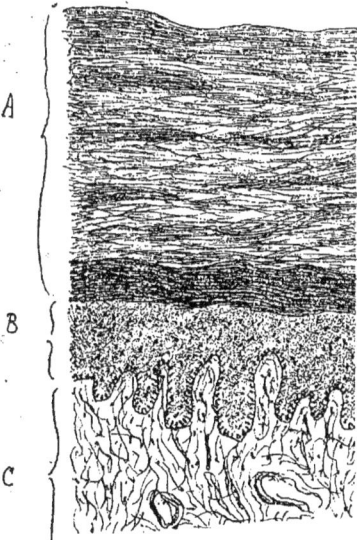

Fig. 270. — Coupe transversale de l'ongle humain et du derme sous-jacent.

A, corne de texture homogène. — B, corps muqueux de Malpighi. — C, lit de l'ongle.

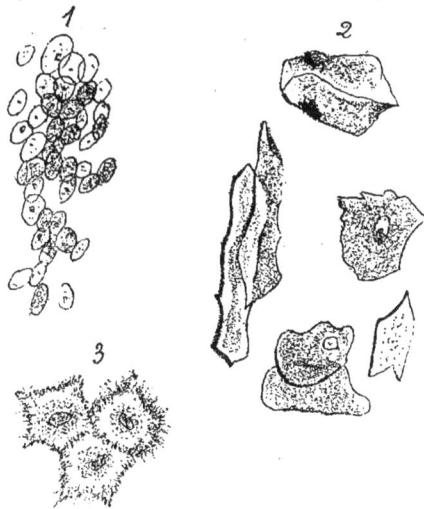

Fig. 271. — Divers éléments de la corne.

1, petites cellules remplissant les tubes cornés. — 2, cellules lamellaires constituant la paroi des tubes, ainsi que la substance intertubulaire. — 3, cellules malpighiennes prises au voisinage des matrices de la corne (bourrelet ou tissu velouté).

circulaires remplis par une substance opaque, brunâtre, et entourés d'une zone très épaisse, striée concentriquement: ce sont des tubes cornés coupés en travers. Ils laissent entre eux des espaces occupés par la substance intertubulaire qui les réunit. Les parois de ces tubes paraissent formées de lamelles concentriques rappelant vaguement les lamelles osseuses qui entourent les canaux de Havers. (V. fig. 269.)

L'observation à un faible grossissement suffit donc à démontrer que la corne du sabot n'est pas de texture homogène comme l'ongle de l'homme (voir fig. 270), mais de texture tubulée. L'aspect nettement fibreux de la paroi en rend compte à première vue.

Eléments anatomiques. — En poussant l'investigation plus loin, on constate que la corne est composée exclusivement de cellules épidermiques. Au milieu de fragments obtenus par raclage on observe (voir fig. 271) :

1° Des cellules polyédriques pourvues d'un noyau en vestige et de granulations d'éléidine et de pigment, cellules fort analogues à celles que l'on voit dans la substance médullaire des poils ;

2° Des cellules denticulées sur les bords, nucléées, chargées de granulations pigmentaires et ressemblant en tous points aux éléments de la couche réticulaire de l'épiderme ; ces cellules sont molles, actives et ne s'observent qu'au voisinage des matrices de la corne ;

3° Des cellules lamellaires, sans noyau, dont on décèle la véritable nature à l'aide des bases, soude ou potasse ; elles renferment des granulations pigmentaires ; quelques-unes montrent un noyau atrophié.

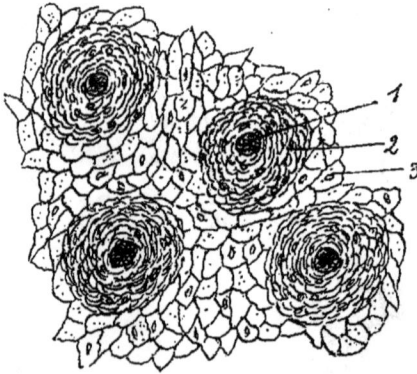

Fig. 272. — Coupe horizontale de la sole traitée par la potasse.

1, petites cellules de l'intérieur des tubes. — 2, cellules aplaties latéralement de la paroi des tubes. — 3, cellules aplaties horizontalement de la substance intertubulaire. Un certain nombre de cellules présentent des noyaux.

En résumé quel que soit le point de la corne d'où l'on ait extrait ces éléments, on les trouve toujours de nature épidermique. A part ceux qui sont en contact immédiat des matrices (*bourrelet, tissu velouté*), tous les autres sont kératinisés et fortement tassés.

Texture. — Une coupe transversale aux tubes cornés, pratiquée dans la partie moyenne de la paroi et examinée à un fort grossissement, après l'action des bases alcalines en solution concentrée, convient très bien pour étudier la texture de la corne. On voit que les stries concentriques de la paroi des tubes cornés sont dues aux contours des cellules lamelleuses qui les forment : celles-ci sont incurvées et placées de champ autour de l'axe des tubes. (Voir fig. 272.)

Quant à la substance intertubulaire, elle montre des cellules épidermiques, analogues à celles que l'on trouve dans les parois des tubes ; avec cette différence qu'elles sont superposées à plat, c'est-à-dire perpendiculaires à ces dernières.

Dans la paroi des tubes et dans la substance intertubulaire de la couche profonde de la corne, quelques cellules disséminées ont conservé leur noyau, qui fixe le carmin ; elles jouent l'aspect des ostéoplastes semés dans les systèmes de Havers et dans les systèmes intermédiaires. Nous n'avons pas besoin de dire qu'il n'y a là qu'une ressemblance toute superficielle et qu'il y a un abîme entre l'os et la corne.

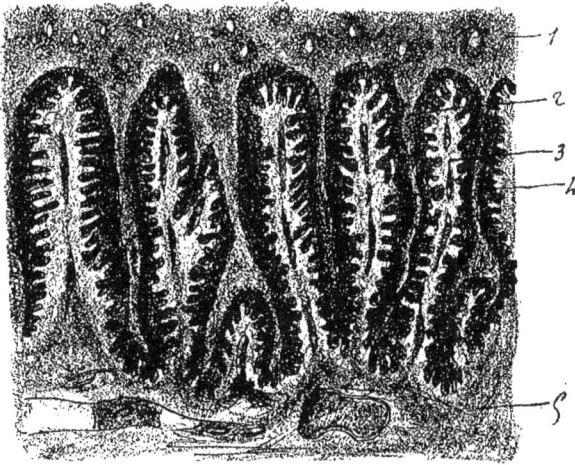

Fig. 273. — Union de la paroi avec le tissu podophylleux.

1, corne de la paroi. — 2, lame kéraphylleuse. — 3, lame podophylleuse avec ses nombreuses ramifications latérales et terminales. — 4, corps muqueux de Malpighi. — 5, tissu podophylleux montrant quelques vaisseaux qui lancent des branches dans les lames de ce tissu.

Dans la paroi les éléments pigmentés ne s'observent que dans les couches superficielles, en prépondérance tantôt dans la substance intertubulaire, tantôt dans la substance péritubulaire. Ils font complètement défaut quand la corne est blanche.

A l'intérieur des tubes cornés sont empilées, en colonnes irrégulières, des cellules polyédriques ou arrondies, granuleuses, que nous avons signalées parmi les éléments. Elles ont une grande affinité pour le carmin. (Voir fig. 271.)

Modifications au voisinage de la membrane kératogène. — Si au lieu d'examiner la corne loin du lieu de sa production, nous l'étudions au voisinage de la membrane kératogène, au niveau de la gouttière cutigérale s'il s'agit de la paroi, on voit les cellules se gonfler insensiblement et passer à l'état de cellules du corps muqueux de Malpighi. Elles prennent du protoplasma, un noyau et donnent tous les indices d'une active prolifération ; les unes sont cylindriques (couche génératrice), d'autres crénelées (couche réticulaire), d'autres enfin très granuleuses, à peine distinctes, sont chargées de substance onychogène et forment un stratum granulosum qui se colore en brun par le picrocarminate ; la plupart sont remplies de granulations noires de pigment. Pareilles modifications s'observent au niveau de la face supérieure de la sole et de la fourchette, tandis qu'elles ne s'observent pas à la face interne de la paroi. Les lames du kéraphylle engrenées avec celles du podophylle

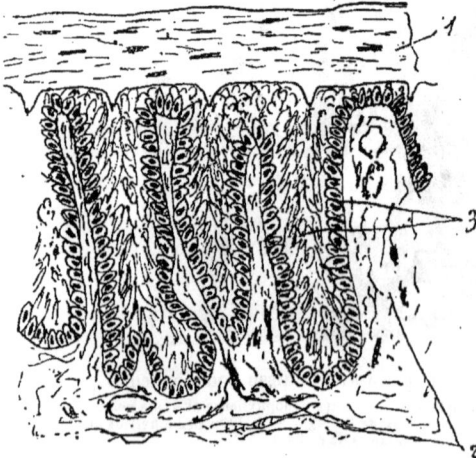

Fig. 274. — Union d'une lame kéraphylleuse avec une lame podophylleuse.

1, lame de corne. — 2, lame podophylleuse avec les ramifications d'une de ses faces. — 3, corps muqueux de Malpighi emprisonné sous la corne.

sont formées d'écailles cornées aussi fortement tassées que celles de la surface extérieure, ce qui démontre assez que le tissu podophylleux n'est point une matrice pour la paroi mais un simple lit. (Voir fig. 273.) On trouve cependant dans cette région un représentant du corps muqueux de Malpighi, sous forme de cellules molles, elliptiques, toujours dépourvues de pigment, qui s'interposent entre les feuillets podophylleux et les feuillets kéraphylleux ; mais on ne voit pas de stratum granulosum, ni rien qui indique un processus de kératinisation ; c'est un corps muqueux physiologiquement identique à celui qui forme la gaine externe du follicule pileux. (Voir fig. 274.)

Vaisseaux et nerfs. — La corne ne renferme, est-il besoin de le dire, ni vaisseaux ni nerfs.

Membrane kératogène. — On appelle ainsi le derme cutané sous-unguéal, subdivisé en bourrelet, tissu podophylleux et tissu velouté.

Elle est constituée par des fibres conjonctives fortement tassées, surtout au niveau du bourrelet et du tissu velouté. Elle diffère du derme : 1° par sa vascularisation qui est plus grande ; 2° par ses nombreuses terminaisons nerveuses ; 3° par l'absence d'éléments graisseux ; 4° par l'absence de toute cavité folliculaire pour loger des poils ou des glandes (excepté toutefois au niveau de la lacune de la fourchette où existent quelques glandes sudoripares) ; 5° par le développement et l'arrangement de ses papilles.

Ces dernières sont tantôt isolées comme sur le bourrelet et le tissu velouté, tantôt disposées en files parallèles, et confondues dans chaque file, sous forme de lamelles composées, comme dans le tissu podophylleux. Dans tous les cas, elles sont constituées par du tissu conjonctif, de nombreux vaisseaux, et des nerfs encore inconnus dans leur terminaison. Elles se logent dans des espaces intra-cornés appropriés à leur forme. Le tissu podophylleux présente de 550 à 600 feuillets dirigés du bord supérieur au bord inférieur de la paroi, non exactement parallèles à cause de la forme conoïde du pied, plus larges en bas qu'en haut. Ces lames sont parcourues sur leurs deux faces par des crêtes longitudinales à peu près parallèles et au nombre de 60 environ pour chaque lame ; elles sont en outre denticulées à leur bord antérieur. (Voir fig. 273.) On rattache les feuillets podophylleux au système papillaire en admettant qu'ils résultent de la fusion de papilles aplaties et ramifiées, préalablement orientées en séries linéaires. Ces feuillets sont très vasculaires ; on voit vers leur bord adhérent un vaisseau principal qui lance des branches ansiformes dans leur épaisseur et jusque dans leurs ramifications. Les nerfs sont très abondants vers le bord libre des lames ; on ignore leur mode de terminaison.

Il importe de distinguer dans la membrane kératogène :

1° Une partie papillaire, véritablement kératogène, représentée par le bourrelet et par le tissu velouté ; *c'est la matrice du sabot ;*

2° Une partie lamellaire représentée par le tissu podophylleux : elle sert de support ou de *lit* à l'ongle, mais ne joue aucun rôle dans son développement, du moins à l'état physiologique.

Périople et bourrelet périoplique. — Chez nos animaux ongulés, *la paroi* du sabot n'est pas à nu ; elle est recouverte d'une mince couche épidermique qui se gonfle facilement par la macération et qu'on appelle le *périople* : c'est l'analogue du *périonyx* de l'homme, recouvrant complètement l'ongle chez le fœtus et formant plus tard une simple bordure autour du pli sus-unguéal. Par l'effet de l'usure, le périople se limite également à une zone autour de la partie supérieure de la paroi. Il prend naissance au bourrelet périoplique,

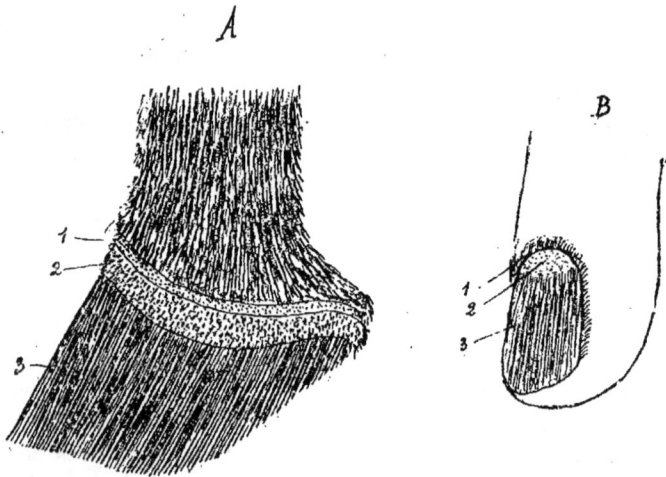

Fig. 275.

Comparaison de la membrane kératogène du cheval (A) et de l'homme (B).

1, bourrelet périoplique. — 2, bourrelet cuti-géral — 3, tissu podophylleux ou lit de la paroi.

1, pli sus-unguéal. — 2, matrice de l'ongle indiquée extérieurement par la lunule. — 3, lit de l'ongle.

qui est absolument l'équivalent du pli sus-unguéal de l'homme. Il a tous les caractères de la couche cornée de l'épiderme et doit être distingué de la corne proprement dite ; chez l'embryon, il contient de la matière glycogène, comme ce dernier, tandis que la corne n'en renferme jamais.

CARACTÈRES PHYSICO-CHIMIQUES

La corne est une substance solide, dure et d'apparence fibreuse dans la paroi, moins dure et de surface écailleuse dans la sole, souple et filandreuse dans la fourchette. Sa couleur est, suivant l'abondance du pigment dans les cellules, tantôt blanche, tantôt grise, tantôt noire ; elle est subordonnée à la pigmentation des matrices ; aussi, dans les cas de balzane, où le bourrelet est *ladre*, la corne de la paroi est-elle blanche. Il faut dire d'ailleurs que, dans tous les cas, les couches profondes, en contact avec le podophylle sont blanches, ce qui leur avait valu de Bourgelat le nom impropre de corne vive, par opposition à celui de corne morte donné aux couches superficielles pigmentées. La corne blanche est toujours moins dure que la corne colorée. Quel que soit son état de pigmentation, la corne est toujours moins dure au voisinage de la membrane kératogène que vers sa surface libre ; la dessiccation la durcit en effet au point qu'elle se laisse difficilement entamer par l'instrument tranchant ; au contraire, elle se ramollit en s'imbibant sous l'influence d'un bain prolongé ou d'un cataplasme émollient. Si la corne des pieds de devant est généralement plus dure et plus cassante que celle des pieds de derrière, c'est assurément parce que ces derniers sont plus exposés à l'humidité, étant donnée la déclivité du sol des écuries. Une macération prolongée ou mieux un enfouissement dans du fumier chaud peut amener la séparation naturelle des parties constituantes du sabot. Elle est très lente dans l'eau froide, guère plus rapide dans l'eau bouillante, à moins qu'on n'en élève la température au moyen d'une marmite de Papin ; dans ce cas, la corne se ramollit, devient souple, adhésive, malléable, propriétés qu'on utilise dans l'industrie de la tabletterie.

A la température rouge, la corne brûle en se boursouflant et en émettant une flamme assez éclatante et une odeur caractéristique plus prononcée que celle des poils. Elle contient 3/100 de soufre.

Les bases alcalines (potasse, soude, ammoniaque) gonflent les cellules cornées, les ramollissent et permettent de les isoler ; quelques vétérinaires (Zundel) ont proposé de substituer ces agents à l'action de la feuille de sauge et de la rénette, lorsqu'on veut amincir une portion du sabot (traitement de la seime).

Les acides forts, tels que les acides azotique, sulfurique, chlo-

rhydrique dilués à un certain degré, ont la même action que les
bases alcalines.

Nutrition. — La corne croît assez rapidement, bien qu'elle ne
possède pas de vaisseaux. Les matériaux nutritifs lui viennent de
la membrane kératogène et la parcourent par imbibition. Toutefois
il n'y a que les cellules disposées à la surface des matrices, cellules
représentant le corps muqueux de Malpighi, qui soient véritablement actives ; les cellules kératinisées ont perdu toute vitalité ; le
plasma nutritif qui les imbibe et transpire insensiblement à la surface de l'ongle n'a d'autre usage que d'entretenir la souplesse et
l'élasticité de la corne.

D'après M. Chauveau, la nutrition de la corne paraît indépendante
du système nerveux ; cet expérimentateur ne l'a nullement troublée,
dans le sabot du cheval, en coupant tous les nerfs qui se rendent
à la membrane kératogène. Cependant, on connaît en pathologie
humaine des cas où le système nerveux joue un rôle incontestable
dans la nutrition des ongles (troubles trophiques après une lésion
des nerfs ou des centres) ; d'autre part, les vétérinaires constatent
assez souvent la chute du sabot consécutivement à une double né-
vrotomie plantaire ; certains attribuent exclusivement cet accident à
la perte de la sensibilité exposant l'animal à des lésions trauma-
tiques, mais il est rationnel de faire entrer en ligne de compte les
troubles trophiques de la section nerveuse. En sorte que l'influence
des nerfs sur la nutrition de la corne ne paraît pas douteuse.

Développement. — La corne se développe par l'intermédiaire des
cellules épidermiques qui recouvrent la membrane kératogène.

Les éléments se disposent toujours parallèlement à la surface où
ils prennent naissance, et, comme cette surface est accidentée, villo-
papillaire, ils affectent la disposition tubulée que nous avons indiquée. Au niveau du bourrelet ou du tissu velouté, les cellules qui
tapissent les espaces interpapillaires évoluent horizontalement ; celles
qui revêtent les côtés des papilles évoluent verticalement, enfin
celles situées à l'extrémité même des papilles engendrent des cellules arrondies ou polyédriques, et ainsi se différencient les tubes
cornés, leurs parois et la substance intertubulaire. (Voir fig. 279.)

Comme chez l'homme, la matrice de l'ongle (très bien indiquée extérieurement par la lunule) est à peine papillaire, la structure de celui-ci est homogène. (Voir fig. 270.)

D'après ce qui vient d'être dit, on voit que la paroi s'accroît de haut en bas sans changer d'épaisseur, tandis que la sole et la fourchette s'accroissent exclusivement en épaisseur. Ces accroissements seraient indéfinis s'ils n'étaient contre-balancés par l'exfoliation de la sole et de la fourchette, par l'usure du bord inférieur de la paroi, ou encore par l'ablation artificielle avec le rogne-pied et le bouloir.

Les cellules qui recouvrent le podophylle ne montrent aucun processus évolutif ; elles servent à faciliter le glissement de la corne qui descend du bourrelet, et elles font coussin protecteur sur le tissu podophylleux doué d'une très grande sensibilité.

Des idées très diverses ont régné, en vétérinaire, sur le rôle du podophylle. Il faut bien savoir que jamais, à l'état physiologique, il ne concourt à l'accroissement de la paroi ; son rôle se borne à multiplier la surface d'adhérence de cette partie de l'ongle, tout en lui

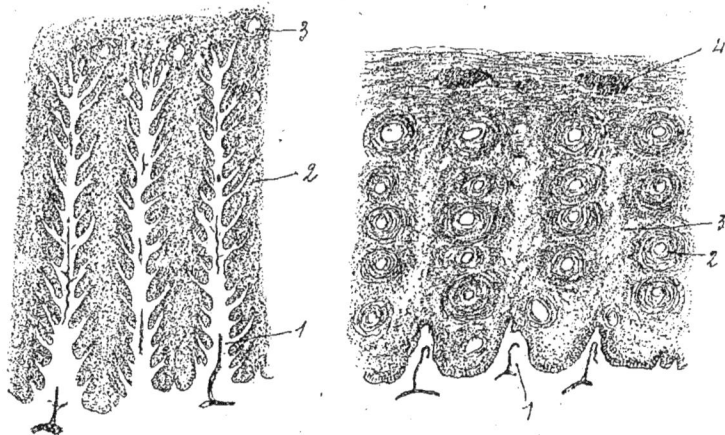

Fig. 276. — Coupe d'un faux-quartier 6 jours après l'ablation de la paroi.

1, lames podophylleuses dont les ramifications se sont hypertrophiées par suite de l'irritation. — 2, amas de cellules épidermiques en active kératinisation. — 3, ébauche de tubes cornés.

Fig. 277.
Coupe d'un faux quartier ancien.

1, lames podophylleuses considérablement réduites. — 2, tubes cornés rangés en séries dans les espaces qui séparaient les lames podophylleuses primitives. — 3, substance intertubulaire. — 4, lacunes qui contenaient d'abord du sang qui s'est résorbé.

permettant de légers mouvements de glissement. Mais à l'état pathologique, lorsque l'ablation d'une partie de la muraille a mis à nu une certaine étendue de tissu podophylleux, celui-ci, qui ne

saurait rester à découvert jusqu'à la régénération de la corne par le
bourrelet, prend une activité nouvelle : les cellules qui le recouvrent
prolifèrent activement et forment comme à la hâte une couche de
corne rugueuse de mauvaise qualité, irrégulièrement tubulée, non
pigmentée, qu'on appelle *faux-quartier*, laquelle est chassée plus
tard par la corne normale qui descend lentement du bourrelet
à raison de 1 centimètre à 1 centimètre et demi par mois. (Voir
fig. 276 et 277.)

Ainsi donc, le podophylle présente la propriété kératogène à
l'état latent, propriété qui se réveille quand il n'est plus bridé par
la corne rigide descendue du bourrelet, ainsi que dans certains cas
pathologiques

Altérations. — Lorsque le tissu podophylleux est enflammé au-
dessous de la paroi
intacte (fourbure),
il agit comme à la
suite d'inflamma-
tion à ciel ouvert :
la corne qu'il four-
nit s'interpose
comme un coin en-
tre la paroi et le po-
dophylle, atrophie
les lames de ce der-
nier (voir fig. 278),
et, pour trouver

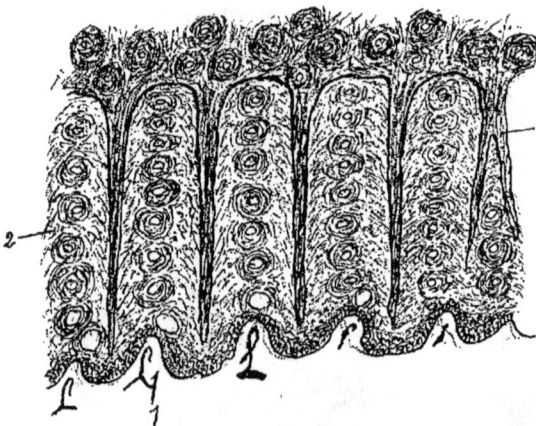

Fig. 278. — Résultat de l'inflammation sous-cornée.

Un aux-quartier (2) s'est développé en dessous de la paroi normale
(4) et a atrophié par compression le podophylle (1). Les tubes cornés
de ce faux-quartier ont pris la place des lames podophylleuses entre les
lames kéraphylleuses (3).

place, produit un
double effet : d'une
part elle refoule en
avant la paroi, qui

peut même se relever en sabot chinois vers la pince, d'autre part
elle fait basculer la troisième phalange en arrière, de telle sorte que
le bord inférieur de cet os fait pression sur la sole, la refoule
(pied comble) et quelquefois même la traverse (croissant).

M. MONTANÉ a démontré que les tractions du tendon perforant
sont aussi pour quelque chose dans ce mouvement de bascule, car
alors elles s'exercent sur une phalange plus ou moins disjointe
d'avec la face interne de la paroi.

Si l'inflammation se limite au bourrelet, la corne pariétale qui se développe au moment de l'épaississement du bourrelet proémine sur la corne précédente, et, comme cet état fluxionnaire de la cutidure peut être intermittent, il en résulte une série de reliefs annulaires sur la hauteur de la paroi, ce sont des *cercles*, et le pied est dit *cerclé*. On observe souvent de légers cercles sur des pieds indemnes de toute maladie, cercles qui se sont développés physiologiquement sous la seule influence des variations qu'a subies la nutrition générale; ils traduisent des poussées, des exacerbations périodiques dans la nutrition générale de l'épiderme, et sont de tous points analogues à ceux qui se forment à la base des cornes du bœuf et qui permettent d'en reconnaître l'âge, ou encore aux renflements successifs qu'on observe sur le trajet des poils quand l'état général du sujet a subi de grandes fluctuations.

Si le tissu podophylleux, sous l'influence de la fourbure ou d'un coup porté sur la paroi, a été le siège d'une hémorrhagie locale, le sang extravasé l'a d'abord disjoint d'avec la paroi; puis ce sang venant à se résorber laisse à sa place une cavité que n'ont pu remplir des grumeaux de corne podophylleuse; la paroi résonne à la percussion à l'endroit de son décollement: on est en présence d'une *fourmilière*.

Avalure. — Les cercles, les fourmilières et, d'une manière générale, tous les accidents qu'on peut observer sur la hauteur de la paroi, descendent peu à peu vers son bord inférieur, à raison de 1 centimètre à 1 centimètre et demi par mois en pince, et disparaissent emportés par l'usure naturelle ou par l'instrument du maréchal: c'est le phénomène de l'*avalure*, conséquence de l'accroissement et de la rénovation indéfinis de l'ongle.

Comparaison de la corne du sabot avec les phanères pileuses. — La paroi est fibreuse et s'effiloche naturellement à son bord plantaire, tandis que la sole s'exfolie par plaques ou écailles à sa face inférieure; cette différence tient à l'abondance du *stratum granulosum* dans la sole et sans doute aussi à quelque différence dans la substance kératinisante.

Les premiers vétérinaires, frappés de l'aspect frangé du bord plantaire de la paroi sur le cheval qui a marché quelque temps déferré, avaient émis l'hypothèse que la corne est formée de poils agglutinés. Les recherches micrographiques modernes viennent appuyer cette hypothèse tour à tour soutenue et critiquée. En effet, n'y a-t-il pas de grandes analogies entre les tubes cornés et les poils ? les uns et les autres se développent à la surface d'une papille dermique ; ils sont constitués, au centre, par des cellules cubiques chargées d'éléidine, et à la périphérie par des lamelles épidermiques disposées en couches concentriques. La seule différence est que les villo-papilles des tubes cornés, au lieu d'être invaginées dans des follicules, comme on l'observe pour les papilles pileuses, sont au ras du derme (voir fig. 279); d'ailleurs les espèces de poils auxquels elles donnent naissance n'avaient pas besoin d'une implantation profonde, car, au lieu d'être libres, ils s'unissent en masse les uns aux au-

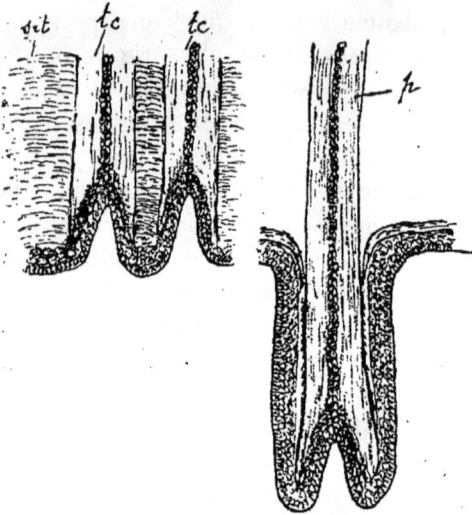

Fig. 279.
Comparaison des tubes cornés avec les poils.

p, un poil. Il s'est développé sur une papille dermique in-vaginée au fond d'un follicule. — *tc,* tubes cornés. Ils se sont développés sur des papilles situées au ras du derme. — *sit,* substance intertubulaire. Les cellules qui la composent se développent parallèlement à la surface des espaces interpa-pillaires.

tres. La substance qui les unit (substance intertubulaire) et qui descend des intervalles des papilles est assimilable à la gaine interne des follicules pileux; elle est moins condensée que celle des tubes cornés; aussi s'use-t-elle plus rapidement de sorte que dans certaines circonstances le bord plantaire de la muraille prend l'aspect frangé que nous avons signalé.

Rôle. — Partout où on la rencontre, la corne joue un rôle protecteur avec d'autant plus de perfection qu'elle est dépourvue de nerfs et par conséquent de sensibilité. Les cornes frontales du bœuf et d'autres ruminants servent en outre de moyen de défense ou d'attaque. Le sabot protège les téguments contre l'action du sol, sans leur enlever la sensibilité, grâce à la conduction intégrale, jusqu'aux parties nerveuses sous-cornées, des changements de pression qui s'établissent à sa surface.

Anomalies. — Des productions cornées peuvent se développer

dans des parties où elles n'existent pas normalement. Elles s'accompagnent de modifications du derme qui font passer celui-ci à l'état
de membrane kératogène ; aussi toute tentative de traitement qui
n'aurait pas pour objectif la destruction de cette membrane et son
retour à l'état primitif ou à l'état de tissu cicatriciel, serait absolument
sans effet curatif.

Considérations générales sur la morphologie de l'ongle. —
L'ongle est la production cornée qui nous intéresse le plus, celle que
nous avons prise pour type de notre étude de la corne ; nous croyons
bon de revenir en quelques mots sur sa morphologie comparée.

Chez l'homme, c'est une simple plaque qui recouvre la partie
dorsale de l'extrémité des doigts ; la peau de la paume des mains
ou de la plante des pieds présente seulement, aux points où elle est
le plus exposée aux pressions, un épaississement de l'épiderme et un
développement considérable des lobules adipeux de la couche réticulaire du derme donnant naissance à de véritables coussinets élastiques.

Chez les carnivores, ces coussinets sont bien localisés, sous forme
de tampons recouverts d'un corps papillaire et d'une couche épidermique très développés : on les appelle coussinets plantaires.

Chez les ruminants et le porc, il existe aussi un coussinet plantaire en dessous de l'expansion terminale du tendon du perforant,
dans chaque doigt ; mais au-devant de ce coussinet s'est formé un
plastron de corne qui couvre la face inférieure de la phalangette et
qu'on appelle la sole.

Enfin chez les solipèdes, on remarque un coussinet plantaire
énorme qui s'enclave comme un coin entre les cartilages complémentaires de la troisième phalange, en dessous du tendon perforant,
coussinet qui, au lieu d'être seulement recouvert d'une épaisse
couche épidermique, est recouvert d'une corne souple formant
cette troisième pièce du sabot qu'on appelle fourchette. L'ongle
atteint ainsi par des complications successives le summum de son
développement.

ART. II. — MUQUEUSES SOMATOPLEURALES

Considérations préliminaires.

Les membranes muqueuses tapissent toutes les cavités de l'orga
nisme qui communiquent avec l'extérieur ; ce sont de véritables

téguments internes en continuité avec la peau ou tégument externe
au pourtour des ouvertures naturelles. Elles sont toutes revêtues
d'un enduit spécial, visqueux et adhérent, sorte de glaire qu'on
appelle *mucus*.

Au point de vue de leur continuité, les muqueuses forment deux
grands départements indépendants l'un de l'autre : la muqueuse *gastro-pulmonaire* revêtant les voies digestives et les voies aériennes,
et la muqueuse *génito-urinaire* tapissant les voies d'excrétion de
l'urine et des produits sexuels. La muqueuse de l'œil (conjonctive) et
des voies lacrymales est considérée comme une annexe de la grande
muqueuse gastro-pulmonaire, bien qu'elle en soit anatomiquement
indépendante chez les solipèdes (l'égout nasal est en effet percé sur
la peau invaginée dans le naseau). De même la muqueuse des
canaux galactophores est rattachée à la muqueuse génito-urinaire.

Béclard père assimilait toutes les muqueuses à la peau et en faisait
une sorte de peau rentrée qui, soustraite à l'influence desséchante
de l'air extérieur, aurait pris des caractères spéciaux de mollesse et
de viscosité. Il invoquait à l'appui de cette idée un grand nombre
de faits dont voici les principaux : Une portion de peau mise à l'abri
de l'air prend les caractères d'une muqueuse; au contraire, une
muqueuse exposée à l'air extérieur, comme on le remarque à la
suite d'un prolapsus, prend peu à peu les caractères de la peau.
En effet, dans les muqueuses, les cellules de l'épithélium restent à
la phase mucosique, tandis que dans la peau ces mêmes cellules
subissent la kératinisation dans les couches superficielles, et cette
différence dans le terme de l'évolution épithéliale peut être inter-
vertie, comme nous venons de le dire, sous des influences extérieures. Il y a plus, les hydres d'eau douce, petits polypes en forme
de doigt de gant, peuvent être retournées, ainsi que l'a fait Trembley,
sans cesser de vivre, et cependant, après cette opération, leur peau
est devenue muqueuse digestive et leur muqueuse digestive sert
de peau.

Il n'en fallait pas davantage pour que Béclard confondît toutes
les muqueuses avec la peau en un même système, le système tégumentaire.

Cependant l'étude du développement montre qu'il ne faut pas
admettre sans réserve cette généralisation; certaines muqueuses,
telles que celles des premières voies digestives, dérivent de la somatopleure et sont en quelque sorte de la peau invaginée, tandis que

d'autres, comme la muqueuse gastro-intestinale, proviennent de la splanchnopleure et se distinguent primordialement de la peau. Les premières sont des membranes essentiellement protectrices ou respiratoires comme la peau ; les secondes sont principalement des membranes de digestion et d'absorption pour les aliments. Il y a donc lieu de distinguer et de décrire isolément *les muqueuses à épithélium ectodermique ou muqueuses somatopleurales* et *les muqueuses à épithélium endodermique ou muqueuses splanchnopleurales*. Dans le premier groupe se rangent : 1° les muqueuses des premières voies digestives jusqu'au cardia chez les carnassiers et chez l'homme, jusqu'à quelques centimètres au delà du cardia chez le porc, jusqu'au cul-de-sac droit de l'estomac chez les solipèdes, jusqu'à la caillette chez les ruminants ; 2° la muqueuse des voies respiratoires, qui n'est qu'un diverticule de celle des premières voies digestives ; 3° la muqueuse génito-urinaire. Toutefois cette dernière muqueuse n'est pas encore bien connue dans son mode de développement et c'est sous toutes réserves que nous la plaçons dans les muqueuses somatopleurales. Dans le deuxième groupe se placent la muqueuse gastro-peptique et la muqueuse de l'intestin jusqu'à quelques centimètres de l'anus.

CARACTÈRES ANATOMIQUES GÉNÉRAUX DES MUQUEUSES SOMATOPLEURALES

On distingue, dans la structure de ces membranes le derme plus communément appelé chorion, et l'épithélium.

1° **Chorion**. — Il est formé par du tissu conjonctif, des fibres élastiques, des vaisseaux et des nerfs, le tout à peu près agencé comme dans la peau. (Voir fig. 280 et 281.) On peut aussi rencontrer en couche profonde des fibres musculaires lisses plus ou moins disséminées. Ce chorion est limité superficiellement par une membrane basale sur laquelle s'implante l'épithélium en y laissant l'empreinte de ses cellules ; le nitrate d'argent dessine cette empreinte sous forme d'un réseau de lignes noires qui donne l'illusion d'un endothélium ; mais l'endothélium sous-épithélial admis par M. Debove n'existe pas ; la basement-membrane des muqueuses est en tout semblable à celle de la peau.

Le chorion des muqueuses somatopleurales présente assez souvent des papilles, c'est pourquoi Ch. Robin leur a donné, en commun avec la peau, le nom de *membranes dermo-papillaires*. On trouve ces papilles sur les muqueuses voisines des orifices naturels, jouissant d'une assez vive sensibilité, ainsi que sur la muqueuse des

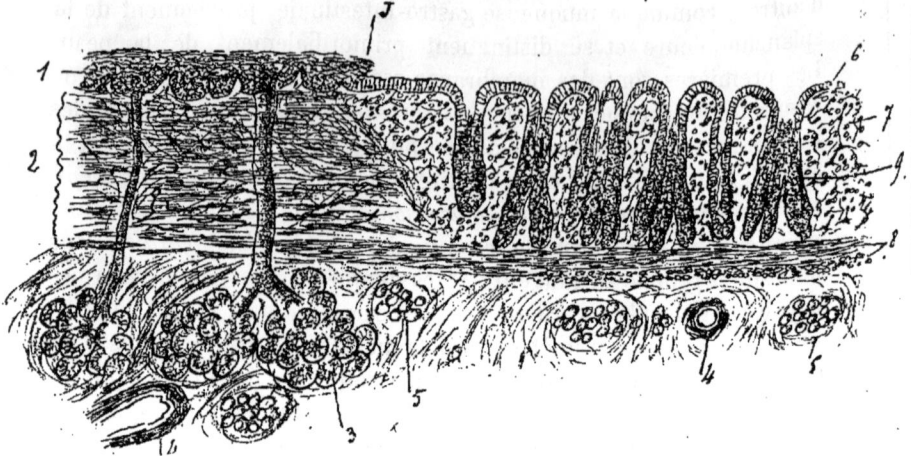

Fig. 280. — Jonction de la muqueuse du cul-de-sac gauche de l'estomac du cheval
avec celle du cul-de-sac droit (demi-schématique).

1, épithélium stratifié pavimenteux. — 2, chorion de la muqueuse somatop leurale. — 3, glandes acineuses sous-muqueuses. — 4, coupe d'une artère. — 5, lobules adipeux. — 6, épithélium cylindrique
de la muqueuse peptique. — 7, chorion de cette muqueuse, à base de tissu conjonctif adénoïde. — 8,
muscularis mucosæ. — 9, glandes en tube intra-muqueuses. — J, jonction en biseau des 2 muqueuses,

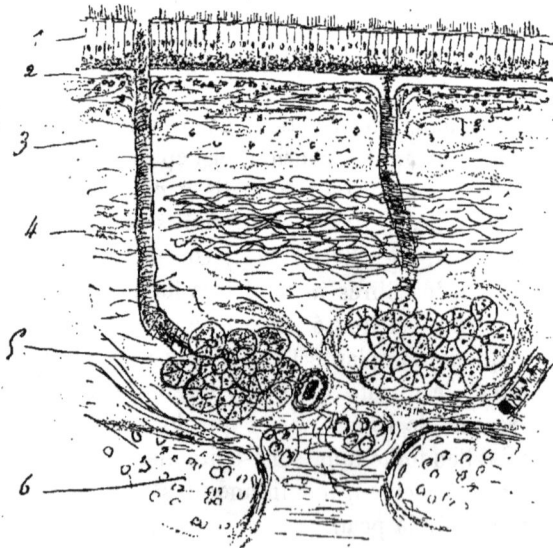

Fig. 281. — Coupe de la muqueuse trachéale

1, épithélium. — 2, membrane basale. — 3, chorion. — 4, nombreuses fibres élastiques à la couche
profonde du chorion. — 5, glandules acineuses logées dans le tissu conjonctif sous-muqueux. — 6, cartilage sous-jacent.

premiers compartiments de l'estomac des ruminants. Sur le dos de la langue elles sont très nombreuses et très développées et se distinguent, comme on sait, en papilles filiformes simples ou ramifiées, papilles fungiformes et papilles caliciformes. (Voir fig. 282 et 283.) A la face interne des joues des ruminants et dans leur panse, on trouve des papilles encore plus développées (1 à 2 centimètres) généralement foliacées et recouvertes d'un étui épithélial corné ; on leur donne le nom d'*odontoïdes*. A la surface des lames du feuillet on voit des papilles fungiformes à épithélium corné qui donnent à ces lames un toucher rugueux ou râpeux. Les trous borgnes de Morgagni qui s'observent vers la base de

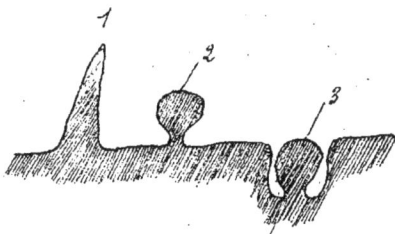

Fig. 282. — Schéma des 3 types principaux de papilles dermiques.
1, filiforme. — 2, fungiforme. — 3, caliciforme.

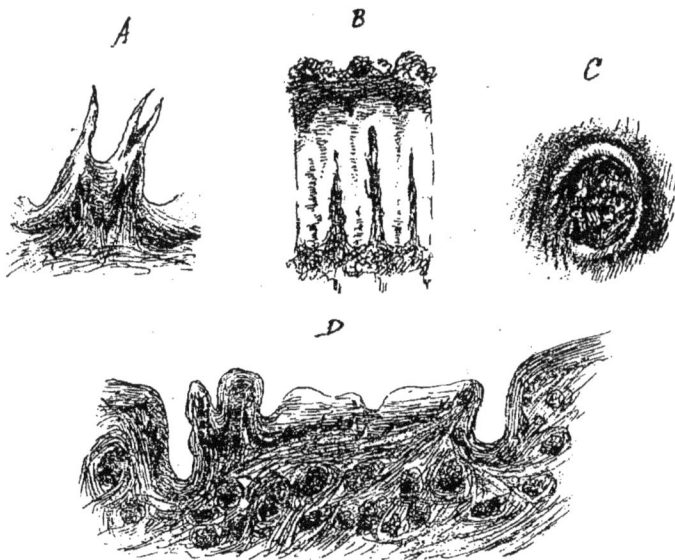

Fig. 283.

A, papille filiforme composée de la langue du chien. — B, papilles filiformes simples noyées dans l'épithélium de la muqueuse linguale du cheval. — C, papille caliciforme composée (trou borgne de Morgagni), vue de face, de la langue du cheval.— D, la même en coupe. (*Anat. descript.*, Chauveau et Arloing.)

la langue ne sont autre chose que des papilles caliciformes composées.

Les papilles n'offrent pas toujours ce développement extraordi-

naire qui les rend tributaires de l'anatomie descriptive; beaucoup
sont, en raison de leur petitesse, noyées dans l'épithélium et ne se
révèlent par aucune saillie extérieure.

On rencontre encore, à la surface du chorion, l'entrée de follicules
glandulaires, voire même de follicules pileux. Si l'on excepte la
muqueuse utérine, on peut dire que les glandes des muqueuses
somatopleurales sont toujours situées en dessous de leur chorion,
jamais dans son épaisseur ; ce sont généralement des glandes acineuses. Quant aux poils, on en observe toujours de très fins à la
surface de la caroncule lacrymale ; il y en a aussi à la face interne
des joues chez le lièvre, et, dans certains cas anormaux, on en a
vu se développer sur une grande étendue de la conjonctive, y compris la surface de la cornée, faits qui témoignent de l'identité de
nature entre les muqueuses somatopleurales et la peau.

Vaisseaux et nerfs. — Le chorion loge dans son épaisseur deux
réseaux vasculaires sanguins, l'un superficiel qui pénètre dans les
papilles, l'autre profond qui fournit aux glandes. Les lymphatiques
ont l'aspect de lacunes plus ou moins dilatées.

Les nerfs sont surtout sensitifs. Le mode de terminaison de
quelques-uns est déjà connu. (Voir pages 222 et suivantes.)

Variétés. — La description que nous venons de donner s'applique
assez bien au chorion de la muqueuse des premières voies digestives : c'est en effet un chorion élastique, résistant et presque partout
papillaire ; toutefois les papilles sont rares et peu développées
dans la muqueuse œsophagienne. Mais plusieurs muqueuses, dont
l'origine est pourtant la même, présentent une délicatesse beaucoup plus grande ; d'autres n'ont pas de papilles. Ainsi, le chorion de
la muqueuse des trompes de Fallope, de l'utérus mâle, des vésicules
séminales, est constitué par de nombreuses cellules jeunes et étoilées du tissu conjonctif, par des faisceaux conjonctifs peu développés
et par des fibres élastiques en formation ; celui de la muqueuse utérine ne renferme même pas trace de fibres élastiques, il est formé
d'un tissu conjonctif très riche en cellules et en substance amorphe,
et pauvre en éléments fibrillaires, tissu qui a toute la plasticité de
l'état embryonnaire. (Voir fig. 284.)

Le chorion présente quelquefois des saillies en crêtes entre-croisées dans tous les sens, réservant entre elles des excavations ou
sinus qu'il ne faut pas prendre pour des glandes ; tel est celui de
la muqueuse des renflements pelviens des canaux déférents.

2°. Epithélium. — Il présente des caractères différents suivant la muqueuse qu'on envisage. Il est simple ou stratifié, stratifié pavi-

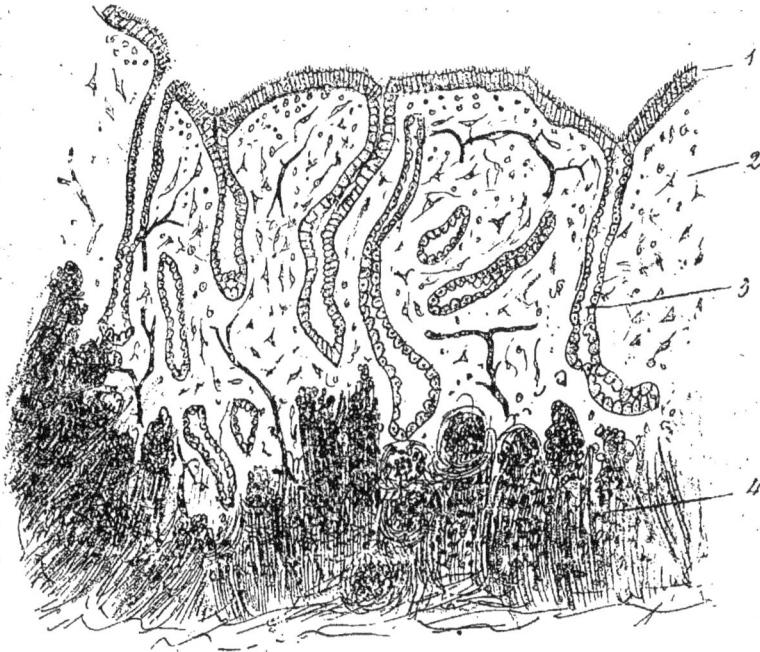

Fig. 284. — Coupe de la muqueuse utérine.

1, épithélium. — 2, chorion formé d'un tissu conjonctif à peine fibrillaire et au contraire riche en cellules. — 3, glandules en tube. — 4, tunique musculaire à fibres lisses.

menteux ou stratifié cylindrique, souvent vibratile ; quand il est stratifié, ses cellules profondes, de forme elliptique, sont implantées perpendiculairement à la membrane basale et constituent la *couche génératrice,* les cellules moyennes sont arrondies ou polyédriques, enfin les cellules superficielles sont, suivant le cas, pavimenteuses ou cylindriques.

L'épithélium stratifié pavimenteux se rencontre sur toutes les muqueuses qui ont à subir le contact vulnérant des corps étrangers (bouche, partie inférieure du pharynx, œsophage, vulve et vagin, cordes vocales, conjonctive) ; il est assez semblable à l'épiderme, mais il ne présente pas de kératinisation sauf en quelques régions comme sur le dos de la langue, à la surface des odontoïdes, etc., où l'on observe une ébauche de *stratum granulosum*. L'épithélium buccal est assez souvent marbré de taches pigmentaires (ruminants, carnivores).

L'épithélium stratifié cylindrique est le plus souvent vibratile. C'est ainsi qu'on le rencontre sur la muqueuse pituitaire, à la partie supérieure du pharynx, dans le larynx (la surface des cordes vocales exceptée), la trachée et les bronches jusqu'aux bronchioles. (Voir fig. 285.)

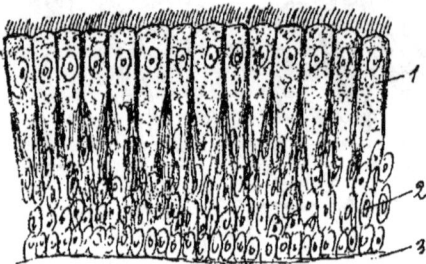

Fig. 285. — Epithélium stratifié cylindrique et vibratile de la muqueuse trachéale.

1, cellules superficielles. — 2, petites cellules formant *couche génératrice* sur la membrane basale.

L'épithélium de la muqueuse vésicale est mixte; c'est une sorte d'épithélium stratifié cylindrique recouvert d'une rangée de cellules aplaties simulant un endothélium; en couches moyenne, on trouve des cellules remarquables par l'irrégularité et la bizarrerie de leur forme, qui les ont fait confondre autrefois avec des cellules cancéreuses.

L'épithélium simple, cylindrique et vibratile revêt la muqueuse des bronchioles, de l'utérus et des trompes chez la femelle, des canaux épididymaires et des canaux déférents chez le mâle. (Voir fig. 286.) On trouve au niveau du col de l'utérus, ainsi que dans les dernières bronchioles, un épithélium simple, cylindrique, dépourvu de cils vibratiles et contenant de nombreuses cellules caliciformes; ces cellules produisent au niveau du col utérin un bouchon muqueux et glutineux particulièrement abondant chez les ruminants; elles tiennent lieu des glandes, qui disparaissent sur les fines ramifications bronchiques, afin d'humidifier leur intérieur.

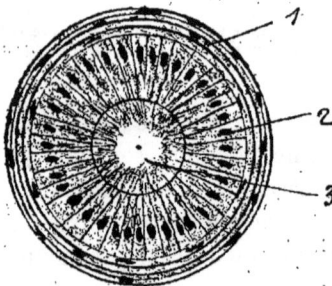

Fig. 286.
Section d'un tube de l'épididyme.

1, paroi conjonctive. — 2, épithélium. — 3, lumière du tube où flottent de longs cils vibratiles.

CARACTÈRES PHYSICO-CHIMIQUES

Nous n'avons rien à ajouter à ce qui a été déjà dit à propos du derme cutané et des épithéliums en général.

CARACTÈRES PHYSIOLOGIQUES

Sécrétion. — Les muqueuses somatopleurales versent constamment à leur surface un liquide visqueux (mucus) qui provient soit de petites glandes en grappe sous-jacentes, soit de cellules caliciformes intercalées dans leur épithélium; là où l'on rencontre ces dernières, le mucus est particulièrement abondant et poisseux. Ce liquide vu au microscope renferme : 1° des cellules épithéliales de formes variées, détachées de la surface de la muqueuse; 2° des leucocytes plus ou moins chargés de granulations graisseuses ; 3° des globules sanguins; 4° des globules de pus provenant de petites plaies fréquentes sur les muqueuses superficielles ; 5° des corpuscules étrangers venus du dehors tels que poussières diverses, moisissures, bactéries, etc. Le mucus des voies respiratoires est particulièrement riche en éléments amenés par l'air inspiré.

Le mucus doit sa viscosité caractéristique à la *mucosine*, substance albuminoïde, coagulable par l'acide acétique, soluble dans l'eau qu'elle rend mousseuse lorsqu'on l'agite avec l'air. Le mucus coagulé montre sous le microscope des stries qu'on pourrait prendre pour des fibrilles connectives ou bien pour des filaments de fibrine, si on n'avait à sa disposition deux réactifs pour les différencier : l'acide acétique et le sulfate de rosaniline. (Voir à la page 37.)

Rôle. — Chez le fœtus et les tout jeunes sujets, les épithéliums ectodermiques sont infiltrés de substance glycogène, ainsi qu'en témoigne la coloration brun acajou qu'ils prennent par l'eau iodée; ils suppléent le foie dans la formation du sucre. Mais, après la naissance, cet organe accapare la fonction glycogène, et les épithéliums ectodermiques ne gardent d'autre rôle qu'un rôle de protection.

Les cils, dont sont hérissés certains épithéliums, présentent des phénomènes remarquables de contractilité dont il est facile de se rendre compte en examinant, dans l'humeur aqueuse, quelques cellules raclées sur la muqueuse œsophagienne de la grenouille (l'épithélium de cette muqueuse n'est pas pavimenteux comme chez les vertébrés supérieurs). Ces prolongements exécutent des mouvements ondulatoires qu'on a comparés à ceux de l'herbe sous l'impulsion du vent, et qui sont de même nature que ceux des spermatozoïdes, des flagellums des infusoires, et que beaucoup d'autres mouvements très rapides qui n'ont pas la contraction musculaire pour cause. Les mouvements ciliaires sont activés par la chaleur et les liquides alcalins, diminués ou arrêtés par le froid, les acides, les anesthésiques, peu influencés par l'électricité ; ils persistent après la mort de l'individu tant que continuent à vivre les cellules qui en sont le siège, c'est-à-dire vingt-quatre à quarante-huit heures; ces mouvements s'exécutent dans un sens déterminé et à peu près invariable, de manière à déplacer les corps étrangers mis à la surface des épithéliums vibratiles. C'est ainsi qu'ils ramènent des bronches vers l'extérieur, les particules étrangères tombées sur la muqueuse des voies respiratoires, et qu'ils aident à la descente de l'ovule dans l'oviducte et l'utérus. Si l'on veut avoir une idée de la force vibratoire de ces cils, il n'y a qu'à voir s'agiter les infusoires ciliés dans leur milieu liquide et à constater les tourbillons que celui-ci éprouve à leur contact. On peut aussi faire la petite expérience suivante : Mettez un corps léger, un fétu de paille par exemple sur un lambeau de muqueuse œsophasienne d'une grenouille, et vous le verrez se déplacer vers l'extérieur avec une vitesse qu'on a pu apprécier à l'aide d'appareils *ad hoc*. D'autre part, chacun sait que les crachats du matin sont épais, noirâtres quand, la veille, on est resté dans une atmosphère enfumée ou poussiéreuse : ce sont les cils vibratiles qui, pendant la nuit, ont ramené à l'arrière-bouche les particules étrangères tombées plus ou moins loin dans l'arbre aérophore.

Donc, grâce aux mouvements ciliaires, certaines muqueuses prennent une part active à la protection des cavités qu'elles tapissent, et à l'accomplissement de certaines fonctions.

Altérations. — L'inflammation des muqueuses entraîne toujours une desquamation épithéliale et la formation d'un muco-pus plus ou moins abondant (catarrhe). Elle est rarement adhésive, si ce n'est dans les points où la muqueuse ne renferme pas de glandes, ainsi qu'on l'observe sur la conjonctive; on voit ainsi une conjonctivite entraîner la soudure des paupières avec le globe de l'œil (ankylo-blépharite).

Il se développe quelquefois, à la surface des muqueuses, des ulcérations simples ou spécifiques (morve) qui débutent habituellement par une glande.

Ces membranes peuvent être le siège de tumeurs ou d'induration; celle-ci provient de l'épaississement inflammatoire du chorion autour des glandes, et de la résorption de la matière amorphe interposée entre les éléments conjonctifs de nouvelle formation.

ART. III. — DÉPENDANCES DES MUQUEUSES SOMATOPLEURALES

De même que la peau, les muqueuses somatopleurales ont pour annexes des organes en saillie et des organes en creux; les premiers, classés par de BLAINVILLE dans le groupe des phanères, sont les dents; les seconds sont des glandes.

I. — DENTS

Dans l'étude que nous allons faire de ces organes, nous n'aurons en vue que les Mammifères.

Disposition générale. — Les dents sont implantées en arcade dans des cavités ou *alvéoles* des bords libres des maxillaires; elles présentent une partie libre ou *couronne* et une partie enchâssée ou *racine*, séparées souvent par un rétrécissement appelé *collet*. Elles sont creusées à l'intérieur d'une cavité qui semble être leur moule en creux (*cavité dentaire interne* ou *cavité du germe*) et qui loge une papille vasculo-nerveuse fort délicate (*pulpe dentaire* ou *germe de l'ivoire*). Cette papille surgit du fond de l'alvéole à la manière de la papille des follicules pileux, et n'est qu'une dépendance du *périoste alvéolo-dentaire* qui tapisse tout l'alvéole. A son émergence dans la bouche, la dent est enserrée par la muqueuse buccale qui se relève légèrement contre elle et lui forme une sorte de collerette appelée *gencive*.

L'étude histologique des dents comprend : 1° l'étude de la dent proprement dite, et 2° celle des parties molles annexées (périoste alvéolo-dentaire, pulpe de la dent, gencive).

CARACTÈRES ANATOMIQUES

1° Dent. — L'examen d'une coupe longitudinale démontre qu'une dent est recouverte, au niveau de la couronne, par une substance très dure, mince, d'un blanc laiteux, l'*émail*, qui se prolonge quelquefois sur une certaine longueur de la racine. Autour de la cavité dentaire existe une matière moins dure, blanc jaunâtre, formant la plus grande partie de la masse de la dent, c'est l'*ivoire*. Enfin une autre substance est répandue irrégulièrement en mince couche à la surface de la racine, ainsi que dans les excavations de la partie libre, c'est le *cément*. (V. fig. 287.)

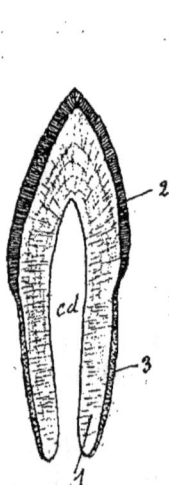

Fig. 287. — Dispositions des différentes substances de la dent, dans les dents simples.

cd, cavité dentaire. — 1, ivoire. — 2, émail. — 3, cément.

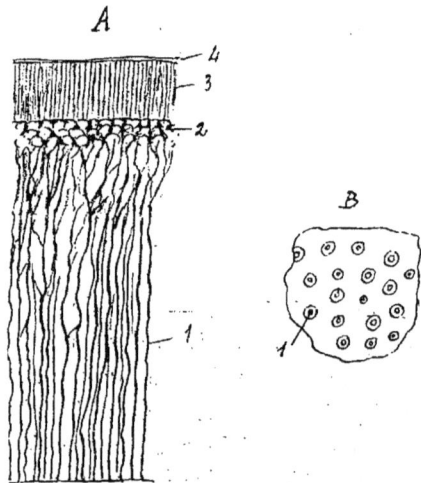

Fig. 288.

A, coupe longitudinale de l'ivoire et de l'émail.

1, canalicules de l'ivoire. — 2, espaces interglobulaires de Czermak. — 3, prismes de l'émail. — 4, cuticule de l'émail.

B, Coupe transversale de l'ivoire.

On voit que les canalicules ont une paroi propre.

A. IVOIRE OU DENTINE. — Au microscope, on reconnaît qu'elle a pour base une substance fondamentale amorphe, imprégnée de matière calcaire et sillonnée par des canaux déliés dits canalicules de l'ivoire. Ces canalicules, légèrement flexueux et perpendiculaires à la surface de la dent, prennent naissance dans la cavité dentaire et vont se terminer en dessous de l'émail dans les lacunes que CZERMAK a appelées *espaces interglobulaires* parce qu'elles sont limitées par des saillies globuleuses de matière éburnée; au voisinage de leur terminaison, ils se ramifient, s'anastomosent un grand nombre de fois et deviennent extrêmement ténus. Au niveau de la racine, les canalicules de l'ivoire se mettent en rapport avec les canalicules des ostéoplastes du cément.

Ces canalicules, dont le diamètre varie de 1 à 2 μ, sont remplis par des filaments protoplasmiques émanant des cellules qui revêtent la surface de la pulpe dentaire : ce sont les *fibres de Tomes*. Sur une coupe de dent fraîche, ces fibres sont colorées par le carmin; sur une coupe de dent macérée, elles sont remplacées par de l'air, et les canalicules paraissent noirs sous le microscope. (V. fig. 288.)

B. ÉMAIL. — Sur la cassure, l'émail se montre très nettement strié suivant son épaisseur (fig. 288). Sous un fort grossissement, on constate que les stries correspondent à autant de prismes ou baguettes implantées perpendiculairement sur l'ivoire. Les prismes de l'émail sont légèrement onduleux, à 5 ou 6 pans et très intimement unis les uns aux autres. Examinés sur une coupe transversale, ils figurent une mosaïque très régulière. Leur largeur est de 3 à 5 μ. (V. fig. 289.)

Après une macération prolongée dans l'acide chlorhydrique, on détache de la surface de l'émail une couche amorphe très mince qu'on nomme *la cuticule de l'émail.*

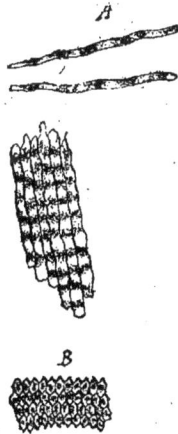

Fig. 289. — Prismes de l'émail vus en long (A) et sur la coupe (B).

C. CÉMENT. — Le cément a tout à fait les caractères du tissu osseux. On y voit en effet des ostéoplastes disséminés dans une substance fondamentale calcaire, et les canalicules de ces éléments s'abouchent avec ceux de l'ivoire. En couche mince le cément ne présente point de canaux de Havers ; mais il en présente quand il s'accumule sous une grande épaisseur, comme on le remarque chez nos grands herbivores. Il arrive souvent que le cément prend une coloration noire, ainsi qu'on le voit au fond de la cavité externe des incisives des solipèdes (germe de fève) et à l'émergence des molaires du mouton ; cela est dû à une imprégnation par les matières azotées des aliments, et à la décomposition de ces matières donnant naissance à de l'acide sulfhydrique et par suite à des sulfures.

Souvent aussi, certaines matières calcaires de l'alimentation se déposent sur le collet de la dent en couche plus ou moins épaisse et contituent ce que l'on appelle *le tartre*.

2° Périoste alvéolo-dentaire. — Le périoste des alvéoles adhère très intimement à la surface de la racine et ne diffère du périoste ordinaire, avec lequel il est en continuité, qu'en ce qu'il est plus mou et qu'il ne renferme point d'éléments élastiques. Il est très riche en fibres nerveuses. Ses vaisseaux pénètrent dans le cément quand celui-ci est creusé de canaux de Havers.

3° Gencives *(gingiva)*. — Dépendances de la muqueuse buccale, les gencives en ont la structure, sauf qu'elles ne renferment jamais de glandes.

4° Pulpe dentaire. — Elle est constituée par un tissu conjonctif extrêmement délicat, à peine arrivé à la période télo-formative, par de nombreux capillaires sanguins et par des nerfs dont la terminaison est inconnue. La pulpe est tapissée à sa surface par une couche de celludes ovoïdes qui lancent des prolongements dans les canalicules de la dentine (fibres de Tomes) ; en dessous de ces cellules dites *odontoblastes*, on en voit d'autres plus petites et de forme arrondie qui sont probablement destinées à les suppléer. (V. fig. 292 et 293.)

La forme de la papille reproduit toujours exactement celle de la dent tout entière ; par exemple elle est conique dans les canines, multifide dans les molaires des carnassiers, multilobée dans les molaires du porc, excavée à son extrémité dans les incisives des solipèdes, bi-excavée dans les molaires de nos grands herbivores domestiques, etc.

Arrangement des différentes substances qui composent la dent. — Les dents simples (canines des solipèdes, incisives des carnassiers, des ruminants) présentent à peu près l'arrangement que nous avons pris pour type de description. L'émail recouvre toute la surface de la couronne d'une dent vierge et s'amincit graduellement au voisinage du collet ; il se prolonge sur une certaine étendue de la racine lorsque la dent sort de l'alvéole pendant toute la vie de l'animal. Dans tous les points où l'émail fait défaut, l'ivoire est protégé par une couche de cément ; chez les herbivores, cette dernière substance s'étend aussi sur la couronne, particulièrement dans les excavations ; sur les molaires des solipèdes, le cément est si abondant qu'il en forme la plus grande masse ; chez les carnivores, le cément ne se trouve qu'en mince écorce sur la racine, sur la couronne l'émail est partout à découvert.

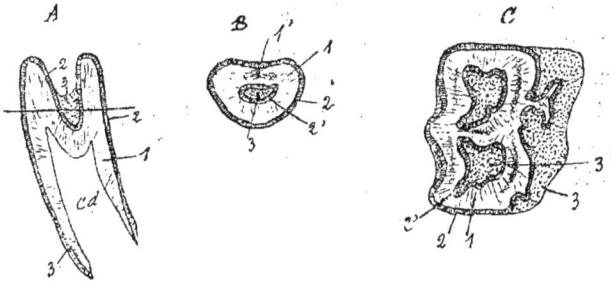

Fig. 290. — A, Coupe longitudinale d'une incisive vierge de cheval.

cd, cavité dentaire. — 1, ivoire. — 2, émail. — 2', émail réfléchi dans la cavité dentaire externe. — 3, cément d'incrustation de la racine. — 3' noyau cémenteux du fond de cette cavité.

B, Coupe transversale de la dent A passant à travers le noyau cémenteux de la cavité externe.

1, ivoire primitif. — 1', ivoire de nouvelle formation formant *étoile dentaire*. — 2, émail d'encadrement. — 2', émail central. — 3, îlot de cément entouré par l'émail central.

C, Table d'une dent molaire supérieure du cheval après le *rasement*.

1, ivoire montrant plusieurs étoiles dentaires. — 2, émail d'encadrement. — 2', émail central constituant 2 cercles distincts. — 3, cément périphérique. — 3', îlots de cément circonscrits par les émaux centraux.

Lorsque la dent a usé, il se forme une surface de frottement (table ou avale), au centre de laquelle l'ivoire est à nu et encadré dans un cercle émailleux. Si la dent envisagée est excavée à son extrémité libre, sa ou ses cavités disparaissent par usure (rasement), et leur émail de revêtement se disjoint d'avec l'émail périphérique de manière à former sur la table un ou plusieurs cercles d'émail central qui circonscrivent le cément qui occupait le fond des cavités dont ils sont le vestige. Sur la table des incisives des solipèdes, on trouve un cercle d'émail central ; sur la table des molaires de ces mêmes animaux ainsi que des ruminants, on trouve deux cercles d'émail central, et ces deux cercles, envisagés avec l'émail d'encadrement, dessinent une figure qu'on a comparée à un B gothique. (V. fig. 290.) Chez les rongeurs, ainsi que chez les éléphants, les molaires se divisent à leur extrémité en un certain nombre de lobes transversaux aplatis dont les intervalles sont remplis de cément; aussi, après l'usure, voit-on une table sillonnée en travers de lames d'émail qui s'unissent deux à deux sur les côtés de la dent en encadrant des bandes d'ivoire qui alternent avec des bandes de cément.

L'étude de la table dentaire est du domaine de l'anatomie descriptive, nous n'en avons dit quelques mots que pour expliquer comment cette table peut être traversée et comme pénétrée par l'émail, de manière à conserver une rugosité bien favorable au broiement. Dans les âges avancés, la table des dents des herbivores finit par perdre ses replis émailleux, soit que l'usure ait emporté jusqu'au fond les cornets émailleux tapissant les cavités externes, soit qu'elle ait décapité toute la partie ramifiée de la dent; il ne reste plus alors que l'émail d'encadrement qui lui-même finit par disparaître quand la dent est usée jusqu'à la racine.

CARACTÈRES PHYSICO-CHIMIQUES

Le cément offre tous les caractères des os.

L'ivoire se rapproche beaucoup de l'os par sa couleur, par sa consistance et par sa composition chimique; c'est une sorte de substance osseuse extrêmement compacte et très dure. Les acides le ramollissent en le réduisant à sa partie organique collagène; le feu brûle cette dernière et ne laisse que la partie minérale friable. La composition chimique de l'ivoire est la suivante:

Matières organiques donnant de la gélatine par l'ébullition 28 p. 100

Matières minérales 72 p. 100 $\left\{\begin{array}{ll} \text{Phosphate de CaO} & 66 \quad — \\ \text{Carbonate} \quad \text{»} & 6 \quad — \end{array}\right.$

L'émail est une substance d'un blanc laiteux, faisant feu au briquet, ne contenant que 2 p. 100 d'une matière organique insoluble dans l'eau, ramollie par les bases, qui paraît être de nature épithéliale. Les matières minérales sont:

Phosphates   81 p. 100
Carbonates et Fluates   17   —

Aux fluates est due la très grande dureté de l'émail.

Les dents résistent encore plus longtemps que les os à la ma-cération et à l'enfouissement.

M. Galippe a établi un rapport constant entre les propriétés phy-siques des dents et leur constitution chimique ; ainsi la densité des dents croît avec l'âge comme leur minéralisation ; chez l'adulte elle est de 2,20 à 2,24 ; elle est souvent plus considérable d'un côté des mâchoires que de l'autre ; elle diminue chez la femme pendant la grossesse, et subit le contre-coup des variations de la nutrition générale.

CARACTÈRES PHYSIOLOGIQUES

Développement. — Les dents se développent dans l'épaisseur des

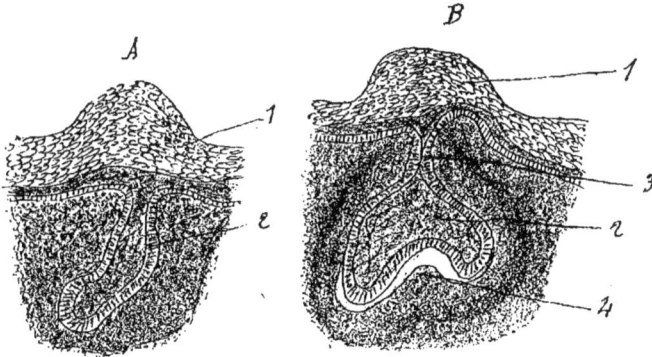

Fig. 291. — Coupes de la mâchoire chez l'embryon pour montrer le mode de déve-loppement des dents.

A : 1, épithélium gingival. — 2, bourgeon qui en émane là où va se former une dent.
B : 1. épithélium gingival. — 2, germe de l'émail, dont les cellules centrales sont devenues étoi-lées par dégénérescence, tandis que les superficielles constituent l'épithélium adamantin. — 3, pédi-cule du germe de l'émail (gubernaculum dentis). — 4, papille mésodermique qui sera bientôt le germe de l'ivoire.

mâchoires, dans des cavités appelées *sacs ou follicules dentaires* qui se forment de la manière suivante (v. fig. 291) :

Dans l'embryon on voit l'épithélium buccal s'accumuler sur les bords des maxillaires, puis lancer de sa face profonde des bourgeons pédiculés qui s'enfoncent dans le tissu embryonnaire des mâchoires et qui deviennent chacun le point de départ d'une dent. La dent apparaît donc, comme les poils et les glandes, sous forme d'un bourgeon épithélial. En regard de ces bourgeons, on voit se former dans la masse des maxillaires d'autres bourgeons de nature conjonctive, qui pénètrent les premiers en refoulant leur fond, et, autour de chaque paire de bourgeons ainsi accouplés, on voit se différencier une membrane conjonctive qui délimite le follicule dentaire.

Le bourgeon profond mésodermique est le germe de l'ivoire; il a exactement la forme de la dent qui va bientôt se former à sa surface comme sur un moule; il persistera dans la dent développée pour en constituer la pulpe. Le germe de l'émail s'applique exactement sur le germe de l'ivoire et en est comme le moule en creux; il présente à sa périphérie une couche très régulière de longues cellules prismatiques qui à la surface de l'organe de l'ivoire forment l'*épithélium adamantin;* les cellules du centre subissent une dégénérescence gélatineuse particulière qui les rend étoilées et leur donne l'apparence connective; l'organe de l'émail offre alors l'aspect représenté dans la figure 292. Bientôt il se réduit à l'épithélium adamantin et il perd toute relation

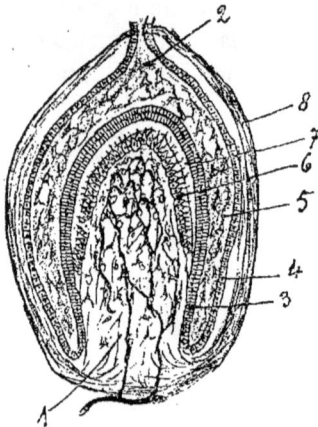

Fig. 292. — Coupe demi-schématique d'un follicule dentaire.

1, germe de l'ivoire. — 2, germe de l'émail. — 3, épithélium adamantin. — 4, épithélium externe s'atrophiant de bonne heure. — 5, cellules centrales dégénérées du germe de l'émail. — 6, couche des odontoblastes ou cellules de l'ivoire. — 7, première couche d'ivoire que les cellules adamantines vont bientôt recouvrir de prismes émailleux. — 8, germe du cément, qui deviendra périoste alvéolaire après l'éruption de la dent.

avec l'épithélium gingival par rupture de son pédicule; à part l'épithélium adamantin qui disparaîtra lui-même quand l'émail sera formé, il ne reste de l'organe de l'émail que quelques débris épithéliaux paradentaires, qui seraient sans intérêt s'ils n'étaient assez souvent chez l'homme l'origine de kystes des mâchoires.

Quant au germe du cément, il est représenté par le tissu conjonctif que l'on voit s'ordonner en membrane autour des germes conjugués de l'émail et de l'ivoire, tissu qui est un véritable périoste dont la couche ostéogène est tournée contre la dent. Le cément de la couronne perd son germe du fait de l'éruption, tandis que celui de la racine conserve le sien sous forme de périoste alvéolaire. (V. fig. 292.)

Formation des parties dures. — Les germes étant développés, voyons-les à l'œuvre (v. fig. 293) :

Le germe de l'ivoire, constitué au centre par une masse de tissu conjonctif jeune, chargé de vaisseaux, est recouvert par une rangée de cellules elliptiques déjà signalées sous le nom d'*odontoblastes*. Ces cellules agissent exactement comme les ostéoblastes dans le développement des os ; elles poussent, en dehors, des prolongements ramifiés autour desquels se dépose une substance amorphe qui s'imprègne de molécules minérales, et ainsi se constitue la dentine avec ses canalicules et ses fibres de Tomes. Aussitôt la première couche d'ivoire formée, l'épithélium adamantin la recouvre d'émail ; les uns pensent que les cellules de cet épithélium donnent les prismes de l'émail en se calcifiant ; les autres, et nous sommes de ces derniers, soutiennent que les cellules adamantines déposent à leur base les prismes émailleux par une sorte de sécrétion et qu'elles se transforment ensuite en cuticule de l'émail. Toujours est-il que

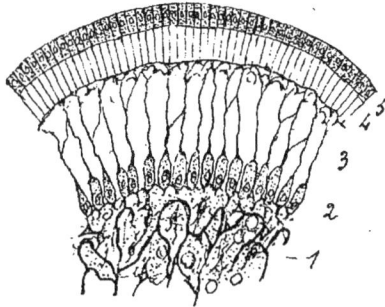

Fig. 293. — Coupe demi-schématique d'une dent en voie de développement.

1, germe de l'ivoire. — 2, odontoblastes. — 3, couche d'ivoire creusée de canalicules pour recevoir les prolongements des odontoblastes. — 4, couche d'émail. — 5, cellules adamantines, ayant formé chacune un prisme émailleux.

l'émail se dépose de dedans en dehors pendant que l'ivoire se forme de dehors en dedans, de sorte que les couches adjacentes de ces deux substances sont les premières formées. Dans les dents colletées, l'émail est entièrement formé au moment de l'éruption ; tandis que dans les dents soumises à l'éruption indéfinie, dents non colletées, on voit persister quelque temps un reste d'épithélium adamantin, qui émaille une certaine étendue de leur racine destinée à émerger plus tard de la gencive.

Quant au cément, il se développe, comme le tissu osseux ordinaire, aux dépens des ostéoblastes du périoste alvéolo-dentaire.

Accroissement et éruption. — Tout d'abord la dent n'est qu'un cône très mince qui coiffe le sommet du germe de l'ivoire ; elle s'accroît par dépôts successifs de nouvelles couches éburnées qui

s'engainent les unes dans les autres en se débordant à la partie inférieure. Cet accroissement concentrique est indiqué sur les coupes
par des stries connues sous le nom de *lignes de contour d'Owen;*
il a pour conséquence l'allongement de la dent et l'épaississement
des parois de la cavité interne. A un moment donné, le follicule
est trop petit pour la contenir ; elle fait pression sur son pôle superficiel, le soulève avec la muqueuse qui le recouvre, et, grâce à l'atrophie qui résulte de cette compression, elle finit par se faire jour au
dehors et bientôt elle atteint le niveau général de la table. Cette
sortie par effraction à travers la paroi du follicule et la muqueuse
gingivale constitue l'*éruption* de la dent; elle
s'accompagne de vives douleurs.

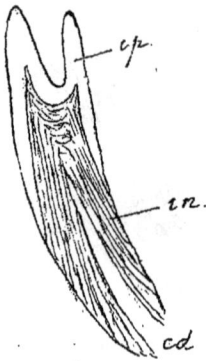

Fig. 294. — Mode d'ac-
croissement de l'ivoire
après l'éruption de la
dent. (Incisive de Soli-
pède.)

cd, cavité dentaire. — *ip,*
ivoire primitif. — *in,* ivoire de
nouvelle formation.

Dans beaucoup de cas, l'accroissement de
la dent en longueur cesse rapidement après
qu'elle a atteint le niveau de la table ; alors
on voit la pulpe se rétrécir brusquement à sa
base, ce qui amène la formation d'un collet,
puis d'une racine effilée. Dans d'autres cas,
au contraire, la pulpe dentaire ne s'atrophie
à sa base que d'une manière très lente et
graduelle, et les nouvelles couches d'ivoire,
qui se forment sans cesse jusqu'à l'oblitération de la cavité dentaire, se débordent toujours les unes les autres à travers l'orifice de
l'extrémité de la racine, de sorte que la dent
continue à s'allonger tout en s'atténuant,
jusqu'à ce que le trou de son extrémité
radiculaire soit à peu près fermé. (V. fig. 294.)

Si elle n'use pas à son extrémité, elle peut atteindre un énorme
développement (ex. défenses de l'éléphant, du morse, du sanglier,
du verrat, etc.). Si elle use contre une dent opposée de l'autre mâchoire, elle peut maintenir invariable la longueur de sa partie libre
par suite d'une équilibration entre la quantité dont elle pousse et
la quantité dont elle use (ex. incisives des rongeurs, dents d'adulte
des solipèdes, etc.).

Dans tous les cas, l'ivoire de nouvelle formation, qui se distingue
généralement de l'ivoire primitif par une couleur plus jaune, oblitère peu à peu la cavité de la dent par envahissement de la pulpe,
et, à un âge avancé, la dent est absolument pleine ; dès lors, elle a

perdu son organe nourricier et sensible, ce n'est plus qu'un corps étranger que l'organisme ne tarde pas à éliminer.

Le cément est également susceptible d'accroissement, dans la vieillesse ; mais c'est un accroissement pathologique qui résulte de l'irritation du périoste sous l'influence de l'état plus ou moins branlant des dents, et qui a pour effet de les consolider dans leurs alvéoles.

Mue dentaire. — On distingue des dents *monophysaires* (ne poussant qu'une fois) et des dents *diphysaires* (sujettes au remplacement) ; il existe même dans les reptiles des dents *polyphysaires* (qui tombent et repoussent plus de deux fois).

Les dents caduques sont remplacées par des dents qui se forment dans un follicule annexé au follicule primitif, ainsi qu'on le voit souvent pour les poils. Le germe de l'émail de ce second follicule procède du bourgeon ectodermique qui a fourni le germe de la dent caduque, et pendant longtemps lui reste attaché par un grêle pédicule ; les deux follicules sont donc contemporains, mais, tandis que celui de la dent caduque est en activité, l'autre sommeille ; ce dernier se réveille plus tard et la dent qu'il édifie ronge la racine de la dent caduque et la chasse au dehors en faisant éruption.

Sensibilité. — Les parties dures des dents sont insensibles à l'état physiologique, mais elles transmettent très bien les pressions qu'elles éprouvent à la pulpe sous-jacente très riche en terminaisons nerveuses comme on le sait, de sorte que le moindre contact extérieur, voire même celui d'un cheveu est parfaitement senti. Sous ce rapport, la dent est comparable à la corne ou aux poils, insensibles par euxmêmes mais bons conducteurs pour les organes nerveux sous-jacents. Le phénomène, connu sous le nom de *dents agacées*, et que tout le monde connaît pour avoir mangé des fruits acides, résulte de la mise à nu de l'ivoire par l'usure de l'émail et de la pénétration de substances acides dans les canalicules éburnés jusqu'à la pulpe. Si les jeunes sujets sont moins exposés à cet accident que les adultes et si les enfants mordent de si belles dents dans les fruits non mûrs, cela tient à ce que le revêtement émailleux de leurs dents est plus complet. Ce phénomène de sensibilité anormale persiste jusqu'à ce que l'irrigation sanguine ait enlevé en entier l'acide qui impressionnait désagréablement les nerfs de la pulpe.

Lorsque la pulpe est enflammée, comme par exemple dans la carie, elle est limitée dans son gonflement, étranglée en quelque sorte; il en résulte une douleur qui peut être insupportable. Lorsqu'elle est mise au contact de l'air, sa sensibilité devient également excessive.

Comparaison des dents, des poils et des os. — Par leur mode de développement et leur mue, les dents se rapprochent beaucoup des poils ; d'ailleurs, dans certains poissons, la peau se couvre d'écailles spéciales dites placoïdes ou encore de longues épines qui ont tout à fait la structure des dents. Cependant il serait inexact de dire que la dent tout entière est de nature épithéliale comme le poil; le bourgeon ectodermique, qui donne le branle au développement de cet organe, ne forme, nous l'avons vu, que l'émail ; l'ivoire est une formation mésodermique de même nature que l'os; ses canalicules sont tout à fait analogues aux canalicules osseux, et les odontoblastes sont comparables aux ostéoblastes, avec cette différence qu'au lieu de sécréter l'osséine sur tout leur pourtour et de se laisser englober par elle, ils ne déposent cette matière qu'en dehors et reculent au fur et à mesure de la formation des parties dures pendant que leurs prolongements inclus dans cette formation s'allongent extrêmement. Si l'ivoire n'est qu'une variété de tissu osseux, son germe représente une espèce de moelle ossifiante, et de fait il s'en rapproche beaucoup par sa structure.

II. — DES GLANDES ECTODERMIQUES

Nous désignons sous ce nom toutes les glandes qui versent leur produit sur la peau et les muqueuses somatopleurales. L'épithélium de toutes ces glandes procède de l'ectoderme.

CARACTÈRES GÉNÉRAUX DES GLANDES

D'une manière générale qu'est-ce qu'une glande? *C'est un organe annexé à un tégument, dont il n'est qu'une involution de l'épithélium, et déversant à sa surface le produit liquide d'une élaboration spéciale.* L'acte physiologique d'une glande s'appelle *sécrétion*. Toutefois il existe des sécrétions sans glandes, telles sont celles qui résultent de la mue des épithéliums superficiels ; par exemple on voit, à la surface des muqueuses, des cellules qui se chargent de mucus et l'expriment ensuite au dehors, ou bien encore des cellules qui tombent en déliquium muqueux ; à la surface de la peau, on voit une desquamation qui est comparable à une sécrétion sèche : ce sont là des sécrétions diffuses, non différenciées. Lorsqu'une portion d'épithélium s'invagine dans une excavation du tégument et se spécialise pour la sécrétion, il en résulte une glande. (V. fig. 295.)

Toute glande présente à étudier : 1° la cavité diverticulaire où son épithélium est déposé ; 2° cet épithélium, qui en est la partie essentielle ; 3° enfin des vaisseaux et des nerfs.

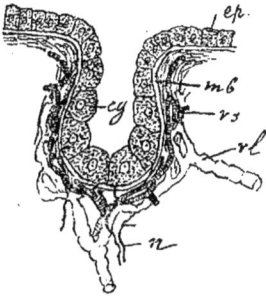

Fig. 295. — Schéma de la structure d'une glande.

ep, épithélium superficiel. — cg, cellules glandulaires. — mb, membrane basale. — vs, vl, vaisseaux sanguins et vaisseaux lymphatiques formant réseaux en dehors de la basale.— n, nerfs moteurs glandulaires se terminant au contact des cellules glandulaires.

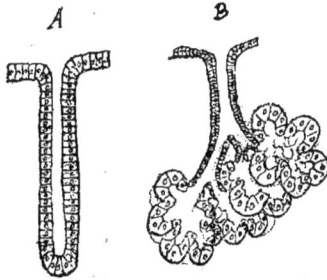

Fig. 296. — Schéma d'une glande en tube (A), et d'une glande acineuse ou glande en grappe (B).

a. — Les cavités, follicules ou cryptes glandulaires sont en forme de tubes ou d'utricules ; d'où la distinction en glandes tubuleuses et glandes acineuses (v. fig. 296) ; dans les deux cas elles peuvent être simples ou plus ou moins ramifiées. Les glandes, formées d'un seul ou d'un très petit nombre de culs-de-sac, ou bien sont contenues tout entières dans l'épaisseur des téguments, ou bien ne dépassent pas le tissu conjonctif sous-tégumentaire ; elles entrent dans la structure de la membrane sur laquelle elles versent leurs produits. Au contraire, les glandes, formées d'un grand nombre de culs-de-sac, forment des organes plus ou moins volumineux qui relèvent de l'anatomie descriptive ; elles s'éloignent plus ou moins des téguments, tout en leur restant rattachées par un canal excréteur qui collecte le produit de tous leurs culs-de-sac. Dans ce dernier cas, l'activité sécrétoire se cantonne aux extrémités de l'arborisation glandulaire ; les rameaux, branches et tronc de cette arborisation ne sont que des tubes vecteurs. Tandis que dans la plupart des glandes intra-tégumentaires la cavité glandulaire tout entière est sécrétoire ; il n'existe qu'un orifice excréteur mais point de canal excréteur.

Les cavités glandulaires ont pour paroi une membrane anhyste continue avec la membrane basale de la peau ou des muqueuses, et que l'on appelle la membrane propre ou tunique propre de la glande. Elle est doublée en dehors d'une couche conjonctive où rampent les vaisseaux, et où l'on voit, dans quelques glandes, des fibres musculaires lisses. La membrane propre n'est pas, comme on l'a cru, une cuticule de l'épithélium glandulaire ; c'est un liséré d'une substance conjonctive, élastique, destinée à la filtration et à la transsudation du plàsma sanguin.

b. — L'épithélium glandulaire est en continuité avec l'épithélium de superficie des téguments ; il se différencie, dans les glandes composées, en épithélium des canaux excréteurs et épithélium sécréteur. (V. fig. 297.) L'épithélium des canaux excréteurs est constitué par une couche de cellules généralement cylindriques à protoplasma strié ; dans les canaux excréteurs volumineux tels que le canal cholédoque, les uretères, les canaux déférents, etc., on distingue une véritable muqueuse qui peut elle-même présenter de petites glandes annexes. Quant à l'épithélium sécréteur, il est formé de cellules qui se distinguent toujours par leur forme et leur volume de celles de l'épithélium excréteur : ces cellules sont généralement sphériques ou polyédriques, sans membrane d'enveloppe, et montrent tous les signes d'une grande activité ; elles ont un ou plusieurs noyaux et des granulations ou gouttelettes des substances qu'elles élaborent : par exemple il en est qui se gonflent de mucus qu'elles expriment ensuite au dehors, d'autres qui se chargent de gouttelettes de bile, de graisse, de granulations de glycogène, de ferments divers, etc.

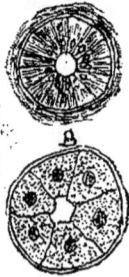

Fig. 297. — A, coupe d'un canal excréteur. — B, Coupe d'un cul-de-sac sécréteur.

c. — Les vaisseaux sanguins sont si nombreux dans les glandes que Ruysch avait pu croire que ces organes ne sont que des lacis vasculaires ; ils forment de riches réseaux en dehors de la membrane propre, mais, sauf dans certaines glandes dites *conglobées,* que nous ferons bientôt connaître, les vaisseaux n'arrivent pas au contact de l'épithélium glandulaire ; le plasma nourricier qui en sort doit traverser la membrane propre. (V. fig. 295.) Les lymphatiques sont moins abondants ; mais leur disposition est analogue à celles des vaisseaux sanguins.

Les nerfs sont nombreux, enlacés autour des vaisseaux sanguins. La physiologie permet de les diviser en deux groupes ; les uns *vaso-moteurs* modifient l'afflux sanguin et consécutivement influent sur l'intensité de la sécrétion ; les autres, improprement appelés *excito-sécréteurs,* provoquent l'excrétion, c'est-à-dire l'activité extérieure de la glande. D'après PFLÜGER et GIANUZZI, ces derniers traversent la membrane propre et se terminent en bouton au contact immédiat des cellules glandulaires ; dès lors, ils détermineraient la contraction de ces cellules et l'expression de leur contenu de la même manière que les nerfs moteurs provoquent la contraction des fibres musculaires : ce seraient de véritables nerfs moteurs glandulaires.

CARACTÈRES ANATOMIQUES SPÉCIAUX DES GLANDES ECTODERMIQUES

On distingue des glandes tubuleuses et des glandes acineuses.

A. Glandes tubuleuses.

Elles sont logées dans une cavité allongée, tubuliforme, droite ou ondulée, simple ou ramifiée, qui, profondément, se termine toujours en cul-de-sac. Quelquefois le tube est glomérulé à son extrémité borgne (glandes sudoripares), c'est-à-dire enroulé plusieurs fois sur lui-même ; d'autres fois il affecte un trajet très compliqué comme dans le rein. La glande tubuleuse est *conglomérée* quand elle résulte de l'agrégation d'un grand nombre de tubes à l'extrémité d'un canal excréteur commun ; tels sont le rein et le testicule.

Rappelons brièvement quelques-uns des caractères particuliers des glandes tubuleuses ectodermiques, en procédant des glandes simples aux conglomérées.

1° Glandes utérines. — Ce sont des glandes en tube simples dont l'épithélium est composé de cellules cylindriques analogues à celles de la surface de la muqueuse utérine. (V. fig. 284.) Ces glandes sont confluentes à la surface des cotylédons des ruminants et reçoivent pendant la gestation les villosités du placenta. Au niveau du col de la matrice, les glandes en tube sont remplacées par de petites glandes acineuses diverticulaires qui produisent quelquefois des kystes par rétention qu'on appelle *œufs de Naboth*.

2° Glandes sudoripares. — Elles sont formées d'un tube qui, arrivé dans la couche réticulaire du derme, se contourne plusieurs fois sur lui-même, de manière à former un peloton qu'on appelle glomérule. Le reste du tube sert de canal excréteur; il est revêtu d'un épithélium cylindrique. La tunique propre s'arrête au niveau de la membrane basale de la peau, de sorte que la sueur chemine dans un trajet creusé dans l'épaisseur de l'épiderme et de direction spirale.

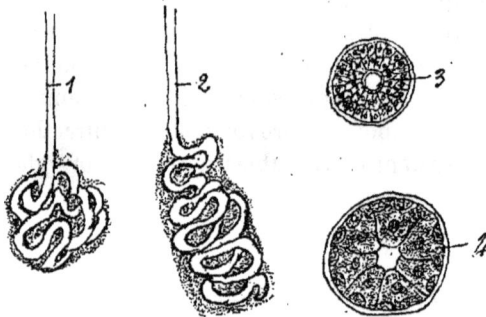

Fig. 298.

1, glande sudoripare de l'homme avec son glomérule sphérique. — 2, glande sudoripare du cheval avec son glomérule allongé. — 3, coupe de la portion droite du tube sudoripare. On voit un double revêtement épithélial et une cuticule. — 4, Coupe de la portion glomérulée du tube sudoripare. Entre les cellules sécrétantes et la membrane propre on voit en coupe des fibres musculaires lisses.

Le glomérule dont nous venons de parler, sphérique chez l'homme, est toujours ovoïde et moins condensé chez le cheval et le bœuf. Il forme la partie active, sécrétante, de la glande; aussi est-il tapissé intérieurement par des cellules polyédriques, granuleuses surtout après une sudation abondante. Entre ces cellules et la membrane propre, on voit s'interposer des fibres musculaires lisses décrivant des spires très allongées autour du tube glandulaire qu'elles peuvent ainsi raccourcir et rétrécir. Coyne a vu, dans le coussinet plantaire du chat, des fibrilles nerveuses arriver au contact de ces fibres musculaires après avoir traversé la membrane propre. (V. fig. 256, 258 et 298.)

On remarque, dans la peau du conduit auditif, dans l'aisselle chez l'homme, dans le pli de l'aine et le fourreau chez nos animaux domestiques, des glandes en tube glomérulé comparables à de grosses glandes sudoripares, mais qui s'en distinguent par leur sécrétion spéciale de nature graisseuse ; celles de l'oreille sécrètent le *cérumen* ; on les distingue sous le nom de glandes cérumineuses.

3° **Rein**. — Nous considérons le rein comme une glande d'origine ectodermique. (Voir plus loin à propos du corps de Wolf.) C'est une glande en tube conglomérée dont *le tube urinifère ou tube de Bellini* est l'unité histologique. (V. fig. 299 et 300.)

Les tubes urinifères font embouchure sur la crête du bassinet ou bien sur les papilles qui en tiennent lieu, par un certain nombre d'orifices de $0^{mm}2$ à $0^{mm},3$ de diamètre. Si on les suit

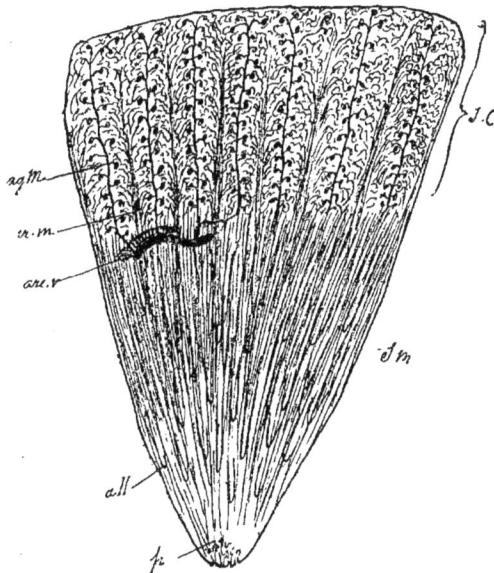

Fig. 299. — Schéma de la structure d'un lobule du rein ou pyramide de Malpighi.

sc, substance corticale. — *sm*. substance médullaire. — *p*, papille saillant dans le bassinet. — *aH*. anse de Henle. — *irm*, irradiation de la substance médullaire dans la substance corticale. — *arc, v*, arcades artérielles et veineuses situées à l'union des 2 substances. — *agM*, artériole afférente des glomérules de Malpighi.

à partir de cette embouchure jusqu'à leur origine dans la substance corticale, on les voit se diviser brusquement à angle aigu en branches de premier et de second ordre, qui à leur tour se ramifient deux ou trois fois encore ; les dernières branches de cette ramification dichotomique n'ont pas plus des $0^{mm},05$; elles s'élèvent en ligne droite dans la substance médullaire jusqu'aux confins de la substance corticale, et là, on voit chaque tube se diviser en deux branches flexueuses qui descendent brusquement dans la substance médullaire pour remonter ensuite en formant une anse connue sous le

nom de tube de Henle. La branche ascendante du tube de Henle est
de diamètre exigu ; elle se renfle en arrivant dans la substance corticale et se continue par un gros tube très flexueux (tube contourné)
qui se termine par un cul-de-sac sphérique contenant un glomérule
vasculaire et constituant un *corpuscule de Malpighi.* L'aspect granuleux et pointillé de rouge de la substance corticale est dû aux

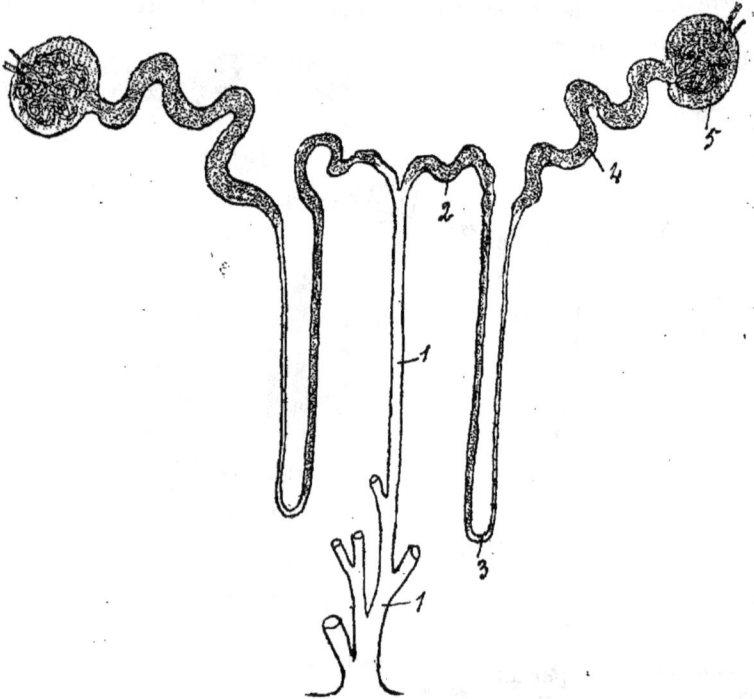

Fig. 300. — Schéma du trajet des tubes urinifères.

1, 1, tubes droits et leurs divisions dichotomiques à partir de la crête du bassinet. — 2, tube d'union
des tubes droits avec les anses de Henle. — 3, tube ansiforme ou de Henle. — 4, tube contourné. —
5, corpuscule de Malpighi.
Les parties ombrées sont celles où l'épithélium est foncé et granuleux.

circonvolutions des tubes contournés et aux corpuscules de Malpighi.
L'aspect pâle et fibreux de la substance médullaire tient à la moindre
abondance des vaisseaux et à la direction rectiligne des tubes de
Bellini.

Quelle est la structure du tube urinifère? Elle comprend une
membrane propre très mince et un épithélium qui subit des modifications intéressantes dans les divers segments du tube. (V. fig. 301.)

Dans les tubes droits l'épithélium est formé de cellules cylindriques ou cubiques, plus ou moins claires ; il est formé de cellules également

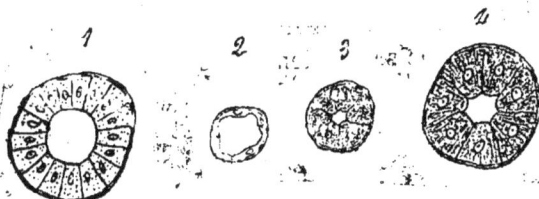

Fig. 301. — Schémas de la coupe du tube de Bellini à différents niveaux.

1, tube droit à épithélium clair et cylindrique. — 2, tube mince de l'anse de Henle, à épithétium clair et très aplati. — 3, tube large de l'anse de Henle, à épithélium foncé et polyédrique. — 4, tube contourné dont les cellules épithéliales sont foncées polyédriques, et en outre striées suivant leur hauteur.

claires, mais très aplaties dans le tube mince de l'anse de Henle. Au contraire il est formé de grosses cellules polyédriques, foncées et granuleuses, dans le tube contourné, dans la partie large de l'anse de Henle et dans les tubes d'union.

Heidenhain a montré que le protoplasma de ces dernières cellules s'est transformé en grande partie en bâtonnets très fins irradiant autour de la lumière du tube.

Le corpuscule de Malpighi est un renflement en forme de capsule de l'origine des tubes uriniferes, qui contient à son centre un peloton vasculaire. La paroi du corpuscule ou capsule de Müller est constituée par une enveloppe amorphe et un épithélium aplati, qui sont en continuité avec la tunique propre et l'épithélium des tubes contournés. Quant au glomérule vasculaire, il ne pouvait être à nu dans la cavité glandulaire ;

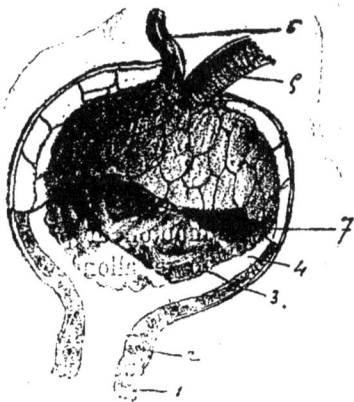

Fig. 302. — Schéma de la structure d'un corpuscule de Malpighi qui serait ouvert à la partie inférieure.

1, membrane propre. — 2, épithélium du tube contourné se continuant à l'intérieur du corpuscule. — 3, épithélium réfléchi de la surface du glomérule. — 4, cavité où est reçue l'urine filtrant du glomérule. — 5, vaisseau afférent. — 6, vaisseau efférent. — 7, glomérule vasculaire.

aussi la membrane propre et l'épithélium se sont-ils réfléchis à sa surface à la manière du feuillet viscéral des séreuses, mais en s'amincissant beaucoup. Il est à remarquer que l'artériole afférente de ce glomérule est beaucoup plus volumineuse que l'artériole efférente, ce qui indique que le sang le traverse sous une certaine tension et qu'il y abandonne une partie de sa substance. (V. fig. 302.)

MM. RENAUT et HORTOLÈS ont démontré, à l'aide du nitrate d'argent, que la paroi des capillaires glomérulaires, ainsi que l'endothélium qui les recouvre tous, ne se scindent pas en cellules distinctes ; ils ont vu aussi qu'il laissent transsuder les injections avec la plus grande facilité ; ces vaisseaux conserveraient ainsi l'état embryonnaire afin de laisser diffuser d'une manière continue les éléments liquides de l'urine.

Les tubes urinifères et leurs ampoules initiales sont réunis les uns aux autres par du tissu conjonctif délicat, ordonné en lamelles à leur pourtour. Dans la couche corticale ce tissu forme des cloisons si minces qu'à peine peut-on les distinguer entre les parois des tubes contigus ; il ne s'accumule qu'au niveau des gros vaisseaux ou bien au voisinage de l'embouchure des tubes de Bellini. JARDET a montré que le tissu conjonctif qui infiltre le rein ou qui forme son enveloppe périphérique renferme quelques fibres musculaires lisses.

Les tubes urinifères sont groupés en lobules coniques terminés en pointe saillante dans le bassinet et désignés sous le nom de *pyramides de Malpighi*. (V. fig. 299.) Cette lobulation est manifeste dans les reins composés du bœuf ; elle est encore indiquée par les papilles du bassinet dans le rein en apparence simple de l'homme ; enfin elle disparaît totalement, par coalescence des lobules primitifs, dans le rein du mouton, du porc, des solipèdes, qui ne montre plus qu'une seule papille allongée connue sous le nom de crête du bassinet.

Vaisseaux et nerfs. — Les vaisseaux sanguins partent des grosses branches en arcades situées sur la limite de la substance médullaire et de la substance corticale. Ils forment un réseau à mailles allongées dans la substance médullaire, un réseau à mailles polygonales et serrées autour des tubes contournés ; ce dernier réseau est alimenté par des branches ascendantes qui fournissent en outre les branches afférentes des glomérules de Malpighi. On constate que ceux-ci sont ordonnés en série de part et d'autre des branches ascendantes artérielles, auxquelles ils sont appendus comme des fruits sur les branches d'un arbre. (V. fig. 299 et 303.) Les artérioles efférentes de ces glomérules se jettent dans le réseau capillaire des tubes contournés. Les lymphatiques sont assez nombreux dans l'épaisseur du rein ; mais leurs origines sont peu connues. Les nerfs viennent du grand sympathique, peut-être aussi du pneumogastrique ; ils entrent dans l'organe avec les vaisseaux, mais on les perd vite de vue.

Fonction. — Le rein filtre l'urine plutôt qu'il ne la sécrète, car tous les éléments de ce liquide existent déjà dans le sang. C'est à la traversée des glomérules que celui-ci s'en dépouille par une sorte de dialyse. Toutefois l'urine ne sort pas telle quelle des glomérules de Malpighi ; elle est en quelque sorte épurée, remaniée par l'épithélium des tubes contournés, de la grosse branche de l'anse de Henle et des tubes d'union, épithélium granuleux, actif, qui peut résorber certains principes encore utilisables et sécréter d'autres principes plus ou moins nocifs. L'urine est définitivement formée lorsqu'elle parvient aux tubes droits de la substance médullaire qui ne sont que des canaux excréteurs, ainsi qu'en témoignent les caractères de leur épithélium.

L'urine normale est toxique (Fetz et Ritter), quand on l'injecte dans le sang. En moyenne, il faut, pour tuer le lapin, 45 centimètres cubes d'urine humaine par kilogramme de poids vif. La quantité d'urine suffisante pour tuer un animal rapportée à un kilogramme de poids vif constitue ce que M. Bouchard appelle *le coefficient urotoxique*. Le coefficient urotoxique de l'homme est 0,4645. Cet auteur a calculé que l'homme emploierait deux jours et quatre heures à sécréter le poison urinaire capable de le tuer. La toxicité de l'urine tient surtout aux leucomaïnes qu'elle renferme.

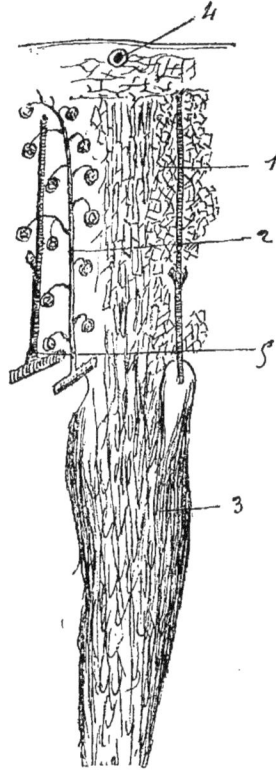

Fig. 303.

Schéma des vaisseaux.

1, réseau capillaire à mailles arrondies de la couche corticale. — 2, artérioles afférentes des glomérules de Malpighi. — 3, réseau à mailles allongées de la couche médullaire. — 4, veines superficielles formant les étoiles de Verheyen. — 5, gros vaisseaux intermédiaires à la substance médullaire et à la substance corticale.

B. Glandes acineuses.

Dans ces glandes, l'élément sécréteur est déposé dans des cavités renflées en utricules, arrondies ou elliptiques, qu'on appelle *acini*. Quand elles ne présentent pas de canaux excréteurs différenciés, on les dit *folliculeuses* ; elles peuvent alors être formées d'un seul cul-de-sac (glandes folliculeuses simples) ou de plusieurs culs-de-sac confluents sur un même orifice excréteur (glandes folliculeuses agminées). Quand les glandes acineuses présentent des canaux excréteurs différenciés et arborisés, et que leurs culs-de-sac renflés sont appendus aux extrémités de ces canaux comme les grains d'un raisin sur la râfle, on les dit *racémeuses ou en grappe* (v. fig. 304);

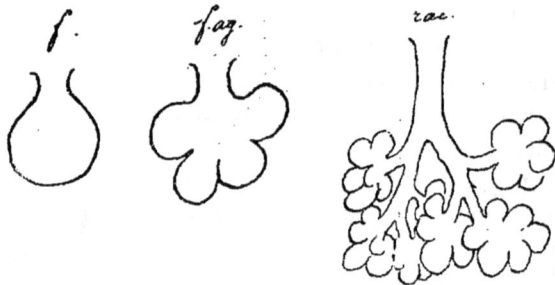

Fig. 304. — Schéma d'une glande folliculeuse simple *f*, d'une glande folliculeuse agminée *fag*, et d'une glande racémeuse *rac*.

la grappe ainsi formée peut être simple ou composée, suivant l'étendue de ramification de l'arbre excréteur, commandée elle-même par le volume de l'organe. (Voir plus loin le tableau de la classification des glandes.)

1° Glandes folliculeuses. — On rencontre un grand nombre de glandes folliculeuses dans l'épaisseur des membranes somatopleurales ou en dessous ; telles sont les glandules buccales, pharyngiennes, nasales, œsophagiennes, trachéo-bronchiques, etc., et les glandes sébacées. La plupart sont constituées par un petit groupe de culs-de-sac suspendu à un petit canal ; toutefois beaucoup de glandes sébacées ne sont formées que d'un seul utricule, et il en est de même des glandules œsophagiennes de la cresserelle.

Dans un grand nombre des glandules ectodermiques annexées aux muqueuses, on voit un épithélium clair et réfringent qui accuse la nature muqueuse de leur sécrétion.

Les glandes sébacées méritent de nous arrêter un instant. Dans la peau elles sont annexées aux follicules pileux et généralement au nombre de deux pour chaque poil. (V. fig. 256.) Dans le tégument semi-muqueux du gland et du prépuce et dans la muqueuse de la vulve, elles s'ouvrent directement à la surperficie. Les glandes sébacées présentent une membrane propre extrêmement mince en continuité avec la membrane vitrée du follicule pileux ou avec la membrane basale du derme (fig. 305). Elles sont remplies de cellules plus ou moins chargées de graisse qui se colorent en noir par l'acide osmique ; les cellules externes sont petites, granuleuses et présentent seulement quelques granulations graisseuses ; celles du centre sont distendues par des gouttes de graisse et ont perdu noyau et protoplasma ; elles finissent par éclater et leur contenu s'écoule dans la cavité glandulaire.

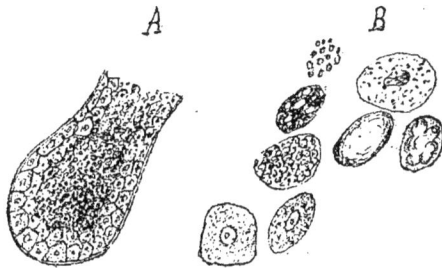

Fig. 305.

A, acinus d'une glande sébacée. — B, éléments glandulaires isolés montrant divers degrés de leur infiltration graisseuse.

On trouve des cellules de transition entre les cellules centrales et les cellules extérieures, qui indiquent que la sécrétion sébacée est le résultat d'une véritable desquamation graisseuse. Quelquefois le produit de cette sécrétion s'épaissit, ou bien le goulot de la glande s'oblitère ; il en résulte un kyste par rétention (acné, loupe, comédon) qui s'ouvre sous l'influence d'une compression et donne issue à une matière blanchâtre qui s'enroule en tortillon et que le vulgaire prend parfois pour un ver.

2° **Glandes racémeuses. Mamelles.** — Les mamelles sont des glandes cutanées qui se développent en nombre et en position variable suivant les espèces, de chaque côté de la ligne médiane, sur le trajet de la grande arcade artérielle qui unit l'artère thoracique interne à la prépubienne. Ce sont des glandes en grappe qui ressemblent assez, comme on va le voir, à des glandes sébacées conglomé-

rées. Leur activité est subordonnée à l'état des organes génitaux, et
leur structure varie beaucoup suivant qu'elles sont en repos ou en
état de sécrétion. Avant l'âge de l'aptitude à la génération, les mamelles sont rudimentaires et noyées dans un tissu conjonctif plus ou
moins chargé de graisse ; leurs canaux excréteurs, très petits, sont à
peine renflés à leur extrémité en ébauche de culs-de-sac glandulaires ;
leur épithélium, non encore différencié, est formé de toutes petites
cellules polyédriques, très avides de matières colorantes : c'est en
somme un bourgeon glandulaire, une glande inachevée. (V. fig. 306.)
La mamelle, lorsqu'elle existe chez le mâle, persiste dans cet état
toute la vie. Chez la femelle elle subit une sorte de recrudescence de
développement quand arrive l'âge de la reproduction ; on voit le

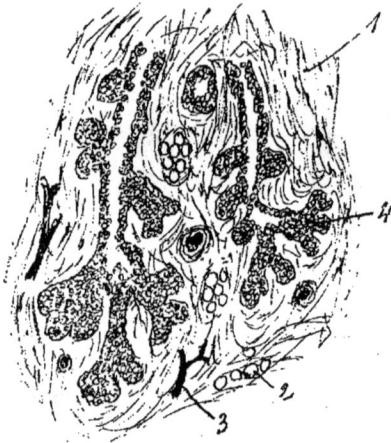

Fig. 306. — Coupe dans la mamelle avant
qu'elle ait fonctionné.

1, stroma conjonctif abondant semé de lobules
adipeux 2, et parcouru de vaisseaux 3 ; — 4, culs-de-
sac sécréteurs à peine ébauchés à l'extrémité des canalicules excréteurs.

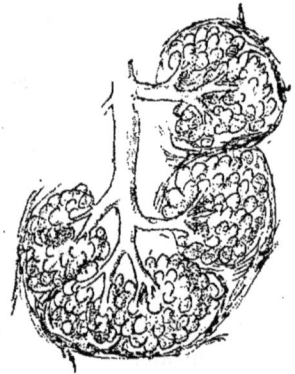

Fig. 307. — Quelques lobules de la
mamelle en état de lactation.

bourgeon épithélial qui la constitue pousser de nouvelles ramifications
et étendre son domaine, les culs-de-sac se multiplier et devenir
plus distincts. Mais c'est seulement pendant la gestation que l'on voit
ceux-ci s'organiser pour une sécrétion prochaine ; ils augmentent
en nombre, ils se gonflent, leurs cellules s'hypertrophient, la vascularisation augmente et la mamelle tout entière devient dure et
turgescente (fig. 307). Enfin, quand approche le moment de l'accouchement, l'épithélium des culs-de-sac se charge de granulations et de

gouttelettes de graisse et la sécrétion commence, donnant d'abord
un liquide peu butyreux et jaunâtre appelé *colostrum,* puis du lait
véritable. A ce moment, l'acinus de la mamelle présente à peu près la
constitution d'une glande sébacée ; on voit, en effet, une membrane
propre, et un épithélium disposé en plusieurs couches dont les plus
externes sont formées de cellules polyédriques, granuleuses et très
actives, tandis que celles du centre montrent des cellules distendues
par la graisse et se détruisant pour mettre leur contenu en liberté.
Les globules du lait se forment ainsi par désintégration graisseuse
des cellules épithéliales, qui se renouvellent au fur et à mesure de
leur destruction (fig. 308). — Après la lactation, la mamelle subit

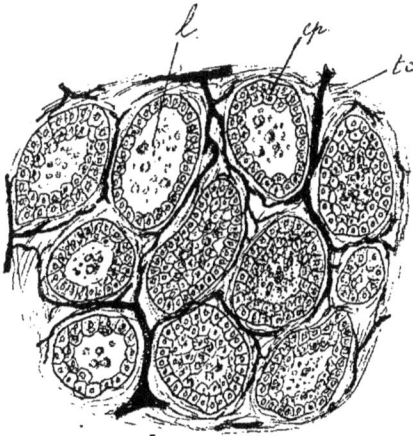

Fig. 308. — Coupe d'un lobule de la mamelle en activité.

tc, stroma conjonctivo-vasculaire. — *ep,* épithélium sécréteur. — *l,* globules du lait formés par
désintégration graisseuse des cellules épithéliales les plus internes.

un mouvement atrophique portant surtout sur les culs-de-sac sécréteurs, et elle revient à ce qu'elle était auparavant, jusqu'à ce
qu'une nouvelle gestation lui permette de reconquérir le domaine
perdu.

Quant aux canaux excréteurs de la mamelle ou canaux lactifères,
ils confluent dans les sinus galactophores de la base de la tétine,
et s'ouvrent au sommet de celle-ci par un ou plusieurs orifices.
Les sinus galactophores et leurs canaux de déversement sont tapissés par une muqueuse délicate doublée de fibres musculaires lisses.

Glandes salivaires. — Les glandes salivaires sont des glandes en grappe simple ou composée, dont les unes sécrètent une salive limpide, séreuse, et les autres, une salive plus ou moins muqueuse. La sous-maxillaire est le type de celles-ci, la parotide est le type de celles-là.

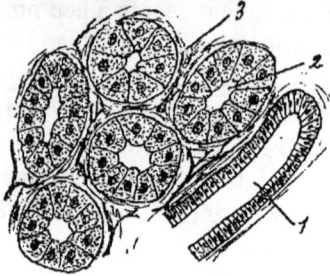

Fig. 309. — Coupe dans la parotide (glande séreuse).

1, canal excréteur. — 2, culs-de-sac sécréteurs. — 3, stroma conjonctivo-vasculaire.

La parotide est formée d'acini très petits, revêtus d'un épithélium polyédrique, uniformément granuleux, qui ne paraît pas se modifier pendant la sécrétion (fig. 309); tandis que la sous-maxillaire est formée d'acini plus volumineux, souvent allongés et tapissés par deux sortes de cellules épithéliales (fig. 310) : les unes, entourant immédiatement la lumière du cul-de-

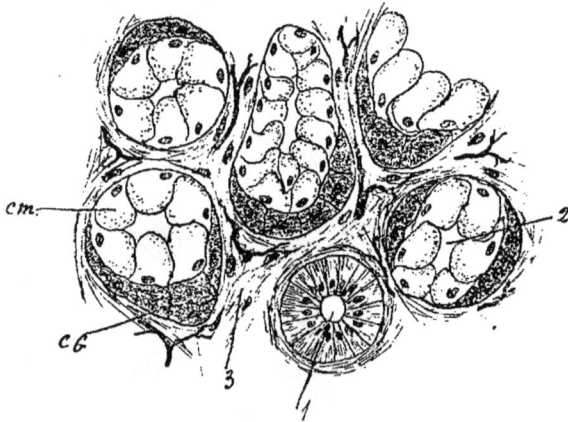

Fig. 310. — Coupe dans la sous-maxillaire avant l'excrétion.

1, canal excréteur. — 2, lumen des culs-de-sac. — 3, stroma. — cG, croissant de Gianuzzi. — cm, cellules mucipares.

sac, se gonflent de mucus et ressemblent à des globes clairs, vitreux ; les autres, situées au-dessous, sont foncées et très granuleuses ; sur la coupe elles forment un croissant au fond du cul-de-sac et deviennent très évidentes après l'action de l'acide osmique et de l'éosine hématoxylique : ce croissant est connu sous le nom de *croissant de Gianuzzi*. Les cellules claires sont des cellules mucipares ; elles subissent, comme nous le dirons bientôt, de curieuses modifications au moment de l'activité de la glande ; les cellules des croissants de Gianuzzi élaborent la diastase salivaire ou ptyaline. Ces derniers éléments font défaut dans toutes les glandes muqueuses ne sécrétant point de ferment.

Sur une coupe d'une glande salivaire quelconque, *les canaux excréteurs* se distinguent très bien à leur épithélium cylindrique et finement strié. Au voisinage des acini cet épithélium tend à s'aplatir, tandis que dans les gros canaux interlobulaires il se compose de deux couches : une couche profonde de cellules ovoïdes à gros noyau nucléolé, une coupe superficielle de cellules cylindriques à protoplasma strié reposant sur les précédentes par une excavation de leur fond (RENAUT).

Texture. — Dans toute glande en grappe composée, les acini ou grains glandulaires s'assemblent en lobules et ceux-ci s'unissent à l'aide du tissu conjonctif pour constituer l'organe tout entier : c'est une lobulation bien nette et connue de tous les anatomistes.

Nous ne faisons que citer au passage *la prostate et les glandes de Cowper* qui appartiennent à la catégorie des glandes acineuses conglomérées.

CARACTÈRES PHYSICO-CHIMIQUES

Les éléments fondamentaux des glandes jouissent des propriétés physiques et chimiques des épithéliums ; les parties complémentaires, des propriétés des tissus ou organes qui les constituent.

La couleur et la consistance sont variables, suivant les glandes et leur état de repos ou d'activité.

Au point de vue chimique, toutes les glandes ont un élément commun, la mucine auquel s'adjoignent des produits spéciaux pour chacune d'elles.

CARACTÈRES PHYSIOLOGIQUES

Développement. — Qu'elles soient simples ou composées, ectodermiques ou endodermiques, les glandes apparaissent sous forme de bourgeons épithéliaux qui s'enfoncent dans l'épaisseur du derme cutané ou du derme muqueux (fig. 311, 312 et 313). Si la glande

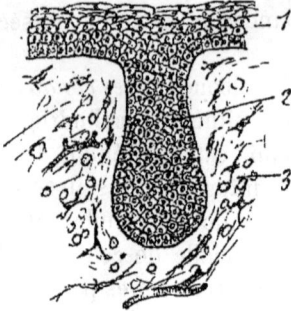

Fig. 311. — Première phase du développement d'une glande.

1, épithélium superficiel. — 2, bourgeon glandulaire. — 3, tissu conjonctif embryonnaire où l'on voit des vaisseaux se développer autour de la future glande.

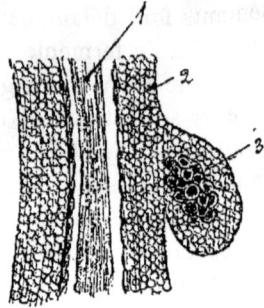

Fig. 312. — Développement d'une glande sébacée sur le trajet d'un follicule pileux.

1, poil. — 2, gaine épidermique du follicule. — 3, bourgeon glandulaire, dont les cellules centrales sont déjà infiltrées de graisse.

doit être simple, le bourgeon qui lui donne naissance a de très grandes analogies avec un bourgeon piligène ; mais au lieu d'être

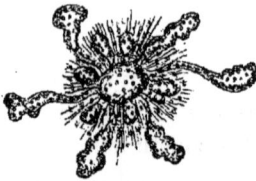

Fig. 313. — Mamelle d'un fœtus encore à l'état de bourgeons épithéliaux.

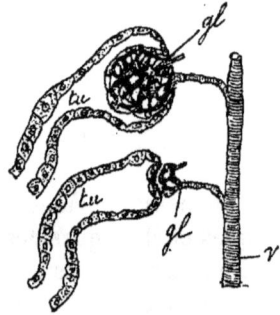

Fig. 314. — Schéma du développement des corpuscules de Malpighi du rein.

v, artériole ascendante de la substance corticale. — gl. rameau bourgeonnant en glomérule, qui invagine le cul-de-sac des tubes de Bellini tu.

refoulé à son extrémité inférieure par une papille vasculaire, il est entouré par un réseau de capillaires étalé sur toute la surface de la *tunica propria*. Si la glande doit être composée, le bourgeon s'allonge et se ramifie et porte ses dernières branches souvent à une grande distance du tégument où il a pris naissance.

Le bourgeon glandulaire est d'abord plein ; plus tard il se creuse et sa cavité vient s'ouvrir au dehors. S'il est ramifié, on voit se différencier l'épithélium sécréteur dans les dernières branches ou les culs-de-sac, et l'épithélium des voies d'excrétion dans le restant de son étendue. Suivant la forme de ce bourgeon, la glande sera acineuse ou tubuleuse.

Dans le rein, les tubes primitifs rencontrent, à leur extrémité, des bourgeons vasculaires qui refoulent et invaginent leur cul-de-sac ; et c'est ainsi que se constituent les corpuscules de Malpighi (fig. 314).

Les membranes propres des glandes, le tissu conjonctif interstitiel et les vaisseaux se forment aux dépens du feuillet moyen.

Régénération. — Les glandes sont-elles capables de régénération? La question a été résolue par l'affirmative pour quelques glandes seulement. Ainsi, après la chute de la caduque utérine chez la femme, la muqueuse se reconstitue avec les nombreuses glandes qu'elle renferme. M. Philippeaux a obtenu la régénération des mamelles après leur ablation expérimentale chez des cobayes, qui ont pu ensuite allaiter de nouveau leurs petits. Mais M. de Sinéty a fait voir que la régénération des mamelles, chez le cochon d'Inde, n'a lieu que dans les cas où il reste quelques acini en place après l'ablation ; si celle-ci a été totale, il n'y a pas de régénération.

Ces faits observés sur des organes glandulaires qui, comme nous l'avons vu, conservent jusqu'à un certain point l'état embryonnaire, ne sauraient s'appliquer à priori aux autres glandes dont l'épithélium a subi une différenciation plus ou moins importante.

Mécanisme de la sécrétion. — Les glandes puisent dans le sang, non seulement pour se nourrir, mais encore pour fonctionner dans l'intérêt de l'organisme tout entier, soit en le débarrassant de certains déchets, soit en élaborant certains liquides ayant à remplir quelque rôle utile.

Le mécanisme de la sécrétion diffère suivant les glandes. Il en est qui trouvent les principes de leur sécrétion toùt formés dans le sang et qui n'ont pour ainsi dire qu'à les filtrer ; tel est le rein. Les autres élaborent avec la même matière première, le plasma nutritif, des produits très divers : salive, bile, lait, suc gastrique, etc. Si nous n'envisageons que les sécrétions des glandes ectodermiques, nous pouvons les distinguer en *sécrétions séreuses, sécrétions muqueuses* et *sécrétions graisseuses*.

Ces dernières, dont les glandes sébacées et la mamelle nous offrent de remarquables exemples, s'opèrent par destruction et fonte graisseuse de l'épithélium glandulaire, soumis à une mue permanente.

On a cru longtemps que la sécrétion muqueuse s'exécute de la même façon : les cellules se chargeraient de mucus, se rompraient ensuite pour le mettre en liberté, et seraient remplacées par d'autres qui auraient la même destinée. Quand on eut découvert dans la glande sous-maxillaire les croissants de Gianuzzi, on s'empressa de les considérer comme chargés de régénérer les cellules muqueuses au fur et à mesure qu'elles se détruisent. Mais on pouvait objecter que, dans nombre de glandes à sécrétion muqueuse, on n'observe point de ces prétendus éléments de régénération. D'autre part Heidenhain attira l'attention sur certaines modifications que subit l'épithélium de la sous-maxillaire pendant la sécrétion, que l'on peut à volonté provoquer par l'excitation de la corde du tympan: avant la sécrétion, les cellules internes des acini sont gonflées, claires; après la sécrétion, ces

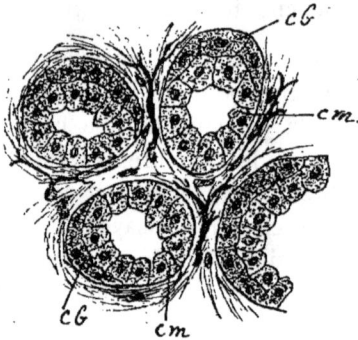

Fig. 315. — Coupe dans la sous-maxillaire immédiatement après l'activité.

cG, croissants de Gianuzzi n'ayant pas changé d'aspect. — cm, cellules muciparcs vidées de leur contenu et dont le noyau est devenu central.

mêmes cellules sont revenues sur elles-mêmes, granuleuses et se distinguent à peine de celles du croissant de Gianuzzi (fig. 315). M. Ranvier en conclut que les cellules mucipares de l'organe ne se détruisent pas pendant la sécrétion, mais ne font qu'exprimer le mucus qui s'était accumulé à leur intérieur.

MM. Arloing et Renaut reprirent l'étude de cette question sur les solipèdes, dont la sous-maxillaire est remarquable par le grand développement des croissants de Gianuzzi, et ils firent usage de l'acide osmique et d'un réactif, l'éosine hématoxylique, qui colore les cellules mucipares en bleu et les cellules du croissant en rouge. Ils constatèrent, comme M. Ranvier, mais d'une façon péremptoire, que lorsque la glande n'a pas fonctionné depuis longtemps, les cellules muqueuses sont rondes, claires et que leur noyau est refoulé à la base (v. fig. 310), tandis qu'après une sécrétion prolongée, ces mêmes cellules sont rapetissées, granuleuses, avec leur noyau au centre ; on ne peut les confondre avec les cellules des calottes de Gianuzzi, car elles se teignent encore en bleu par l'éosine hématoxylique. Quant à ces dernières, elles ne subissent aucune modification bien sensible du fait de la sécrétion. Donc : 1° les cellules muqueuses de la sous-maxillaire ne se détruisent pas en fonctionnant ; 2° les cellules des croissants ne sont pas les formes embryonnaires des cellules précédentes ; ce sont, suivant toutes probabilités, des cellules à ferment chargées d'élaborer la ptyaline. La sous-maxillaire est, en effet, une glande mixte à mucus et à ferment.

Les sécrétions séreuses donnent un liquide limpide et mobile, plus ou moins comparable à de la sérosité, liquide contenant des principes actifs divers, mais très peu de mucine ; elles sont l'œuvre d'un épithélium uniforme, d'autant plus granuleux que le liquide sécrété est plus riche en principes actifs. Cet épithélium ne se détruit pas en sécrétant ; les modifications qu'il éprouve par l'activité ne sont pas toujours perceptibles, car les substances souvent très actives qu'il abandonne sont en si minime proportion qu'elles ne peuvent influer beaucoup sur les caractères extérieurs des cellules.

En résumé dans toutes les sécrétions, autres que les sécrétions graisseuses, les cellules glandulaires expriment sans se détruire les produits de leur élaboration ; cette *expression* est due à un phénomène de contractilité commandé par des nerfs moteurs spéciaux que l'on ne devrait pas appeler nerfs sécréteurs, mais bien nerfs excréteurs. Lorsqu'une glande est en repos apparent, elle élabore, par un acte de nutrition, son ou ses produits spéciaux qui s'accumulent dans son épithélium, c'est-à-dire qu'elle sécrète. Lorsqu'elle est en activité, elle ne fait qu'évacuer, par un acte essentiellement moteur, les matériaux formés pendant le repos, par conséquent elle excrète. Les substances sécrétées ne sauraient se former exemporanément ; il n'y a que celles qui existent toutes formées dans le sang qui puissent, sans discontinuité ni répit, filtrer à travers la glande et être évacuées.

Quant aux glandes à sécrétion graisseuse dont l'épithélium fonctionne en se détruisant et se renouvelant sans cesse, il nous semble certain, à priori, qu'elles ne contiennent point de nerfs moteurs ou excréteurs, pas plus que n'en renferment les épithéliums desquamants de superficie.

Altérations. — Les glandes deviennent souvent le siège de kystes par rétention à la suite de l'oblitération de leurs orifices ou canaux excréteurs; suivant les cas, le contenu de ces kystes est séreux, muqueux ou sébacé ; il peut devenir purulent après inflammation. Les glandes sont souvent le siège de tumeurs, appelées *adénômes*, résultant d'une sorte de bourgeonnement complémentaire de leur épithélium ; la mamelle est particulièrement exposée à ces tumeurs à cause de la plasticité de son épithélium, resté pour ainsi dire à l'état de bourgeon embryonnaire.

Lorsque les glandes s'enflamment, comme par exemple à la suite d'une injection d'un corps étranger dans leurs cavités, celles-ci finissent par s'oblitérer, l'organe s'atrophie et perd sa fonction.

Les glandes sont quelquefois le siège d'ulcères qui les détruisent peu à peu. Ex. : chancres de la morve.

ARTICLE IV. — PARENCHYMES PSEUDO-GLANDULAIRES A ÉPITHÉLIUM ECTODERMIQUE

Dans le groupe, créé par Ch. Robin, des *parenchymes pseudo-glandulaires,* se rangent le poumon, le testicule et l'ovaire. Le poumon est assimilable par sa morphologie et son développement à une glande en grappe composée ; mais les échanges gazeux dont il est le siège n'ont rien de comparable à une sécrétion : c'est un organe pseudo-glandulaire qui, avec ses voies d'excrétion, constitue l'un des grands appareils organiques. Le testicule est souvent considéré comme une glande en tube conglomérée ; mais la production d'éléments figurés tels que les spermatozoïdes ne saurait être comparée à une sécrétion : c'est encore une fausse glande. Quant à l'ovaire on ne peut que le ranger à côté du testicule, bien que son apparence glandulaire soit beaucoup moins manifeste.

Le poumon se rattache incontestablement à la somatopleure : ce n'est qu'un diverticule du pharynx. Il n'en est pas de même des organes sexuels, dont la provenance embryogénique prête encore à discussion; aussi ce n'est pas sans faire beaucoup de réserves que nous les classons parmi les organes à épithélium ectodermique. D'ailleurs le développement de ces organes, intimement lié à celui du corps de Wolf mérite de nous arrêter un instant.

CORPS DE WOLF

Le corps de Wolf est un organe transitoire chez les vertébrés amniotes, une sorte de rein précurseur qui remplit l'office du rein véritable en attendant que celui-ci soit développé. Chez les oiseaux et les reptiles, le corps de Wolf persiste durant toute la vie embryonnaire, et quelquefois même après l'éclosion ; tandis que chez la plupart de nos mammifères domestiques, il disparaît avant le milieu de la gestation, et d'après Coste, vers le cinquantième jour chez l'embryon

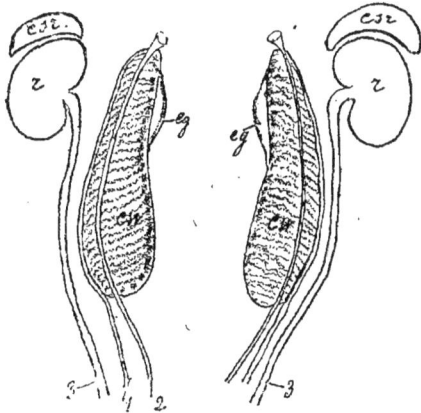

Fig. 316. — Schéma des organes génito-urinaires chez un embryon de mammifère.

eg. glande génitale. — *cw,* corps de Wolf. — *r,* rein définitif. — *csr,* capsule surrénale. — 1, canal de Wolf. — 2, canal de Müller. — 3, uretère.

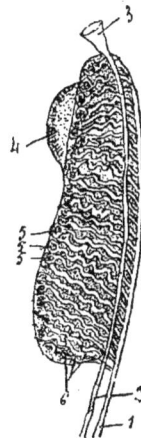

Fig. 317. — Schéma de la structure d'un corps de Wolf.

1, canal de Wolf. — 2, canal de Müller. — 3, embouchure en pavillon du canal de Müller. — 4, éminence génitale. — 5 et 6, corpuscules de Malpighi et canalicules de Wolf.

humain. La durée de cet organe est d'autant plus grande que l'animal envisagé est plus bas placé dans l'échelle des vertébrés ; chez les batraciens et les poissons, il persiste toute la vie et tient lieu du véritable rein qui ne se développe pas.

Les corps de Wolf, une fois développés, sont deux organes rouges situés de chaque côté de la colonne vertébrale, tout le long de la cavité viscérale, jusqu'au bassin. Plus tard ils s'atrophient à leur partie antérieure et se localisent à la région sous-lombaire (v. fig. 316, 317, 318). Ils présentent sur leur côté externe deux canaux qui viennent déboucher dans le cloaque : ce sont *les canaux de Wolf et de Müller*. Le canal de Müller se termine à la partie antérieure du corps de Wolf par une extrémité évasée qui s'ouvre dans la cavité abdominale. Le canal de Wolf représente le tronc

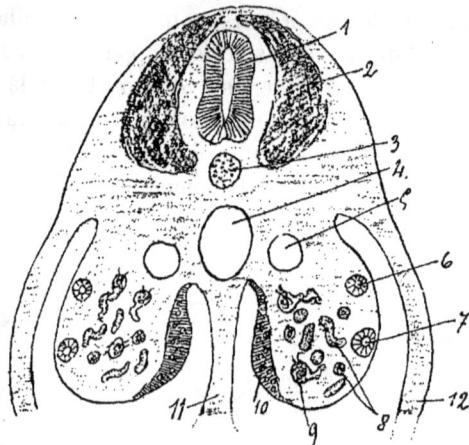

Fig. 318. — Coupe schématique d'un embryon passant par les corps de Wolf.

1, névraxe. — 2, protovertèbres. — 3, notocorde — 4, aorte. — 5, veines cardinales postérieures. — 6, canal de Müller. — 7, canal de Wolf. — 8, canalicules de Wolf coupés sous diverses incidences. — 9, corpuscules de Malpighi. — 10, épithélium germinatif semé d'ovules primordiaux. — 11, mésentère. — 12, somatopleure.

collecteur de tous *les canalicules du corps de Wolf*. Ceux-ci forment la masse de l'organe ; ils commencent chacun, vers son bord interne, par une ampoule renfermant un glomérule vasculaire, et, après un trajet flexueux viennent se brancher sur le canal de Wolf à la manière des dents d'un peigne sur son rachis ; ces canalicules rappellent tout à fait les tubes contournés du rein, et leurs ampoules initiales sont de vrais corpuscules de Malpighi.

C'est sur le côté interne du corps de Wolf que se développent les glandes génitales, en même temps que les reins définitifs se constituent par un bourgeon parti du cloaque. Il arrive un moment où le rein précurseur, dépossédé de sa fonction par son successeur, s'atrophie ; mais cette atrophie n'est pas complète (v. fig. 319) : si l'individu envisagé est un mâle, on voit le canal de Wolf se greffer sur le testicule par l'intermédiaire d'un certain nombre de canalicules et en devenir l'appareil excréteur ; si l'individu doit être femelle, le canal et les canalicules de Wolf s'atrophient, mais le canal de Müller persiste et constitue les voies génitales depuis le

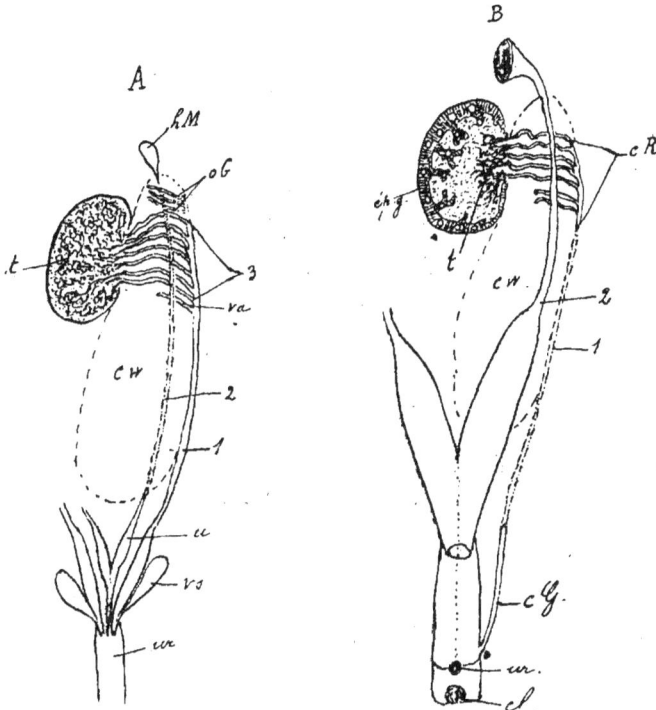

Fig. 319. — Schéma du développement des organes génitaux dans les deux sexes.

(Les parties dont l'existence est transitoire sont limitées par des lignes pointillées.)

A. — Chez le mâle.

t, testicule. — 3, épididyme formé par un certain nombre de canalicules de Wolf. — *oG* et *va*, quelques autres canalicules wolfiens persistants et formant l'organe de Giraldès et le *vas aberrans*. — 1, canal de Wolf devenu canal déférent. — *vs*, vésicule séminale. — *ur*, urèthre. — *cw*, corps de Wolf disparu. — 2, canal de Müller dont il ne reste plus que l'hydatide de Morgagni (*hM*) et l'utérus mâle (*u*).

B. — Chez la femelle.

epg, épithélium germinatif bourgeonnant et constituant l'ovaire. — *t*, ébauche de testicule inclus dans le hile de l'ovaire. — *cR*, corps de Rosenmüller ou épididyme rudimentaire. — *cw*, corps de Wolf disparu. — 1, canal de Wolf persistant à sa terminaison sous forme de canal de Gärtner. — 2, canal de Müller s'unissant à celui du côté opposé et formant les voies génitales femelles. — *ur*, méat urinaire. — *cl*, clitoris et sinus uro-génital.

pavillon de la trompe jusqu'à la vulve. — Les voies d'excrétion sexuelles sont donc des voies d'emprunt, développées avant le testicule ou l'ovaire, et s'adaptant consécutivement à ces organes. Chez la femelle l'oviducte reste discontinu avec l'ovaire ; chez le mâle au contraire le spermiducte se raccorde avec le testicule, excepté dans quelques cas anormaux où on a vu l'épididyme sans connexion avec cet organe. Il y a loin, comme on le voit, entre les canaux sexuels et les canaux excréteurs des glandes ordinaires.

Parmi les parties du corps de Wolf qui s'atrophient, certaines laissent des traces plus ou moins manifestes ; par exemple, dans certaines femelles, on signale les canaux de Gärtner et un petit groupe de canalicules pectinés surmontant l'ovaire (corps de Rosenmüller) ; chez beaucoup de mâles, on voit l'utricule prostatique ou utérus masculin et l'hydatide pédiculée de Morgagni. Le corps de Rosenmüller a la signification anatomique d'un épididyme : c'est un groupe de canalicules de Wolf ; les canaux de Gärtner ne sont autre chose que les canaux de Wolf, ils équivalent aux canaux déférents ; l'utricule prostatique équivaut au vagin et à l'utérus, c'est un débris des canaux de Müller ; enfin les hydatides pédiculées de Morgagni, représentent les extrémités de ces canaux, c'est-à-dire le pavillon des trompes.

C'est ainsi qu'à l'état normal on rencontre, dans certaines espèces, un principe d'hermaphrodisme comme reste de l'hermaphrodisme primitif.

Comment apparaît le corps de Wolf ? — Il apparaît de très bonne heure, de la vingt-quatrième à la trentième heure de l'incubation chez le poulet, vers le neuvième jour de la gestation chez le lapin, du quinzième au vingtième jour chez l'homme. C'est le canal de Wolf qui se montre le premier, vers l'angle de la fente pleuro-péritonéale en dessous de l'ectoderme ; on discute encore à savoir s'il se forme sur place dans le mésoderme, ou bien par involution de l'ectoderme, ou encore par invagination de la cavité pleuro-péritonéale. (V. fig 77.) Une fois formé il produit, par bourgeonnement unilatéral, les canalicules de Wolf, puis l'on voit se constituer le canal de Müller par une involution pleuro-péritonéale.

Nous sommes de ceux qui pensent que le canal et les canalicules de Wolf dérivent, par bourgeonnement, de l'ectoderme ; si l'on ne peut donner de preuves directes suffisantes, on a du moins des arguments très probants : en effet on voit quelquefois se développer dans l'ovaire ou le testicule, sorte d'annexes des corps de Wolf, des kystes dermoïdes, à l'intérieur desquels existent des poils et des dents ; or ces kystes ne se développent jamais que dans les organes de la somatopleure, donc le testicule et l'ovaire, et les corps de Wolf sur lesquels ils se greffent, ont un épithélium de provenance ecto-dermique.

Quoi qu'il en soit, le corps de Wolf fait, dès l'origine, une saillie à l'angle de la fente pleuro-péritonéale, saillie très visible sur les coupes transversales de l'embyron (fig. 318). C'est sur le côté interne de cette saillie qu'apparaissent les organes sexuels ; là on voit, au lieu de l'endothélium séreux, un épithélium dit *germinatif* composé de cellules cylindriques entre lesquelles sont disséminées des cellules sphériques appelées *ovoblastes* ou ovules primordiaux ; cet épithélium donnera naissance à l'ovaire.

En dessous de l'épithélium germinatif, on voit bientôt apparaître des cordons épithéliaux anastomosés qui se forment sur place ou peut-être viennent par bourgeonnement des canalicules de Wolf : c'est l'ébauche du testicule. Il existe donc concurremment, à l'état embryonnaire, deux ovaires et deux testicules. Si l'individu doit être mâle, l'épithélium germinatif disparaît et seuls les cordons testicu-laires se développent ; dans le cas contraire, ces derniers s'atro-phient et l'épithélium germinatif se met à bourgeonner de sa face profonde de telle sorte que l'ovaire se différencie comme organe. A l'intérieur du hile de l'ovaire, on voit souvent persister les cordons épithéliaux du testicule primitif.

OVAIRE

L'ovaire comprend dans sa structure : 1° une tunique albuginée recouverte de l'épithélium germinatif au lieu du péritoine ; 2° un tissu propre se différenciant en une couche corticale et une couche médullaire ; 3° des vaisseaux et des nerfs.

L'*albuginée* est une coque fibreuse plus ou moins épaisse qui se remarque chez les vieilles femelles ; chez les jeunes ce n'est autre chose que la couche ovifère condensée. L'épithélium germinatif qui la recouvre, en place du péritoine, a été découvert par Waldeyer ; il forme chez l'adulte une couche régulière de cellules cylindriques ; dans l'embryon et même chez les nouveau-nés, on voit se détacher de sa face profonde de nombreux bourgeons qui répandent les ovules primordiaux dans la couche corticale ; il s'agit donc ici de la véritable couche ovigène. (V. fig. 320.)

La *couche corticale* est constituée par un stroma fibreux dense dans lequel sont disséminées les *vésicules de de Graaf ou ovisacs.*

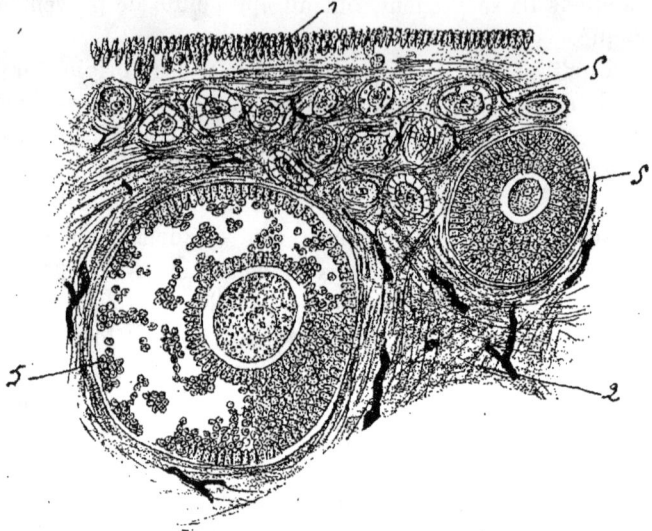

Fig. 320. — Coupe de la substance corticale de l'ovaire de la chatte.

1, épithélium germinatif. — 2, stroma conjonctivo-vasculaire. — 5, ovisacs à divers degrés de développement.

Le stroma renferme des fibres musculaires lisses, des vaisseaux et un

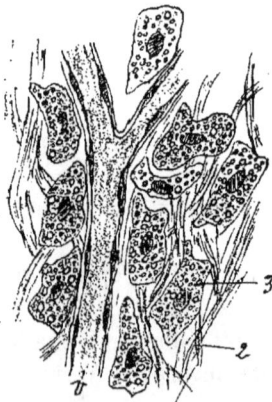

Fig. 321. — Curieuses cellules épithélioïdes du stroma de l'ovaire et du testicule.

v, vaisseau sanguin. — 2, faisceaux connectifs. — 3, cellules chargées de granules colorés.

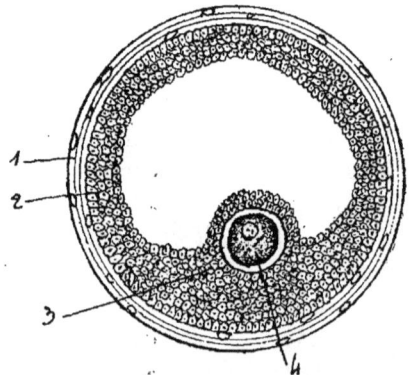

Fig. 322. — Une vésicule de de Graaf qui fera bientôt déhiscence.

1, enveloppe conjonctive ; 2, épithélium ; 3, cumulus proliger ; 4, ovule.

grand nombre de cellules connectives, parmi lesquelles on en voit qui se sont chargées de granules jaunes ou bruns et qui ont pris l'apparence épithéliale. (V. fig. 321.)

Quant aux vésicules de de Graaf, elles existent par milliers; M. Sappey estime que chaque ovaire de la femme n'en contient pas moins de 350,000; elles se forment pour le plus grand nombre pendant la vie embryonnaire; mais elles ne parviennent à leur développement complet qu'après l'âge d'aptitude à la reproduction. Avant cet âge, les ovisacs sont de dimensions microscopiques ($0^{mm}03$ à $0,04$) et sont constitués chacun par un ovule entouré immédiatement d'une couche de petites cellules. Plus tard, on voit un certain nombre d'ovisacs se gonfler de liquide, soulever la surface de l'ovaire et prendre l'apparence de petits kystes gros comme un grain de millet, un grain de plomb et même comme un pois; ils ont alors la structure suivante (fig. 322) : 1° à leur périphérie, le stroma de l'ovaire s'est différencié en une coque conjonctive très vasculaire; 2° en dedans de cette coque existe un épithélium très granuleux formé de plusieurs couches de petites cellules, épithélium qui s'accumule vers un pôle de la vésicule en un amas (cumulus proliger) au centre duquel existe : 3° l'ovule; 4° l'intérieur de la vésicule est occupé par un liquide séro-albumineux qui s'accumule jusqu'à la faire éclater à la surface de l'ovaire.

C'est par une sorte de déhiscence que l'ovule est mis en liberté. Suivant que la femelle envisagée est unipare ou multipare, une ou plusieurs vésicules de de Graaf arrivent à maturité et font déhiscence en même temps. L'époque de cette déhiscence coïncide avec les menstrues chez la femme, avec les chaleurs ou le rut chez les brutes femelles.

Quant à l'ovule, mis en liberté avec tout le contenu de la vésicule, c'est, comme nous l'avons dit, une cellule enveloppée d'une espèce de cuticule sécrétée par les cellules du cumulus proliger (zone pellucide), et présentant un protoplasma ou vitellus chargé de granulations réfringentes, un noyau ou vésicule germinative, vésicule de Purkinje, un ou plusieurs nucléoles appelés taches germinatives, taches de Wagner, enfin chez un grand nombre d'animaux, sinon chez tous, un second noyau entouré de granules vitellins, que BALBIANI a appelé vésicule embryogène. (V. fig. 323.)

Dans les animaux ovipares, l'ovule acquiert un grand volume parce qu'il se charge de matériaux nutritifs destinés à pourvoir à son développement. Chez les oiseaux, ce n'est autre chose que le jaune de l'œuf; la vésicule germinative et le protoplasma de cet ovule énorme ont été refoulés sous la membrane vitelline, en un petit amas appelé cicatricule qui représente le véritable germe; le

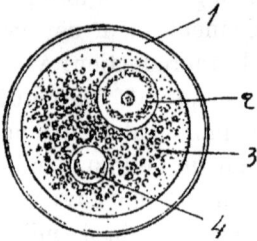

Fig. 323. — Un ovule isolé montrant deux noyaux : la vésicule germinative (2) et la vésicule de Balbiani (4).

1, membrane vitelline; 3, vitellus.

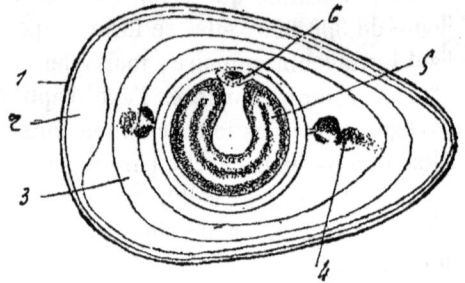

Fig. 324. — Coupe longitudinale d'un œuf de poule.

1, coquille; 2, chambre à air formée par disjonction des membranes coquillières; 3. albumen; 4, chalazes; 5, jaune ou vitellus; 6, cicatricule.

reste n'est qu'un vitellus de nutrition. L'œuf des oiseaux grossit encore en descendant l'oviducte, qui le recouvre successivement de son albumen, de ses membranes coquillières et de sa coquille. (V. fig. 324.)

La vésicule de de Graaf, après sa rupture, donne naissance à une cicatrice saillante qu'on appelle, à cause de sa couleur, *corps jaune*.

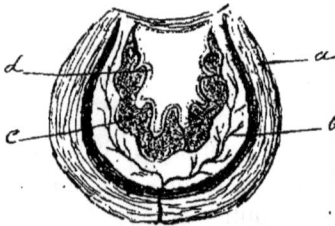

Fig. 325. — Coupe schématique d'un corps jaune récent d'après Balbiani.

a, stroma de l'ovaire; b, enveloppe fibreuse et vasculaire du follicule graafien; c, couche interne de la coque folliculaire, qui s'est hypertrophiée et plissée; d, débris de l'épithélium.

Les corps jaunes qui succèdent à des vésicules de de Graaf dont l'ovule fécondé a été le point de départ d'une gestation sont très développés et indélébiles : on les appelle *corps jaunes vrais*. Au contraire les corps jaunes des vésicules dont l'ovule n'a pas été fécondé disparaissent rapidement, sans laisser de traces bien manifestes : ce sont des *corps jaunes faux*. La cicatrisation qui donne naissance aux corps jaunes est une cicatrisation exubérante avec prolifération de ces cellules conjonctives spéciales chargées de granules jaunes que nous avons déjà signalées. (V. fig. 325.)

La *couche médullaire ou bulbeuse* de l'ovaire ne renferme jamais d'ovisacs; elle est constituée par du tissu conjonctif, des fibres musculaires lisses, et par de nombreux vaisseaux entrant par le hile de l'organe et donnant lieu à une sorte d'érectilité.

Modifications de l'ovaire après l'âge d'aptitude à la reproduction. — Il se forme à la surface de cet organe une épaisse couche albuginée ; les ovisacs disparaissent par résorption, et l'ovaire tout entier n'est bientôt plus qu'une masse fibreuse. Souvent la cavité non oblitérée de quelques ovisacs devient le siège d'un épanchement liquide, et se transforme en kystes séreux susceptibles d'un énorme développement. L'atrésie et la résorption des ovisacs se font en masse après l'âge d'aptitude à la reproduction ; elles se produisent aussi auparavant d'une manière progressive de telle sorte que l'ovaire s'appauvrit en ovules beaucoup plus rapidement que ne le comporterait le nombre des ovules pondus.

Mode de développement des vésicules de de Graaf. — Nous avons déjà dit que pendant la vie embryonnaire et jusqu'après la naissance, chez beaucoup d'animaux, l'épithélium germinatif lance, dans le tissu mésodermique sous-jacent, des bourgeons cylindriques anasto-

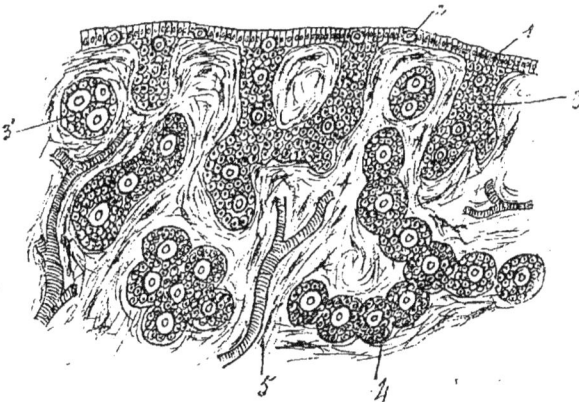

Fig. 326. — Coupe de l'ovaire d'un fœtus de mammifère.

1, épithélium germinatif. — 2, ovules primordiaux. — 3, cordons de Pflüger. — 3', coupe d'un cordon de Pflüger. — 4, cordon de Pflüger se segmentant en ovisacs. — 5, stroma conjonctivo-vasculaire.

mosés qu'on appelle cordons de Pflüger. (V. fig. 326.) Ces bourgeons renferment, dans leur axe, des ovules primordiaux superposés, semblables à ceux de l'épithélium superficiel ; ils s'étranglent bientôt au niveau des intervalles de ces ovules et finissent par se diviser en une multitude de segments qui deviendront autant d'ovisacs. En effet chaque segment présente à son centre un ovule, à sa périphérie une collerette de petites cellules ; ces dernières prolifèrent et s'entassent en plusieurs couches en refoulant le tissu conjonctif voisin qui se modèle en une coque très vasculaire ; puis une cavité apparaît au sein de l'amas constitué par ces cellules ; cette cavité remplie de liquide s'agrandit peu à peu, et ainsi se forme la vésicule de de Graaf.

D'après FOL, et BALBIANI pour les invertébrés, NUSSBAUM, CADIAT, IWAKAWA pour les vertébrés, toutes les cellules des cordons de Pflüger auraient la même valeur et donneraient des ovules ; ceux-ci produiraient par gemmiparité l'épithélium folliculaire. En effet, l'ovule primordial n'étant pas encore recouvert d'une membrane vitelline, les cellules qui l'environnent paraissent être autant de bourgeons de sa périphérie.

En résumé, rien dans le développement de l'ovaire ne le rattache à l'ectoderme, puisqu'il procède d'un bourgeonnement de l'épithélium germinatif et que celui-ci est appliqué en revêtement sur une cavité mésodermique ; s'il présente parfois des kystes dermoïdes, il faut en chercher le point de départ dans les vestiges testiculaires inclus dans son hile. Le canal de Müller lui-même est purement mésodermique, puisque c'est une involution de la cavité pleuro-péritonéale ; d'où il suit que, suivant toute probabilité, l'épithélium des voies génitales profondes dérive du mésoderme, et qu'il y aurait peut-être lieu de créer un troisième groupe de muqueuses, les muqueuses à épithélium mésodermique.

Si nous avons classé l'ovaire dans les organes de nature somatopleurale, c'est afin de ne pas le séparer du testicule qui, lui, paraît se développer aux dépens du même bourgeon ectodermique qui donne naissance au corps de Wolff ?

TESTICULE

Indépendamment du feuillet séreux qui le recouvre, il entre dans la structure du testicule : *une albuginée, un tissu propre, des vaisseaux et des nerfs.*

L'*albuginée* est une membrane fibreuse sur laquelle nous n'avons rien à ajouter à ce que nous en avons déjà dit.

Le *tissu propre* est formé par les tubes séminifères et par un stroma conjonctivo-vasculaire. Les tubes séminifères ont un diamètre qui varie chez la plupart des mammifères de 0^{mm},1 à 0^{mm},4 ; ils forment, par leur pelotonnement, les lobules du testicule, et ils se collectent dans le centre de cet organe sur *les tubes droits* que l'on voit gagner le corps d'Highmore, où ils forment le *rete testis* avant

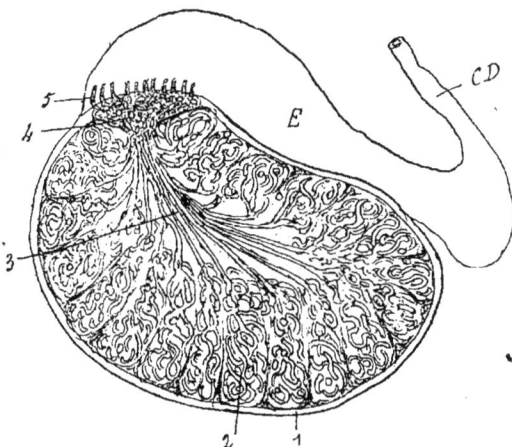

Fig. 327. — Schéma de la disposition des tubes du testicule.

1, albuginée. — 2, glomérules constituant les lobules du testicule. — 3, tubes droits. — 4, corps d'Highmore et *rete testis*. — 5, canaux efférents. — E, épididyme. — CD, canal déférent ou spermiducte.

d'émerger de l'organe pour constituer l'épididyme. D'après M. SAPPEY, tous les tubes du testicule humain, supposés déroulés et ajoutés bout à bout, feraient une longueur d'un kilomètre environ. Nous renvoyons aux traités d'anatomie descriptive pour l'étude de la disposition générale de ces tubes, et nous abordons immédiatement leur structure. (V. fig. 327.) Un tube séminifère est formé : 1° d'une membrane propre qui prend l'aspect d'un endothélium après l'action du nitrate d'argent ; 2° d'une couche externe, faisant défaut chez les animaux de petite taille, composée de lamelles stratifiées, parsemées de noyaux appartenant à des cellules aplaties ; 3° d'un épithélium formant revêtement intérieur et donnant naissance chez l'adulte aux spermatozoïdes. (Voy. fig. 328 et 329.) Les tubes droits sont de simples canaux excréteurs ; aussi présentent-ils un épithélium cylindrique. Les canaux du *rete testis* sont revêtus d'un épithélium pavimenteux qui, dans les canaux épididymaires, passe à la forme cylindrique et vibratile. (V. fig. 286.) Quant à l'épithélium des tubes contournés, nous ferons connaître ses caractères à propos de la spermatogénèse.

Le stroma du testicule a pour point de départ les cloisons et tractus émanés de l'albuginée ; il est peu dense chez l'homme, le porc, le rat, le chat, etc., et permet un isolement facile des tubes

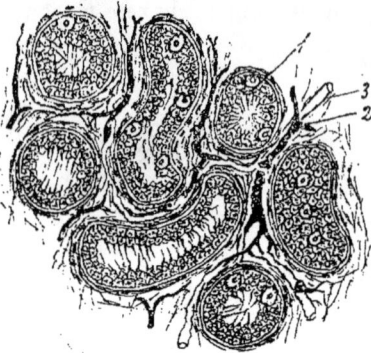

Fig. 328. — Coupe dans le testicule.

1, tubes séminifères coupés sous diverses incidences. — 2, vaisseaux sanguins. — 3, vaisseaux lymphatiques.

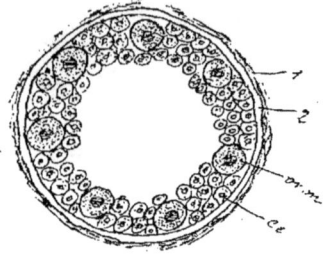

Fig. 329.
Coupe d'un tube séminifère.

1, couche conjonctive lamelleuse. — 2, membrane propre. — *ce*, petites cellules épithéliales. — *ovm*, ovules mâles.

séminifères et même leur déroulement quand le testicule a macéré dans un liquide acide ; il est beaucoup plus résistant chez d'autres animaux, tels que le cheval, le chien, le lapin, dont le tissu propre du testicule forme une masse compacte. Ce stroma est chargé des vaisseaux et des nerfs, qui s'épanouissent en réseau autour des tubes séminifères ; les lymphatiques y sont particulièrement abondants. Il est constitué par un tissu conjonctif dans lequel on voit de curieuses cellules auxquelles le tissu propre est redevable de sa couleur jaunâtre ou brunâtre ; ces cellules, déjà signalées dans le stroma de l'ovaire ainsi que dans les corps jaunes, sont des cellules conjonctives qui ont pris le type épithélial et se sont chargées de granulations ou de gouttelettes d'une matière très réfringente, colorée en jaune ou en brun ; elles s'accumulent de préférence autour des vaisseaux ; elles sont très nombreuses dans le testicule du cheval, plus rares ou même complètement absentes dans le testicule d'autres animaux (homme, chien, lapin). (V. fig. 321.)

Spermatogénèse et spermatozoïdes. — Les spermatozoïdes, spermatozoaires, filaments spermatiques, zoospermes, sont les éléments fécondants du sperme ; c'est à un étudiant de Leyde, L. HAMM, ainsi qu'à Leuwenhœck, que l'on doit leur découverte en 1677. Les premiers observateurs qui les virent s'agiter dans ce liquide, à la manière d'anguillules, en firent des animalcules, une espèce d'infusoire ou de ver. Certains, qui observaient avec les yeux de l'esprit, prétendirent même que le spermatozoïde présente une organisation complète, miniature de celle de l'animal qui l'a engendré (chez

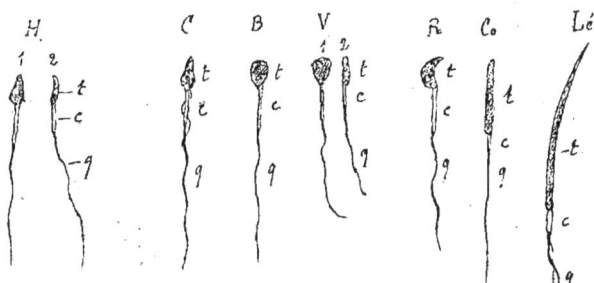

Fig. 330.

Variétés de spermatozoïdes chez divers vertébrés.

H, homme, de face (1), de profil (2). — C, cheval. — B, bélier. — V, verrat. — R, rat. — Co, coq. — Lé, lézard.

Dans tous on distingue une tête (t), un corps (c), et une queue (q).

l'homme, c'était l'homonculus), et qu'il n'a qu'à grandir pour donner un être nouveau, etc. Aujourd'hui, l'on sait bien que le spermatozoïde n'est autre chose qu'une cellule différenciée et mobilisée de l'épithélium des tubes contournés du testicule, cellule comparable à l'ovule avec lequel elle se marie dans le phénomène de la fécondation. Chez tous les vertébrés, le spermatozoïde est composé d'une tête, d'un corps et d'une queue. La tête est une partie renflée, arrondie, piriforme ou plus ou moins allongée suivant les espèces (fig. 330) ; le corps ou segment médian ne se distingue pas toujours très bien de la queue ; quant à cette dernière, elle est plus ou moins longue et effilée à l'extrémité. La figure 330 donne une idée de la variété de formes et de dimensions des spermatozoïdes dans divers vertébrés. Tout spermatozoïde est une sorte de cellule libre à cil vibratile ; la tête serait assimilable au noyau, le corps au protoplasma et la queue à un long cil vibratile auquel l'élément est redevable de sa motilité.

Les spermatozoïdes se conservent vivants pendant plusieurs jours dans le sperme éjaculé dans les voies génitales de la femelle, qu'ils

peuvent ainsi parcourir du vagin jusqu'à l'ovaire. Ils gardent également leur vitalité un certain nombre d'heures après la mort et
même deux ou trois jours. La température la plus favorable à leur
vitalité est de 37°; les liquides faiblement alcalins ou sucrés favorisent leurs mouvements ; les liquides acides ou alcooliques, la chaleur, l'étincelle électrique et même l'eau froide leur sont funestes;
toutefois l'eau froide n'exerce pas la même action nocive sur les
spermatozoïdes des animaux aquatiques, car Prévost et Dumas ont
démontré que le sperme de la grenouille répandu dans l'eau est
encore actif au bout de vingt-quatre heures. Les spermatozoïdes
n'apparaissent qu'au moment de l'aptitude à la génération ; ils persistent jusqu'aux âges avancés, et souvent les animaux âgés sont
impuissants plutôt qu'inféconds.

M. Goubaux a démontré que le testicule qui ne subit pas sa
migration normale dans les bourses, sécrète un sperme dépourvu
de spermatozoïdes, de sorte que les animaux cryptorchides sont
inféconds, quoique le plus souvent doués d'une grande ardeur
génésique.

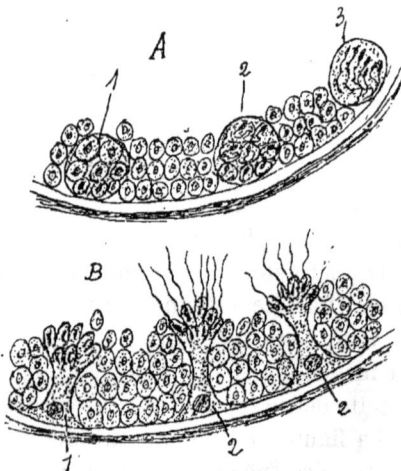

Fig. 331. — Schémas de la spermatogénèse :
Développement endogène A ; développement
exogène B.

1, ovules mâles engendrant des spermatoblastes. —
2, spermatoblastes engendrant des spermatozoïdes. —
3, un ovule mâle figurant un kyste plein de spermatozoïdes.

Quel est le processus épithélial qui donne naissance
aux spermatozoïdes ? — Voici
ce qu'il y a de plus probable
à ce sujet :

Il existe, dès le début, deux
sortes de cellules épithéliales
dans les tubes contournés :
1° de petites cellules polyédriques, stratifiées ; 2° de
grosses cellules rondes semées de distance en distance
au milieu des précédentes.
Les premières ont été comparées par Ch. Robin à celles
qui constituent l'épithélium
des follicules de de Graaf ; les
secondes à des ovules (ovules
mâles). Ce sont ces dernières
qui au moment de l'activité du
testicule se mettent à proliférer et engendrent les spermatozoïdes. La

prolifération des ovules mâles se fait comme pour les ovules proprement dits par les deux procédés de la scissiparité et de la gemmiparité (V. fig. 331.) Chez l'escargot (Duval), chez le lapin (Brissaud), chez
le chien et le chat (Laulanié) et chez beaucoup d'animaux inférieurs,
on observe une prolifération scissipare endogène des ovules mâles,
d'où résulte un grand nombre de jeunes cellules assez comparables
aux globes de segmentation de l'ovule femelle, et qu'on appelle *spermatoblastes*. Chez l'homme (Pouchet et Tourneux), chez le rat (Sertoli), chez le porc et le cheval (Laulanié), on constate une prolifération
par bourgeonnement : l'ovule mâle s'allonge vers l'axe du tube séminifère et prend la forme dite en chandelier que Sertoli a découverte chez le rat, puis il forme des spermatoblastes à son extrémité
libre. — Que les spermatoblastes soient engendrés par un procédé
ou par un autre, ils se transforment bientôt en spermatozoïdes; il
est à supposer que le noyau forme la tête, le protoplasma le segment
médian ; enfin le cil vibratile (queue) est une élaboration du protoplasma. Dans le cas de formation endogène des spermatoblastes, les
spermatozoïdes nouveaux sont d'abord enfermés, comme dans un
kyste, à l'intérieur de la membrane d'enveloppe de l'ovule mâle,
ils sont mis en liberté par une sorte de déhiscence. Dans le cas
d'exogénèse, ils sont seulement tenus par la tête et ils forment des
faisceaux filamenteux qui flottent dans la lumière du canal séminifère; ils ne tardent pas à se détacher complètement.

En résumé, le processus de la spermatogénèse présente deux
phases : 1° une phase de prolifération scissipare ou gemmipare des
ovules mâles, qui aboutit à la production des spermatoblastes ;
2° une phase de différenciation des spermatoblastes en spermatozoïdes.

Quant aux cellules autres que les ovules mâles, elles n'auraient,
pense-t-on, qu'un rôle de remplissage. N'oublions pas de dire en
terminant que la question de la spermatogénèse est encore ouverte
et que les opinions des auteurs sont loin d'être concordantes.

POUMON

Au point de vue de l'anatomie comparée et de l'embryologie, le
poumon peut être considéré comme un diverticule du pharynx.
C'est une glande ectodermique acineuse dont le développement est

plus ou moins considérable suivant les animaux envisagés : tantôt à l'état folliculaire, tantôt plus ou moins racémeuse. Dans les vertébrés supérieurs le poumon est assimilable à une glande en grappe composée ; l'ensemble du canal excréteur et de ses ramifications forme l'arbre aérophore trachéo-bronchique ; les culs-de-sac appendus en petit groupes à l'extrémité de chaque bronchule constituent les alvéoles pulmonaires, et la paroi éminemment vasculaire de tous ces culs-de-sac, paroi extrêmement vaste si on la suppose étalée sur un plan, n'est autre chose que la membrane respiratoire.

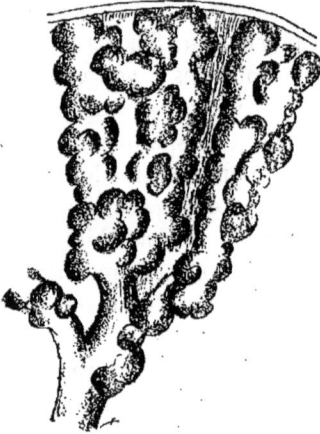

Fig. 332. — Deux lobules pulmonaires sous-pleuraux.

Le poumon se décompose en un grand nombre de lobules qui sont autant de poumons élémentaires ou pulmonites ; ces lobules sont très visibles chez le bœuf où ils sont encadrés par d'épaisses travées de tissu conjonctif, et peu distincts chez les solipèdes, les carnassiers et chez l'homme. On peut choisir, pour l'étude, un lobule périphérique ; sa forme est celle d'une pyramide dont la base est en contact avec la plèvre tandis que le sommet est dirigé vers le centre du poumon (fig. 332). Le sommet de chaque lobule reçoit une ramification de l'artère pulmonaire et une ramification bronchique. Cette dernière en entrant dans le lobule perd le plus souvent sa charpente cartilagineuse et se ramifie une dernière fois en un assez grand nombre de courtes bronchules terminales de $0^{mm}4$ à $0^{mm}2$ de diamètre qui s'ouvrent chacune dans une cavité évasée appelée infundibulum, cavité boursouflée de diverticules hémisphériques qui ne sont autre chose que les alvéoles. Ceux-ci sont parfaitement visibles à travers la plèvre quand ils sont gonflés par l'air ; ils augmentent de dimension avec l'âge et peuvent atteindre plus d'un demi-millimètre. Les alvéoles d'un infundibulum ne communiquent pas, à moins d'emphysème, avec ceux des infundibula voisins, de telle sorte qu'ils constituent un petit groupe indépendant que M. SAPPEY appelle *lobule primitif*, et M. LENAUT *lobulin*.

Le lobulin est au lobule ce que le lobule est au poumon tout entier. Il y a, parmi les Batraciens, des animaux dont le poumon est formé d'un seul lobule, d'autres dont le poumon ne comprend qu'un lobulin, enfin, dans l'état de simplicité extrême, le poumon est formé d'un seul alvéole. Lorsque le poumon est unilobulaire, unilobulinaire ou unialvéolaire, il se présente comme un sac directement appendu à l'arrière-bouche ; lorsqu'il est plus composé, il forme une masse spongieuse parcourue par les ramifications d'un arbre aérien.

L'étude de la structure du poumon comprend la structure des ramifications bronchiques, celle de la paroi des infundibula ou membrane respiratoire, enfin l'indication des vaisseaux et des nerfs.

1° **Bronches.**—Les bronches sont constituées, de dehors en dedans,

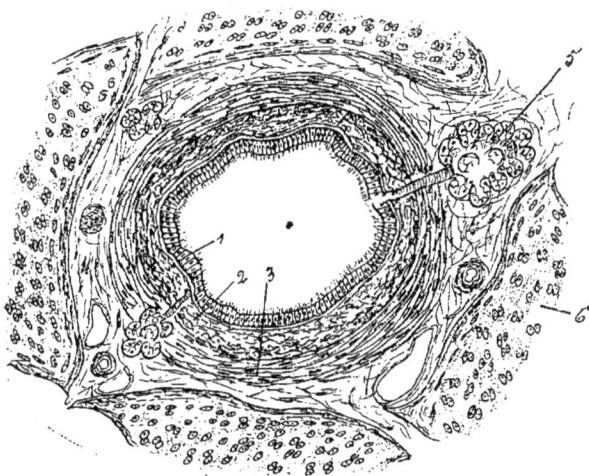

Fig. 333. — Coupe transversale d'une bronche extra-lobulaire.

1, épithélium. — 2, chorion. — 3, couche musculaire. — 4, tissu conjonctif sous-muqueux présentant des vaisseaux, des nerfs et des culs-de-sac glandulaires. — 5, glandes en grappe. — 6, cartilages.

par une charpente cartilagineuse qui se décompose en pièces losangiques, par une couche charnue de fibres circulaires lisses, et par une muqueuse à épithélium cylindrique et vibratile sur laquelle est déversé le produit de nombreuses glandes mucipares sous-muqueuses (fig. 333). Cette structure se simplifie progressivement vers les bronchioles, par disparition des pièces cartilagineuses, par réduction de l'épithélium à une seule couche de cellules d'abord cylindriques et vibratiles, puis de plus en plus surbaissées et sans cils, enfin par disparition des glandes ; en sorte que, au voisinage des alvéoles, les bronchules ne sont plus formées que d'un épithélium cubique humidifié par des cellules caliciformes disséminées, et d'une mince couche choriale présentant encore quelques fibres musculaires (fig. 334).

2° Membrane respiratoire. — La paroi des alvéoles pulmonaires est constituée par une mince membrane conjonctive qui prolonge la couche externe des bronchules et qui supporte le réseau capillaire de l'hématose, et par un épithélium

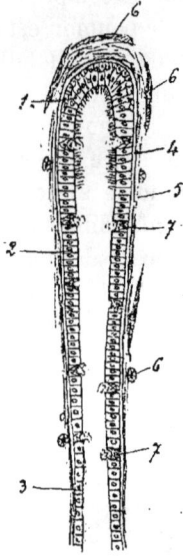

Fig. 334. — Coupe longitudinale d'une bronchule au voisinage des alvéoles.

1, fin de l'épithélium stratifié et vibratile. — 2, épithélium simple présentant de distance en distance des cellules caliciformes (7).— 3, l'épithélium s'aplatit de plus en plus. — 4, membrane basale. — 5, chorion réduit à une mince couche conjonctive et élastique. — 6, dernières fibres musculaires lisses.

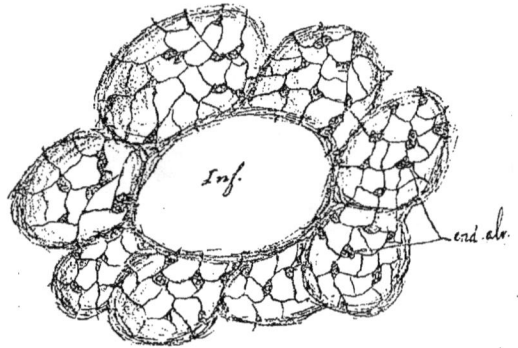

Fig. 335. — Alvéoles groupés autour d'un infundibulum (*inf*), leur endothélium a été imprégné au nitrate d'argent (*end. alv.*).

extrêmement mince en forme d'endothélium. (V. fig. 335, 336, 336 *bis*.)

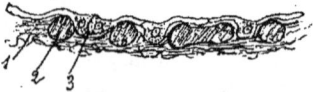

Fig. 336. — Coupe schématique de la paroi d'un alvéole.

1, couche conjonctive et élastique. — 2, capillaires du réseau de l'hématose. — 3, cellules épithéliales dont le noyau et le corps protoplasmique se logent dans les fossettes intercapillaires.

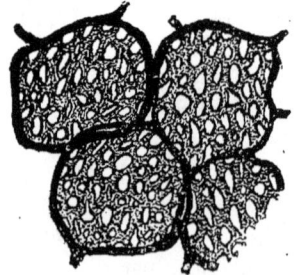

Fig. 336 *bis*. — Réseau vasculaire des alvéoles du poumon du cheval.

La couche conjonctive est doublée de très nombreuses fibres élas-

tiques isolées ou assemblées en réseau ; elle est en continuité avec le
tissu conjonctif interstitiel ; elle supporte, immédiatement au contact
de l'épithélium, le plus riche réseau capillaire qu'il soit possible de voir.
Ce réseau se modèle sur chaque alvéole dont il occupe environ les
deux tiers de la surface et dont il circonscrit l'entrée par un vaisseau circulaire ; ses branches ont de 6 à 12 μ de diamètre ; il est
alimenté par les dernières divisions de l'artère pulmonaire.

On a discuté longtemps sur l'existence d'un épithélium indiscontinu à la surface des alvéoles pulmonaires. Beaucoup pensaient
que l'air arrive au contact immédiat du réseau vasculaire de l'hématose, et que l'absence d'épithélium est la condition des échanges
respiratoires. Cependant il eût été contraire aux lois de l'organisation de voir des cavités en communication avec le dehors non revêtues d'épithélium, et de voir à nu un tissu conjonctivo-vasculaire.
A l'aide du nitrate d'argent les histologistes modernes ont mis hors
de contestation l'épithélium pulmonaire, suite de l'épithélium bronchique ; c'est un épithélium qui s'est différencié en vue de constituer une membrane extrêmement mince, permettant par osmose
tous les échanges gazeux. Il est formé, chez le fœtus, de cellules
volumineuses, pyramidales, remplissant à peu près complètement
les alvéoles pulmonaires ; au moment où la respiration s'établit,
l'air dilate ces derniers, les cellules de l'épithélium, intimement
unies bord à bord, s'aplatissent progressivement pour suivre l'ampliation alvéolaire ; elles deviennent d'abord cubiques, puis tout à
fait plates ; on voit leurs noyaux se loger dans les mailles du réseau
capillaire sous-jacent et leur protoplasma s'étendre en une lamelle
vitrée qui se modèle sur les branches de ce réseau ; mais ces
cellules sont prêtes à recouvrer l'aspect fœtal lorsque survient une
inflammation quelconque.

3° **Vaisseaux et nerfs.** — Les vaisseaux afférents du poumon sont
l'artère pulmonaire et l'artère bronchique.

Les ramifications de l'artère pulmonaire se juxtaposent avec
celles des bronches ; elles pénètrent dans les lobules en même
temps que les bronchioles et s'épuisent, comme nous l'avons dit,
dans la paroi des alvéoles en un superbe réseau capillaire qui n'est
séparé de l'air amené à leur intérieur que par l'épithélium extrêmement mince ci-dessus mentionné. Les artères bronchiques
rampent sur les bronches et s'épuisent en grande partie dans leurs

parois ; leurs derniers rameaux s'anastomosent avec le réseau respiratoire.

Les vaisseaux efférents présentent à distinguer : les veines pulmonaires, les veines bronchiques et les lymphatiques. Les veines pulmonaires n'ont pas, à leur origine, une distribution parallèle à celle des artères ; au lieu de former, comme celles-ci, autant de territoires que de lobules, on les voit se rassembler à la périphérie de ces derniers et s'anastomoser largement d'un lobule à l'autre. Les veines bronchiques sont satellites des artères homonymes ; elles charrient du sang noir, ce qui prouve que les rameaux des artères bronchiques qui se jettent dans le réseau de l'hématose sont desservies, pour la circulation de retour, par les veines pulmonaires.

Quant aux lymphatiques, ils sont très nombreux ; ils prennent naissance dans le lobule et en sortent en suivant l'artère pulmonaire afférente ; puis ils se rassemblent dans le tissu conjonctif interlobulaire et, en cheminant les uns sous la plèvre, les autres sur l'arborisation bronchique, ils atteignent les ganglions bronchiques. MM. RENAUT et PIERRET ont fait connaître, chez le bœuf, une disposition très intéressante : il existe, dans le tissu conjonctif interlobulaire, des réservoirs semi-cloisonnés qui entourent les lobules comme d'un bain de lymphe, et la surface de ces derniers est tapissée sur la majorité des points par un endothélium sinueux caractéristique ; la lymphe qui s'accumule dans ces sacs périlobulaires est chargée d'oxygène et ses globules sont très actifs. La découverte de MM. RENAUT et PIERRET nous explique très bien l'aspect spécial des lésions de la péripneumonie du bœuf ; on voit, en effet, les lobules du poumon enserrés chacun par des travées épaisses, jaunâtres, esquissant sous la plèvre une espèce de damier ; ces travées ne sont point, comme on l'a cru longtemps, un simple œdème fibrineux du tissu conjonctif enflammé ; elles résultent d'une véritable lymphangite pulmonaire, qui a déterminé la coagulation de la lymphe des sacs périlobulaires.

Les nerfs viennent du pneumogastrique et du sympathique ; ils se terminent dans la couche musculaire des bronches, dans la paroi contractile des vaisseaux et dans la muqueuse sensible des bronches.

Pour terminer l'étude histologique du poumon, nous devons mentionner une altération extrêmement fréquente chez l'homme et chez les carnivores domestiques, qu'on appelle l'*anthracosis*; elle donne au poumon de ces espèces un aspect pointillé de noir tout à fait caractéristique. L'anthracosis consiste dans une infiltration par des poussières charbonneuses ; ces poussières très abondantes dans l'atmosphère plus ou moins enfumée de nos habitations se déposent dans les bronches, et, celles que les mouvements ciliaires ne parviennent pas à rejeter passent mécaniquement à travers l'épithélium et viennent se déposer soit dans le tissu conjonctif interstitiel, soit dans les voies lymphatiques qui les conduisent dans les ganglions bronchiques ; la couleur noire habituelle de ceux-ci ne reconnaît point d'autre cause.

ORGANES DÉRIVANT DE LA SPLANCHNOPLEURE

A certain moment du développement, la somatopleure et la splanchnopleure embryonnaires s'incurvent en avant et tendent à se transformer en deux cylindres creux inclus l'un dans l'autre (fig. 337).

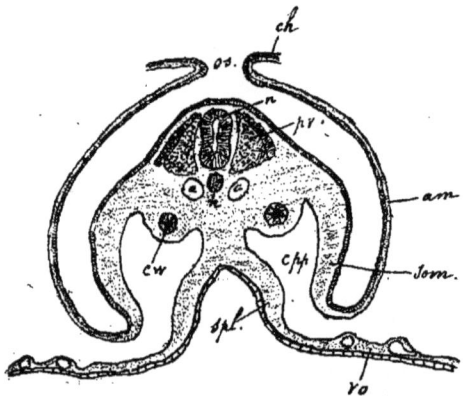

Fig. 337. — Coupe transversale d'un embryon pour montrer le développement de la somatopleure (*som*) et de la splanchnopleure (*spl*).

cpp, cavité pleuro-péritonéale ou cœlome. — *cw*, canal de Wolf. — *n*, notocorde. — *a*, *a*, aortes. — *pv*, protovertèbres montrant en dehors les plaques musculaires. — *n*, névraxe. — *am*, amnios. — *ch*, chorion. — *os*, ombilic supérieur. — *vo*, splanchnopleure extra-embryonnaire formant paroi à la vésicule ombilicale.

Le cylindre externe forme la paroi de la cavité du corps ou cœlôme; il présente sur la face ventrale une ouverture qui se rétrécit de plus en plus jusqu'à oblitération (ouverture ombilicale); au pourtour de cette ouverture la somatopleure se relève de manière à encapuchonner l'embryon et à l'enfermer bientôt dans un sac qui sera l'amnios; elle continue ensuite son trajet sur toute la périphérie de l'œuf (chorion). La rigole périphérique qui se creuse de plus en plus entre la somatopleure embryonnaire et la somatopleure extra-embryonnaire détermine ce qu'on appelle le pédicule somatique.

Le cylindre interne résultant de l'incurvation latérale de l'embryon forme le tube gastro-intestinal; ce tube n'est d'abord qu'une simple gouttière communiquant largement avec la splanchnopleure extraembryonnaire qui constitue la vésicule ombilicale ; il se ferme progressivement jusqu'à ne plus communiquer avec cette dernière que par un pédicule enserré par le pédicule somatique : c'est le pédicule splanchnique qui se transformera plus tard en conduit vitellin. Chez les vivipares la vésicule ombilicale n'a qu'une durée éphémère ; elle a disparu à la naissance ou bien s'est réduite à quelques vestiges ; le canal vitellin disparaît également sans même laisser de trace de son abouchement dans l'intestin.

Quant au tube splanchnopleural intraembryonnaire, il ne forme pas toute l'étendue du tube digestif; il se termine en cul-de-sac à ses deux extrémités (*aditus anterior, aditus posterior*). Les premières voies digestives, bouche, pharynx, œsophage, jusqu'à la muqueuse peptique, sont formées, nous l'avons déjà dit, par une invagination de la somatopleure ; il en est de même de la partie terminale du rectum ; l'endroit où se fait la jonction des deux sortes de muqueuses reste très manifeste (fig. 339).

Le tube gastro-intestinal est d'abord droit et de calibre uniforme ; plus tard il s'allonge, se circonvolutionne, se renfle en divers points, prend enfin les caractères que nous lui connaissons à l'état adulte. Il est à remarquer que l'estomac est d'abord longitudinal, comme il reste en permanence chez les vertébrés inférieurs.; il devient transversal par suite de son incurvation. La muqueuse du tube gastro-intestinal représente la muqueuse proprement dite pour Ch. ROBIN, ses propriétés anatomiques et physiologiques sont bien différentes de celles des muqueuses somatopleurales; son épithélium fournit chez l'embryon un grand nombre de bourgeons qui sont le point de départ de toutes les glandes entodermiques.

ARTICLE I. — MUQUEUSES SPLANCHNOPLEURALES

Elles comprennent la muqueuse de l'estomac digestif et la muqueuse intestinale. Comparons leur structure à celle des muqueuses somatopleurales.

A. — Chorion.

Le chorion de ces muqueuses est très délicat. Il est constitué par du tissu conjonctif réticulé (adénoïde, lymphoïde, cytogène de quelques auteurs), et limité superficiellement par une membrane basale très mince. Il comprend dans son épaisseur un très grand nombre de glandes en tube, sus-jacentes à une couche musculaire propre connue sous le nom de *muscularis mucosæ* (fig. 338). La mus-

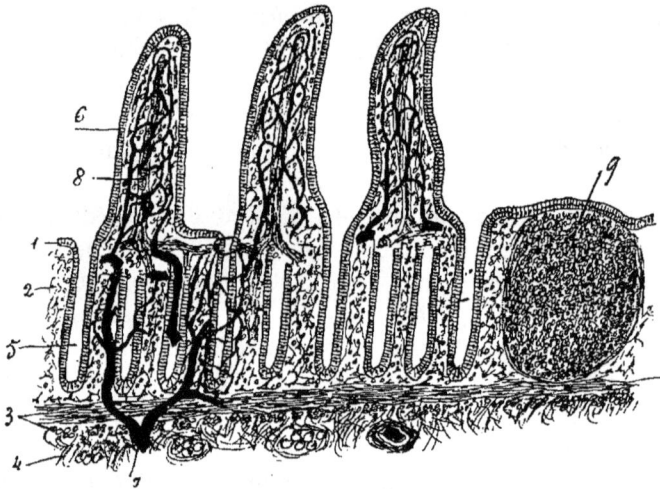

Fig. 338. — Coupe schématique de la muqueuse intestinale.

1, épithélium. — 2, chorion formé de tissu adénoïde. — 3, *muscularis mucosæ* avec ses deux plans de fibres. — 4, tissu conjonctif sous-muqueux montrant des vaisseaux et des lobules adipeux. — 5, glandes de Lieberkühn. — 6, villosités. — 7, vaisseaux sanguins formant des réseaux dans les villosités et autour des glandes. — 8, chylifère central des villosités. (On n'a représenté que quelques branches superficielles du réseau lymphatique.) — 9, follicule clos.

culaire de la muqueuse est formée de fibres lisses circulaires et de fibres longitudinales ; il ne faut pas la confondre avec la tunique charnue extra-muqueuse ; entre cette dernière et la muqueuse s'interpose un tissu conjonctif lâche, très abondant. Dans l'intestin, le chorion muqueux est hérissé d'un grand nombre d'élevures soulevant l'épithélium et donnant l'aspect du velours : ce sont des *villosités*. Les villosités se voient très bien quand on examine la muqueuse sous l'eau après l'avoir débarrassée du mucus qui adhère à sa surface ; elles sont d'autant plus développées que l'intestin de l'animal envisagé est plus court; ce sont de petits organes d'absorption qui pompent le chyle, de la même manière que les radicelles des plantes pompent dans le sol les matériaux de la sève. Chaque villosité est de forme conique ou légèrement foliacée ; elle est constituée par un tissu conjonctif réticulé, à peine fibrillaire, semé de quelques cellules musculaires, et très vasculaire ; dans l'axe on remarque un gros capillaire lymphatique terminé en cul-de-sac près du sommet de la villosité (chylifère central) ; ce capillaire est entouré d'un riche réseau sanguin qui lui forme une espèce de fourreau; le tout est revêtu de l'épithélium. Les villosités sont clair-semées dans le gros intestin ; elles font totalement défaut dans l'estomac; celui-ci est d'ailleurs peu ou point absorbant.

Le chorion renferme de nombreux vaisseaux sanguins et lympha-tiques modelés, comme nous le dirons plus tard, sur les organes qui y sont contenus ; il renferme aussi des nerfs de provenance sym-pathique.

B. — Epithélium.

L'épithélium de la muqueuse gastro-intestinale est toujours simple et cylindrique, et les cellules qui le composent subissent en grand nombre la transformation caliciforme. Ces cellules sont souvent dis-jointes ou pénétrées à leur base par des globules blancs qui les tra-versent de part en part et leur laissent un aspect fenêtré ou réticulé tout particulier ; elles sont recouvertes à leur extrémité libre d'un plateau amorphe, continu sur toute la surface intestinale sous forme de cuticule. On a discuté longtemps à savoir si cette cuticule n'est point percée de trous pour favoriser l'absorption, principalement celle des matières grasses ; il résulte des travaux récents de M. Re-naut et de Stöhr qu'on n'y observe pas de trous préformés ; ceux qu'on y voit sont des stomates temporaires produits par le passage des globules blancs.

Les cellules caliciformes se produisent par transformation des cel-lules cylindriques, qui éclatent à leur extrémité sous l'influence d'une goutte de mucus formée à leur intérieur; elles ont un aspect clair caractéristique. L'épithélium de l'estomac en est exclusivement cons-titué (Renaut), tandis que celui de l'intestin n'en présente que de distance en distance (v. fig. 255).

Après le repas, l'épithélium intestinal est infiltré de nombreuses granulations, principalement graisseuses, qui lui donnent un aspect foncé sous le microscope. Il n'est pas douteux qu'il joue un rôle actif dans l'absorption.

Beaucoup pensent qu'il subit une mue à chaque digestion. S'il en est ainsi, on ne peut dire quel est le mode de sa régénération. Les cellules lymphatiques qui s'insinuent à sa base sont-elles capables de transformation épithéliale ?...

En résumé, tout, dans la structure de la muqueuse splanchno-pleurale, est disposé pour l'absorption et non pour la protection. A la délicatesse du chorion et à sa luxuriante vascularisation, il faut ajouter, parmi les dispositions qui favorisent l'absorption, la présence de villosités et de replis qui multiplient la surface de contact avec les matières alimentaires. Les plis sont les uns effaçables par distension, les autres permanents ; citons parmi ces derniers les plis spiroïdes de la muqueuse de la caillette, les valvules conniventes de l'intestin de l'homme, les plis compliqués de la muqueuse intestinale des poissons, etc.

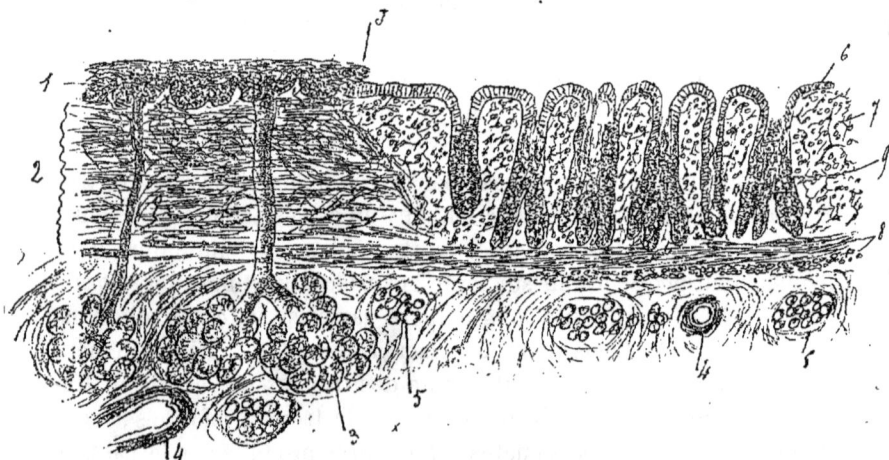

Fig. 339. — Jonction de la muqueuse du cul-de-sac gauche de l'estomac du cheval avec celle du cul-de-sac droit (demi-schématique).

1, épithélium stratifié pavimenteux. — 2, chorion de la muqueuse somatopleurale. — 3, glandes acineuses sous-muqueuses. — 4, coupe d'une artère. — 5, lobules adipeux. — 6, épithélium cylindrique de la muqueuse peptique. — 7, chorion de cette muqueuse, à base de tissu conjonctif adénoïde. — 8, *muscularis mucosæ*. — 9, glandes en tube intra-muqueuses. — J, jonction en biseau des deux muqueuses.

Grâce à ces prolongements et à ces duplicatures, la surface digestive est beaucoup plus étendue que ne le comporteraient la longueur et le diamètre du tube gastro-intestinal, et d'une évaluation impossible.

EN SOMME LES MUQUEUSES SOMATOPLEURALES ONT (FIG. 339) :	TANDIS QUE LES MUQUEUSES SPLANCHNOPLEURALES ONT (FIG. 339) :
1° Un derme lisse ou papillaire, le plus souvent très fibreux, riche en fibres élastiques et susceptible de tannage ;	1° Un derme lisse ou villeux, lymphoïde, pauvre en fibres élastiques ;
2° Pas de *muscularis mucosæ* (exception faite pour la muqueuse œsophagienne) ;	2° Une *muscularis mucosæ ;*
3° Des glandes sous-dermiques ;	3° Des glandes intra-muqueuses ;
4° Un épithélium fréquemment stratifié, pavimenteux ou vibratile ;	4° Un épithélium simple et cylindrique ;
5° Une aptitude à l'absorption nulle ou faible.	5° Une forte aptitude à absorber.

NOTA. — Les follicules clos, solitaires ou agminés, de la muqueuse intestinale ont été déjà décrits à l'article des organes lymphoïdes ; ils résultent d'une simple condensation de la structure adénoïde du chorion. D'ailleurs les *points lymphatiques* que M. GAREL a décrits dans la muqueuse stomacale, font transition aux follicules clos ; la fièvre typhoïde y imprime ses lésions comme sur ces derniers.

ARTICLE II. — DÉPENDANCES DES MUQUEUSES SPLANCHNOPLEURALES

Ce sont des glandes plus ou moins développées, les unes microscopiques, logées dans l'épaisseur des muqueuses ; les autres volumineuses, refoulées à une certaine distance au sein de la cavité abdominale. Les premières, sillonnant le chorion muqueux, sont des glandes tubuleuses ; les secondes sont des glandes conglobées.

Nous allons les étudier en suivant l'ordre de leur complication.

A. — Glandes tubuleuses.

1° **Glandes de Lieberkühn ou de Galeati.** — La surface de la muqueuse intestinale, examinée à la loupe, se montre criblée de trous

dans les intervalles des villosités ; ces trous donnent accès dans les
glandes de Liberkühn. Ce sont des dépressions en doigt de gant
où se réfléchit l'épithélium sans changer de caractères, dépressions
pourvues d'une membrane propre en continuité avec la basale de
la muqueuse et sur laquelle se modèle un réseau sanguin. Ces
glandes sont en nombre prodigieux dans l'intestin grêle où elles
sont presque au contact les unes des autres ; elles ne font défaut
qu'à la surface des villosités et généralement au-dessus des follicules clos.

2° **Glandes gastriques.** — Nous n'envisageons sous ce titre que

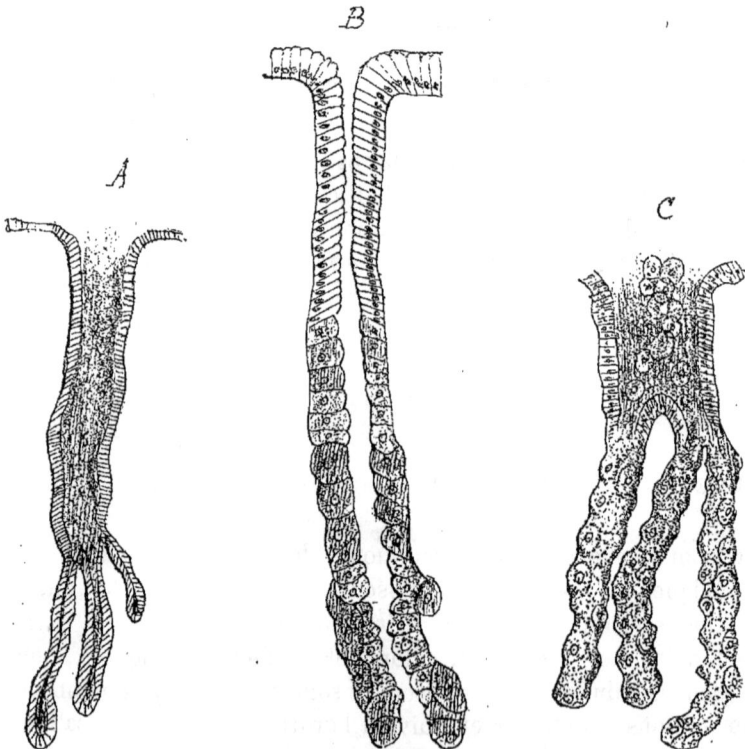

Fig. 340. — Glandes gastriques du chien.
A, glande muqueuse. — B, glande peptique simple. — C, glande peptique composée.

les glandes de l'estomac digestif, par conséquent, s'il s'agit des
solipèdes, celles du cul-de-sac droit, s'il s'agit des ruminants, celles
de la caillette. Les glandes du cul-de-sac gauche de l'estomac des

Solipèdes ou des premiers réservoirs de l'estomac des Ruminants, sont des petites glandes en grappe sous-muqueuses du même type que celles de l'œsophage. Cette restriction étant faite, nous diviserons les glandes de l'estomac en *glandes à mucus* et *glandes à pepsine;* les unes et les autres sont des glandes en tubes simples ou ramifiés contenues tout entières dans l'épaisseur de la muqueuse ; elles diffèrent par la nature de leur épithélium.

Les glandes à mucus sont particulièrement nombreuses au voisinage du pylore, surtout chez les carnassiers, le porc et le lapin ; elles se distinguent à leur épithélium clair, mucipare, qui conserve les mêmes caractères sur toute l'étendue de leur cavité et qui ressemble à l'épithélium de superficie (fig. 340, A).

Les glandes à pepsine sécrètent le suc gastrique. M. Renaut les a subdivisées en glandes *holopeptiques* et glandes *mucopeptiques;* les premières s'observent chez l'homme et surtout chez les carnas-

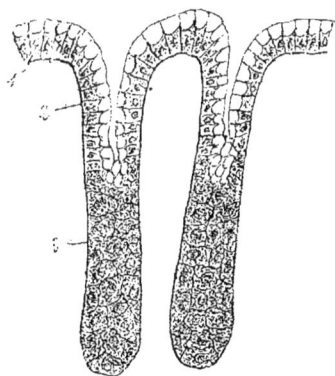

Fig. 341. — Glandes gastriques de la grenouille.

1, épithélium superficiel formé exclusivement de cellules caliciformes. — 2, partie mucipare du tube glandulaire. — 3, partie peptique.

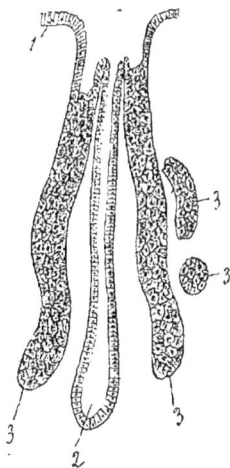

Fig. 342. — Glande gastrique des solipèdes.

1, épithélium superficiel. — 2, tube central muqueux. — 3, tubes peptiques.

siers, elles sont caractérisées par ce fait que leur épithélium tout entier jusqu'à leur orifice émissaire est formé de grosses cellules polyédriques ou ovoïdes, granuleuses, chargées de ferment peptique ; les secondes ou muco-peptiques sont des glandes mixtes qui appartiennent surtout aux vertébrés omnivores ou herbivores, et qui présentent à la fois des cellules mucipares et des cellules à ferment. Chez la grenouille, où ces glandes sont en tube simple, les cellules granuleuses occupent le fond, et les cellules claires la partie voisine de l'embouchure; chez l'âne et le cheval, chaque glande est multitubulée, formée d'un tube central mucipare et d'une série de tubes périphériques à ferment; tous ces tubes font embouchure dans une même dépression infundibuliforme de la muqueuse; ils constituent le *lobule gastrique* de M. RENAUT (fig. 341 et 342).

3° Glandes duodénales ou de Brünner. — Elles s'étendent en couche plus ou moins serrée en dessous de la muqueuse de l'origine de l'intestin grêle. A l'exception de M. RENAUT, les auteurs les décrivent et les figurent comme des glandes en grappe. M. RENAUT, n'observant point sur les coupes de canaux dont l'épithélium soit distinct de celui des culs-de-sac, et qui puissent être considérés comme des canaux excréteurs, pense que ce sont des glandes en tubes ramifiées et disposées de ce chef en masse racémiforme. Quoi qu'il en soit, l'épithélium de ces glandes est identique à celui des glandes muqueuses. La physiologie démontre qu'elles sécrètent le ferment inversif qui convertit la saccharose en lévulose et en glucose (fig. 343, 5).

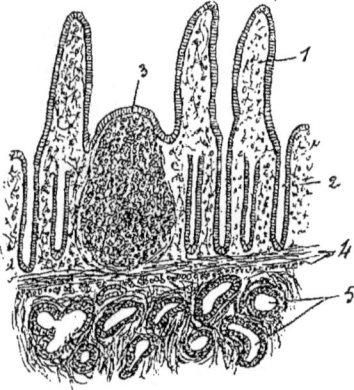

Fig. 343. — Coupe schématique de la muqueuse intestinale, passant au niveau du duodénum.

1, villosités. — 2, glandes de Lieberkuhn. — 3, follicule clos. — 4, *muscularis mucosæ.* — 5, coupe des glandes de Brünner situées dans le tissu conjonctif sous-muqueux.

B. — Glandes conglobées.

Foie. — Le foie est primitivement un diverticule de l'intestin, une espèce d'invagination de l'entoderme dans le feuillet moyen. Ce diverticule bourgeonne, s'arborise et s'épanouit en une masse pénétrée de tissu conjonctif et de vaisseaux, qui ne tient plus à l'intestin que par un mince pédicule, le canal cholédoque.

Le foie a une structure bien différente de celle des glandes ordinaires ; son épithélium sécréteur, au lieu d'être déposé en revêtement
dans des cavités en culs-de-sac, tubuleuses ou acineuses, pourvues
d'une membrane propre et débouchant sur un tégument, son épithélium, disons-nous, est comme coulé dans les mailles du riche
réseau capillaire qui résulte de l'anastomose de la veine porte et
des veines sus-hépatiques ; on dirait que l'arbre cholédoque s'est
ouvert à l'extrémité de ses branches et que les cellules glandulaires
en sont sorties pour se répandre librement dans un substratum
mésodermique conjonctivo-vasculaire. Une pareille disposition caractérise les glandes dites *conglobées* par M. Renaut (foie, pancréas) ;
elle indique un double débit sécrétoire ; par exemple le foie présente
un débit biliaire, intestinal, et un débit sucré, vasculaire ; les vaisseaux, constituant l'un des déversoirs de la sécrétion, devaient,
comme on l'observe, entretenir des connexions immédiates avec
les éléments sécréteurs.

Des lobules du foie. — Les cellules hépatiques se groupent d'une

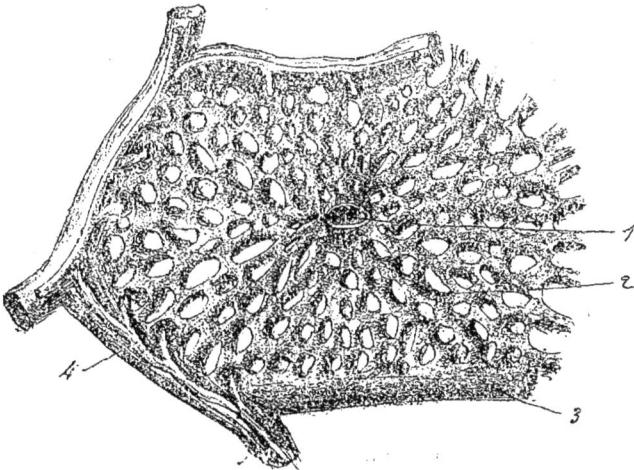

Fig. 344. — Réseau vasculaire d'un lobule du foie (d'après Cl. Bernard).

1, veine centrale. — 2, réseau sous-hépatique. — 3, ramifications périlobulaires de la veine-porte. —
4, canalicules biliaires se perdant à la périphérie du lobule.

façon plus ou moins manifeste autour des ramifications des veines
sus-hépatiques de manière à constituer une multitude de petits
amas appelés lobules hépatiques. Dans le porc, les lobules sont

extrêmement nets, car il sont encapsulés de tissu conjonctif; nous les choisirons pour type de notre étude.

Un lobule présente : 1° à son centre, une veine sus-hépatique reconnaissable à sa béance due à son adhérence au parenchyme voisin, 2° à sa périphérie, diverses ramifications de la veine porte accompagnées de tissu conjonctif et engainées par des lymphatiques; ces ramifications tendent à circonscrire le lobule dans un cercle vasculaire ; elles reçoivent les dernières branches de l'artère hépatique, et communiquent avec la veine centrale par un système tout caractéristique de capillaires radiés anastomotiques accompagnés de filaments conjonctifs extrêmement déliés; M. Renaut soutient qu'il n'y a pas trace de tissu conjonctif dans le lobule hépatique ;

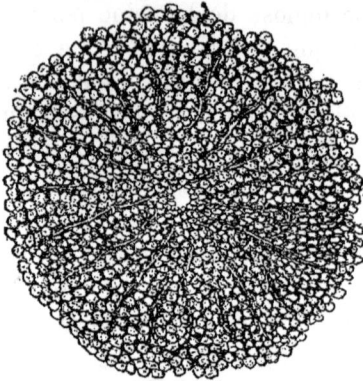

Fig. 345. — Un lobule du foie montrant très bien la disposition radiée des cellules autour de la veine centrale.

ce que l'on décrit comme tel ne serait autre chose que les pointes d'accroissement des capillaires. 3° les cellules épithéliales sont disposées dans les mailles du réseau vasculaire sus-décrit et rayonnent autour des veines sus-hépatiques; ce sont des éléments polyédriques, irréguliers, de 18 à 26 μ portant l'empreinte des vaisseaux entre lesquels ils sont placés, pourvus d'un ou deux noyaux avec nucléoles et contenant des granulations biliaires, des granulations glycogènes (décelées par l'eau iodée) et des gouttelettes graisseuses (fig. 346). Chez les animaux à la mamelle et chez ceux soumis à une alimentation grasse, les cellules hépatiques sont gorgées de graisse ; il en résulte le *foie gras*.

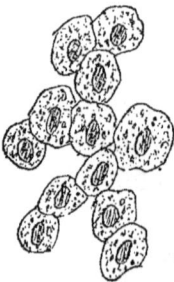

Fig. 346. — Quelques cellules hépatiques isolées.

Quant aux canaux biliaires, on a discuté beaucoup sur leur mode d'origine, notamment à savoir s'ils s'arrêtent à la périphérie du lobule où s'ils pénètrent jusqu'à son centre ; nous ne citerons pas toutes les hypothèses qu'a fait naître cette discussion ; la connaissance du mode de développement du foie suffit à résoudre le problème. Lorsque par bourgeonnement progressif de l'entoderme,

l'arbre cholédoque s'est constitué, on voit l'épithélium bourgeonnant faire en quelque sorte hernie à travers les dernières branches
de cet arbre et se répandre en une masse diffuse qui s'enchevêtre
avec le réseau vaso-formatif faisant déjà trait d'union entre la veine
porte et la veine cave; par conséquent, les canaux biliaires à paroi
propre cessent au contact des cellules hépatiques, c'est-à-dire à la
périphérie des lobules ; on ne peut concevoir qu'ils aillent au delà ;
la bile leur parvient en suivant des trajets intercellulaires préfor-

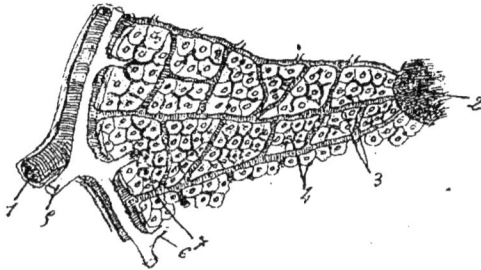

Fig. 347. — Schéma de la structure du lobule hépatique.

1, vaisseau périlobulaire. — 2, vaisseau central ou sus-hépatique. — 3, réseau capillaire sous-hépatique. — 4. cellules glandulaires. — 5, dernières ramifications du canal cholédoque. — 6, rameaux
d'origine s'ouvrant à la phériphérie du lobule. — 7, trajets intercellulaires sans paroi propre que suit
la bile avant de parvenir aux derniers rameaux de l'arbre cholédoque.

més, quoique sans paroi propre. Ce sont ces trajets capilliculaires qui
forment le riche réseau injecté par GERLACH, ANDREJEVIC, MAC-
GILLAVRY, FREY, etc. ; on les a considérés bien à tort comme les
dernières ramifications de l'arbre excréteur, puisqu'ils n'ont pas de
paroi propre (fig. 347).

ANDREJEVIC a fait remarquer que ces lacunes biliaires ne se
mettent jamais au contact des capillaires sanguins, de telle sorte que
les cellules hépatiques déversent la bile d'un côté et le sucre d'un
autre côté, et que les diffusions ne sont pas à craindre.

Telle est la structure des lobules hépatiques. La constitution lobu-
laire du foie n'est pas toujours aussi manifeste qu'on l'observe chez
le porc ; c'est ainsi que dans l'homme, le cheval, le bœuf, le chien,
le lapin, le chat, etc., le parenchyme de cet organe est en apparence
homogène et tout d'un bloc. Des coupes microscopiques montrent
bien une ordonnance radiée des cellules autour des veines sus-hépatiques, mais à une très petite distance de ces dernières on n'observe
plus d'arrangement régulier, et les lobules (si lobules il y a) se confondent en une seule masse; ils ne deviennent distincts que dans

certains cas de *cirrhose* où l'on voit s'hypertrophier le tissu conjonctif qui accompagne les branches portes de manière à produire un
encapsulement semblable à celui qu'on observe normalement chez
le porc. Il peut arriver que la prolifération conjonctive débute autour
des veines sus-hépatiques ; alors des cloisons fibreuses se forment
qui réunissent ces veines et encapsulent des lobules disposés en sens
inverse des précédents, c'est-à-dire présentant les branches portes à
leur centre et les veines sus-hépatiques à leur périphérie ; ces
lobules *intervertis* ne sont pas seulement des produits artificiels de
la maladie, on les observe, normalement et parfaitement encapsulés,
dans le phoque (BRISSAUD et SABOURIN).

Appareil excréteur. — Les derniers canalicules biliaires sont constitués par un épithélium cubique reposant sur une membrane amorphe.
Dans les canaux plus volumineux, l'épithélium est cylindrique et la
membrane amorphe est doublée d'une couche fibreuse et musculaire (fibres lisses). Dans le canal cholédoque et dans la vésicule
biliaire (lorsqu'elle existe), on trouve une véritable muqueuse à épithélium cylindrique, riche en glandules folliculeuses.

Le foie ainsi construit est-il une glande double ? — Lorsque
Cl. BERNARD eut démontré, par la découverte de la glycogénie, que
le foie est à double sécrétion, certains histologistes s'éver-
tuèrent à trouver dans sa structure deux glandes enchevêtrées l'une
dans l'autre ; Ch. ROBIN décrivit une glande en tube et une glande
en réseau, la première biliaire constituée par l'ensemble de l'arbre
cholédoque avec ses petites glandes annexes, la deuxième glycogé-
nique constituée par les cellules hépatiques. Cette opinion n'est pas
soutenable. Le foie est une glande simple dont l'élément essentiel
sécrète à la fois la bile et la glycose ; la cellule hépatique montre
à son intérieur des granulations de bile ainsi que des granulations de glycogène ; on ne comprendrait pas d'ailleurs que les
glandules des canaux biliaires puissent suffire à une sécrétion
aussi importante que celle de la bile. C'est le double débit du foie
qui a motivé l'ordonnance spéciale de son épithélium par rapport
aux vaisseaux excréteurs : ce n'est plus une glande du type diverticulaire, elle appartient au type conglobé de M. RENAUT. Toutefois, dans les invertébrés, le foie n'a pas subi de remaniement
par les vaisseaux ; ses éléments sécréteurs sont déposés dans des
tubes pourvus d'une paroi propre que ne franchissent pas ces derniers ; dans les mollusques, ces tubes sont anastomosés en

réseau (fig. 348). On trouve pareille disposition, dit CADIAT, dans
le foie de la couleuvre, de l'estur-
geon, ainsi que dans le foie embryonnaire de tous les animaux
supérieurs ; en sorte que cet organe serait essentiellement une
glande en tube, modifiée plus tard
par un bourgeonnement des vaisseaux qui pénètrent son épithélium
sécréteur.

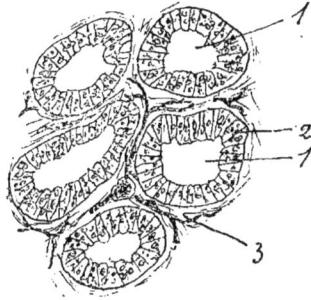

Fig. 348.
Coupe du foie de l'escargot.

1, lumière des tubes glandulaires. — 2, épithélium sécréteur. — 3, tissu conjonctif interstitiel chargé de vaisseaux.

Pancréas. — Cet organe qui, à
cause de ses ressemblances macros-
copiques avec les glandes salivaires,
a reçu le nom de *glande salivaire
abdominale*, n'est pas en réalité une glande en grappe comparable
aux glandes salivaires. C'est une glande acineuse, à culs-de-sac
allongés, dont l'épithélium po-
lyédrique a été remanié par des
vaisseaux et du tissu conjonctif; ce remaniement, quoique
beaucoup moins complet que
celui que nous avons constaté
dans le foie, justifie la place du
pancréas dans le groupe des
glandes conglobées. L'axe des
culs-de-sac de cette glande est
occupé par des cordons vasculaires de tissu conjonctif constituant ce que l'on appelle des
tiges centro-acineuses; en sorte

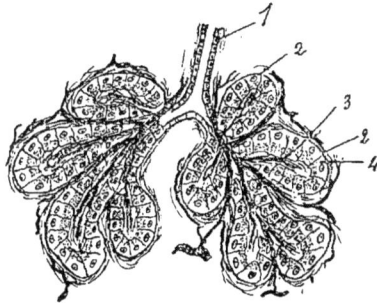

Fig. 349.
Schéma de la structure du pancréas.

1, canalicule excréteur.— 2, acini de la glande dont
le centre est rempli par les tiges centro-acineuses (3).
— 4, cellules glandulaires montrant la zone claire et
la zone granuleuse.

que les canaux excréteurs se perdent en atteignant ces culs-de-sac,
et les produits sécrétés par les cellules suivent des trajets lacunaires pour parvenir jusqu'à eux (fig. 349).

Les cellules glandulaires pancréatiques sont cubiques et présentent une zone interne granuleuse et une zone externe hyaline.
HEIDENHAIN a montré que les granulations disparaissent pendant
l'excrétion et se reforment pendant le repos de la glande; ces granulations fournissent les trois ferments du suc pancréatique dont

l'un agit sur les féculents, l'autre sur les matières albuminoïdes et le troisième sur les matières grasses. Les cellules du pancréas produisent en outre une substance fort toxique, sorte de leucomaïne appelée *adénine*.

Nous terminons ce cours d'*Anatomie générale* en donnant le tableau ci-dessous de la classification des glandes. Cette classification est celle de M. RENAUT légèrement modifiée.

Tableau de la classification des glandes.

A. — Glandes en culs-de-sac. (L'épithélium glandulaire est séparé des vaisseaux par une paroi propre continue.)	Tubuleuses.	I. — Tubuleuses simples.	Glandes de Lieberkuhn.
		II. — Tubuleuses ramifiées............	Glandes de l'estomac.
		III. — Tubuleuses glomérulées..........	Glandes sudoripares (le plus souvent).
		IV. — Tubuleuses conglomérées.........	Reins. — Glandes de Brünner.
	Acineuses.	V. — Folliculeuses simples	Glandes œsophagiennes de la Cresserelle et glandes sébacées.
		VI. — Folliculeuses agminées............	La plupart des glandes sous-muqueuses, glandes de Meibomius.
		VII. — Racémeuses ou en grappe.........	Parotide. — Sous-maxillaire. — Mamelle.
B. — Glandes conglobées. (L'épithélium glandulaire n'est pas limité par une paroi propre, il est pénétré par le tissu conjonctif et les vaisseaux.)		VIII. — Parenchymateuses..	Foie.
		IX. — Racémoïdes.........	Pancréas.
C. — Organes pseudoglandulaires.		Avec canaux excréteurs.....	Poumon. — Testicule. — Ovaire.
		Sans canaux excréteurs'..	Corps thyroïde. — Capsules surrénales. Lobe antérieur de l'hypophyse.

' Ces derniers organes de nature manifestement épithéliale sont de peu d'importance chez nos animaux domestiques. Aussi nous contentons-nous d'en faire une simple mention.

Nous avons parcouru le domaine de l'anatomie générale à grands pas, en nous servant de l'embryologie comme d'un lien conducteur. Nous avons laissé inexplorés beaucoup de recoins de ce domaine, car le temps accordé à ce cours ne nous permettait que de faire de l'histologie générale ; néanmoins, bien que nous n'ayons pu étudier les organes un à un, en les suivant par appareils, comme on le fait en histologie spéciale, nous croyons avoir fourni sur leur compte des notions suffisantes à vos besoins et à l'aide desquelles vous pourrez vous-mêmes compléter ce cours par la lecture d'ouvrages plus étendus.

NOTIONS

DE

TECHNIQUE HISTOLOGIQUE

L'étude anatomique des tissus exige l'emploi d'instruments grossissants que nous devons faire connaître tout d'abord.

CHAPITRE PREMIER

DU MICROSCOPE

A. — SA CONSTRUCTION

On distingue deux sortes de microscopes : le microscope simple
et le microscope composé.

1° **Microscope simple.** — Il est essentiellement constitué par une

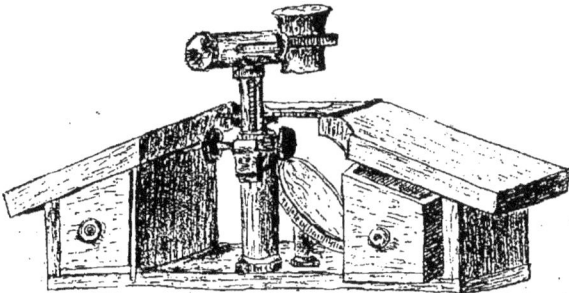

Fig. 350. — Microscope simple pour la dissection.

loupe formée d'une seule lentille ou de deux lentilles convergentes
associées (doublet), loupe montée d'une manière mobile sur une

potence à crémaillère au-dessus d'une platine sur laquelle se place
l'objet à examiner. Grâce à un trou dont le centre de la platine est
percé, celui-ci est éclairé au moyen d'un miroir sous-jacent articulé
sur le pied de l'instrument. Au moyen de deux valets, on peut fixer
la préparation sur la platine. Certains fabricants ont ajouté à la
platine deux plaques en forme d'ailes ou deux tablettes-tiroirs pour
fournir un appui aux mains et leur donner plus de sûreté pendant
la dissection. (V. fig. 350.)

Une fois l'instrument mis au point à l'aide de la crémaillère, on
a une image virtuelle, droite et agrandie de l'objet examiné. Le
microscope simple ne peut donner un grossissement très fort; on
s'en sert pour disséquer certaines parties ténues ou délicates, ou
bien pour observer et disséquer de petits animaux tels que acares,
helminthes, etc.

2° **Microscope composé.** — C'est le microscope proprement dit,

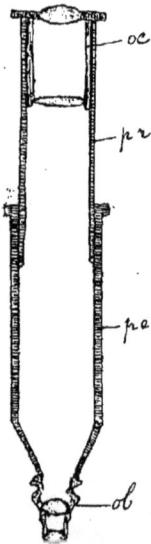

Fig. 351. — Partie optique d'un
microscope composé.

oc, oculaire. — ob, objectif. —
pr, partie rentrante du tube. — pe, partie
extérieure.

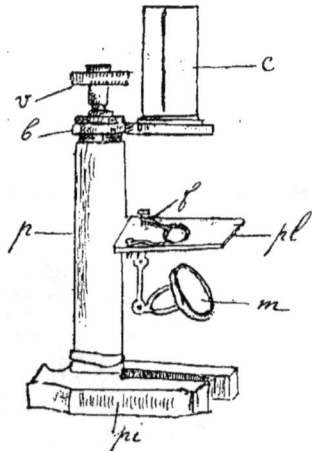

Fig. 352. — Partie mécanique d'un microscope.

pi, pied. — p, potence dont le bras b porte le coulant c.
— v, vis micrométrique avec laquelle on peut abaisser ou
élever le coulant. — pl, platine. — f, valets. — m, miroir.

le principal instrument de l'histologiste. On distingue dans tout microscope *la partie optique* et *la partie mécanique.*

La première est essentielle ; elle se compose d'une lunette analogue à une lunette d'approche munie à chaque extrémité d'un système de lentilles. Le système placé près de l'objet s'appelle *objectif*, l'autre situé près de l'œil de l'observateur porte le nom d'*oculaire*. Oculaire et objectif sont plus ou moins convergents et peuvent être remplacés dans le but de varier le grossissement. L'oculaire entre à frottement doux dans le tube du microscope ; l'objectif se visse à son extrémité inférieure (fig. 351).

La *partie mécanique* se compose (fig. 352) : 1° d'un pied massif affectant ordinairement la forme d'un fer à cheval ; 2° d'une potence fixée dans le pied et supportant un coulant dans lequel la lunette de l'instrument est engagée ; 3° d'une platine ; 4° d'un miroir. La potence est surmontée d'une vis dite vis de réglage ou *vis micrométrique* au moyen de laquelle on peut élever ou abaisser le coulant d'une quantité minime de manière à *mettre au point*. La platine est fixée sur la potence : c'est une lame de laiton noircie, nue ou recouverte d'une couche d'obsidienne ou de verre ; elle présente sur les côtés deux valets, et à son centre un trou par lequel la préparation reçoit la lumière réfléchie par le miroir. On peut faire varier cet orifice à l'aide d'un disque tournant

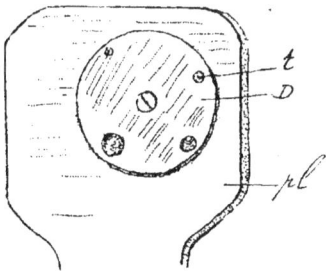

Fig. 353. — Diaphragme tournant D vu sur la face inférieure de la platine, et présentant quatre trous de différents calibres (*t*).

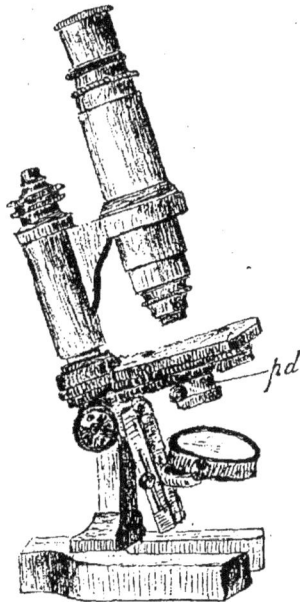

Fig. 354. — Un microscope à pied articulé portant en-dessous de la platine un tube porte-diaphragmes *pd*.

situé sous la platine et percé de trous de diverses grandeurs qui peuvent venir se placer successivement au centre de cette dernière (fig. 353) ; ou bien l'on adapte au-dessous du trou de la platine un tube de cuivre dans lequel on peut introduire des diaphragmes de différentes dimensions; le porte-diaphragme a l'avantage de bien centrer la lumière du miroir, c'est-à-dire de la rassembler et de la diriger exactement dans l'axe du tube du microscope. (fig. 354). Le miroir est situé au-dessous de la platine et articulé de telle sorte qu'on puisse l'incliner en tous sens et collecter le maximum de lumière possible sur la préparation ; il est plan ou concave. On peut encore augmenter son effet convergent à l'aide d'un concentrateur qui s'adapte au porte-diaphragme. Le *concentrateur Abbé* est aujourd'hui très en vogue. La qualité d'un microscope dépend pour beaucoup de l'intensité de l'éclairage aux forts grossissements (fig. 355 et 356).

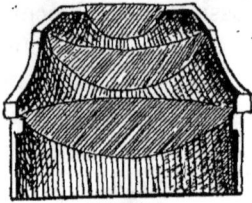

Fig. 355.
Concentrateur Abbé.

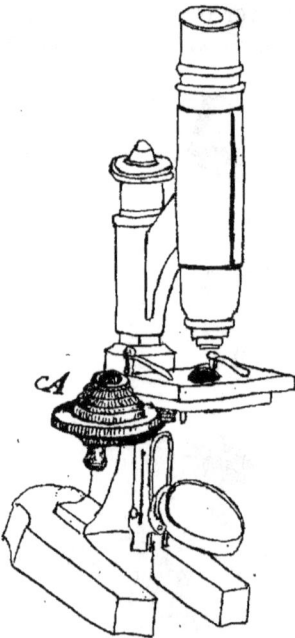

Fig. 356. — Microscope pourvu d'un concentrateur Abbé. Celui-ci cA est dévié sur côté.

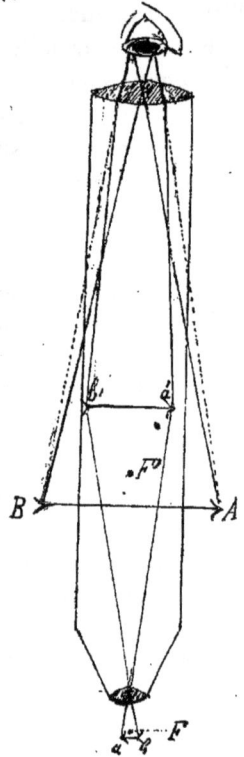

Fig. 357. — Formation des images dans le tube du microscope.

F, foyer de l'objectif. — F', foyer de l'oculaire. — *ab*, objet examiné. — *b' a'*, image réelle, agrandie et renversée de cet objet. — BA, image virtuelle donnée par l'oculaire agissant comme une loupe sur l'image *b' a'*.

Formation des images dans le microscope. — Lorsqu'un objet *a b* (fig. 357) est placé au delà, mais près du foyer F de l'objectif, il vient former en *a' b'* une image agrandie, renversée; cette image se développe en deçà du foyer F' de l'oculaire et forme elle-même une image A B virtuelle, encore agrandie, et renversée, par rapport à l'objet. Si l'objectif agrandit l'objet quatre fois, et que l'oculaire le grossisse lui-même trois fois, le grossissement total de l'objet sera $4 \times 3 = 12$ fois; il est évident que le grossissement d'un microscope est égal au grossissement de l'objectif multiplié par le grossissement de l'oculaire.

Pour obtenir l'image, la condition essentielle est que l'objet soit situé au delà du foyer principal F de l'objectif, mais très près de ce foyer. Si l'objet était situé au foyer, les rayons formeraient leur foyer à l'infini. Si l'objet était trop au delà du foyer, l'image se ferait en deçà du foyer de l'oculaire qui ne pourrait plus remplir son office de loupe. Si l'objet était placé entre l'objectif et son foyer, les faisceaux lumineux sortiraient divergents de l'objectif et ne produiraient aucune image réelle de l'objet. Celui-ci *est au point*, nous le répétons, lorsqu'il est situé tout près du foyer de l'objectif mais au delà.

B. — MANIEMENT DU MICROSCOPE

Il comprend l'éclairage et la mise au point.

1° **Éclairage.** — Il y a deux procédés d'éclairage : 1° l'éclairage par la lumière directe ou réfléchie; 2° l'éclairage par la lumière transmise. C'est surtout ce dernier qui est employé en micrographie.

L'éclairage direct se fait en pleine lumière au moyen d'une lentille portée sur un pied articulé que l'on place en avant et au-dessus de l'objet de manière à faire converger sur la surface de celui-ci les rayons lumineux, qui sont ensuite réfléchis dans le tube du microscope.

L'éclairage à la lumière transmise est bien supérieur, mais on ne peut le mettre en pratique qu'à la condition que l'objet examiné soit transparent ou tout au moins translucide; alors celui-ci reçoit par-dessous la lumière réfléchie et condensée par le miroir articulé sur le pied du microscope. Cet éclairage par transparence peut se faire à la lumière naturelle ou à la lumière artificielle. Dans le premier cas, il faut éviter la lumière directe du soleil, qui est éblouissante, et diriger le miroir vers le point du ciel qui paraît le plus lumineux, par exemple vers un gros nuage blanc; pour n'être point incommodé par le soleil à aucun moment de la journée, on choisira pour labo-

ratoire, un local orienté au nord. En tâtonnant un peu, on arrive
bien vite à trouver la position du miroir qui donne le meilleur éclairage, ce dont on juge en gardant l'œil au-dessus de l'oculaire. Pour
éclairer à la lumière artificielle, la nuit par exemple, on peut recourir
à des sources lumineuses variées ; il suffit qu'elles donnent une
flamme bien blanche; une lampe à pétrole est excellente, mais dans
les laboratoires, on se sert plutôt d'une lampe à gaz dans laquelle le
gaz circule au contact de la naphthaline en fusion de manière à

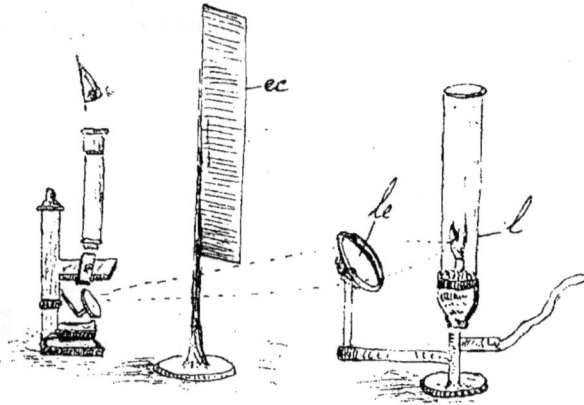

Fig. 358. — Dispositif d'éclairage à la lumière artificielle.
l, lampe à verre bleu. — *le*, lentille convergente. — *ec*, écran.

donner une flamme beaucoup plus éclairante et non vacillante.
Pour rassembler la lumière sur le miroir du microscope, on peut
annexer à la lampe d'éclairage une lentille bi-convexe comme le
montre la figure 358; et pour éviter la fatigue des yeux à laquelle
expose un examen microscopique à la lumière artificielle, on peut
garnir la lampe d'un verre bleu et placer un écran entre l'observateur
et la source lumineuse.

2° **Mise au point.** — La préparation reposant sur la platine du
microscope, l'observateur place l'œil au-dessus de l'oculaire, porte
la main gauche sur le coulant et saisit le tube de la main droite ;
puis il fait descendre doucement ce dernier dans le coulant en lui
imprimant un léger mouvement de rotation; aussitôt qu'il aperçoit
plus ou moins vaguement l'image de la préparation, il s'arrête et
achève la mise au point au moyen de la vis micrométrique qu'il
tourne dans un sens ou dans l'autre jusqu'à ce que l'image appa-

raisse aussi nette que possible. Quand on fait usage d'un grossisse
ment fort, l'objectif doit se rapprocher beau-
coup de la préparation, quelquefois même,
il touche presque la lamelle ; alors il faut
faire usage de la vis micrométrique avant
l'apparition de l'image ; la descente du tube
avec la main jusqu'au voisinage de la préparation risquerait de dépasser le but et de
briser cette dernière. En résumé la mise au
point s'obtient par deux mouvements successifs, un mouvement rapide imprimé au
tube et un mouvement lent imprimé au coulant par l'intermédiaire de la vis micrométrique.

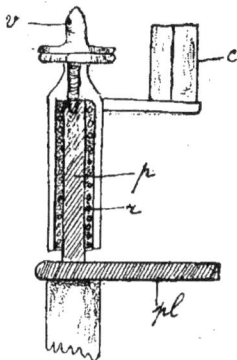

Fig. 358 *bis*. — Mécanisme
de la vis micrométrique
(coupe).

pl, platine. — *c*, coulant. —
v, vis micrométrique. — *p*, co-
lonue fixe. — *r*, ressort à boudin.

3° **Moyens de varier les grossissements.** —
Quand on étudie une préparation, il faut
commencer par en prendre une idée générale, et pour cela faire
usage d'un faible grossissement ; le champ du microscope, c'est-
à-dire l'étendue de l'image, est d'autant plus grand et plus éclairé
que le grossissement est plus faible. Pour l'étude des détails ou
bien d'un point particulier, on se sert d'un grossissement moyen
ou fort. Une des difficultés de l'examen aux forts grossissements
consiste dans la diminution de l'éclairage ; pour peu que la préparation ait d'épaisseur, celui-ci devient insuffisant ; l'éclairage Abbé
est alors précieux.

Trois moyens sont à la disposition de l'observateur pour varier
les grossissements :

1° En changeant l'objectif. Il faut avoir une série d'objectifs (au
moins trois ou quatre) dont le pouvoir grossissant relatif est indiqué par un numéro. Les plus grossissants se reconnaissent d'ailleurs
à première vue par la petitesse de leur lentille frontale ;

2° En changeant l'oculaire. Il faut posséder au moins un oculaire
n° 1 et un oculaire n° 3. Le grossissement par l'oculaire absorbe
beaucoup de lumière, on n'y a recours qu'en dernier lieu ;

3° En allongeant le tube de l'instrument.

En dehors de la série des objectifs ordinaires, on possède des
objectifs perfectionnés : *objectifs à immersion et objectifs à correction*.
Les premiers permettent de plonger la lentille inférieure dans une

goutte d'eau distillée ou d'huile que l'on interpose entre l'objectif et la préparation de manière à gagner un certain nombre de rayons lumineux qui se seraient perdus par divergence, s'ils avaient eu à traverser une couche d'air entre la préparation et l'objectif, ainsi que cela se passe avec les objectifs ordinaires. Les objectifs à immersion sont très employés pour l'étude des microbes.

Quant aux objectifs à correction, ils sont construits de telle sorte (fig. 359) qu'on peut rapprocher ou éloigner les unes des

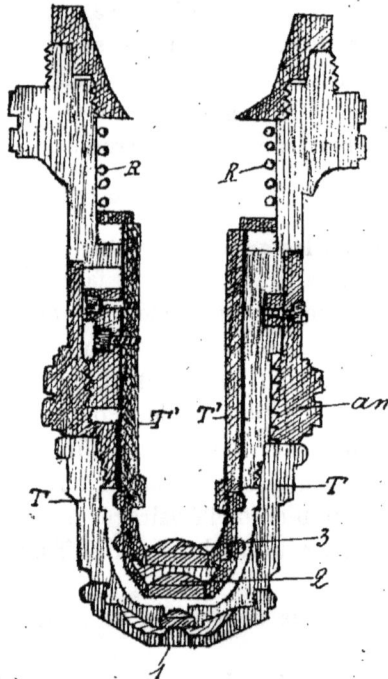

Fig. 359. — Détails de construction d'un objectif à correction..

TT, tube extérieur portant les lentilles frontales 1. — T' T'' tube intérieur portant les deux autres lentilles 2 et 3. — an, anneau à vis au moyen duquel on peut élever ou abaisser le tube T' T'. — R, R, ressort à boudin.

autres les lentilles qui les composent afin de corriger l'influence de l'épaisseur de la lamelle de verre qui couvre la préparation.

Avec un objectif fort ordinaire, on peut bénéficier de l'immersion : il suffit de déposer à sa surface une grosse goutte d'eau qui remplisse par adhérence le faible espace qui le sépare de la préparation quand l'instrument est au point.

Chaque constructeur indique, dans son catalogue, les divers grossissements qu'on peut obtenir en combinant oculaires et objectifs de différents numéros, soit avec le tube de l'instrument raccourci, soit avec le tube complètement tiré. Voici, à titre d'exemple, un tableau que nous relevons dans le catalogue de Vérick (2, rue de la Parcheminerie à Paris) :

Objectifs	OCULAIRES				Prix
	Numéro 1	Numéro 2	Numéro 3	Numéro 4	
					fr.
0*	4.... 12	» .... »	» .... »	» .... »	40
00	12.... 16	» .... »	» .... »	» .... »	20
0	18.... 25	30.... 50	40.... 75	45.... 85	20
1	30.... 35	60.... 100	90.... 140	100.... 170	25
2	60....100	80.... 150	120.... 220	130.... 250	25
3	80....160	110.... 210	170.... 290	200.... 350	35
4	130.. .210	170.... 400	300.... 500	350.... 600	35
6	170....290	220.... 400	330.... 500	550.... 650	35
7	210....380	300.... 550	430 ... 700	540.... 820	50
8	300....570	400.... 650	540.... 880	650....1050	60
9	320 ...590	440.... 740	600....1050	840....1300	75

Nouveau système à immersion et à corrections à eau

8	300....570	400.... 650	540.... 880	650....1050	100
9	320 ...590	440.... 740	600....1050	840....1300	150
10	400... 650	500.... 850	690....1250	950....1570	200
11	450....750	700....1010	820....1450	1200....1800	250
12	500....860	600....1100	900....1600	1300....2000	300
13	650....930	850....1350	1200....1700	1700....2500	350
15	750...1200	900....1600	1350....1750	1800....3000	450

Immersion homogène à huile

9	320....590	440.... 740	600....1050	840....1300	150
10	400....650	500.... 850	690....1250	950....1570	200
12	500: ..860	600....1100	900....1600	1300....2000	300
13	650....930	850....1350	1200....1700	1700....2500	350

Dans la pratique, il suffit de posséder les objectifs ordinaires n°s 2, 6 et 8 et les oculaires n°s 1 et 3.

C. — ORGANES COMPLÉMENTAIRES DU MICROSCOPE

Un bon microscope doit posséder à titre complémentaire :
1° Un *micromètre objectif* et un *micromètre oculaire* servant à déterminer les dimensions des éléments. (V. p. 433.)

2° Un *oculaire quadrillé* servant à diviser le champ du microscope ;

3° Une *chambre claire* permettant de dessiner exactement les
objets examinés. (V. p. 435.)

Dans quelques études spéciales, on se sert aussi :

4° D'un *goniomètre micrométrique* que l'on met à la place de
l'oculaire pour mesurer les angles des cristaux ;

5° D'un *polariscope* pouvant s'adapter à la place de l'oculaire ;

6° D'un *microspectroscope oculaire* pour analyser les teintes des
éléments colorés, etc.

Indépendamment d'un microscope et de ses annexes, il faut, pour

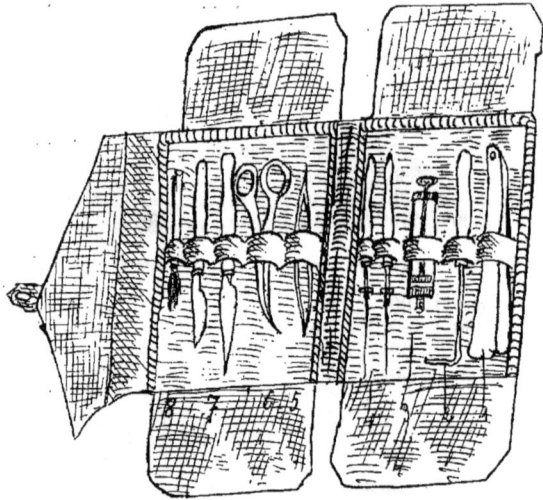

Fig. 360. — Trousse d'histologie

1, rasoir. — 2, tige de fer coudée pour luter à la paraffine. — 3, seringue Pravaz. — 4, aiguilles
emmanchées. — 5, pinces. — 6, ciseaux courbes sur plat. — 7, petits scapels. — 8, pinceau.

se livrer aux études micrographiques, des instruments, des objets,
des réactifs divers. Nous en parlerons chemin faisant, en faisant
connaître les principales manipulations histologiques. Nous nous
bornons à dire maintenant que nous ayons rassemblé les instruments les plus usuels en une trousse ci-dessus représentée.

CHAPITRE II

L'histologiste est appelé à étudier des éléments ou tissus vivants en place dans l'organisme ou conservés vivants à l'extérieur, et des éléments ou tissus morts.

ARTICLE PREMIER. — ÉTUDES D'ÉLÉMENTS VIVANTS CONSERVÉS
EN DEHORS DE L'ORGANISME

Il est très intéressant d'assister sous le microscope aux manifestations de la vie de certains éléments anatomiques, tels que les cellules lymphatiques, les spermatozoïdes, les cellules à cils vibratiles, les fibres striées, etc. Il va sans dire que pour conserver ces éléments vivants, il faut les tenir dans des conditions de milieu se

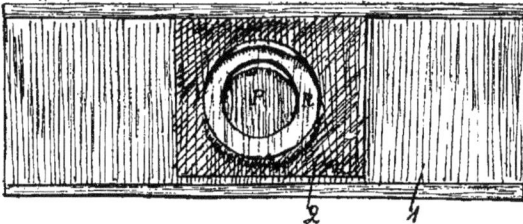

Fig. 361. — Chambre humide et à air de Ranvier.
1, lame. — 2, lamelle — P, plateau de support de la préparation. — R, rigole circulaire pleine d'air.

rapprochant le plus possible de celles où ils sont dans l'organisme. S'agit-il, par exemple, des cellules lymphatiques d'un animal à sang froid, on les verra vivre dans une goutte de lymphe que l'on tiendra

au contact de l'air à l'aide d'une simple chambre à air de Ranvier
(fig. 361). S'agit-il des cellules lymphatiques d'un animal à sang
chaud, il ne suffira pas de maintenir notre goutte de lymphe au contact de l'oxygène, il faudra encore la tenir à une température voisine
de celle du corps de l'animal (38 à 40°) au moyen de la platine chauffante (fig. 362). La platine chauffante de M. RANVIER est une espèce

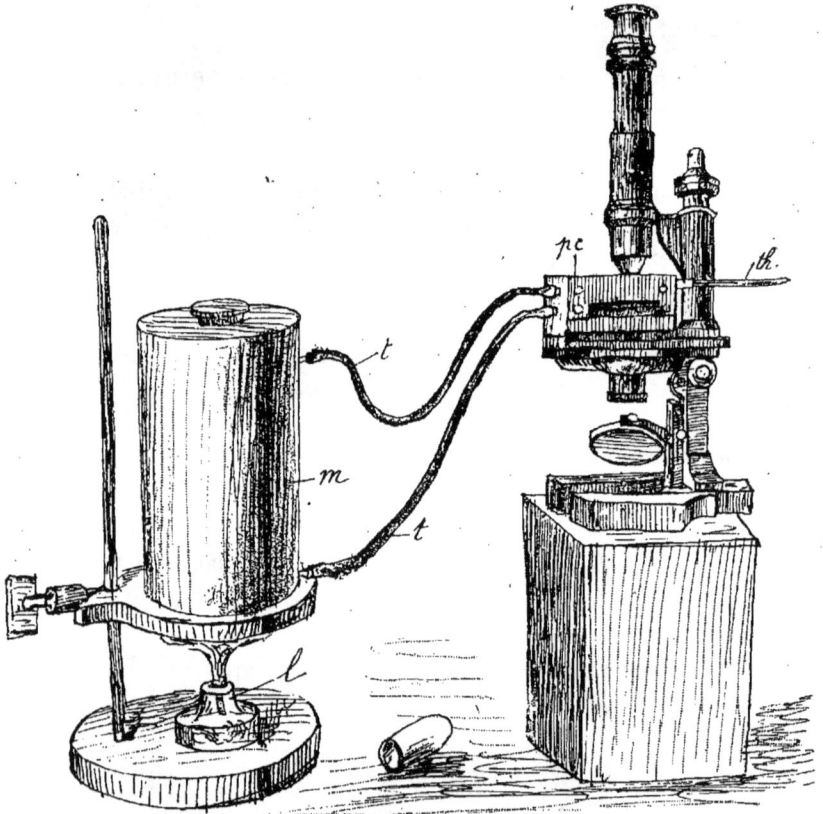

Fig. 362. — Dispositif pour l'etude de la lymphe vivante des animaux à sang chaud
(Ranvier).

- *pc*, platine chauffante. — *th*, thermomètre. — *m*, marmite de laiton chauffée avec la lampe à alcool (*l*)
—*t,t*, tubes de caoutchouc établissant un courant d'eau chaude de la marmite à la platine chauffante.

de caisse de laiton qui se superpose à la platine du microscope,
présentant comme cette dernière un trou pour l'éclairage de la préparation. Elle communique avec une petite marmite close de laiton

au moyen de deux tubes de caoutchouc fixés sur des ajutages comme l'indique la figure 362. L'appareil est complètement rempli d'eau qu'on peut élever à la température voulue au moyen d'une lampe à alcool placée sous la marmite. Il s'établit ainsi entre cette dernière et la platine chauffante une circulation d'eau chaude qui maintient une température à peu près constante, dont le degré est indiqué par un thermomètre qui plonge dans la platine. La préparation, reposant sur celle-ci, ou contenue dans une fente de sa partie moyenne, se trouve ainsi dans les conditions de température que l'on désire et ses éléments continuent leurs mouvements amiboïdes pendant des heures entières ; on les voit même proliférer.

Pour maintenir dans leur humidité physiologique les éléments qu'on se propose d'étudier en dehors de l'organisme, RECKLINGHAUSEN avait imaginé un petit dispositif qu'on appelle *chambre humide* (fig. 363). Il consiste en une membrane imperméable, fixée d'une part à l'objectif, d'autre part à la lame de verre qui sert de support à la préparation, membrane interceptant toute communication entre l'air extérieur et l'atmosphère de la préparation. M. RAN-VIER a remplacé avantageusement cette chambre humide par une simple plaque de verre creusée d'une rigole circulaire circonscrivant un espace où se place le liquide à examiner, que l'on recouvre d'une lamelle (fig. 364). Les bords de cette dernière sont lutés à la paraffine de telle sorte que le liquide emprisonné se trouve à l'abri de toute évaporation, tout en restant au contact de l'air contenu dans la rigole sus-mentionnée. Telle est la chambre humide et à air de M. RANVIER.

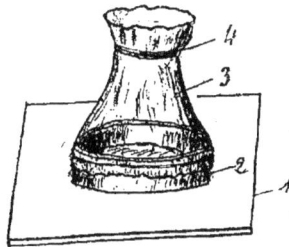

Fig. 363. — Chambre humide de Recklinghausen.

1, plaque porte-objet. — 2, virole lutée sur la plaque et faisant cellule. — 3, membrane de baudruche liée autour de l'objectif au point (4).

Supposons maintenant que la rigole creusée dans la plaque porte-objet de la chambre de Ranvier soit en communication avec deux ajutages placés sur l'extrémité de cette plaque par de petits conduits, nous pourrons y faire arriver des gaz différents pour étudier leur action sur la préparation et nous aurons réalisé ce qu'on appelle la chambre humide et à gaz (fig. 364). Enfin si nous désirons faire agir l'électricité sur des préparations d'éléments vivants, nous emploierons des plaques porte-objet sur lesquelles on a collé deux feuilles minces d'or ou d'étain laissant entre elles un petit espace

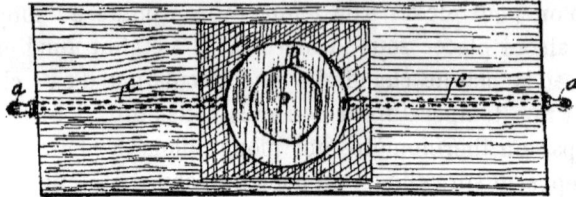

Fig. 364. — Chambre humide et à gaz de Ranvier.

P. plateau de support de la préparation. — R, rigole circulaire où l'on peut faire arriver des gaz divers par le canal *cc*, se prolongeant en ajutages *aa*.

central (fig. 365). Le liquide, servant de véhicule aux éléments que l'on se propose d'étudier, remplira cet espace et baignera les deux

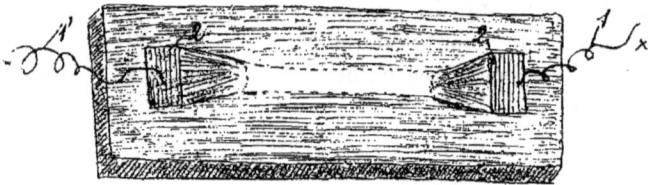

Fig. 365. — Plaque porte-objet à excitations électriques.

1', électrodes positive et négative. — 2, 2, lames métalliques conduisant le courant à travers la préparation.

extrémités opposées des deux lames métalliques, de telle sorte qu'il sera facile d'y faire passer un courant en mettant ces dernières en rapport avec les électrodes d'une pile ou d'un appareil d'induction.

ART. II. — ÉTUDE D'ÉLÉMENTS SUR LE VIVANT

Pour étudier les éléments sur le vivant : la fibre musculaire au repos et en contraction, les globules sanguins en mouvement dans les vaisseaux, le tissu conjonctif, etc., on procède de plusieurs manières : Par exemple, prenons un têtard qui vient d'éclore, immobilisons-le sur une plaque de verre par une piqûre faite avec une épingle trempée dans le curare et recouvrons sa membrane caudale d'une lamelle, nous aurons ainsi une préparation où le microscope nous montrera à l'état vivant du tissu conjonctif embryonnaire, des capillaires et des fibres nerveuses en accroissement, plus un épithélium superficiel (fig. 336).

Voulons-nous étudier le sang en circulation? prenons une grenouille que nous fixerons à l'aide d'épingles sur une plaque de liège, ou bien que nous immobiliserons en lui injectant une goutte de curare

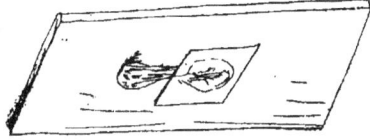

Fig. 366. — Têtard disposé pour l'étude des éléments vivants, dans la queue.

sous la peau; sortons-lui l'intestin par une incision faite au flanc et étalons le mésentère au-dessus d'un trou pratiqué dans la plaque de liège. Il nous sera facile de mettre au point sur cette membrane et d'assister au beau spectacle de la circulation capillaire. — Au lieu du mésentère nous pourrions employer la langue membraneuse et transparente de cet animal, ou encore son sac pulmonaire, ainsi que l'avait fait Malpighi quand il découvrit la circulation

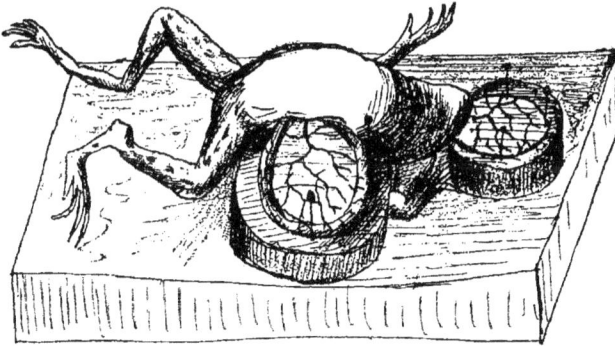

Fig. 367. — Grenouille fixée pour l'étude de la circulation dans la langue et le mésentère.

capillaire (fig. 367). Après curarisation on peut agir de même sur le mésentère d'un petit mammifère tel qu'un rat ou un cobaye.

Certaines larves d'insectes comme celle du *Corethra plumicornis* ont une transparence telle qu'elles se prêtent très bien à l'observation au microscope. Si on les place dans une cupule *ad hoc* de la plaque porte-objet, on peut étudier jusqu'aux phénomènes de contraction des fibres musculaires ainsi que l'a fait M. LAULANIÉ, etc.

ART. III. — ÉTUDE DES ÉLÉMENTS ET DES TISSUS MORTS

1° Examen des liquides

Rien n'est plus simple que d'étudier au microscope les humeurs de l'organisme : sang, lymphe, lait, sperme, pus, etc. Il suffit d'en déposer une goutte sur une plaque porte-objet et de recouvrir rapidement d'une lamelle ; la quantité de liquide doit être juste suffisante pour remplir l'espace capillaire compris entre les deux lames de verre. On ferme cet espace par une bordure de paraffine de manière à éviter toute évaporation sur les bords de la lamelle et l'on a ainsi une préparation prête à l'étude.

S'il s'agit des tissus proprement dits, plus ou moins solides, il faut, pour les observer au microscope, les dissocier ou bien les couper en tranches très minces et transparentes.

2° Dissociation

La dissociation se fait à l'aide d'agents mécaniques, d'agents chimiques et d'agents physiques. Elle se propose dans tous les cas la séparation des éléments composants d'un tissu. Le procédé le plus usité, mais aussi le plus brutal, consiste à prendre un fragment de tissu et à le diviser le plus possible avec deux aiguilles très effilées et emmanchées. Ce sont les tissus de texture fibreuse et fasciculée, (muscles, nerfs) qui se laissent ainsi le mieux dissocier ; il n'est pas besoin de dire que l'opération doit se faire dans le sens de la longueur des éléments. Pour éviter le desséchement et l'adhérence à la lame de verre on dissocie dans une goutte de liquide, soit un liquide physiologique tel que l'humeur aqueuse, le fluide céphalo-rachidien, soit un sérum artificiel, soit même un liquide colorant comme le picro-carmin. Certaines dissociations demandent beaucoup de patience et d'attention ; elles sont rendues plus faciles en plaçant la préparation sur un petit support en bois noir, creusé d'un biseau coloré en blanc, au-dessus duquel les filaments que l'on divise tranchent nettement par leur couleur (fig. 368).

La dissociation par les aiguilles est quelquefois remplacée très avantageusement par l'*injection interstitielle*, avec une petite

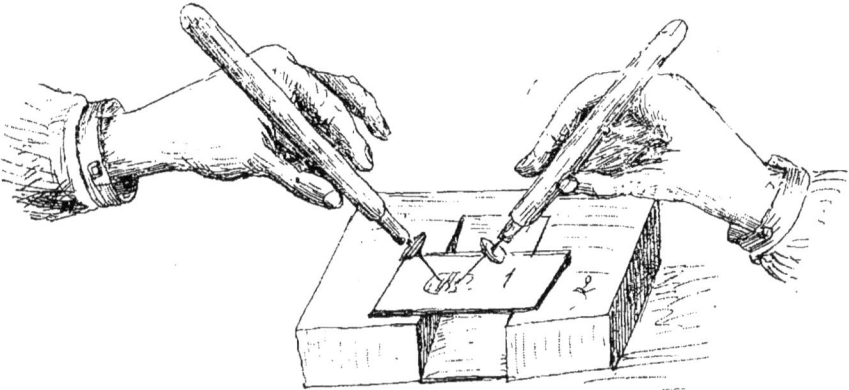

Fig. 368. — Dissociation avec les aiguilles sur un établi *ad hoc*.
1, préparation. — 2, support.

seringue, de solutions colorées ou de solutions métalliques. Par exemple, M. Ranvier, pour étudier le tissu conjonctif lâche, injecte dans ses mailles avec une seringue à canule piquante, une solution de nitrate d'argent au 1/300 qui en sépare les éléments ; il excise rapidement une parcelle de la boule d'œdème ainsi produite, la dépose sur une lame et la recouvre d'une lamelle. C'est un procédé de dissociation mécanique qui maltraite moins les éléments que celui des aiguilles.

Un autre moyen de dissociation, à la fois physique et mécanique, est celui qui consiste à faire dessécher un fragment de tissu sur une lame porte-objet et à l'en détacher ensuite par arrachement de manière à laisser quelques éléments adhérents à la surface du verre, qui sont aussi bien isolés de cette façon que s'ils l'avaient été par l'action des aiguilles. Il est facile par ce procédé de détacher l'endothélium d'une membrane séreuse et de le garder à la surface de la plaque porte-objet.

Enfin on peut dissocier les tissus par des procédés chimiques en les plongeant dans divers liquides qui dissolvent ou ramollissent les substances interélémentaires. Un des meilleurs réactifs dissociants c'est l'*alcool au tiers*, préconisé par M. Ranvier :

(alcool dit trois-six = 1 partie ; eau distillée = 2 parties)

Un morceau de muscle, de nerf, etc., qui a séjourné vingt-quatre
heures dans ce liquide se laisse ensuite dissocier à la moindre action
des aiguilles; de même un fragment de substance grise des centres
nerveux qui a subi la même influence se dissocie, par simple agita-
tion dans le liquide, en ses cellules constituantes, etc.

La *solution de potasse à 40 p. 100* est employée spécialement à
disjoindre les segments de Weissmann des fibres cardiaques, les
fibres musculaires d'avec les faisceaux tendineux, à dissocier en les
gonflant les cellules de la corne, etc.

La dissociation des fibres musculaires lisses ne se fait bien qu'après
l'action de l'acide chlorhydrique ou de l'acide azotique étendu et
bouillant, etc.

3° Coupes

A l'exception du cartilage et de la corne que l'on peut entamer
d'emblée avec l'instrument tranchant, on peut dire que tous les
tissus ont besoin de subir une préparation préalable pour être coupés en tranches transparentes, soit d'être ramollis s'ils sont trop
durs (os, dents), soit d'être durcis s'ils sont trop mous.

a. — *Préparation des tissus.*

Pour durcir les tissus, on a recours à des procédés physiques tels
que dessiccation, congélation, ou à des procédés chimiques.

Dessiccation. — La dessiccation est employée pour des tissus
peu délicats qui se modifient peu en perdant leur eau, comme les
tendons, les organes élastiques, les parois vasculaires. Ces tissus
desséchés prennent la consistance de la corne et se rétractent beaucoup; les coupes qu'on y fait doivent être extrêmement minces, car
une fois dans l'eau, où l'on doit les laisser tomber, elles se gonflent
par hydratation et prennent de l'opacité ; leurs éléments fortement
tassés reviennent à leurs dimensions naturelles.

Congélation. — La congélation est un moyen de durcissement
extemporané. Mais en dehors de l'hiver il exige l'usage d'un appareil spécial de réfrigération dont nous ne conseillerons pas aux pra-

ticiens de faire la dépense, car le durcissement obtenu est assez imparfait.

Agents chimiques. — Les agents chimiques de durcissement des tissus agissent par coagulation et par déshydratation. Les deux plus usités sont l'alcool et l'acide chromique.

L'*alcool* agit à la fois par déshydratation et par coagulation ; on emploie l'alcool ordinaire marquant 90 à 94° à l'alcoomètre ou mieux l'alcool absolu (à 100°). Les fragments de tissu qu'on y plonge doivent être menus (un centimètre cube au plus) et suspendus au sein d'un liquide abondant ; s'ils touchaient le fond du vase, ils durciraient mal, car ils seraient bientôt enveloppés d'un dépôt nuageux d'albumine, et ne subiraient le contact que d'un alcool hydraté qui se dépose par suite de sa plus grande densité. En renouvelant le liquide une ou deux fois on est sûr d'obtenir un bon durcissement en quelques heures. Le durcissement à l'alcool peut être complété et surtout rendu plus uniforme par le séjour préalable du tissu à durcir dans une solution sirupeuse de gomme arabique. Voici comment on opère : le ou les fragments de tissu sont d'abord mis pendant vingt-quatre heures dans de l'alcool ordinaire ; on les plonge ensuite dans la solution gommeuse où ils restent plusieurs jours ; il est bon d'ajouter à ladite solution une forte proportion d'acide picrique. Enfin on les transporte en dernier lieu, après les avoir fait égoutter, dans un bain d'alcool absolu qui leur donne en quelques heures le durcissement désiré. La gomme qui avait infiltré tous les interstices du tissu, est coagulée par l'alcool absolu et le tissu acquiert ainsi une consistance tout à fait homogène. On conçoit que ce procédé convient tout particulièrement aux tissus de structure aréolaire et spongieuse (poumon, rate). Les coupes faites dans les tissus durcis ainsi doivent être recueillies dans l'eau, où elles se débarrassent de la gomme qui les imbibe.

L'*acide chromique* est un coagulant qu'on emploie comme durcissant en solution aqueuse à des titres qui varient de 1/1000 à 1/200. Les solutions plus étendues (1/2500, 1/5000) non seulement ne sont pas durcissantes, mais encore elles sont dissociantes et employées comme telles. Les solutions chromiques sont les durcissants par excellence des centres nerveux ; on les emploie aussi pour toute espèce de tissu ; le durcissement qu'elles donnent est supérieur à celui de l'alcool, mais on ne l'obtient que très lentement et il a l'in-

convénient de diminuer l'affinité des coupes pour les matières colorantes. Donnons à titre d'exemple la manière de durcir des fragments
de centre nerveux dans l'acide chromique : On les suspend d'abord
dans une abondante solution au 1/1000 où ils séjournent huit jours
au plus ; puis on les transporte dans une autre solution au 1/500 où
on les laisse le même temps ; enfin on termine le durcissement dans
une solution au 1/250 qu'on renouvelle de semaine en semaine. Il
ne faut pas moins d'un mois et demi à deux mois pour que le durcissement soit suffisant. Alors il faut faire dégorger les pièces dans
l'eau avant d'y faire des coupes, et, si on ne veut pas les débiter
tout de suite, on les conserve dans l'alcool ordinaire. Avec ce réactif
durcissant il est plus indispensable que jamais que les fragments de
tissu soient petits (2 ou 3 centimètres cubes au plus).

Le *bichromate de potasse ou d'ammoniaque* a les mêmes propriétés
que l'acide chromique ; mais on l'emploie à doses dix fois plus fortes.
Il durcit plus lentement que l'acide chromique, mais les pièces
durcies ne sont pas friables comme on l'observe avec ce dernier
réactif.

Le *liquide de Müller* est une solution essentiellement chromique
dont la composition est la suivante :

Eau	100 parties
Bi-chromate de potasse	2 —
Sulfate de soude	1 —

Il est très usité pour durcir certains tissus délicats, ou bien comme
liquide conservateur. Quelquefois on commence un durcissement
avec le liquide de Müller et on l'achève dans l'acide chromique.

L'*acide picrique* s'emploie en solution saturée ; il durcit très lentement et son action est moins profonde que celle de l'acide chromique, car les tissus ainsi durcis reprennent leur mollesse première
quand on les plonge dans l'eau. L'acide picrique convient très bien
pour l'étude des cartilages élastiques, car il les durcit, fixe leurs
éléments dans leur forme, et en outre colore en jaune leur trame
élastique.

L'*acide osmique* est un réactif précieux pour l'étude du tissu
nerveux et du tissu adipeux. C'est un coagulant énergique qui fixe
instantanément dans leurs formes les éléments anatomiques, et les
durcit. En outre, il colore les matières grasses en noir en se réduisant
à leur intérieur à l'état d'osmium métallique. On l'emploie en solu-

tion au 1/100. Sa solution répand des vapeurs très délétères, qui suffisent à fixer et à durcir certains organes très délicats comme la rétine. L'acide osmique a l'inconvénient de rendre les tissus très opaques et réfractaires à la coloration, et de coûter fort cher.

Pour ramollir les tissus calcifiés, le tissu osseux, les dents, on peut se servir de tous les acides qui forment des sels solubles avec la chaux. L'acide chlorhydrique et l'acide azotique sont les décalcifiants les plus énergiques ; mais ils ont l'inconvénient d'attaquer les instruments employés à couper le tissu ramolli. On donne la préférence à l'acide chromique et à l'acide picrique, bien qu'ils n'agissent que très lentement. Lorsqu'il s'agit d'un tissu simplement parsemé de points calcifiés, lesdits acides conviennent tout spécialement car en même temps qu'ils ramollissent les parties calcifiées, ils durcissent par coagulation les parties restées à l'état normal.

b. — *Confection des coupes.*

Supposons d'abord le cas où l'on désire faire des coupes minces dans le tissu osseux non décalcifié. On commence par détacher une tranche mince de ce tissu à l'aide d'une petite scie d'horloger, et on lui donne la minceur et le poli nécessaires en l'usant par frottement sur une pierre à aiguiser, sur une pierre ponce ou encore sur une pierre-émeri; en finissant cette usure sur une pierre à rasoir ou sur le fond plat d'une soucoupe de porcelaine, on peut obtenir des coupes extrêmement minces et tout à fait transparentes ; ces coupes sont pénétrées de poussières et de graisse, il faut les nettoyer dans de l'éther ou bien dans de l'ammoniaque, avant de les monter en préparation. On agit de la même façon pour les dents; mais il est évident qu'on a plus de peine, à cause de la dureté plus grande de ces organes.

Dans les autres cas, les coupes se font à l'aide d'un instrument tranchant, généralement avec le rasoir. Le rasoir de l'histologiste doit être large, à tranchant droit plan sur la face inférieure, légèrement concave sur la face supérieure afin de retenir une goutte d'alcool ou d'eau où flotte la coupe au fur et à mesure qu'on la détache. Le tissu étant bien durci on arrive facilement à y faire de bonnes coupes pour peu qu'on ait la main posée. Parfois l'exécution des coupes nécessite quelques accessoires tels que moelle de sureau, microtome, etc.

Lorsque l'objet à couper est trop petit pour être maintenu solidement entre les doigts, on l'enferme dans un morceau de *moelle de sureau ou de Ferdinanda* (plante de la famille des composées). On tranche simultanément la moelle et le tissu ; on laisse tomber les coupes dans l'eau ou l'acool, et là, on sépare les parties utilisables par l'action des aiguilles à dissocier.

On se sert aussi et avec avantage d'instruments appelés *microtomes.*

Le microtome le plus simple se compose d'un tube en laiton ou nickelé, muni à l'une de ses extrémités d'un large rebord formant un plateau horizontal parfaitement lisse, et à l'autre extrémité d'un écrou dans lequel joue une vis surmontée d'une plate-forme que l'on peut ainsi élever ou abaisser à volonté (fig. 369). On fixe l'objet à couper dans le tube du microtome en l'entourant de petites cales de moelle de sureau ou bien en le recouvrant de paraffine, de cire fondues qui se solidifient en l'englobant, etc. Puis, appuyant le plat du rasoir sur le plateau de l'instrument, on décapite la partie de l'objet que l'on fait saillir en tournant la vis. On obtient ainsi des tranches qui occupent toute l'étendue de l'objet et dont la minceur uniforme est réglée par la vis de l'instrument qu'on tourne plus ou moins.

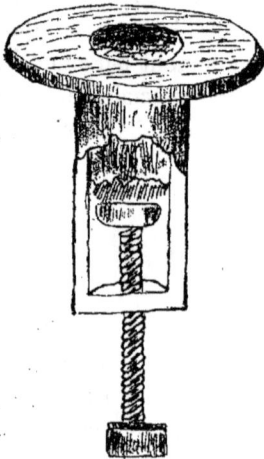

Fig. 369. — Microtome de Ranvier.

Si l'on désire couper des poils ou des cheveux en long, ou de petits corps sphériques (graines) en travers, on les englue dans plusieurs couches de gomme arabique sirupeuse que l'on étale successivement à l'extrémité d'un morceau de moelle de sureau ; on plonge le tout dans de l'alcool absolu qui solidifie la gomme, et l'on débite en tranches minces.

En règle générale, il ne faut pas faire les coupes à sec ; elles se plisseraient et pourraient se briser ; il faut déposer une ou deux gouttes de liquide sur la face supérieure du rasoir ; ce liquide sera l'eau dans les durcissements avec l'acide chromique ou ses dérivés, l'alcool dans dans les durcissements avec l'alcool ou l'acide picrique. Si on coupait un tissu durci à l'alcool ou à l'acide picrique avec un rasoir mouillé d'eau, le tissu serait bientôt ramolli.

Les coupes sont recueillies dans une cuvette pleine d'eau ou d'alcool, au fur et à mesure qu'on les fait ; il n'y a pour cela qu'à y plonger le rasoir en agitant légèrement ; ou bien on les prend délicate-

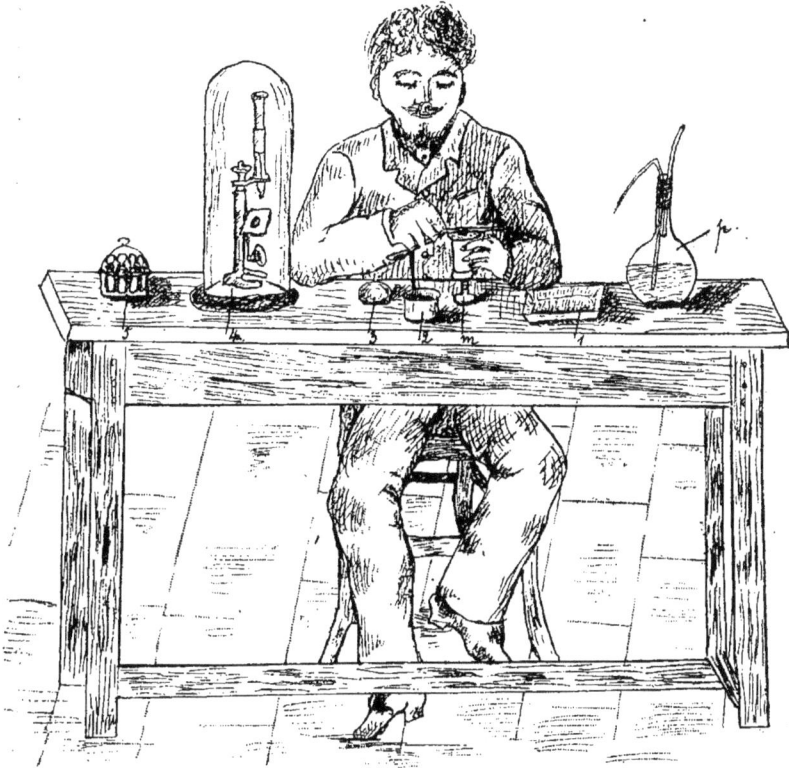

Fig. 370. — Etudiant occupé à faire des coupes avec le rasoir et à l'aide du microtome de Ranvier.

p, pissette à eau distillée. — 1, soucoupe en porcelaine. — *m*, microtome. — 2, critallisoir où sont recueillies les coupes. — 3, verre de montre. — 4, microscope sous globe. — 5, nécessaire à réactifs Ranvier.

ment à l'extrémité d'un pinceau et on les porte directement soit sur la plaque porte-objet, soit dans un bain colorant.

Pour couper certains organes très durs, comme de la corne, des tendons desséchés, etc., il y a avantage à remplacer le rasoir, dont le tranchant est facile à ébrécher, par un scalpel ou un simple canif.

Microtome à congélation. — Pour faire une coupe extemporanément, on emploie le microtome à congélation, qui amène rapidement le tissu au degré de consistance nécessaire. Il consiste en une tablette métallique, cannelée, portée librement au sommet d'une tige grêle, munie d'un pas de vis qui permet de la mettre plus ou moins sur le même plan qu'une platine enveloppante. On couche sur la tablette le fragment de tissu que l'on désire durcir ; il s'y fixe en s'affaisant dans les cannelures qu'elle porte ; on projette ensuite des vapeurs d'éther sur la face inférieure de la plaque à l'aide d'un pulvérisateur ; ces vapeurs abaissent la température au-dessous de 0°. Sous l'influence du froid, le tissu se solidifie et se fixe solidement à la surface de la tablette, de sorte qu'on n'a plus qu'à faire les coupes avec rapidité, comme dans un microtome ordinaire et à les déposer sur les lames de verre où elles ne tardent pas à reprendre leur état physique primitif.

Microtomes à glissières. — Ces instruments sont essentiellement

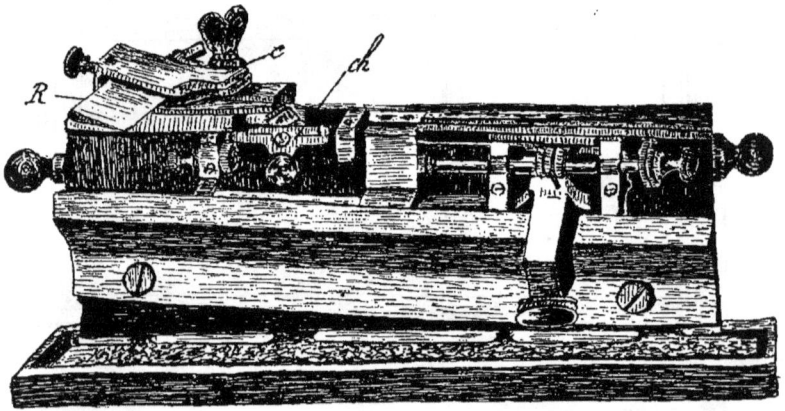

Fig. 371. — Microtome à glissières de Rivet.
ch, chariot porte-objet. — R, rasoir fixé dans le curseur *c*.

formés de deux glissières inclinées, accolées l'une à l'autre sur un support commun. Sur l'une s'élève un petit chariot où se trouve fixé l'objet à couper. Sur l'autre descend une masse qui supporte une lame de rasoir. L'ascension du chariot porte-objet est déterminée par le mouvement d'une vis micrométrique à pas très fin, de telle sorte qu'on peut l'élever chaque fois d'une quantité très faible et connue qui mesure l'épaisseur de la tranche que l'on détache en tirant à soi le rasoir sur sa glissière. Mais il importe que l'objet à

couper soit solidement fixé sur son chariot; à cet effet, on le colle
sur un cube de liège ou dans une cuvette *ad hoc* à l'aide d'un peu
de gomme arabique sirupeuse que l'on solidifie dans l'alcool, ou à
l'aide de celloïdine, dissoute dans des parties égales d'éther et d'alcool, qui se solidifie par évaporation (fig. 371). C'est RIVET qui
est le premier auteur des microtomes à glissières, qui ont rendu et
rendent encore tant de services à la science.

ART. IV. — COLORATION DES ÉLÉMENTS ET DES TISSUS

Les histologistes se sont préoccupés depuis longtemps de teindre
les contours ou la masse des éléments anatomiques pour en rendre
l'examen plus facile ; plus que jamais ils recherchent les affinités
électives entre tels éléments et telles substances colorantes, qui
auraient pour résultat de transformer une coupe en une sorte de
marqueterie polychrome où la détermination des parties élémentaires se ferait facilement et nettement. On colore avec des *teintures*,
ou l'on *imprègne* avec des oxydes et des sels métalliques qui déposent leur métal dans les substances organiques.

A. — Teintures.

Les principales substances colorantes usitées en histologie
sont :

1° Le *carmin* en solution ammoniacale (carminate d'ammoniaque),
qui teint en rose le protoplasma et surtout la substance des noyaux.
Il est produit par la cochenille du nopal ;

2° Le *picro-carminate d'ammoniaque*, réactif complexe et très
précieux, car il produit une double coloration ; le carmin se fixe sur
certains éléments et l'acide picrique sur d'autres ;

3° L'*éosine*, tirée de la houille ;

4° L'*hématoxyline*, principe colorant du bois de Campêche qui
donne une coloration violette ;

5° L'*éosine hématoxylique*, préconisée par M. RENAUT de la Faculté
de Lyon, teinture complexe dont le nom indique la composition ;

6° L'*eau iodée*, qui décèle l'existence des granulations de glycogène en leur communiquant une teinte rouge acajou ;

7° Les nombreuses couleurs d'*aniline*, très usitées dans la technique microbiologique ;

8° La *purpurine*, le *bleu de quinoléine*, etc., etc.

Modes d'emploi. — Le *carmin* s'emploie en solution ammoniacale plus ou moins diluée dans de l'eau distillée ; tantôt on y plonge l'objet avant son durcissement et les coupes sont ainsi toutes colorées ; tantôt et le plus souvent on y plonge les coupes dans un verre de montre, une petite soucoupe, ou même sur la plaque porte-objet. La coloration se fait plus ou moins rapidement suivant que la solution est plus ou moins concentrée, suivant aussi que le tissu a été préalablement durci dans tel ou tel réactif. Après l'alcool, le carmin agit rapidement ; après l'acide chromique et ses dérivés et surtout après l'acide osmique, il agit beaucoup moins vite. Les colorations trop intenses manquent d'élection, c'est-à-dire qu'elles tendent à l'uniformité ; c'est pour cela qu'on préfère les colorations obtenues lentement avec des solutions étendues ; dans ce dernier cas, on évite la concentration du bain colorant, qui se produirait par évaporation, en le transportant dans une *chambre humide*, petit meuble hermétiquement fermé au fond duquel on entretient une mince couche d'eau.

Malgré les filtrations, la solution de carmin dépose toujours, et la coupe qu'on en retire serait encombrée de granulations rouges, si on n'avait le soin de la laver avant de la monter en préparation. A cet effet, on emploie de l'eau distillée légèrement acidifiée par une goutte ou deux d'acide acétique ; cet acide est un mordant qui fixe la matière colorante au sein des éléments et prévient les diffusions ultérieures dans le véhicule de la préparation.

Quand on mélange une solution concentrée de carmin avec une solution saturée d'acide picrique, on produit le réactif connu en histologie sous le nom de *picrocarminate d'ammoniaque*, réactif introduit par M. RANVIER et qui a de nombreux avantages sur la solution simple de carmin. Plusieurs procédés sont employés pour faire du bon picrocarminate d'ammoniaque ; nous indiquerons le plus simple. On mélange les deux solutions susindiquées dans une éprouvette à large ouverture et on laisse aux moisissures et aux microbes-ferments le soin de les incorporer l'une à l'autre, ce qui demande plusieurs mois d'exposition à l'air libre; il paraît qu'en y versant un peu d'urine humaine le picrocarminate se fait mieux et plus rapidement.

Le picrocarminate doit être filtré chaque fois avant son emploi; à cette condition il ne dépose pas et peut être employé directement sur la plaque porte-objet, ce qui évite le danger des manipulations réitérées des coupes. En outre, il a l'avantage de posséder une *double élection*, c'est-à-dire que son acide picrique se fixe sur certains éléments, les éléments élastiques par exemple, tandis que son carmin se porte sur d'autres, particulièrement sur les noyaux, le protoplasma, les faisceaux connectifs.

L'*hématoxyline* est une matière colorante douée d'une affinité toute particulière pour les parties épithéliales et les noyaux; c'est grâce à elle qu'on a pu bien étudier les phénomènes de karyokinèse. On la prépare de plusieurs manières; voici celle de M. RANVIER : On fait une première solution avec :

Hématoxyline	0 gr.	35
Alcool absolu.	10	»

et une seconde avec

Alun.	0 gr.	10
Eau distillée	30	»

puis l'on verse la première solution dans la seconde et l'on obtient le liquide d'un beau violet dont on se sert en histologie. Ce liquide s'altère rapidement en déposant sa matière colorante; il faut le fabriquer au fur et à mesure des besoins. Quand la coloration d'une coupe par l'hématoxyline a été poussée trop loin, il est facile de l'éclaircir en la laissant quelques instants dans de l'eau distillée additionnée d'un peu d'acide acétique.

L'*éosine* est soluble dans l'eau et dans l'alcool, sa solution est dichroïque, rose ou verdâtre, suivant l'incidence du regard. Elle teint très rapidement en rose les parties mises à son contact, mais sans aucune élection. M. RENAUT la préconise pour l'étude des cellules fixes du tissu conjonctif. Le même auteur recommande aussi l'*éosine hématoxylique*, c'est-à-dire un mélange de la solution d'hématoxyline avec la solution d'éosine.

Quant aux *couleurs d'aniline*, elles sont surtout employées pour la coloration des microbes, et, pour faire connaître la technique de ces colorants, nous ne pouvons mieux faire que de reproduire ici l'article suivant de M. Straus, publié dans le *Recueil de Médecine vétérinaire* (année 1887, p. 632, n° d'octobre) :

Après les grands travaux initiateurs de M. Pasteur, le progrès le plus important réalisé dans l'étude technique des microbes est dû à la méthode de coloration par les couleurs dérivant de l'aniline. La révolution opérée dans l'industrie de la teinture par la découverte et la vulgarisation de ces matières colorantes, n'a de comparable que la transformation tout aussi radicale que l'emploi de ces couleurs a imprimée à la technique histologique. Mon intention est d'exposer ici, de la façon la plus sommaire et la plus simple qu'il sera possible, les données fondamentales de cette partie de la bactériologie, celles qu'il importe que tout médecin connaisse.

C'est à M. Weigert que revient le mérite d'avoir, le premier, montré la la possibilité de colorer les microbes, soit dans les liquides, soit dans les coupes, d'abord à l'aide du carmin et de l'hématoxyline, puis au moyen des couleurs d'aniline, incomparablement plus précieuses à cet égard et qui devaient détrôner toutes les autres. Les recherches de MM. Koch, Ehrlich, Gram, Cornil et Babès, Malassez, etc., sont à citer parmi celles qui ont le plus contribué à perfectionner les procédés et à leur faire donner d'importants résultats.

1. — *Le principe sur lequel repose la coloration des microbes dans les tissus ou les liquides animaux est en somme le même que celui qui permet de colorer d'une façon élective certaines parties de la cellule, le noyau notamment.*

Prenons pour exemple la méthode primitive de Weigert, qui a été le point de départ des autres : Si on plonge pendant quelque temps dans une solution *aqueuse* d'une couleur d'aniline appropriée (un violet de méthyle, par exemple) une coupe mince d'un organe renfermant des bactéries, on verra d'abord la coupe se colorer totalement, d'une façon *diffuse* et intense; elle est *surcolorée*. Mais si ensuite on fait agir sur cette coupe des liquides *décolorants*, c'est-à-dire avides de la matière colorante, tels que l'eau acidulée, une solution de carbonate de potasse, l'alcool ordinaire ou absolu, on verra la coupe se décolorer graduellement, dans l'ordre suivant : la substance intercellulaire, les fibres conjonctives, se décoloreront d'abord; puis le protoplasma des cellules dont le noyau au contraire demeurera coloré pendant un certain temps.

Si l'action du liquide décolorant se prolonge, les noyaux eux-mêmes finiront par abandonner la matière colorante, et les microbes seuls resteront colorés dans la coupe : enfin les microbes eux-mêmes arriveront à se décolorer si l'action du liquide décolorant est suffisamment prolongée.

En graduant ainsi la décoloration, on arrive donc à obtenir des préparations où les microbes seuls sont colorés, ou en même temps qu'eux les noyaux seuls des cellules. On voit donc que le principe de la coloration est le même que l'on emploie depuis longtemps en histologie pour mettre nettement en évidence les noyaux des cellules. En effet, la plupart des microbes ont, de même que les noyaux cellulaires, mais à un degré bien plus prononcé, la propriété de fixer énergiquement certaines matières colorantes, le carmin, l'hématoxyline, mais surtout les couleurs d'aniline : d'où le nom de « substances colorantes du noyau » (*kernfœrbende substanzen*), sous lequel ces couleurs sont désignées par les histologistes allemands.

Toutes les couleurs dérivées de l'aniline n'ont pas une égale affinité pour les noyaux cellulaires et les microbes. On doit à M. Ehrlich d'avoir établi à cet égard une distinction importante au point de vue histo-chimique. La grande classe des couleurs d'aniline se divise, dit-il, en deux groupes principaux, qui se distinguent nettement par des caractères à la fois chimiques et histologiques. Le premier groupe comprend la fuchsine et ses dérivés, les divers violets de méthyle, le brun de Bismarck, la safranine, etc.; ce sont des *couleurs basiques d'aniline;* c'est-à-dire des corps qui, comme la fuchsine ou chlorhydrate de rosaline, par exemple, résultent de la combinaison d'une base colorante avec un acide indifférent. L'autre groupe est celui des *couleurs acides d'aniline ;* il est formé par des composés dans lesquels le principe colorant proprement dit joue le rôle d'acide : tels sont l'acide picrique, l'éosine, la fluorescine, l'aurine.

Ce sont les couleurs « basiques » d'aniline, dans la nomenclature d'Ehrlich, qui nous intéressent surtout; ce sont celles qui ont surtout la propriété de se fixer d'une façon élective sur les noyaux des cellules et sur les bactéries, alors au contraire que les couleurs « acides » ne présentent pas cette élection et colorent les tissus d'une façon diffuse. Les couleurs basiques d'aniline les plus usitées en histologie sont les divers violets de méthyle, le violet de gentiane, la fuchsine, le bleu de méthylène, la vésuvine, la rubine, la coccinine, la safranine, etc. La plupart de ces couleurs sont solubles dans l'eau et encore plus dans l'alcool absolu, et ce dernier liquide sert communément à *décolorer*, au degré voulu, les préparations colorées par une solution aqueuse d'une couleur d'aniline.

Les microbes qu'il y a intérêt, en pathologie, à colorer sont contenus soit dans les liquides de l'économie (sang, pus, crachats, etc.), soit dans les tissus animaux.

II. — *Coloration des liquides.*

Les micro-organismes contenus dans les *liquides* peuvent se colorer, sans autre préparation préalable, en déposant sur la lame une goutte du liquide à examiner et en y ajoutant une très petite quantité d'une solution aqueuse d'une couleur basique d'aniline. Au bout de quelques minutes les microbes se colorent, mais les images ainsi obtenues sont souvent confuses, surtout quand le liquide à examiner est riche en albumine, car la matière colorante se précipite en grumeaux qui gênent beaucoup l'observation. On doit à M. Koch d'avoir apporté un perfectionnement très important à la coloration des liquides, gráce à l'emploi de la dessiccation sur lamelles (*Trockenprœ-parate*).

Une goutte du liquide à examiner est étalée en couche très mince à la surface d'une lamelle à couvrir ; on la laisse sécher à l'air. Dans ces condi-tions, ainsi que l'avait déjà constaté Ehrenberg, les microbes sont fixés dans leur forme, par la dessiccation rapide, à la surface de la lamelle, ainsi, du reste, que d'autres éléments, tels que les globules rouges et blancs du sang. De là un premier avantage, précieux, celui de pouvoir conserver ainsi des spécimens de microbes pendant plusieurs mois, de pouvoir les expédier au loin, etc.

Mais si l'on vient ensuite à mouiller, pour la colorer, la couche ainsi des-séchée sur la lamelle, l'albumine se redissout rapidement et on se trouve en face des mêmes inconvénients signalés pour la coloration directe des liquides. Il importe donc, avant de procéder à la coloration, de *coaguler* l'albumine, ce que l'on obtient le plus facilement et le plus sûrement en faisant passer la lamelle à trois reprises, la face enduite dirigée en haut, à travers la flamme d'une lampe à alcool ou d'un bec de Bunsen. La couche du liquide desséchée à la surface de la lamelle ne se redissout plus et y est fixée comme le serait une coupe de tissu extrêmement mince. On peut alors soumettre la lamelle à toutes les manœuvres de coloration, comme on le ferait pour une coupe. La coloration s'obtient soit en déposant une goutte du liquide colorant sur la face enduite de la lamelle, ou mieux, en laissant flotter la lamelle, pendant un temps convenable, la face enduite dirigée en bas, dans un verre de montre ou un godet rempli du liquide colorant. La coloration obtenue, on passe la lamelle à l'eau, on la laisse parfaitement sécher et l'on monte dans le baume de Canada (dissous dans la benzine ou le xylol) ; on a ainsi des pré-parations persistantes.

On peut aussi étaler par frottement, à la surface d'une lamelle à couvrir, une parcelle très petite d'un tissu quelconque dans lequel on soupçonne la présence de microbes ; on laisse sécher la couche mince ainsi obtenue, on fixe par la chaleur et on traite la lamelle comme il a été dit plus haut : ces préparations de « frottis d'organes » sont extrêmement commodes pour s'as-surer rapidement de la présence de microbes dans un organe, sans être obligé de le durcir et d'y pratiquer des coupes.

III. — *Coloration des coupes.*

Les coupes dans lesquelles on veut colorer des microbes doivent être pra-tiquées, autant que possible, sur des organes frais durcis dans de bon alcool absolu; il importe que ces coupes soient très fines. La composition du liquide colorant dans lequel il convient de placer ces coupes, la durée du séjour dans le bain colorant, le traitement auquel on soumet ensuite les coupes, varient selon l'espèce particulière de microbe qu'il s'agit de mettre en évi-dence. Voici à ce sujet les indications fondamentales :

Un grand nombre de microbes, pathogènes ou non, se colorent par la simple méthode de Weigert, c'est-à-dire par l'emploi d'une solution aqueuse d'une couleur basique d'aniline : Weigert employait surtout le violet de gentiane ; les divers violets de méthyle, la fuchsine donnent à peu près les mêmes résultats. Les solutions aqueuses communément employées sont de 1 ou 2 p. 100 ; elles s'altèrent vite, même quand on a soin d'ajouter un peu de thymol pour empêcher les moisissures. Il faut donc les préparer toujours fraîchement et filtrer avant de s'en servir. Un moyen commode de se procurer rapidement des solutions aqueuses de couleur d'aniline consiste à avoir une provision d'une solution *alcoolique* concentrée de la couleur (dans l'alcool absolu) ; on verse un certain nombre de gouttes de cette solution dans de l'eau distillée et l'on obtient ainsi rapidement une solution aqueuse (mélangée de très peu d'alcool, ce qui ne gêne pas), dont on règle facilement le degré de concentration à l'œil.

On laisse les coupes séjourner dans la solution pendant un temps variable, quelques minutes à une ou deux heures ; on les transporte ensuite dans l'alcool absolu et l'on s'assure, par tâtonnement, du temps nécessaire pour que la décoloration soit complète et ait porté sur tous les éléments, *sauf les microbes*. C'est là une opération assez délicate, car il importe de laisser agir assez longtemps pour décolorer suffisamment la coupe, sans cependant que les microbes eux-mêmes se décolorent. On éclaircit ensuite la préparation à l'aide de l'essence de clou de girofle, ou mieux de l'essence de bergamote, ou l'huile de cèdre ; on se débarrasse de l'excès d'essence et on monte dans le baume dissous dans le xylol.

Par ce procédé, on colore très bien le bacille du charbon, la plupart des micrococcus de la suppuration, le streptococcus de l'érysipèle, le gonococcus, le bacille de la lèpre, etc.

Le *bleu de méthylène*, en solution aqueuse, est particulièrement recommandé, et à juste titre, par M. Ehrlich, pour la coloration des microbes ; chimiquement il se distingue des autres couleurs d'aniline en ce qu'il contient du soufre ; entre autres avantages, il offre celui de ne pas *surcolorer* les coupes, même lorsqu'elles séjournent très longtemps dans la solution.

Une solution légèrement alcalinisée donne des résultats encore plus satisfaisants que la simple solution aqueuse ; c'est la solution de Lœffler, dont voici la formule :

> Solution alcoolique concentrée de bleu de méthylène . 30 cent. cubes.
> Solution aqueuse de potasse à 1/10000. 100   —

Cette solution est surtout utile pour des espèces qui se colorent difficilement par les autres couleurs basiques d'aniline, pour le bacille de la fièvre typhoïde, celui de la morve, de la diphtérie, de la fièvre récurrente, etc.

IV. — *Bacille de la tuberculose.*

Il est des microbes qui se comportent d'une façon tout à fait caractéristique à l'égard de certaines matières colorantes, comme aussi à l'égard de certains agents décolorants. Au premier rang parmi ces microbes se place le bacille de la tuberculose.

Méthode primitive de Koch. — M. Koch réussit à mettre ce bacille en évidence par le procédé suivant : les lamelles à couvrir ou les coupes sont placées pendant 20 à 24 heures dans le bain colorant suivant :

Solution alcoolique concentrée de bleu de méthylène . . 1 cent. cube.
Eau distillée 200   —
Solution de potasse caustique à 10 p. 100. 2   —

La préparation colorée en bleu foncé est lavée à l'eau distillée, puis placée pendant une quinzaine de minutes dans une solution aqueuse concentrée de vésuvine ; on lave ensuite à l'eau et l'on examine à l'éclairage Abbé. Les bacilles de la tuberculose apparaissent colorés en bleu, tandis que les autres bactéries (contenues dans les crachats, par exemple) et les noyaux des cellules sont colorés en brun. Cette réaction n'a plus qu'une valeur historique : c'est le premier exemple, et le plus fameux, d'une réaction colorante *spéciale* à un microbe déterminé.

Méthode d'Ehrlich. — Cette méthode est beaucoup plus commode et plus sûre ; la voici, avec les quelques légères modifications que Weigert et Koch y ont apportées :

2 centimètres cubes d'aniline (phénylamin, huile d'aniline) sont mêlés à 50 centimètres cubes d'eau distillée ; on agite vivement pendant quelques minutes, on laisse reposer pendant cinq minutes et on filtre sur du papier à filtre mouillé avec de l'eau distillée, de façon à retenir les gouttelettes huileuses d'aniline non dissoutes. Dans le liquide clair qui passe on verse 5 centimètres cubes de solution alcoolique concentrée de violet de gentiane ou de fuchsine ; on y ajoute 5 centimètres cubes d'alcool absolu ; on agite et on filtre. Cette solution se conserve pendant une huitaine de jours.

Elle est douée d'un pouvoir tinctorial extrêmement puissant. Les coupes d'organes tuberculeux ou les lamelles y sont placées pendant douze à vingt heures ; une à deux heures suffisent si la solution est mise à l'étuve à 40 degrés. Au sortir du bain colorant, les préparations sont placées pendant une à deux minutes dans de l'acide nitrique dilué au tiers ou au quart, ou dans de l'alcool absolu additionné de 2 ou 3 p. 100 d'acide chlorhydrique ; on lave ensuite à l'eau distillée, on déshydrate par l'alcool absolu, on éclaircit par l'essence de bergamote et on monte dans le baume. Tout est décoloré, sauf les bacilles de la tuberculose. Un seul bacille fait exception et demeure également coloré quand on emploie la méthode d'Ehrlich : c'est le bacille de la lèpre. Il se distingue du bacille de Koch en ce qu'il se colore aussi par les méthodes ordinaires, ce qui n'a pas lieu pour ce dernier.

La signification du *bacille* de Lustgarten est encore trop incertaine pour qu'il y ait lieu d'insister ici.

V. — *Méthode de Gram.*

On doit à cet histologiste danois une méthode applicable à un grand nombre de microbes et qui donne des résultats remarquables par la beauté et la sûreté des colorations. La coupe (ou la lamelle) est placée pendant une à deux minutes, à la température ordinaire, dans la solution anilée de violet de gentiane (solution d'Ehrlich) dont la formule a été donnée plus haut. Il importe que les coupes aient été recueillies dans l'alcool absolu et non dans l'eau. Au sortir du bain colorant, la préparation est mise, pendant deux minutes, dans la solution suivante (solution de Lugol).

Iode . . . . 2 gram.
Iodure de potassium 2
Eau 300

Puis on la porte dans l'alcool absolu, où elle perd graduellement sa couleur noire et se décolore complètement, si on a soin de renouveler l'alcool au bout de dix à quinze minutes. On éclaircit alors par l'essence et on monte dans le baume. Les bactéries apparaissent alors magnifiquement colorées en bleu intense, tandis que tout le reste du tissu est décoloré. L'iode a agi, dans ce cas, en fixant avec énergie la matière colorante sur les bactéries et en empêchant leur décoloration ultérieure par l'action prolongée de l'alcool absolu.

La plupart des microbes pathogènes se colorent par cette méthode, le bacillus anthracis, le bacille de la tuberculose, celui de la lèpre, le pneumonococcus, les microbes de la suppuration, de l'érysipèle, l'actinomyces ; toutefois pour le bacille de la tuberculose, il faut un séjour de vingt-quatre heures dans le bain colorant.

Sont décolorés par la méthode de Gram : le bacille de la fièvre typhoïde, celui de la morve, la spirille du choléra, celle de la fièvre récurrente, le gonococcus.

Il est important de savoir que la méthode de Gram ne réussit bien que si l'on emploie le violet de gentiane ? la substitution d'autres couleurs, de la fuchsine, par exemple, donne des résultats beaucoup moins satisfaisants.

VI. — *Double coloration.*

Il y a parfois intérêt, dans une préparation où tout est décoloré, sauf les microbes, à colorer d'une manière différente certains éléments histologiques les noyaux des cellules par exemple, pour mieux se rendre compte de la situation exacte des microbes et pour profiter du contraste de couleur ainsi obtenu. C'est ce qu'on appelle, en langage de laboratoire, *colorer les fonds.* Pour cela, on soumet la préparation, au sortir du liquide décolorant, à l'action rapide d'une solution colorante dont la couleur fait contraste avec celle qui a été employée pour teindre les microbes. Ainsi, si les microbes ont été colorés en violet ou en bleu, on colorera le fond en rouge par l'emploi d'une solution de carmin ou d'éosine ; si les microbes sont colorés en rouge, par la fuchsine par exemple, on fera un fond bleu en passant la préparation pendant quelques instants dans une solution de bleu de méthylène.

Pour obtenir une belle double coloration des préparations traitées par la méthode de Gram, il est bon de *commencer* par la coloration du fond ; dans ce but, on place les coupes, pendant quelques minutes, dans le picrocarminate d'ammoniaque, jusqu'à ce que la coloration nucléaire se soit produite : au sortir du carmin, la coupe est passée à l'eau distillée, puis à l'alcool absolu ; alors seulement elle est traitée par la méthode de Gram. Le carmin reste fixé sur les noyaux des cellules qu'il colore en rouge, pendant que les microbes se montrent colorés en bleu intense ; les préparations ainsi obtenues sont fort belles. On peut procéder de même pour les coupes d'organes tuberculeux traitées par la méthode d'Ehrlich.

La recherche des microbes dans une préparation colorée doit toujours, selon le précepte de M. Koch, se faire à l'aide d'un objectif à immersion homogène, en employant le condensateur d'Abbe, *sans diaphragme* et avec le miroir *plan*. Par ce mode d'éclairage, les détails de *structure* de la préparation disparaissent, il est vrai, presque totalement ; mais les détails de *coloration*, qu'il importe surtout d'observer, apparaissent dans toute leur netteté.

J'ai dû me contenter, dans ce rapide exposé, de ne signaler que les faits, en m'abstenant de toute interprétation théorique. Le mode d'action des matières colorantes sur les éléments histologiques ainsi que sur les microbes attend encore une interprétation satisfaisante : quand on a dit que telle matière colorante exerce une action *élective* sur le noyau des cellules ou sur la substance des microbes, on constate simplement un fait sans pouvoir en donner l'explication. La technique des colorations histologiques existe ; elle est déjà très compliquée et a donné des résultats brillants, qui font honneur à la patience et à l'ingéniosité de ceux qui se livrent à ces délicates recherches. Mais, presque tout, dans cette technique, est encore empirique, et le côté proprement scientifique de la question n'a guère encore été sérieusement abordé. »

B. — Imprégnations.

Les imprégnations se font avec certains sels métalliques qui colorent certaines parties en se réduisant à leur intérieur à l'état métallique. Nous signalerons le nitrate d'argent, le chlorure d'or et l'acide osmique.

Nitrate d'argent. — C'est RECKLINGHAUSEN qui a montré le premier l'action imprégnante de ce sel, qui se décompose sous l'influence de la lumière, dans les ciments intercellulaires et marque ainsi en noir les contours des éléments. On emploie des solutions de 1/300, 1/400, 1/500, ou même de 1/1000. Supposons qu'on veuille imprégner avec ce réactif un lambeau de mésentère, d'épiploon, de plèvre, pris sur un animal fraîchement tué, on l'étale rapidement sur une plaque porte-objet, on en lave la surface en y faisant couler doucement de l'eau distillée ; puis on l'asperge goutte à goutte avec la solution argentique contenue dans une pipette *ad hoc*. Cette opération s'effectuant à la lumière, on voit bientôt le lambeau séreux prendre une légère teinte opalescente, gris lilas, qui accuse la réduction du sel d'argent; à ce moment on cesse l'aspersion imprégnante et on enlève l'excédent du réactif à l'aide d'un courant d'eau distillée. Si l'on recouvre alors la préparation d'une goutte de glycérine, puis de la lamelle couvre-objet, on peut la porter sous le microscope et constater que l'endothélium a été parfaitement révélé sous forme d'un réseau de lignes noires dont chaque maille est une cellule.

S'agit-il maintenant d'imprégner l'endothélium des capillaires? On les injecte d'abord avec de l'eau distillée, puis avec la solution argentique, et, quand on suppose que la réduction est suffisante, on injecte de nouveau de l'eau distillée pour nettoyer leur intérieur. On peut aussi imprégner les capillaires en les injectant avec de la gélatine liquéfiée, additionnée de deux à trois fois son poids d'une solution argentique au 1/300. La gélatine se solidifie par refroidissement et donne au réseau capillaire plus du relief.

Chlorure d'or. — Le chlorure d'or est un réactif coûteux, incertain dans ses effets; on l'emploie surtout pour déceler les terminaisons nerveuses, qu'il colore en violet en se réduisant à la lumière. Le chlorure d'or n'agit bien que sur des parties préalablement acidifiées. Voici d'ailleurs comment on l'emploie d'après M. Ranvier : Le tissu coupé en menus morceaux est plongé pendant cinq minutes dans du jus de citron filtré, puis lavé à l'eau distillée, enfin plongé dans une solution de chlorure d'or à 1/200 pendant 25 à 30 minutes, jusqu'à ce qu'il ait pris une teinte jaune paille; alors on le lave de nouveau et on le laisse à la lumière diffuse dans de l'eau acidulée avec quelques gouttes d'acide acétique ou d'acide formique.

La réduction du sel d'or se fait sur les terminaisons nerveuses et celles-ci deviennent ainsi faciles à suivre après dissociation ou sur des coupes.

Acide osmique. — Nous avons déjà cité ce réactif comme un coagulant énergique et conséquemment comme un durcissant. Nous devons l'envisager maintenant comme colorant. Il colore en noir les graisses et les substances analogues en se réduisant à l'état métallique; il est ainsi très précieux dans la préparation des éléments graisseux et des fibres nerveuses à myéline. On l'emploie en solution au 1/100.

ART. V. — INJECTION DES VAISSEAUX

Pour bien voir les réseaux vasculaires, il n'y a qu'un moyen, c'est de les injecter avec des matières colorées.

Autrefois on employait comme *masse d'injection* des substances liquides, telles que la glycérine, la térébenthine, l'alcool, colorées avec de la poudre de vermillon, du jaune du chrome, de bleu de Prusse, etc. On obtenait ainsi des injections opaques qui masquaient plus ou moins les éléments circonvoisins et, quand on pratiquait des coupes dans le tissu injecté, le contenu liquide des vaisseaux s'échappait en partie. Ce sont là des inconvénients auxquels on a obvié en employant comme masse d'injection de la gélatine, et comme substance colorante une solution carminée ou du bleu soluble. La masse injectée est ainsi toute transparente et elle se solidifie par refroidissement sans diffuser en dehors des vaisseaux ni se répandre sur les coupes.

Voici d'ailleurs la manière de faire :

On prend de la gélatine de Paris bien pure que l'on nettoie bien ; on la plonge pendant quelques heures dans de l'eau distillée où elle se gonfle en absorbant une certaine quantité de liquide ; puis on la coupe en petits fragments dans une capsule que l'on chauffe au bain-marie. Bientôt elle fond dans son eau d'absorption et l'on obtient un liquide filant auquel on donne la fluidité nécessaire par addition d'eau. Reste à colorer : les nuances employées sont : le rouge, le bleu, le jaune verdâtre, mais surtout les deux premières. Le rouge est communiqué par une solution ammoniacale de carmin que l'on verse goutte à goutte en agitant ; on ajoute quelques gouttes d'acide acétique pour neutraliser l'ammoniaque et l'on filtre le tout à travers une flanelle. La température de 35° à 40° est maintenue jusqu'au moment de l'injection. La couleur bleue est obtenue avec du bleu de Prusse soluble, que l'on mélange goutte à goutte, comme précédemment, avec la gélatine.

Technique de l'injection. — Deux cas peuvent se présenter : on désire injecter un organe isolé ou le cadavre entier d'un petit animal. Dans le premier cas, on ferme tous les vaisseaux qui ont été sectionnés pendant l'ablation de l'organe, moins celui sur lequel on fixe la canule de l'appareil à injection ; dans le second cas, on découvre un vaisseau en faisant le moins de délabrement possible, et on y fixe solidement la canule. Dans les deux cas, la pièce anatomique et la masse à injection doivent être maintenues à une température comprise entre 35° et 40°.

L'injection est poussée lentement et d'une façon soutenue. Pour

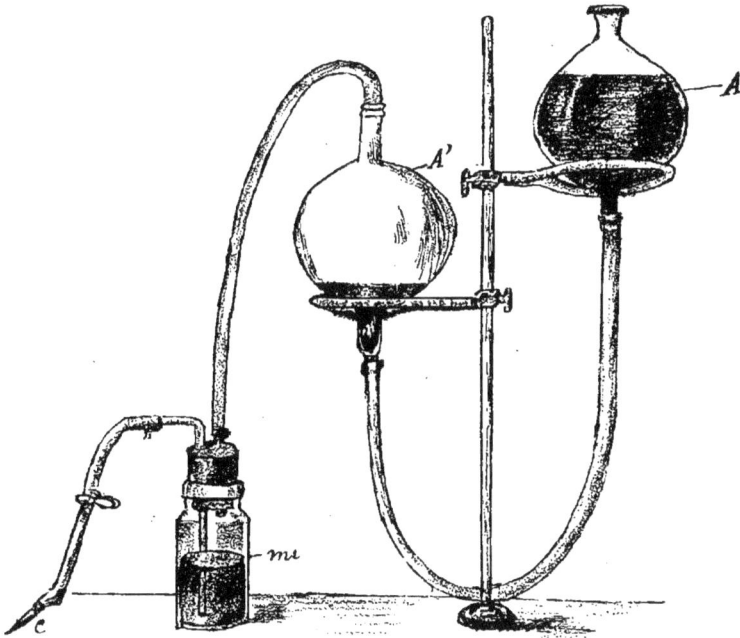

Fig. 372. — Appareil à injection de Ranvier.

mi, vase contenant la masse à injection ; on comprime l'air au-dessus de la masse en élevant plus ou moins le réservoir à mercure *A* au-dessus du réservoir *A'*. L'injection se fait par la canule *c*.

mieux réaliser ces conditions, on a substitué à la seringue, des injecteurs divers à pression continue ou à pression graduellement croissante. (Voyez fig. 372 et 373.)

Quand l'injection est bien réussie, les organes présentent uniformément la teinte de la masse à injection. Pour les conserver et les durcir, on les divise en fragments et on les plonge dans l'alcool ; si la masse d'injection était bleue, il y aura avantage à se servir

d'une solution de bichromate de potasse à 10 p. 100. Les préparations de tissus injectés devront être montées de préférence dans le

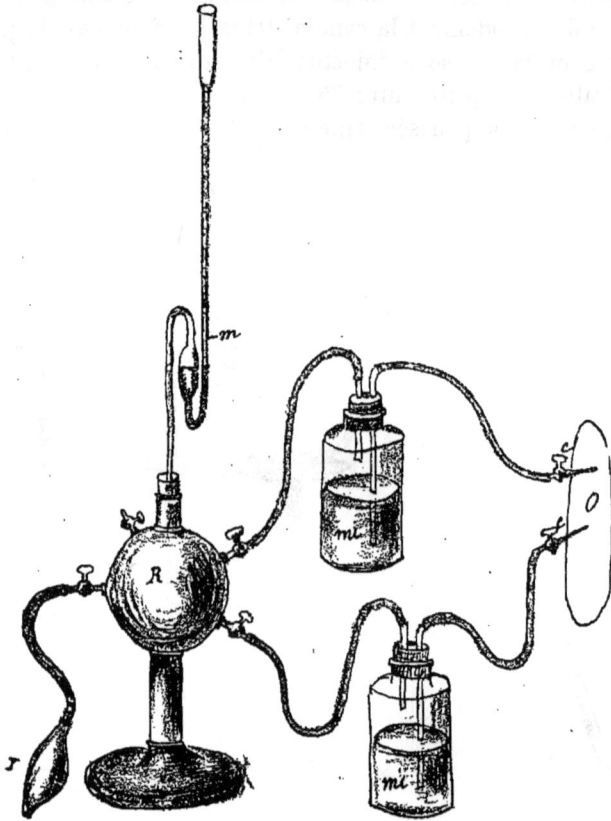

Fig. 373. — Appareil à injection de Latteux.

R, réservoir métallique où l'on comprime de l'air, à l'aide de l'injecteur en caoutchouc I. — m, ma-
nomètre. — mi, mi, vases où sont contenues les masses à injection ; c, c, canules à fixer sur les vaisseaux.

baume de Canada, car ce véhicule fait pâlir les éléments anatomiques et fait ressortir d'autant mieux le réseau vasculaire.

ART. VI. — PRÉPARATIONS EXTEMPORANÉES

Il arrive souvent que l'on a à faire sur un tissu frais des préparations extemporanées que l'on ne conserve pas, par exemple, pour

découvrir des parasites ou des microbes, pour se renseigner rapidement sur la nature d'un tissu pathologique. Si le tissu est de texture lâche, on en détache un lambeau que l'on dissocie avec les aiguilles sur la plaque porte-objet dans l'eau ou mieux dans le picrocarminate d'ammoniaque. Si le tissu est parenchymateux, on racle une surface de section avce un scalpel et l'on étend le produit de raclage sur la plaque porte-objet, dans une goutte de picrocarminate d'ammoniaque. S'il s'agit de croûtes épidermiques où l'on recherche des parasites, on les dissocie avec les aiguilles dans de la potasse ou dans de la soude, et on les écrase en pressant sur la lamelle couvre-objet. Enfin si le tissu offre une certaine consis-

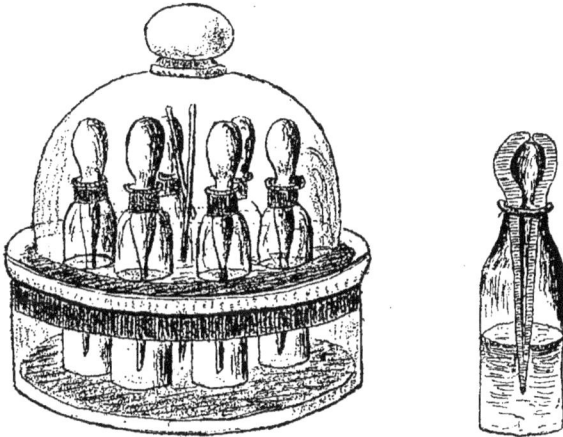

Fig. 374. — Nécessaire à réactifs Ranvier; un flacon isolé.

tance ou une texture serrée, on en détache à main levée quelques coupes que l'on monte d'emblée dans le picrocarminate d'ammoniaque, etc., etc.

Dans ces divers cas, où la préparation ne doit pas être conservée, on peut sans inconvénient l'examiner dans l'eau ou dans son liquide colorant; mais si elle doit être gardée plusieurs heures, il faut la monter dans de la glycérine.

Quand on se livre à ces études histologiques extemporanées, il faut avoir sous la main un certain nombre de réactifs, tels que picrocarminate, éosine hématoxylique, glycérine, eau iodée, acide acétique, solution de potasse ou de soude; on emploie à cet effet le *nécessaire à réactifs de M. Ranvier* (fig. 374), dont les flacons à réac-

tifs ont un bouchon creux faisant office de pipette et d'agitateur.
Il faut avoir aussi une pissette d'eau distillée et un certain nombre
d'instruments que l'on fera bien d'enfermer dans une trousse *ad
hoc*, tels que rasoir, aiguilles, ciscaux, pinces, petits scalpels, seringue
de Pravaz, pinceaux, etc. (fig. 360).

CHAPITRE III

Cette opération consiste à disposer et à conserver la préparation entre deux lames de verre, l'une dite porte-objet ou lame, l'autre couvre-objet ou lamelle.

A. — Lames et lamelles

Les lames ont la forme de rectangle ayant 7 à 8 centimètres de

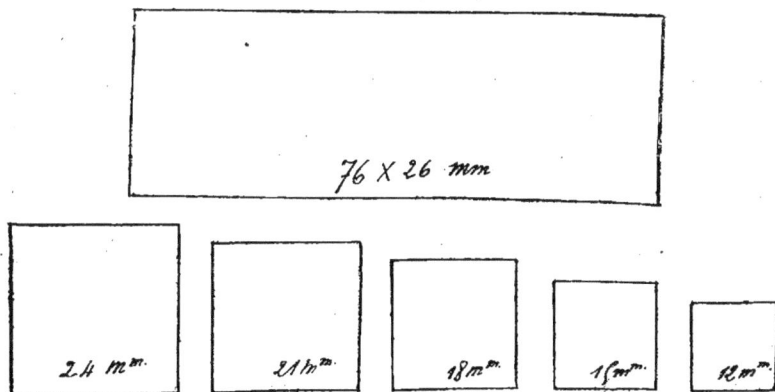

Fig. 375. — Une lame porte-objet et une série de lamelles de recouvrement de différentes dimensions.

longueur sur 2 à 3 de largeur ; elles doivent être absolument pures et transparentes. Les lamelles sont généralement carrées, quelquefois rondes ; elles ne dépassent guère 2 centimètres de côté, de manière à laisser toujours déborder la lame (fig. 375). Lames et lamelles doivent, avant l'usage, être parfaitement nettoyées ; on

se sert pour cela, d'eau additionnée d'alcool ou aiguisée d'acide
sulfurique, et d'un linge fin, souple, qui n'abandonne pas de filaments.

B. — Porter la coupe sur le porte-objet.

Cette opération est délicate lorsque la coupe est large et très
mince ; elle se fera sans dommage pour la préparation en prenant
les précautions suivantes : Les coupes sont placées dans une cuvette pleine d'eau ou d'alcool ; on plonge obliquement la lame dans
cette cuvette et l'on amène à sa surface la préparation à l'aide

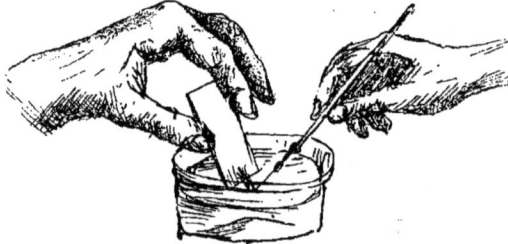

Fig. 376. — Un moyen très usité de monter les coupes sur le porte-objet.

d'une aiguille ou d'un pinceau ; puis l'on retire habilement la lame
sur laquelle s'étale par adhérence la coupe que l'on avait choisie
(voir fig. 376) ; il ne reste plus qu'à essuyer la lame au pourtour
de la préparation avec un linge bien propre ou avec du papier
buvard.

Quand les coupes sont petites ou qu'elles ne sont pas très fragiles, on peut les transporter directement sur le porte-objet en les
saisissant à l'aide d'un pinceau mouillé ou d'une pipette et en s'ai-
dant d'une aiguille pour les décharger.

C. — Milieux des préparations.

La préparation, une fois colorée, doit être montée dans un milieu
convenable où elle se conserve sans altération, et où elle prend
plus de transparence. Ce milieu est soit la glycérine, soit le baume
de Canada. Il n'y a guère que les coupes d'os et de dent que
l'on puisse monter à sec.

La *glycérine* est un liquide hygroscopique et très réfringent qui convient parfaitement comme véhicule conservateur des préparations; elle les éclaircit en même temps qu'elle les soustrait à toute dessiccation. Lorsqu'on veut s'en servir, on en dépose une goutte sur la coupe que l'on vient de monter et l'on recouvre d'une lamelle. Parfois la préparation est déjà couverte, mais elle baigne dans un liquide non conservateur; il y a lieu de substituer la glycérine à ce

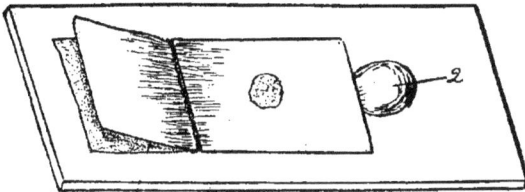

Fig. 377. — Manière de substituer la glycérine (2) à un liquide colorant, dans une préparation couverte

dernier et cela sans toucher à la lamelle, dont l'enlèvement est plein de danger pour la préparation; voici comment on y parvient : on place un morceau de papier buvard sur un bord de la lamelle et on dépose contre le bord opposé une goutte de glycérine (fig. 377); le premier véhicule est absorbé par le papier buvard et est remplacé au fur et à mesure par la glycérine.

La glycérine décolore à la longue les préparations; pour éviter cet inconvénient, on la teinte quelquefois avec la même matière colorante qui a servi à colorer la préparation, et ainsi l'on emploie de la glycérine picrocarminée, éosinée, etc.; ou bien on la sature d'alun si la préparation a été traitée par les couleurs d'aniline.

Le *baume du Canada* est une résine qui possède à peu près le même pouvoir de réfringence que le verre, et qui convient admirablement pour éclaircir les préparations ; de plus, en se durcissant, il fixe la lamelle sur la lame et dispense de les luter. Le baume du Canada est soluble dans l'éther, le chloroforme et les essences; mais il est insoluble dans l'eau; conséquemment, avant de monter les coupes dans ce milieu, il faut préalablement les *déshydrater* en les traitant par l'alcool absolu ; il faut aussi les éclaircir et les préparer à une facile imbibition par le baume en les traitant par l'essence de girofle ou l'essence de térébenthine rectifiée. En règle générale ces deux traitements successifs, par l'alcool absolu et par une essence, se font sur la plaque porte-objet. — Quant au baume, on l'emploie dissous dans du chloroforme ou dans de l'essence de térébenthine rectifiée, en en déposant une grosse goutte sur la préparation, que l'on étend avec un agitateur comme si l'on se servait de la glycérine; ou bien on emploie du baume non dissous que l'on fait fondre par l'action de la chaleur. Que le baume ait été liquéfié par l'action de la chaleur ou par dissolution, il durcit bientôt par refroidissement ou par évaporation, et fixe la lame et la lamelle l'une contre l'autre. — Dans tous les cas, avant d'employer le baume du Canada, il faut plonger le flacon qui le renferme, débouché, dans un bain-marie que l'on chauffe quelques heures à 80° de manière à vaporiser les essences du baume, dont la présence aurait le fâcheux effet d'empêcher le corps de se durcir à l'air.

D. — Occlusion des préparations

1° **Couvrir la préparation**. — La coupe est immergée dans une goutte de glycérine ou de baume du Canada plus que suffisante pour remplir l'intervalle compris entre le porte-objet et la lamelle de recouvrement. Il s'agit de la recouvrir de cette dernière : on la saisit entre le pouce et l'index ou bien entre les mors d'une

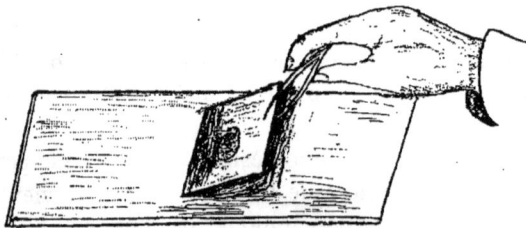

Fig. 378. — Manière de déposer la lamelle sur la préparation afin d'éviter d'emprisonner des bulles d'air.

pince (voir fig. 378); on la fait d'abord toucher par un de ses bords, puis on la laisse tomber avec lenteur en la soutenant pendant sa chute; on évite ainsi l'emprisonnement des bulles d'air qui gâtent si souvent les préparations. Dans certains cas, cette manière de faire risquerait de déplacer la préparation, notamment de la refouler à la périphérie de la lamelle ; il faut alors laisser tomber celle-ci à plat tout d'un coup ; on évite d'enfermer des bulles d'air, en déposant une goutte du véhicule sur sa face inférieure. Si malgré toutes les précautions ci-dessus indiquées, de l'air restait emprisonné dans la préparation, on pourrait y remédier en plaçant une goutte excédente de véhicule sur l'un des bords de la lamelle, puis en soulevant légèrement et laissant retomber celle-ci plusieurs fois jusqu'à ce qu'on ait amené les bulles au dehors.

On suit exactement le même manuel quand on monte la coupe dans un liquide colorant.

2° **Luter la préparation**. — Si la préparation a été montée dans

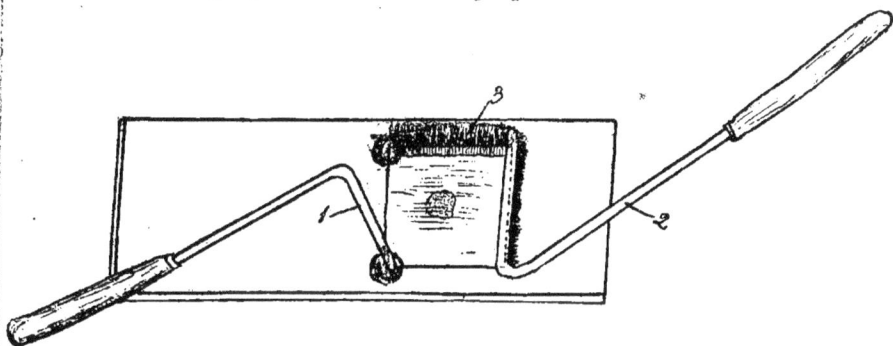

Fig. 379. — Manière de luter une préparation à la paraffine.
1, on laisse tomber une goutte sur les angles. — 2, on joint entre elles les gouttes le long de chaque bord, ainsi que cela a été fait en 3.

le baume du Canada, celui-ci durcit aux bords de la lamelle couvre-objet, et ferme exactement la préparation ; mais si elle a été montée dans la glycérine, il faut fixer la lamelle à la lame au moyen de luts divers ; le plus usité est la *paraffine*. On l'emploie de la manière suivante : après avoir absorbé, à l'aide d'un linge ou de papier buvard, la glycérine qui déborde la lamelle et qui empêcherait l'adhérence du lut, on prend une tige de fer de 2 ou 3 millimètres de diamètre, coudée à une extrémité, emmanchée à l'autre (fig. 379) ; on fait chauffer son extrémité coudée dans la flamme d'un bec de gaz par exemple, on la plonge dans un bloc de paraffine, puis on la porte au-dessus des quatre angles de la lamelle ; la paraffine fondue tombe en goutte sur ces angles et les fixe en se solidifiant ; on chauffe de nouveau la tige de fer, et l'on réunit les gouttes ci-dessus en une bordure qui recouvre légèrement la lamelle et s'étend sur la lame (fig. 379). Ce lut n'est pas solide ; mais il est suffisant pour les préparations que l'on ne doit garder que quelques jours. Quant aux préparations destinées à être mises en collection, on ne les lute à la paraffine qu'à titre provisoire ; plus tard on superpose à la paraffine le lut définitif. Ce lut sera soit de la cire à cacheter dissoute, jusqu'à l'état de pâte, dans l'alcool, soit une solution chloroformée de baume de Canada, soit du bitume de Judée, soit l'un des nombreux mastics adhésifs au verre. On étend ces luts liquides en bordure péri-lamellaire, à l'aide d'un agitateur ou mieux d'un pinceau ; ils prennent plus tard une grande dureté et la préparation se trouve ainsi hermétiquement fermée et scellée solidement.

Quand la coupe a quelque épaisseur ou qu'elle doit être pré-

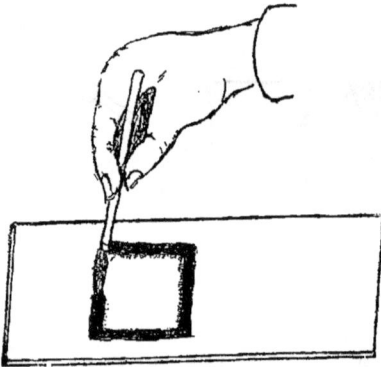

Fig. 380. — Confection d'une cellule à l'aide du pinceau et d'une résine dissoute.

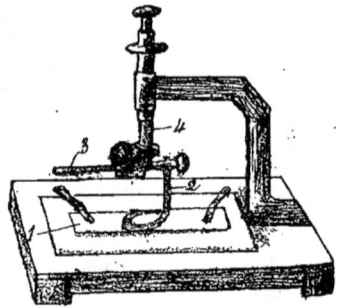

Fig. 381. — Confection d'une cellule à la tournette.

1, préparation fixée à l'aide de 2 valets. — 2, pinceau chargé de bitume de Judée, qui trace une cellule ronde, en tournant autour de l'axe 4, grâce au jeu du levier 3.

servée de la compression de la lamelle de recouvrement, il faut lui faire une *cellule*. Un moyen très simple consiste à interposer un petit cadre de papier à cigarette entre la lame et la lamelle, de manière à soulever cette dernière. Un autre moyen plus perfectionné consiste à entourer la préparation avant qu'elle soit recouverte de la lamelle, d'un carré ou d'une circonférence de bitume de Judée, carré ou circonférence que l'on trace avec un pinceau à main levée ou à l'aide d'une tournette *ad hoc* (fig. 380 et 381) ; on crée ainsi une cellule dont la profondeur peut être augmentée en superposant plusieurs couches de bitume ou de baume qui soulèvent d'autant la lamelle.

E. — Mise en collection.

Une fois lutées, avant d'être mises en collection, les préparations doivent être minutieusement étiquetées (fig. 382) ; sur une première étiquette, on indique le nom du tissu d'où vient la préparation, si celle-ci a été obtenue par dissociation ou par coupes, si la coupe est longitudinale ou transversale ; sur une deuxième, on inscrit les réactifs employés pour préparer le tissu à la coupe, le mode de coloration, le véhicule de la préparation, la date de sa confection.

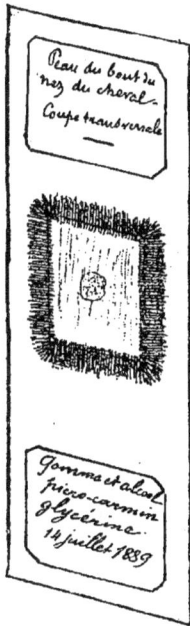

On a fabriqué des boîtes diverses pour loger les collections histologiques. Les plus convenables permettent de ranger les préparations à plat. M. VERICK a mis en circulation des boîtes en peuplier d'un usage fort commode ; elles peuvent recevoir cinquante préparations sur cinq étagères mobiles (figure 383). On voit dans les laboratoires d'histologie des meubles dispendieux, où de grands rayons reçoivent un nombre considérable de préparations qui se déplacent et se superposent plus ou moins chaque fois qu'on les visite.

Fig. 382. — Préparation étiquetée pour la mise en collection.

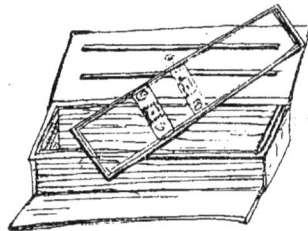

Fig. 383. — Une boîte de Vérick pour enfermer 50 préparations.

Nous préférons enfermer les préparations, par affinité d'origine, dans une série de boîtes Vérick et déposer celles-ci, comme nous l'avons fait ici, dans une vitrine disposée en autant de compartiments ou loges que l'on a de boîtes. On trouve ainsi à loger très convena-

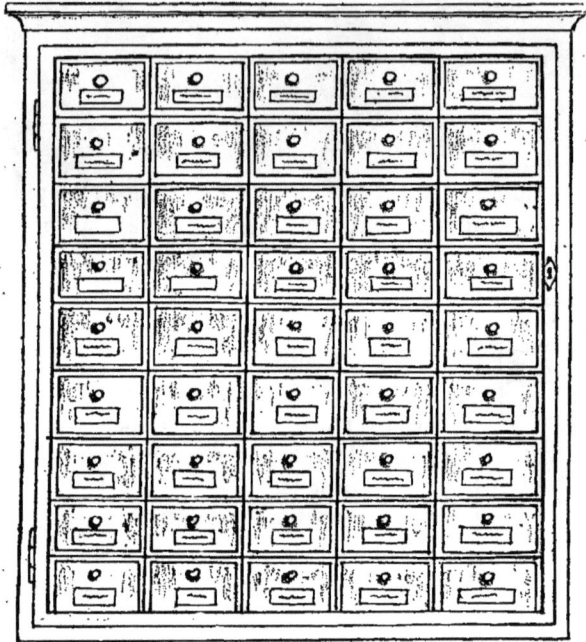

Fig. 384. — Petit meuble logeant 45 boîtes de Vérick, soit 2,250 préparations.
(Laboratoire d'histologie normale de l'école vétérinaire de Lyon.)

blement 2,000 préparations dans un demi-mètre carré de surface
(fig. 384).

CHAPITRE IV

ARTICLE PREMIER. —DÉTERMINATION DE LA DIMENSION DES OBJETS

Pour mesurer les objets vus sous le microscope, il faut un *micromètre objectif* et un *micromètre oculaire* (fig. 385).

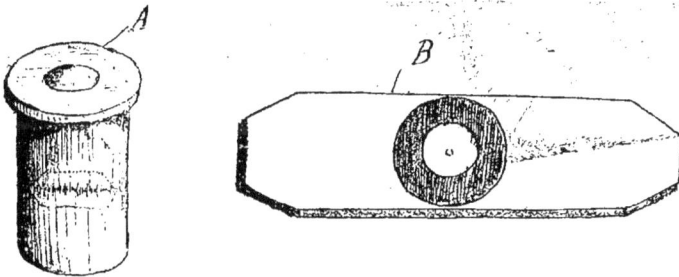

Fig. 385. — A, oculaire micrométrique. — B, micromètre objectif.

Le premier est une petite lame de verre sur laquelle on a divisé au diamant l'intervalle d'un millimètre en 100, 200, 300, 500 ou 1,000 parties, lame de verre montée dans une pièce en cuivre et que l'on place sous l'objectif à la manière d'une préparation.

Le deuxième est un oculaire au milieu duquel on a placé une lame de verre portant des divisions équidistantes plus grandes que celles du micromètre objectif et qui se projettent sur l'image (par exemple un centimètre divisé en 100).

Pour déterminer les dimensions d'un objet ou d'un élément, on fait deux mensurations successives : 1° L'élément ou l'objet, étant au point, au milieu du champ du microscope, on remplace l'oculaire ordinaire par l'oculaire micrométrique et l'on constate combien il faut de divisions de ce dernier pour couvrir la dimension à évaluer. Supposons qu'il en faille cinq. — 2° On substitue alors le micromètre objectif à la préparation et l'on met au point sans rien changer au grossissement. Il s'agit de voir combien cinq divisions de l'oculaire couvrent de divisions du micromètre objectif : soit huit divisions. Si ces dernières sont des centièmes de millimètre, il est clair que la dimension qu'on a mesurée sera de huit centièmes de millimètre.

L'unité de mesure sous le microscope est habituellement le millième de millimètre que l'on exprime par la lettre grecque μ.

ART. 11 — DÉTERMINATION DE LA VALEUR DES GROSSISSEMENTS

Les fabricants joignent à leurs instruments un tableau des grossissements obtenus par l'association des divers objectifs et oculaires dans les états de raccourcissement et d'allongenent maximun du tube du microscope; nous avons donné plus haut le tableau des grossissements obtenus avec les instruments de VÉRICK. Mais en l'absence de ces renseignements, il est possible de déterminer soi-même un grossissement quelconque. A cet effet, on met l'instrument au point sur le micromètre objectif, puis, surmontant l'oculaire de la chambre claire (voir chapitre suivant), on dessine sur le papier l'image de quelques-unes des divisions du micromètre objectif. Si ces divisions, qui sont, je suppose, des centièmes de millimètre, ont chacune sur le dessin un millimètre, il est clair que que le grossissement sera de 100 ; si elles ont 5 millimètres, le grossissement sera de 500 ; si elles ont 1 centimètre, il sera de 1,000, etc.

CHAPITRE V

DESSIN DES PRÉPARATIONS MICROSCOPIQUES

Rien n'est plus utile que de savoir représenter sur le papier les images des préparations microscopiques, que l'on poursuive des recherches ou que l'on veuille simplement démontrer une coupe à d'autres observateurs.

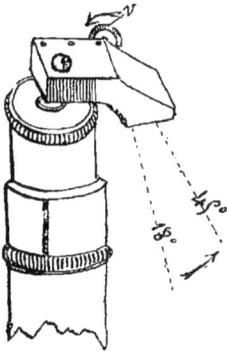

Fig. 386. — Chambre claire de Malassez construite par Vérick.

v, virole au moyen de laquelle on peut faire varier l'incidence de projection de l'image, de 18° à 45°.

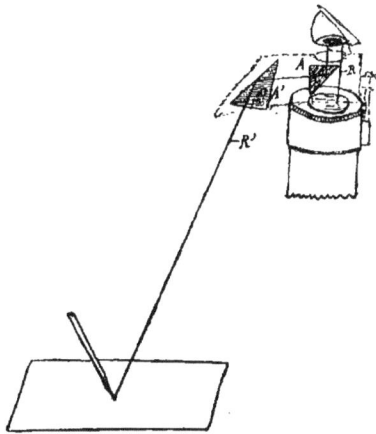

Fig. 387. — Schéma de la direction des rayons lumineux dans le dessin à la chambre claire.

A et A', les deux prismes de la chambre claire. — R, rayons lumineux qui vont directement à l'œil. — R', rayons lumineux qui réfléchissent l'image sur le papier où on la dessine.

On peut faire des dessins assez exacts sans prendre des précautions spéciales, lorsqu'on a l'habitude de dessiner des objets. Mais si l'on désire apporter plus d'exactitude dans le dessin, on a recours

à la *chambre claire* (*camera lucida*). C'est essentiellement deux
prismes à réflexion totale que l'on place au-dessus de l'oculaire
et qui projettent l'image des objets observés sur une feuille de
papier disposée horizontalement à droite du pied du microscope,
de telle sorte qu'il est possible d'en suivre tous les contours au
crayon (fig. 386 et 387). Lesdits prismes sont fixés dans une
monture dont la forme et la complication varient avec les fabricants. Les chambres claires les plus simples sont celles de
Nachet, et celle de Malassez construite par Vérick (fig. 386) ; elles
se fixent au-dessus de l'oculaire à l'aide d'un anneau qui embrasse

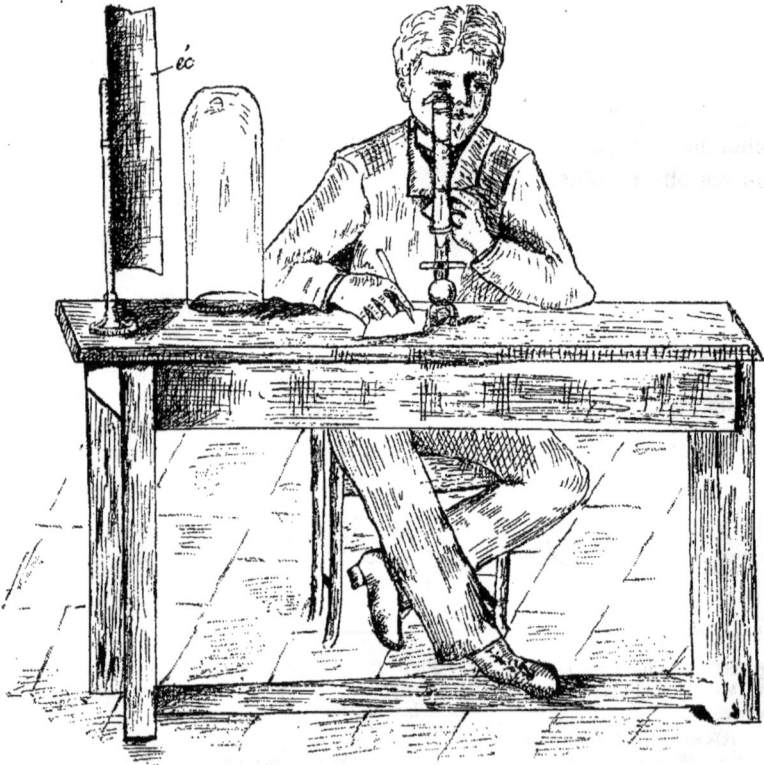

Fig. 388. — Étudiant occupé à faire un dessin à la chambre claire.

la partie supérieure du tube du microscope. Elles se composent
d'un premier prisme, placé au-dessus de l'oculaire qui réfléchit
l'image horizontalement, et d'un second prisme plus volumineux fixé

à une certaine distance, qui la rabat vers le pied du microscope où on la recueille et la dessine sur une feuille de papier. Dans la chambre claire de Malassez, ce dernier prisme est mis en mouvement par une virole extérieure, de telle sorte qu'on peut régler l'incidence de projection de l'image de 18° à 45°.

Pour dessiner à l'aide de la chambre claire, on commence par mettre la préparation au point, la chambre claire étant momentanément déjetée hors de l'oculaire. Cela fait, on ramène cette dernière dans sa position normale, et, regardant à travers le trou superposé au premier prisme, on voit l'image au pied de l'instrument, sur la feuille de papier qu'on y a disposée ; avec un peu d'habitude on arrive facilement à en suivre les contours avec la pointe d'un crayon et conséquemment à en faire le dessin. Mais il faut bien savoir qu'on n'obtient jamais de cette façon qu'un croquis grossier fixant seulement les contours, les dimensions et les rapports des objets. On met la chambre claire de côté pour voir et dessiner les fins détails de structure. La vision simultanée de l'image et de la pointe du crayon présente quelque difficulté ; on l'atténue par l'exercice, et en prenant la précaution de jeter de l'ombre sur le dessin à l'aide d'écrans opaques convenablement disposés entre la lumière et la feuille de papier sur laquelle on dessine.

Nous bornerons là les conseils que nous jugeons indispensables à l'étudiant qui veut suivre, sur les pièces, une partie des détails histologiques qu'il apprend dans les auteurs.

En nous attachant à être brefs, nous avons tenu néanmoins à être complets. Ainsi le lecteur a suivi, dans ces quelques pages, toutes les étapes que parcourt un tissu jusqu'au moment où il est transformé en coupes microscopiques, colorées, montées en préparation, étiquetées et rangées en collections.

A ces notions sommaires de technique nous avons ajouté des indications sur l'usage du micromètre et de la chambre claire, afin que l'étudiant soit initié, au besoin, à faire des recherches originales sur l'anatomie normale et pathologique et sur l'histoire naturelle des parasites.

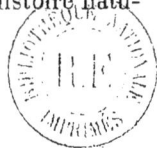

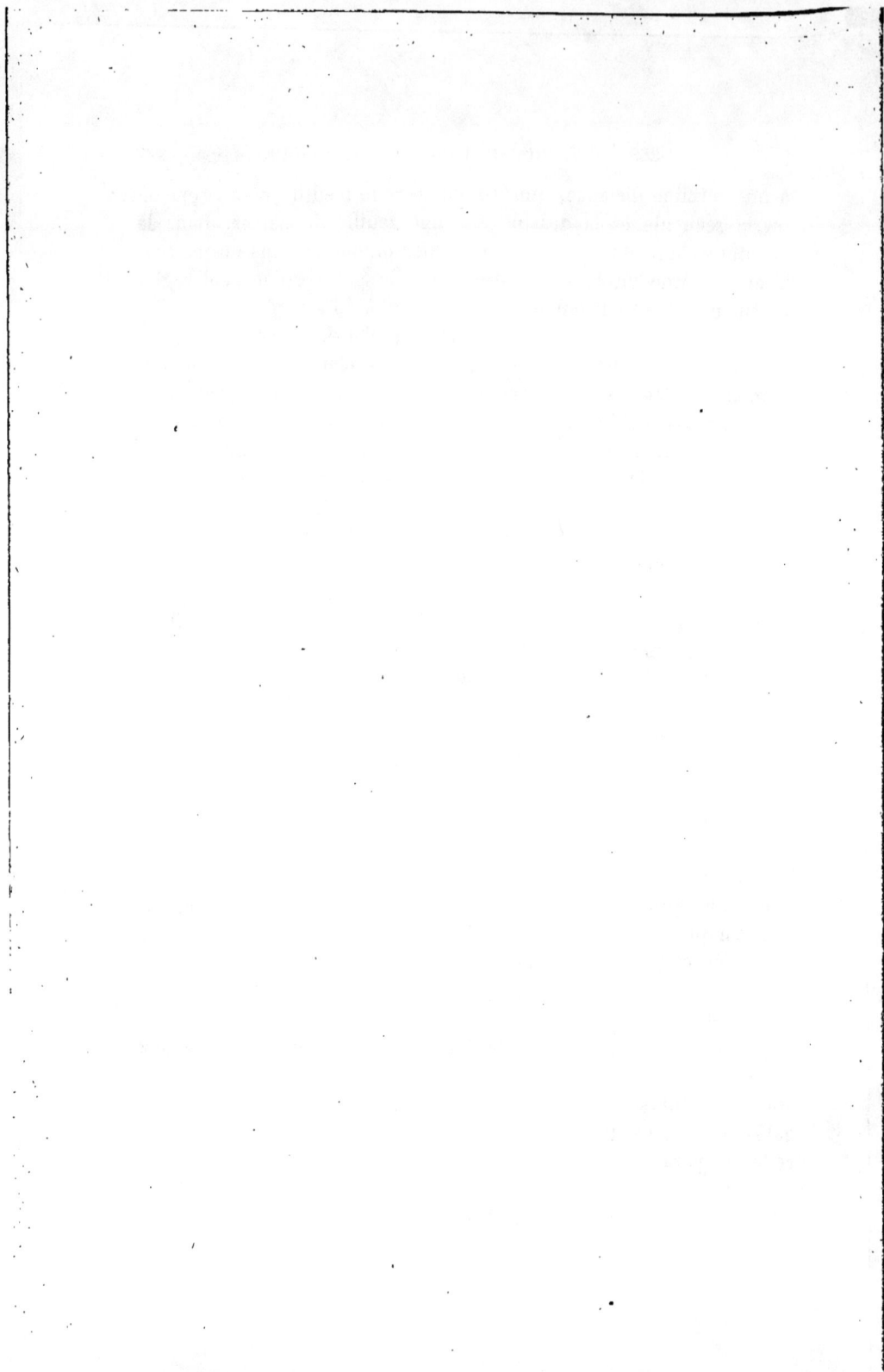

TABLE DES MATIÈRES

DIVISION DU DOMAINE DE L'ANATOMIE GÉNÉRALE

TISSU ET SYSTÈME QUI DÉRIVENT DE L'ENTODERME

ÉTUDE DES ORGANES

ORGANES DÉRIVANT DE LA SOMATOPLEURE

TÉGUMENTS SOMATOPLEURAUX ET LEURS ANNEXES

APPENDICE DE TECHNIQUE HISTOLOGIQUE

CHAPITRE PREMIER

DU MICROSCOPE

CHAPITRE II

PRÉPARATION DES OBJETS MICROSCOPIQUES

CHAPITRE III

MONTAGE DES PRÉPARATIONS

CHAPITRE IV

MICROMÉTRIE

CHAPITRE V

DESSIN DES PRÉPARATIONS MICROSCOPIQUES

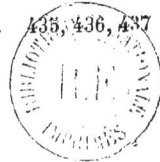

ÉVREUX, IMPRIMERIE DE CHARLES HÉRISSEY.

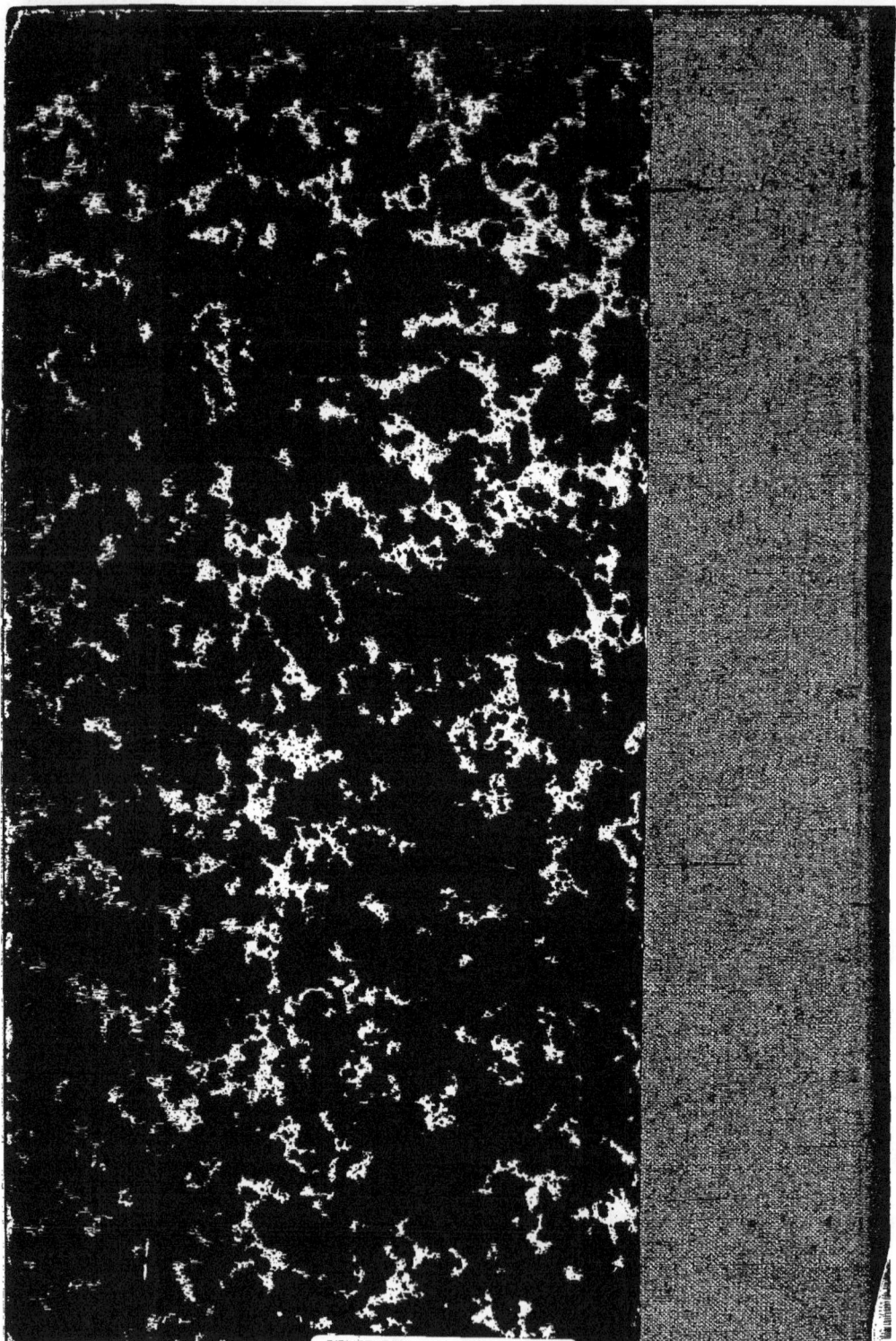

www.ingramcontent.com/pod-product-compliance
Lightning Source LLC
Chambersburg PA
CBHW060515220326
41599CB00022B/3337